rororo

rororo sport
Herausgegeben von Bernd Gottwald

Wolfgang Buskies
Wend-Uwe Boeckh-Behrens

Fitness-Gesundheits-Training

Die besten Übungen und Programme für das ganze Leben

mit Fotos von Horst Lichte

Rowohlt Taschenbuch Verlag

Originalausgabe
Veröffentlicht im Rowohlt Taschenbuch Verlag,
Reinbek bei Hamburg, April 2009

Umschlaggestaltung ZERO Werbeagentur, München
(Fotonachweis: J. Greune / Getty Images)
Satz Swift und Avenir PostScript (InDesign)
Gesamtherstellung
CPI books GmbH, Leck, Germany
ISBN 978 3 499 61084 4
3. Auflage Oktober 2014

Inhalt

Grundlagen von Gesundheit und Fitness

Einführung

Zu Beginn des dritten Jahrtausends ist es unstrittig, dass körperliche oder sportliche Aktivität wie z.B. ein gesundheitsorientiertes Fitnesstraining einen entscheidenden Faktor sowohl zum Erhalt der Gesundheit als auch zu ihrer Wiederherstellung darstellt. Körperliche Inaktivität wird nicht umsonst bereits als das zentrale Gesundheitsproblem des dritten Jahrtausends angesehen, denn viele internistische und orthopädische Probleme werden mit einem zu niedrigen Maß an körperlicher Aktivität in Verbindung gebracht (Sallis & Owen 1998). Nach Schätzungen aus den USA werden ca. 12 % aller Todesfälle pro Jahr auf einen Mangel an regelmäßiger körperlicher Aktivität zurückgeführt (Pate u.a. 1995).

Kein gesundheitlicher Risikofaktor ist so weit verbreitet wie die körperliche Inaktivität. Wählt man einen Energiemehrverbrauch von ca. 500–1000 kcal pro Woche, entsprechend ca. 1–2 Stunden mittlerer sportlicher Aktivität als Maßstab für ein gesundheitsrelevantes Training (Berg 1998), dann erfüllten dieses Kriterium maximal 10–20 % der erwachsenen Bevölkerung in Deutschland (Woll 2002).

Dennoch kann die Gesundheits- und Fitnessbewegung als eine der stärksten positiven Strömungen unserer Zeit angesehen werden. Der von ihr geprägte Lebensstil spricht alle Menschen an, die aktiv ihre Gesundheit, ihre Leistungsfähigkeit und Fitness, ihr äußeres Erscheinungsbild verbessern, ihr Immunsystem stärken, Risikofaktoren meiden und ihr Wohlbefinden steigern wollen.

Der Gesundheits- und Fitness-Lebensstil ist eine Lebensphilosophie von Menschen, die sich nicht passiv treibenlassen wollen, die orthopädische Beschwerden, Schwächen des Herz-Kreislauf-Systems, Übergewicht und Abfall der Leistungsfähigkeit nicht als unabänderliches Schicksal hinnehmen wollen. Er wendet sich an diejenigen, die aktiv ihre Risikofaktoren bekämpfen, ihre Vitalität erhalten und stärken und ihre Lebensqualität in jedem Alter weiter verbessern wollen.

Es war einmal eine Schnecke, die sich an einem nasskalten, grauen und stürmischen Frühjahrstag aufmachte, am Stamm eines Kirschbaumes hinaufzuklettern. Die Spatzen, die überall im Garten saßen, lachten über die Schnecke und zwitscherten: «Du bist ja ein Dummkopf – schau doch, da sind überhaupt keine Kirschen am Baum! Warum machst du dir die Mühe, da hochzuklettern?»

Die Schnecke kroch unbeirrt weiter und sagte zu den Spatzen: «Das macht mir nichts – bis ich oben angekommen bin, sind die Kirschen dran!»

Wenn Sie etwas Geduld und Ausdauer mitbringen, werden Sie Ihre Ziele sicher erreichen. Gehen Sie mit einem klaren Ziel vor Augen beharrlich Ihren Weg und lassen Sie sich nicht «von den Spatzen im Garten beirren».

Das Gesundheitsmodell

Im Sinne einer ganzheitlichen Sichtweise integrieren wir unter dem umfassenden Begriff «Gesundheit» biomedizinische, psychologische, soziologische, pädagogische und ökologische Aspekte.

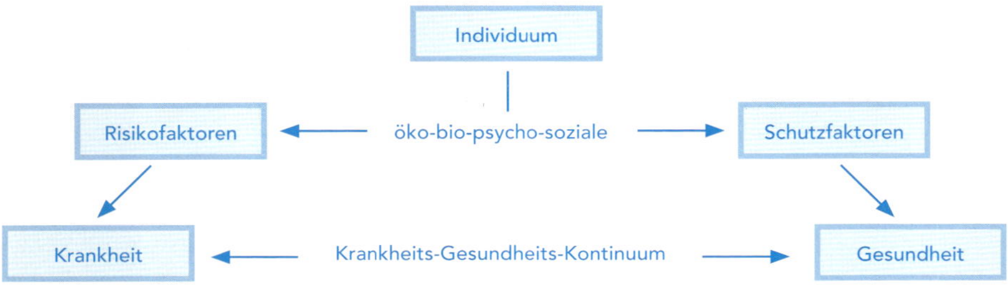

Das Gesundheitsmodell (vereinfacht nach Antonovsky 1987)

In Anlehnung an das Saluto-Genese-Modell (Gesundheits-Entwicklungs-Modell) von Antonovsky (1987) hängt die Position des Einzelnen auf dem Krankheits-Gesundheits-Kontinuum von dem Einfluss seiner vielfältigen Schutz- und Risikofaktoren ab. Wenn in bestimmten Phasen des Lebens die Risikofaktoren überwiegen – z.B. durch Überforderung und Stress in Beruf und Familie, Rauchen, Alkohol oder körperliche Inaktivität –, tendiert der Mensch stärker zur Krankheit. Gewinnen hingegen die Schutzfaktoren die Oberhand – z.B. durch gesunde Lebensweise, gute medizinische Versorgung und regelmäßiges körperliches Training –, nähert er sich der Gesundheit. Dieses Modell verdeutlicht nicht nur die Komplexität der Einflussfaktoren auf die Gesundheit, es enthält auch eine sehr positive Botschaft. Es unterstützt Ihr Streben nach mehr Gesundheit, indem es Sie auffordert, durch aktives, eigenverantwortliches, gesundheitsorientiertes Handeln die beeinflussbaren Risikofaktoren zu meiden und Ihre persönlichen Schutzfaktoren zu stärken. Das zentrale Element bei den Schutzfaktoren ist das gesundheitsorientierte Fitnesstraining.

Das Fitnessmodell

Im Rahmen einer umfassenden Gesundheitsförderung stellt Fitness einen wesentlichen Aspekt dar. Fitness beinhaltet vornehmlich jene Faktoren, die durch «Belastungs- und Beanspruchungsprozesse» beeinflussbar sind. Dabei ist es sinnvoll, in gesundheitsorientierte Fitness und sportartspezifische Fitnessaspekte zu unterscheiden. Die beiden Säulen der Fitness können folgendermaßen dargestellt werden:

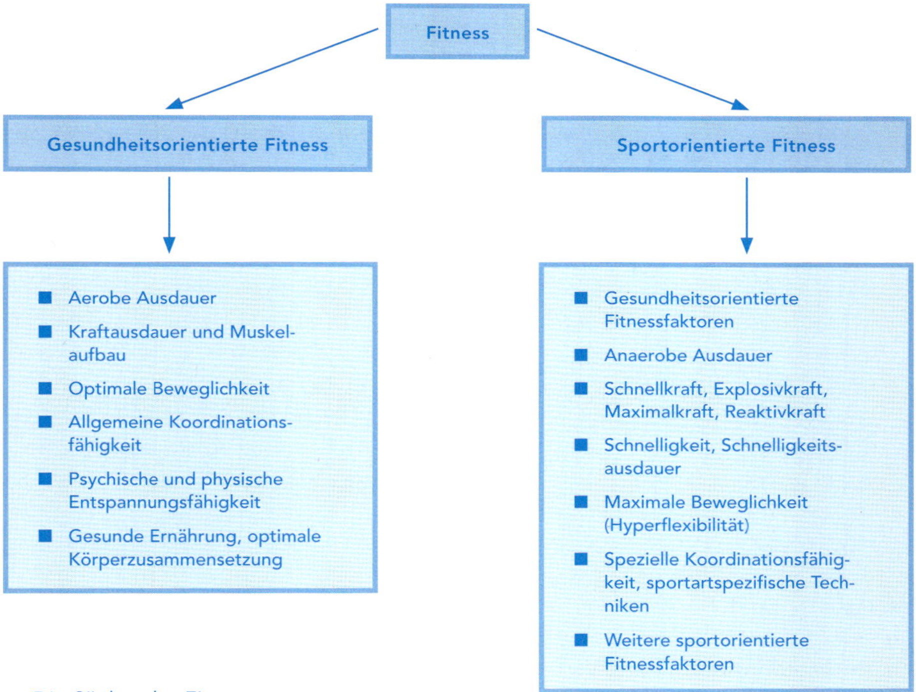

Die Säulen der Fitness

Die gesundheitsorientierte Fitness

Folgende sechs Elemente können als gesundheitsorientierte Fitnessfaktoren bezeichnet werden, weil sie zentrale Bedeutung für die Gesundheit und Fitness des Menschen haben und gleichzeitig ein äußerst geringes Schädigungsrisiko durch Verletzung und Verschleiß mit sich bringen.

- Aerobe Ausdauer
  Durch ein aerob-dynamisches Ausdauertraining wie z.B. Laufen, Radfahren, Schwimmen oder Skilanglauf werden vor allem die Leistungsfähigkeit des Herz-Kreislauf-Systems verbessert und das Immunsystem stabilisiert (vgl. Kap. Ausdauertraining).

- Kraftausdauer und Muskelaufbau
  Das Training der großen Muskelgruppen von Bauch, Rücken, Brust, Schultern, Armen und Beinen formt den Körper, schützt Gelenke und Wirbelsäule und bildet eine wichtige Voraussetzung für alle Sportarten (vgl. Kapitel Krafttraining). Hier stehen das Kraftausdauer- und Muskelaufbautraining im Mittelpunkt.

- Optimale Beweglichkeit
  Unter Gesundheitsaspekten sind weder Überbeweglichkeit (Hypermobilität, die die Stabilität der Gelenke mindert) noch

eine eingeschränkte Beweglichkeit (Hypomobilität) wünschenswert. Ziel ist vielmehr eine optimale individuelle Beweglichkeit (vgl. Kapitel Beweglichkeitstraining).

- Allgemeine Koordinationsfähigkeit
  Kraft und Beweglichkeit können nur durch eine gute Koordinationsfähigkeit in geschmeidige, flüssige Bewegungen umgesetzt werden. Es empfiehlt sich – im höheren Alter auch aus Sicherheitsgründen, z. B. zur Vorbeugung der Sturz- und Unfallgefahr –, das Fitnesstraining durch koordinativ anspruchsvolle, zur Kreativität anregende Übungen zu bereichern.

- Psychische und physische Entspannungsfähigkeit
  Leicht erlernbare, bewährte Entspannungsmethoden helfen, den vielfältigen Belastungen (Stressoren) gezielt zu begegnen und Stresssituationen besser zu meistern (vgl. Kapitel Entspannung). Viele Studien zeigen aber auch, dass allein durch eine regelmäßige sportliche Aktivierung die Stimmung und das Wohlbefinden verbessert werden und Spannungs- und Angstzustände oder depressive Symptome verringert werden (Wagner/Brehm 2008).

- Gesunde Ernährung, optimale Körperzusammensetzung
  Eine gesunde, ausgewogene Ernährung ist, gemeinsam mit regelmäßigem Training, die beste Voraussetzung für körperliche und geistige Leistungsfähigkeit, eine sportliche Figur und ein optimales Verhältnis von fettfreier Körpermasse und Körperfett (vgl. Kapitel Ernährung).

Die sportorientierte Fitness

Sportler benötigen für ihre disziplinspezifische Fitness mehr als gesundheitsorientiertes Training. Sie müssen in Wettkampf und Training auch explosive Bewegungen, Belastungsspitzen, Ausbelastungen bis zur Erschöpfung und einen hohen Belastungsumfang bewältigen. Deshalb müssen aktive Sportler *zusätzlich* zu den gesundheitsorientierten Fitnessfaktoren eine oder mehrere der sportorientierten Fitnesskomponenten berücksichtigen. Sie sind nicht Gegenstand dieses Buches. Diese Belastungsformen bergen jedoch immer ein gewisses Risiko akuter Verletzungen, langfristigen Verschleißes und der Überlastung des Immunsystems in sich.

Gesundheitsbezogene Einstellungen

1. «Gesundheit ist nicht alles, aber ohne Gesundheit ist alles nichts» (Schopenhauer).

Feste Überzeugung und dauerhafte Motivation werden aufgebaut und gleichzeitig verstärkt durch die Wechselwirkungen zwischen den positiven Erfahrungen und Empfindungen beim und nach dem Fitnesstraining sowie durch Kenntnisse, den Abbau von Vorurteilen, das Gewinnen von Einsichten und durch positives Denken. Der Gesundheits- und Fitness-Lebensstil ist keine Religion, kein Dogma oder Allheilmittel, sondern bietet auf der Basis von Freiwilligkeit und Toleranz die Chance, die Lebensqualität zu verbessern. Er ermöglicht,

Kontrollüberzeugungen (health beliefs) aufzubauen, die für die Identifikation mit dem eigenen Handeln sorgen.

2. «Add life to your years, not just years to your life.»

Die Ziele und Chancen des Gesundheits- und Fitness-Lebensstils sind zahlreich:

- Verbesserte Lebensqualität, Wohlbefinden, «Wellness», Lebensfreude, Vermeiden von Risikofaktoren.
- Gewichtskontrolle, Steigerung der Attraktivität, Körperformung.
- Stärkung des Immunsystems, verbesserte Bewältigung von Belastungen (coping process), Verbesserung der Leistungsfähigkeit in Beruf, Alltag, Freizeit in jedem Alter, Vitalität, Ausgleich zu Arbeit und Alltag.
- Lebensfreude, Spaß, innere Ausgeglichenheit, Gelassenheit, Stressabbau, Selbstbewusstsein, Entspannung.
- Kommunikation, soziale Kontakte, Geselligkeit.

Die Wege zum Erreichen dieser Ziele sind variabel und individuell wählbar.

Häufig ist bereits der Weg das Ziel.

3. «Use it or lose it.»

Die meisten Menschen sind zivilisationsgeschädigt. Dauernde Untätigkeit und übermäßige körperliche Schonung sind ein schwerwiegendes Fehlverhalten, das zwangsläufig zu Beschwerden und Krankheiten führt. Die nahezu unbegrenzte und meist unterschätzte Anpassungsfähigkeit aller Funktionsbereiche des Menschen kann lebenslang genutzt werden. Alle Funktionen des Organismus sind wertvolle Geschenke, die wir durch regelmäßige, wohldosierte Nutzung gesund und leistungsfähig erhalten sollten. Dabei soll regelmäßiges, vorbeugendes Gesundheitstraining (Prävention) kurzfristiges, symptomorientiertes Krisenmanagement (Medikation, Operation) in den Hintergrund rücken.

4. «Wer rastet der rostet.»

Der Gesundheits- und Fitness-Lebensstil ist auf lebenslange Aktivität angelegt. Insbesondere ältere Menschen sollen die negativen Schonungsrituale durchbrechen und bis zum Lebensende körperlich, geistig und sozial rege und aktiv bleiben.

5. «Do it yourself.»

Aktives, selbstgestaltendes Handeln wird an die Stelle lähmender Passivität gesetzt. Der Mensch gestaltet und kontrolliert sein Leben selbst. Selbsthilfe ist angesagt anstatt der Forderung nach institutioneller, therapeutischer Hilfe.

6. «Es gibt nichts Gutes, es sei denn, man tut es.»

Erich Kästners Erkenntnis «Es gibt nichts Gutes, es sei denn, man tut es» weist auf die zentrale Bedeutung der Handlungsdimension hin. Erst durch aktives Tun können wir unsere gesundheitsbezogenen Einstellungen und Ressourcen nutzen und realisieren. Es ist entscheidend, die Bereitschaft zu entwickeln, unsere Kenntnisse über Gesundheit in die Praxis umzusetzen und die Diskrepanz zwischen Wissen und Handeln aufzuheben. Es geht in erster Linie darum, gesundheitsförderndes Verhalten auszuprägen und gesundheitsgefährdendes Risikoverhalten zu vermeiden.

Ausdauertraining

(Wolfgang Buskies)

Ausdauertraining – der Jungbrunnen

Stellen Sie sich vor, es gäbe eine «Tablette», die für jeden erschwinglich wäre und die folgende positiven Auswirkungen hätte:

- **Wirkungen**
Verbesserung der Leistungsfähigkeit des Herz-Kreislauf-Systems, verlängerte Lebenserwartung, geringeres Herzinfarkt- und Schlaganfallrisiko, deutlich reduziertes Tumorrisiko, verbesserte Gedächtnisleistung, Fettabnahme und Körpergewichtreduktion, Herz-Kreislauf-Leistungsfähigkeit wie bei einem 20–30 Jahre jüngeren Menschen

- **Nebenwirkungen**
Verbesserung des Wohlbefindens und der Stimmung, Abbau von Stress und Ärger

- **Vorsichtsmaßnahmen bei der Anwendung**
Keine

- **Wechselwirkung mit anderen Mitteln**
Keine

Glauben Sie nicht auch, dass die Menschen an den Apotheken Schlange stehen würden, um diese «Tablette» zu erwerben?

Die gute Botschaft ist, dass es diese «Tablette» gibt, aber nicht in der Apotheke. Sie heißt «Gesundheitsorientiertes Ausdauertraining» und ist kostenlos für jeden verfügbar, allerdings müssen Sie mindestens 60 Minuten Zeit pro Woche investieren.

In der westlichen Welt liegen die Krankheiten des Herz-Kreislauf-Systems mit über 50 % und die Tumorerkrankungen mit über 20 % an erster Stelle der Todesstatistik. Als wichtigster Faktor für die Entstehung von Herz-Kreislauf-Erkrankungen und somit auch für den Herzinfarkt gilt die **Arteriosklerose**. Hierunter wird ein Elastizitätsverlust der Blutgefäße und eine Verkleinerung des Gefäßdurchmessers infolge von Ablagerungen (z.B. LDL-Cholesterin) in der Gefäßwand verstanden. Viele wissenschaftliche Untersuchungen belegen, dass bedeutende Risikofaktoren für die Entstehung von Arteriosklerose, wie z.B. ein erhöhter Blutfettspiegel, Bluthochdruck, körperliche Inaktivität und Stress, durch ein richtig dosiertes Ausdauertraining abgeschwächt oder beseitigt werden können. Ausdauertraining ist also eine hervorragende Möglichkeit, bereits bestehende Risikofaktoren zu bekämpfen und präventiv Herz und Kreislauf optimal in ihrer Funktion zu verbessern. Aufgrund der Stärkung des Immunsystems kann auch eine Vorbeugung gegen Tumorerkrankungen durch moderates Ausdauertraining als gesichert angenommen werden.

Effekte eines Ausdauertrainings

Positive Effekte eines regelmäßigen Ausdauertrainings

Herz

- Absinken von Ruhepuls und Belastungspuls
- Vergrößertes maximales Schlag- und Herzminutenvolumen
- Vergrößerung von Herzmuskel und Herzkammern (nur bei langjährigem, umfangreichem Training)
- Verbesserte Durchblutung des Herzmuskels
- Vergrößerung der maximalen Sauerstoffaufnahmefähigkeit und des maximalen Sauerstoffpulses
- Ökonomisierung der Herzarbeit, geringere Herzbelastung, Vorbeugung vor Herzinfarkt

Gefäßsystem und Blut

- Geringeres Risiko von Arteriosklerose
- Abnahme des Blutfettspiegels und Vergrößerung des positiven HDL-Anteils
- Geringere Stresshormonausschüttung
- Bessere Versorgung der Organe und der Muskulatur mit Sauerstoff und Nährstoffen
- Bessere Fließeigenschaften des Blutes
- Geringere Thromboseneigung
- Vergrößerte Blutmenge und vermehrter Hämoglobingehalt

Lunge / Atmung

- Vergrößerung des maximalen Atemminutenvolumes
- Verbesserung der Atemökonomie für vergleichbare Belastungen

Bewegungsapparat

- Verbesserte Durchblutung der Muskulatur
- Verbesserte Sauerstoffaufnahme, -speicherung und -verarbeitung in der Muskelzelle
- In der Muskelzelle kommt es zu einer Vermehrung der Mitochondrien, einem erhöhten Glykogen- und Myoglobingehalt und einer Erhöhung der aeroben Enzymkapazität
- Erhalt oder Verbesserung der Kraft in den beim Training aktivierten Muskeln
- Besserer Gelenkstoffwechsel
- Vorbeugende Wirkung vor Osteoporose z. B. durch Laufen oder Rudern

Immunsystem

- Stärkung des Immunsystems
- Vorbeugende Wirkung gegen Tumorerkrankungen

Gehirn

- Verbesserte Durchblutung
- Verbesserte Konzentrations- und Gedächtnisleistung

Regeneration
■ Beschleunigte Erholung, verbesserte Regenerationsfähigkeit
Körperformung
■ Zusätzlicher Energieverbrauch, Fettabnahme, Körpergewichtsreduktion bei Übergewichtigen im Zusammenhang mit einer qualitativen und/oder quantitativen Ernährungsumstellung
Psyche
■ Verbesserung des Wohlbefindens, Abbau von Stress, Anspannung und Ängsten, Entwicklung von Körperbewusstsein, Verbesserung der Körperwahrnehmung, Steigerung des Selbstbewusstseins und Erhöhung der psychischen Belastbarkeit

Folgendes Beispiel kann Ihnen die Ökonomisierung der Herzarbeit veranschaulichen: Wenn es Ihnen gelingt, die Ruhepulsfrequenz als Folge der Anpassung an ein Ausdauertraining um 10 Schläge/Minute zu senken, also z.B. von 80 auf 70 Schläge/Minute, so reduziert sich Ihre Herzarbeit pro Stunde um 600 Schläge, pro Tag um 14 400 Schläge und pro Jahr um 5 256 000 Schläge. Hiervon muss man die vermehrte Herzaktivität während des Ausdauertrainings abziehen, was z.B. 3-mal pro Woche über 30 Minuten mit einer Herzfrequenz von ca. 150 Schlägen/Minute stattgefunden hat. Der Mehraufwand für das Herz würde dabei ca. 350 000 Schläge ausmachen. Insgesamt aber muss Ihr Herz knapp 5 Millionen Mal pro Jahr weniger schlagen.

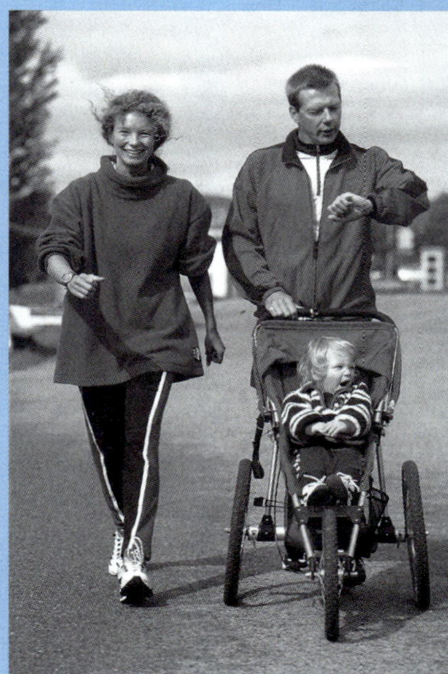

Tipps und Fakten zum Ausdauertraining

Regelmäßigkeit
Das Ausdauertraining sollte regelmäßig durchgeführt werden. Größere Trainingspausen führen rasch zu einer Verringerung der Leistungsfähigkeit.

Belastungs-EKG
Ein Trainingsbeginn ist in jedem Alter möglich. Ab dem 35. Lebensjahr ist vor dem Einstieg eine sportärztliche Untersuchung mit Belastungs-EKG sinnvoll.

Der Spaßfaktor
Das Training sollte immer auch Spaß machen und das Wohlbefinden fördern und sich nicht ausschließlich nach trainingswissenschaftlichen oder sportmedizinischen Kriterien richten.

Dauer geht vor Intensität
Die Steigerung der Belastung sollte erst über die Beanspruchungsdauer erfolgen, bis ca. 30–40 Minuten Dauerbelastung problemlos möglich sind. Mit zunehmender Leistungsverbesserung kann dann auch die Belastungsintensität (z. B. Geschwindigkeit) langsam erhöht werden.

Endspurt
Ein Endspurt, ganz gleich bei welcher Ausdauersportart, ist aus gesundheitlicher Sicht vor allem bei Älteren wenig sinnvoll, weil dabei zum Schluss u. a. sehr hohe Laktatwerte produziert werden. Zudem wird die Regenerationszeit verlängert.

Fettverbrennung und Abnehmen
Viele Menschen führen ein Ausdauertraining mit dem Ziel des Fettabbaus und der Gewichtsreduktion durch (vgl. auch Kapitel Ernährung). Wichtig ist hierbei die Anzahl der insgesamt verbrannten Kalorien. Ob die Kalorien dabei durch den Fett- oder Kohlenhydratstoffwechsel bereitgestellt werden, ist zweitrangig. Eine 30-minütige Dauerbelastung mit einer Herzfrequenz von 170 Schlägen / Minute ist für den Fettabbau bzw. die Gewichtsreduktion günstiger als eine Belastung mit 130 Schlägen / Minute über die gleiche Zeitdauer.

Seitenstechen
Es gibt mehrere Theorien zur Entstehung von Seitenstechen. Am Wahrscheinlichsten ist die Ursache einer Minderdurchblutung und somit mangelnder Sauerstoffversorgung des Zwerchfells bei Belastung. Das Zwerchfell trennt den Brustraum vom Bauchraum und ist der Hauptatemmuskel. Eine weitere Erklärung könnte aber auch ein gefüllter Magen, blähende Nahrungsmittel oder eine unregelmäßige Atmung sein (Diem 2001).

Warm-up und Cool-down
Das Warm-up erfolgt disziplinspezifisch und ist gekennzeichnet durch eine sich langsam steigernde Belastung bis zur gewünschten Trainingsintensität. Läufer beginnen z. B. mit langsamem Traben, der Trainierende auf dem Fahrradergometer mit einer niedrigen Wattzahl, die nach und nach gesteigert wird. Bei Dauerbelastungen empfehlen wir eine sechs- bis zehnminütige Aufwärmphase. Wenn Sie Ihr Training mittels der Herzfrequenz steuern, sollte Sie sich mindestens über zehn Minuten an Ihre Trainingsherzfrequenz «herantasten», da die Herzfrequenz etwas verzögert auf die Belastung reagiert.
Ein Auslaufen, Ausradeln oder Ähnliches

ist nur notwendig, wenn die Trainingsbelastung mindestens mittel bis schwer war. Dann beschleunigt eine aktive Erholung die Regeneration. Bei moderaten Belastungen sind Abwärmmaßnahmen nicht erforderlich. Ergänzend können Sie im Anschluss an ein Ausdauertraining ein Dehnprogramm absolvieren.

■ Ausdauertraining und Ozonwerte
Liegt die Konzentration des Ozons in der Luft über 180 µg/m ^{3}, wird in Deutschland eine Ozonwarnung herausgegeben. Sollte dies der Fall sein, müssen Sie Ihr Training nicht gleich für mehrere Tage einstellen. Achten Sie jedoch darauf, die Trainingseinheiten in die frühen Morgenstunden oder späten Abendstunden zu verlegen.

■ Ausdauertraining bei Hitze
Ab 25 °Celsius kann man sich luftig und mit atmungsaktiver Kleidung ausstatten; um das Schwitzen kommt man nicht herum. Dies ist eine natürliche Reaktion des Körpers, um sich vor dem Überhitzen zu schützen. Um die Schweißproduktion aufrechtzuerhalten, sollte die Getränkezufuhr möglichst während und auch nach der Belastung ausreichend gegeben sein. Ist dies nicht der Fall, so kann es zu Hitzeschäden kommen.

■ Ausdauertraining bei Kälte
Ab Temperaturen von –5 °Celsius und kälter sollten Sie nur noch durch die Nase einatmen. Führen Sie deshalb weniger intensive Trainingseinheiten bei extremen Temperaturen durch. Der Vorteil der Nasenatmung liegt darin, dass hierbei die Luft auch bei Außentemperaturen von unter 0 °Celsius sofort bis auf 37 °Celsius aufgewärmt wird. Durch warme Kleidung kann man das Frieren am besten umgehen, da zusätzlich mindestens 75 % der Energie in Wärme umgewandelt werden.

■ Ausdauer und Menstruation
Ein Ausdauertraining beeinflusst den Ablauf der Menstruation nicht negativ. Insofern stellt die Menstruation kein Hindernis für das Training dar. Es gibt sogar Untersuchungen, die eine Verringerung von Menstruationsbeschwerden durch regelmäßiges Ausdauertraining nachweisen.

Das Herz – der Motor unseres Körpers

Das Herz-Kreislaufsystem besteht aus drei Bestandteilen

- Das Herz (= Motor)
- Das röhrenartige Kreislaufsystem (= Transportwege und Verteilersystem)
- Das Blut (= Transportmittel)

So ist unser Herz aufgebaut

Das Herz ist ein kegelförmiges, muskuläres Hohlorgan, das zwischen den beiden Lungenflügeln liegt und mit seiner Spitze auf dem Zwerchfell aufliegt. Die Größe des Herzens hängt von verschiedenen Faktoren wie z.B. Geschlecht, Alter oder Trainingszustand ab. Es hat im Normalfall in etwa die Größe der Faust seines Trägers.

Das Herz wird durch die Herzscheidewand (Septum) in eine rechte und linke Herzhälfte getrennt. Jede Herzhälfte besteht aus zwei Hohlräumen, einem Vorhof (Atrium) und einer muskelstarken Kammer (Ventrikel). Insgesamt besitzt das Herz also vier Hohlräume.

Zwischen den Vorhöfen und Kammern befinden sich Herzklappen (Segelklappen), die dafür sorgen, dass das Blut nur in eine Richtung fließen kann. Aus der rechten Kammer entspringt ein großes Gefäß, die Lungenarterie (Arteria pulmonalis), in der das Blut von der rechten Herzhälfte zur Lunge fließt. Aus der linken Herzkammer entspringt die große Körperschlagader (Aorta), die sich später in viele kleine Arterien verzweigt und so den Blutfluss zu den Muskeln und anderen Körperorganen sicherstellt. Auch zwischen rechter Kammer und Lungenarterie sowie linker Kammer und Aorta befinden sich Herzklappen (Taschenklappen).

Das Herz sorgt mit seiner Pumpfunktion für die Aufrechterhaltung des Blutstroms im Körper. Pro Herzschlag werden dabei in Ruhe ca. 70 ml Blut (= Schlagvolumen) in den Körper gepumpt. Bei einer Herzfrequenz von ca. 70 Schlägen pro Minute in Ruhe beträgt dann das pro Minute ausgeschlagene Blutvolumen ca. 5 Liter (= Herzminutenvolumen). Pro Tag werden somit über 7000 Liter Blut bereits in Ruhe in den Körper gepumpt. Dadurch ist die Versorgung des Körpers mit Nährstoffen und Sauerstoff sowie der Abtransport von Kohlendioxid und Stoffwechselendprodukten gewährleistet.

Das Schlagvolumen des Hochausdauertrainierten kann in Ruhe bis zu 110–120 ml betragen. Aufgrund der gleichzeitig niedrigeren Herzfrequenz beträgt aber das Herzminutenvolumen in Ruhe wie beim Untrainierten ebenfalls ca. 5 Liter. Für das Herz ist allerdings die Volumenarbeit des Ausdauertrainierten deutlich ökonomischer als die Frequenzarbeit des Untrainierten. Ein Blick auf das Schlagvolumen und Herzminutenvolumen bei maximaler Belastung zeigt den immensen Unterschied in der Leistungsfähigkeit zwischen Ausdauertrainierten und Untrainierten. Während die maximale Herzfrequenz weitgehend unabhängig vom Ausdauerzustand ist, kann das Schlagvolumen bei Trainierten auf bis zu 200 ml bei maximaler Belastung ansteigen, wo hingegen es bei Untrainierten nur auf ca. 110–120 ml zunimmt (Tab. unten). Damit ist das Herzminutenvolumen von Ausdauertrainierten fast doppelt so groß wie das von Untrainierten.

	Herzfrequenz (min)		Schlagvolumen (ml)		Herzminutenvolumen (l) (Herzfrequenz mal Schlagvolumen)	
	Untrainiert	Trainiert	Untrainiert	Trainiert	Untrainiert	Trainiert
Ruhe	70	40–50	70	110	5	5
maximale Belastung	200	200	110–120	200	21–22	40

Leistungswerte des Herzens bei Ausdauertrainierten und Untrainierten in Ruhe und bei maximaler Belastung

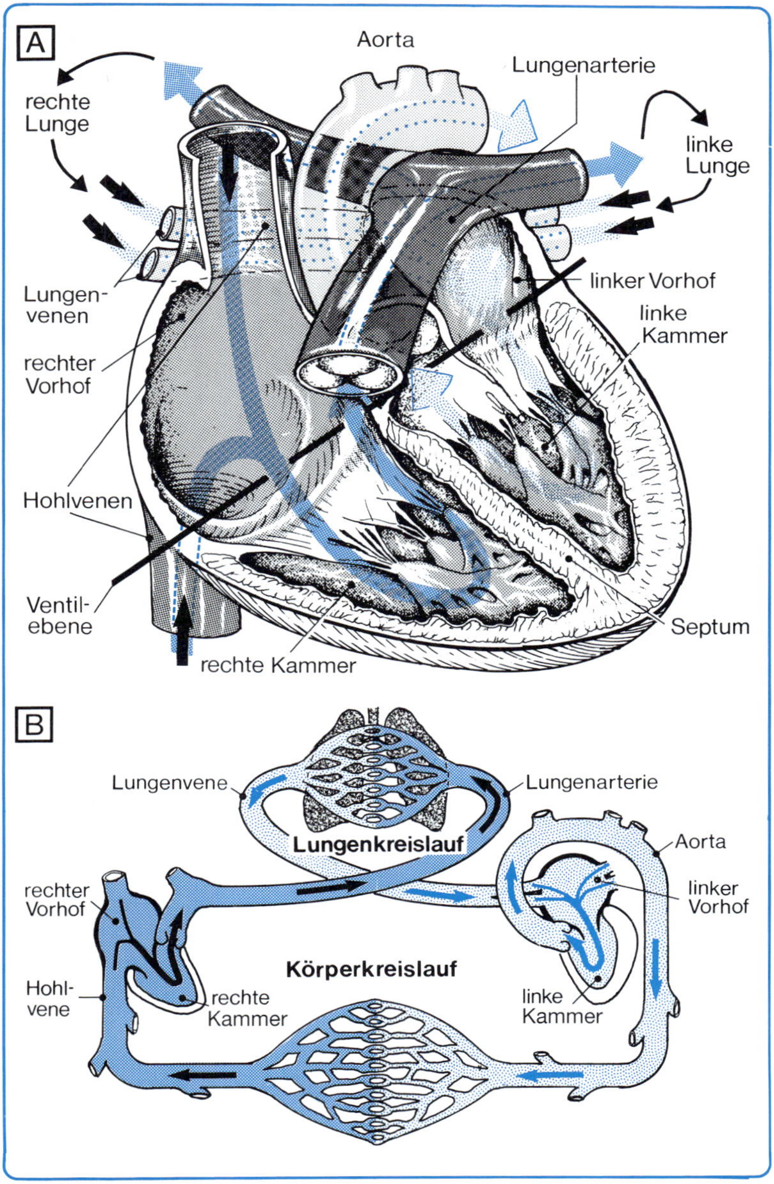

Aufbau Herz und Blutwege

Um eine solche Leistungsfähigkeit zu erzielen, bedarf es eines jahrelangen, umfangreichen und intensiven Trainings. Dadurch kommt es zur Entwicklung eines **Sportherzens**. Es handelt sich dabei um ein harmonisch vergrößertes gesundes Herz, das überdurchschnittlich leistungsstark ist. Nach Trainingsende bildet sich das Herz wieder zurück.

Das Kreislaufsystem – die Autobahn für das Blut

Das Kreislaufsystem besteht aus zahlreichen Röhren, die ein weitverzweigtes Transport- und Verteilungssystem bilden. Dieses geschlossene Röhrensystem transportiert das Blut vom Herzen in die Muskeln, Organe oder Gewebe und aus diesen Bereichen wieder zurück zum Herzen. Es hat eine Länge von ca. 110 000 km, womit der Erd-Äquator (ca. 42 000 km) beinahe dreimal umrundet werden könnte (Diem 2001). Die Arterien transportieren das Blut vom Herzen weg, in den Venen hingegen fließt das Blut zum Herzen hin. Der Weg des Blutes durch den Körper verläuft dabei ausgehend von der linken Herzkammer folgendermaßen:

Die linke Herzkammer pumpt das Blut kräftig in die Aorta. Der Druck, mit dem dies geschieht, entspricht dem systolischen Blutdruck (in Ruhe normalerweise ca. 120 mm Hg). Die Aorta verzweigt sich in immer kleinere Gefäße bis hin zu den Kapillaren, in denen dann der Sauerstoff und die Nährstoffe an die Muskulatur oder das Gewebe abgegeben und dort verarbeitet werden. Stoffwechselprodukte und das Kohlendioxid z.B. aus der Muskulatur werden dann über Venen zum Herzen zurückgeführt. Das gesamte venöse (sauerstoffarme) Blut sammelt sich in der oberen und unteren Hohlvene (vena cava superior und inferior). Beide münden in den rechten Vorhof des Herzens. Aus dem rechten Vorhof fließt das Blut in die rechte Kammer und von dort durch die Lungenarterie zur Lunge. Hier findet der äußere Gasaustausch statt, d.h. Sauerstoff wird in das Blut aufgenommen und Kohlendioxid aus dem Blut abgegeben. Das Kohlendioxid wird anschließlich über die Ausatmung nach außen gebracht. Das nunmehr sauerstoffreiche Blut wird über Lungenvenen zum linken Vorhof des Herzens transportiert. Von dort fließt es in die linke Kammer und wieder in die Aorta. Der Kreislauf beginnt von vorne.

Durch Gefäßverengung oder Gefäßerweiterung ist es möglich, die Blutverteilung entsprechend dem Bedarf des Körpers vorzunehmen. So werden z.B. beim Laufen die Gefäße in der arbeitenden Beinmuskulatur weiter gestellt, um diese Region besser zu durchbluten. Die Leber-, Nieren- oder Magendurchblutung wird in dieser Zeit dafür etwas gedrosselt.

Ohne Blut geht nichts

Das Blut erfüllt eine Reihe lebenswichtiger Aufgaben in unserem Körper. Das durchschnittliche Blutvolumen beträgt bei einem Mann ca. 5 – 6 Liter, bei Frauen ca. 10 – 15 % weniger.

Das Blut besteht zu ca. 50 – 55 % aus Blutplasma (Blut ohne Zellen) und zu 45 – 50 % aus Blutzellen. Bei den Blutzellen unterscheidet man

- die roten Blutkörperchen (Erythrozyten) – wichtig vor allem für den Sauerstofftransport,
- die weißen Blutkörperchen (Leukozy-

ten) – wichtig für die biologische Abwehrfunktion (Immunsystem),
- die Blutplättchen (Thrombozyten) – wichtig für die Blutgerinnung nach Verletzung.

Trainingsziele

Ausdauertraining spielt nicht nur für die Gesundheit eine wichtige Rolle, es stellt auch eine Basisfähigkeit für die meisten Sportarten dar. Da durch ein Training der Ausdauer nicht nur die Ausdauerleistungsfähigkeit gesteigert, sondern auch die Fähigkeit zur schnelleren Regeneration nach körperlicher Belastung verbessert wird, gilt dies nicht nur für ausdauerbetonte Sportarten wie Laufen, Radfahren, Rudern, Skilanglauf etc., sondern auch für solche, in denen Schnelligkeit oder Kraft dominieren, wie z. B. im Tennis, Fußball, Basketball und Badminton. Ein Tennisspieler beispielsweise, der eine gute Ausdauer besitzt, erholt sich zwischen den einzelnen Ballwechseln schneller. Dies führt dazu, dass er seine Konzentrationsfähigkeit und seine Schlagpräzision länger aufrechterhalten kann, da die Ermüdung erst später eintritt. Ausdauertraining besitzt aber nicht nur für einzelne Sportarten, sondern vor allem auch im Bereich der gesundheitsorientierten Fitness eine herausragende Bedeutung.

Die Gestaltung eines Ausdauertrainings, also wie oft, wie lange und wie intensiv, ist im Wesentlichen abhängig von den Zielen und der Leistungsfähigkeit der Trainierenden. Diese Ziele können z. B. sein:

- Erhalt oder Verbesserung der Leistungsfähigkeit und der Fitness,
- Prävention / Abbau von Risikofaktoren, Verbesserung des Gesundheitsstatus,
- Rehabilitation,
- Figurformung / Gewichtsreduktion,
- Verbesserung des Wohlbefindens / Stressabbau,
- Unterhaltung / Spaß / Abwechslung,
- soziale Kontakte,
- Wettkampf.

Entsprechend den Zielen fällt sowohl das Trainingsprogramm als auch die Wahl der Ausdauersportart bzw. des Trainingsgerätes unterschiedlich aus.

Auswahl der geeigneten Ausdauersportart

Die besten Effekte erreichen Sie mit Ausdaueraktivitäten, bei denen große Muskelgruppen eingesetzt werden wie z. B. beim Skilanglauf, Laufen, Nordic Walking, Bergwandern, Walking, Spinning, Schwimmen, Radfahren. Auch ein Training an den Cardiogeräten Laufband, Crosstrainer, Stepper, Ruderergometer oder Fahrradergometer, verschiedene Formen der Step Aerobic, Aerobic oder Sportspiele (z. B. Badminton, Fußball, Handball, Basketball, Tennis) führen zu positiven Anpassungserscheinungen. Der Dauerlauf bzw. Skilanglauf gewährleistet unter den Ausdauersportarten bei einem Minimum an Belastungs- und Zeitaufwand ein Optimum an gesundheitlich wünschenswerten Adaptationen. Es treten in Bezug zur Sauerstoffaufnahme einerseits die geringsten Übersäuerungen (Laktatwerte) auf, andererseits erhöht sich hier während

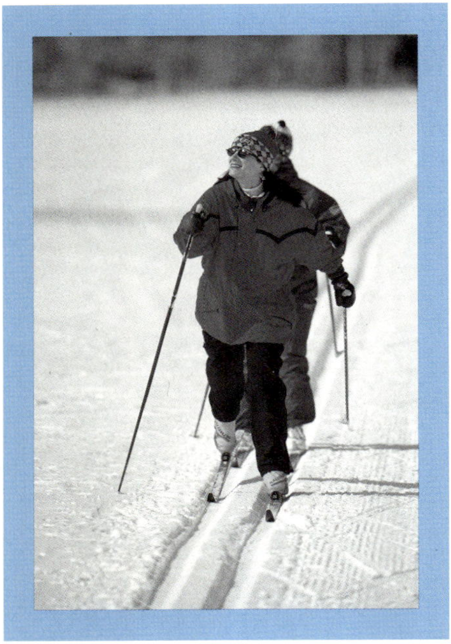

der Belastung der systolische Blutdruck nur sehr wenig. Stark Übergewichtige bzw. Personen mit orthopädischen Problemen, z.B. im Bereich der Hüft- und Kniegelenke, sollten jedoch eher eine Belastungsform wählen, bei der das Körpergewicht den Bewegungsapparat nicht so stark belastet. So wird z.B. Ihr Körpergewicht beim Fahrradfahren vom Trainingsgerät und beim Schwimmen vom Wasser getragen. Auch beim Crosstrainer oder Stepper ist die orthopädische Belastung geringer als beim Laufen.

Je nach Trainingsziel und Trainingszustand sowie Motivation sind kontinuierliche Beanspruchungen mit gleichbleibender Belastungsintensität (Dauermethode) oder intervallartige Belastungen möglich, in denen Phasen etwas höherer Intensität mit Phasen niedriger Intensität abwechseln. Ein Wechsel der Belastungsform – z.B. Laufen, Radfahren, Rudern – in einer Trainingseinheit hat den Vorteil, dass die großen Muskelgruppen des Körpers in unterschiedlicher Weise angesprochen werden. Solch ein Belastungswechsel ist in Fitnessstudios besonders gut realisierbar, da hier ein Training an unterschiedlichen Cardiogeräten möglich ist.

Trainingsdauer und Trainingshäufigkeit – Wie lange und wie oft muss ich trainieren?

Beim gesundheitsorientierten Ausdauertraining kann man zwischen einem *Minimal-* und *Optimalprogramm* unterscheiden (Hollmann u.a. 1983).

Minimalprogramm

Unter einem Minimalprogramm wird ein Training verstanden, das mindestens durchgeführt werden muss, um nennenswerte gesundheitlich positive Effekte zu erzielen. Es ist durch folgende Merkmale charakterisiert:

- Dynamische Ausdauerbelastung unter Beteiligung großer Muskelgruppen wie z. B. Laufen, Radfahren oder Nordic Walking.
- Mindestdauer pro Woche insgesamt ca. 60 Minuten, Kalorienmehrverbrauch pro Woche mindestens 500–1000 kcal. Hierbei ist es günstiger, dreimal pro Woche 20 Minuten (z. B. montags, mittwochs, freitags) als einmal pro Woche 60 Minuten zu trainieren, da sonst die Pause zur nächsten Trainingseinheit mit sieben Tagen sehr groß ist.

Untrainierte steigern ihre Leistungsfähigkeit anfangs auch bei einem geringeren Belastungsumfang als 60 Minuten, erreichen aber nach einigen Wochen ein Leistungsplateau, auf dem sich ohne Erhöhung des Trainingsumfangs keine weiteren Anpassungserscheinungen erzielen lassen.

Optimalprogramm

Als Optimalprogramm wird ein Trainingsumfang bezeichnet, von dem ab ein weiter gesteigerter Trainingsaufwand nicht mehr im Verhältnis zu der noch möglichen Verbesserung der Gesundheitseffekte steht. Folgende Kriterien müssen gegeben sein:

- Dynamische Ausdauerbeanspruchung unter Beteiligung großer Muskelgruppen, z. B. Laufen, Schwimmen, Radfahren.
- Dauer pro Woche insgesamt ca. 4–7 Stunden.
- Ca. 4 –7 Trainingseinheiten von ca. 40–60 Minuten Dauer.

Ein noch umfangreicheres Training führt zwar zu einer weiteren Steigerung der Leistungsfähigkeit, eine deutliche Verbesserung der Gesundheitsparameter ist jedoch nicht zu erwarten.

Trainingsintensität – Wie intensiv muss ich trainieren?

Bei der Steuerung des Ausdauertrainings kommt im Gesundheits- und Fitnesssport vor allem der Wahl der richtigen Belastungsintensität eine besondere Bedeutung zu, da sowohl eine Unterforderung als auch vor allem eine Überforderung vermieden werden soll. Als Möglichkeiten der Intensitätssteuerung bieten sich z.B. die Größen Laktat (Milchsäure), Pulsfrequenz (Herzfrequenz), subjektives Belastungsempfinden (RPE) und die Atmung an. In vielen neueren wissenschaftlichen Studien hat sich herausgestellt, dass dabei pauschale Vorgaben z.B. von Laktatschwellen oder pauschale Herzfrequenzformeln wenig geeignet sind, da sie die individuellen und vor allem auch genetischen Unterschiede nicht berücksichtigen. Es ist wichtig hervorzuheben, dass auch im Fitness-Ausdauertraining eine individuelle Steuerung der Belastungsintensität erfolgen sollte.

Blutlaktat

Die Bestimmung des Blutlaktats mittels eines Bluttropfens in der Regel aus dem Ohrläppchen ist vor allem im leistungssportlich orientierten Ausdauertraining eine Standardmethode zur Steuerung des Trainings. Laktat (Salz der Milchsäure) entsteht als Stoffwechselprodukt bei intensiver muskulärer Beanspruchung. Je intensiver Sie ein Ausdauertraining betreiben, desto höher sind Ihre Laktatwerte im Blut. Die Bestimmung der Laktatwerte gibt somit einen Hinweis auf die Belastungsintensität. Die Feststellung «meine Muskeln sind sauer» nach anstrengender sportlicher Tätigkeit weist auf diesen Zusammenhang hin. Allerdings ist die Höhe der Laktatkonzentration im Blut nicht nur von der Belastungsintensität abhängig, sondern u.a. auch vom Ernährungs- und Erholungszustand (Füllungszustand der Glykogenspeicher). Eine kohlenhydratreiche Ernährung führt zu höheren Laktatwerten bei gleicher Belastung als eine kohlenhydratarme Ernährung. Auch die Verteilung der Muskelfasern hat einen Einfluss auf die Laktatproduktion. So produzieren Personen mit sehr vielen schnellzuckenden Muskelfasern (fast twitch = FT-Fasern) schneller und mehr Laktat als Personen mit vorwiegend langsamen Muskelfasern (slow twitch = ST-Fasern) in der Arbeitsmuskulatur. Es ist daher nur schwer möglich, exakte Rückschlüsse zwischen Belastungsintensität und Höhe des Laktats zu ziehen. Zudem zeigen eigene Untersuchungen, dass auch höhere Laktatwerte zwischen 7 und 10 mmol/Liter von zahlreichen Personen problemlos über eine längere Zeit von 30–40 Minuten durchgehalten werden.

Eine Untersuchung von Laktatwerten bei der maximalen konstanten Herzfrequenz bei 15 Sportstudenten zeigt, dass die Höhe der Laktatwerte erhebliche individuelle Unterschiede aufweist (vgl. Tab. rechts). So hat Proband Nr. 12 Laktatwerte von 4,3 und 2,7 mmol/l, Proband Nr. 9 hingegen für die gleiche Belastung 12,4 bis 10,3 mmol/l. Darüber hinaus wird ersichtlich, dass zahlreiche Personen vergleichsweise hohe Laktatwerte über 30 Minuten tolerieren (z.B. die Probanden 1, 2, 9, 14, 15).

Zahlreiche Studien zeigen, dass die Orientierung an fixen Laktatschwellenwerten wie z.B. der 4-mmol-Schwelle als optimale Trainingsintensität nicht individuell genug ausgerichtet und daher als pauschale Empfehlung unbrauchbar ist. Die Bestimmung der Laktatwerte müsste regelmäßig durchgeführt werden und unter unterschiedlichen Belastungsbedingungen erfolgen, wobei auch die Ernährungs- und Erholungssituation bekannt sein muss, damit eine individuelle Ableitung der optimalen Trainingsintensität erfolgen könnte. Dies dürfte überwiegend dem Leistungssport vorbehalten bleiben.

Eine Trainingssteuerung anhand von Laktatwerten gestaltet sich in der breitensportlichen Praxis also sehr schwierig, weil eine Bestimmung der Laktatwerte aus organisatorischen und finanziellen Gründen in der Regel kaum regelmäßig möglich ist. Dementsprechend müssen andere Belastungsvorgaben gefunden werden, die es dem Sporttreibenden erlauben, ohne großen Aufwand während des Trainings eine Belastungsintensität zu wählen, die einerseits

Probanden	Maximale konstante Herz-frquenz	Ruhe	Nach 10 Minuten	Nach 12 Minuten	Nach 24 Minuten	Nach 30 Minuten	Nach 35 Minuten
1	165	1,4	7,5	10,3	8,9	7,7	6,9
2	185	0,7	9,5	11,9	9,0	6,6	5,6
3	177	1,7	6,5	9,0	7,4	6,7	5,6
4	170	1,8	5,8	6,3	5,6	5,5	5,2
5	170	1,2	9,4	8,7	6,8	5,8	5,3
6	180	1,5	8,0	7,2	5,3	3,8	3,2
7	170	1,7	9,1	8,2	7,2	5,8	4,8
8	170	1,2	10,4	12,7	11,3	10,0	9,4
9	180	1,8	12,4	12,1	11,6	11,1	10,3
10	175	1,2	6,9	7,0	5,2	3,9	3,0
11	170	1,0	5,9	8,9	8,6	7,9	7,8
12	165	1,8	4,3	4,3	3,6	2,9	2,7
13	180	0,9	9,4	7,8	6,4	5,2	4,4
14	170	2,0	8,9	7,9	6,4	5,6	5,1
15	165	1,9	7,6	8,2	7,6	7,0	6,3
Mittelwert	173	1,4	8,1	8,7	7,4	6,4	5,7
SD	6,3	0,4	2,1	2,3	2,2	2,2	2,2
Minimum	165	0,7	4,3	4,3	3,6	2,9	2,7
Maximum	185	2,0	12,4	12,7	11,6	11,1	10,3

Laktatwerte bei der maximalen konstanten Herzfrequenz von 15 Sportstudenten

Überbelastungen ausschließt, andererseits aber positive Anpassungserscheinungen des Organismus erlaubt.

Pulsfrequenz (Herzfrequenz)

Die Pulsfrequenz (Herzfrequenz) stellt den populärsten Parameter bei der Dosierung der Belastungsintensität dar. Die Intensitätssteuerung mittels der Herzfrequenz ist dabei allerdings häufig nicht so unproblematisch, wie es auf den ersten Blick erscheint.

Probleme bei der Bestimmung und Bewertung der Herzfrequenz

1. Sofern kein elektronisches Pulsfrequenzmessgerät benutzt wird, muss die Herzfrequenz manuell am Handgelenk (auf der Daumenseite innen) oder an der Halsschlagader mit Mittel- und Zeigefinger gemessen werden. Dies kann erfahrungsgemäß vor allem älteren Personen und Kindern Schwierigkeiten bereiten. Darüber hinaus muss die Belastung zur Pulsmessung in der Regel kurz unterbrochen werden. Dies kann den Bewegungsrhythmus beeinflussen. Man

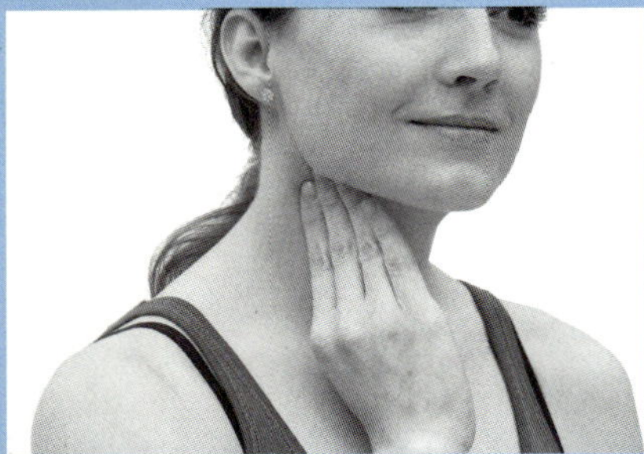

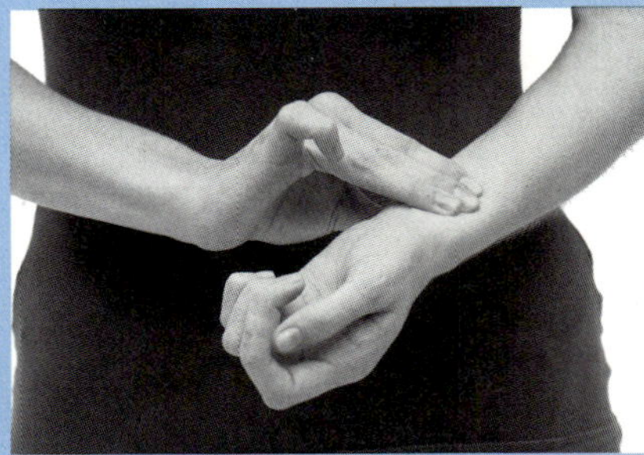

Messung der Herzfrequenz am Hals und an der Hand

misst dann auch nicht den tatsächlichen Belastungspuls, sondern den Puls direkt nach der Belastung. Die Herzfrequenz sollte bei palpatorischer Bestimmung über eine Zeitdauer von 10 oder 15 Sekunden gemessen werden. Zur Berechnung der Pulsfrequenz pro Minute wird der registrierte Wert bei der 10-Sekunden-Messung mit 6 und bei der 15-Sekunden-Messung mit 4 multipliziert. Hier kann es aber aufgrund des kurzen Messintervalls dazu kommen, dass ein oder mehrere Pulsschläge zu viel oder zu wenig gezählt werden, was dann einen zusätzlichen potenzierten Messfehler beinhaltet. Unsere eigenen Untersuchungen zeigen, dass zwischen der manuell und elektronisch (Pulsmesser) gemessenen Herzfrequenz im Einzelfall Unterschiede von 20–25 Schlägen pro Minute bestehen können.

2. Eine Steuerung des Ausdauertrainings mittels der Herzfrequenz ist daher nur bei Verwendung eines elektronischen Herzfrequenzmessers sinnvoll. Dieser macht dem Trainierenden die aktuelle, exakte Herzfrequenz jederzeit sichtbar. Neue Geräte beinhalten auch schon die Berechnung von Trainingsherzfrequenzen auf der Basis der sogenannten Herzvariabilität. Bei der Trainingssteuerung mit Hilfe eines Herzfrequenzmessers sollten allerdings folgende Faktoren berücksichtigt werden:

- Die Pulsfrequenz unterliegt vielfältigen Einflussfaktoren (u. a. Erbgut, Alter, Trainingszustand, Klima, Medikamenteneinnahme etc.). So kann beispielsweise die Einnahme von pulsfrequenzsenkenden Medikamenten die maximale Herzfrequenz um 30 Schläge pro Minute und mehr verringern. In diesem Fall ist eine Steuerung über die Herzfrequenz problematisch, es sei denn, vom Arzt wurde eine Herzfrequenzobergrenze festgelegt.
- Die identische Pulsfrequenz ist bei verschiedenen Ausdauerbelastungen unterschiedlich zu bewerten. So entspricht eine Pulsfrequenz von 150 Schlägen / Minute. beim Laufen einer deutlich geringeren Stoffwechselbelastung (z. B. geringere Laktatwerte) und auch einem geringeren subjektiven Anstrengungsempfinden als beim Radfahren (vgl. Abbildung S. 29). Dies bedeutet, dass sich

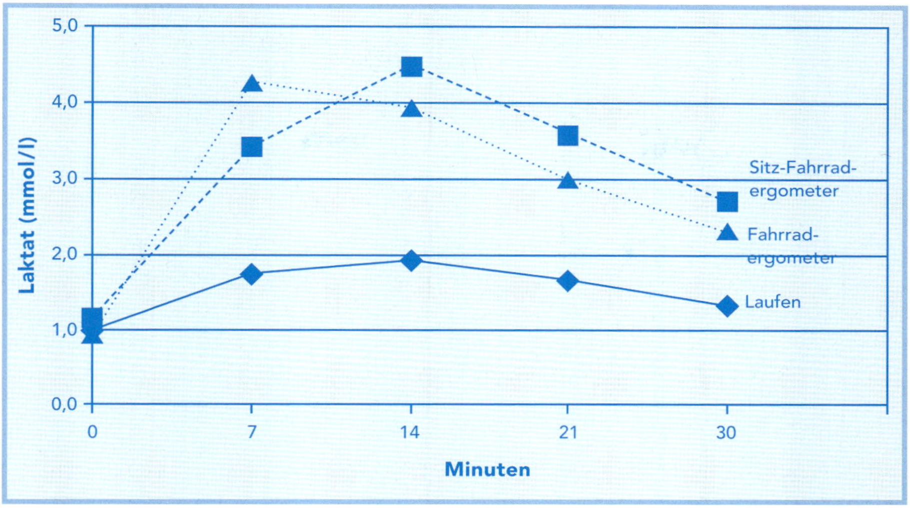

Laktatwerte auf dem Laufband, Fahrradergometer und Sitz-Fahrradergometer bei identischer Herzfrequenz von 180 minus Lebensalter bei zehn Sportstudenten.

die empfohlene Trainingsfrequenz in Abhängigkeit von der gewählten Ausdauerbelastungsform ändert.

- Das Erreichen bzw. Einhalten einer korrekten Pulsfrequenz ist nicht so leicht in die Praxis umzusetzen, insbesondere in profiliertem Gelände.
- Eine starre Pulsfrequenzvorgabe nach einer Formel erlaubt keinen Spielraum in der Belastungsintensität des Trainierenden, z.B. entsprechend den individuellen genetischen Voraussetzungen, dem subjektiven Belastungsempfinden, dem individuellen Wohlbefinden oder in Abhängigkeit von der Tagesform. Starre Vorgaben können daher durchaus auch zu Motivationsverlusten führen.
- Das Einhalten einer individuellen Pulsfrequenzvorgabe verhindert häufig ein gemeinsames Training mit der Familie, Freunden, Bekannten etc. So entspricht beispielsweise eine individuell, aufgrund einer Maximalpulsfrequenzbestimmung festgelegte Trainingspulsfrequenz, z.B. für das Laufen, bei zwei verschiedenen Personen, die gemeinsam trainieren wollen, in der Regel nicht der gleichen Laufgeschwindigkeit. Dies erfordert beim gemeinsamen Laufen in der Natur spezielle Organisationsformen wie etwa das Bilden von Kleingruppen mit ähnlichen Voraussetzungen. Bei einem Indoor-Cardiotraining an Cardiogeräten besteht dieses Problem hingegen nicht.

Bei genauer Betrachtung weist die Pulsfrequenzkontrolle als Parameter der Trainingssteuerung also mehrere Probleme auf und ist vor allem ohne Pulsfrequenzmesser mit Umsetzungsschwierigkeiten verbunden. Sind vom Arzt Pulsfrequenzobergrenzen vorgegeben, so muss die Herzfrequenz natürlich kontrolliert und die Obergrenze entsprechend eingehalten werden. Pulsfrequenzvorgaben sind besonders dann sinnvoll, wenn sie auf individuellen Ausbelastungsuntersuchungen beruhen. Auch unter dem Aspekt der Körperwahrnehmung können Pulsfrequenzkontrollen z.B. bei Trainingsanfängern oder im therapeutischen Bereich sehr sinnvoll sein.

Pauschale Herzfrequenzformeln

Im Folgenden sollen die beiden populärsten Herzfrequenzformeln zur Berechnung der Trainingsintensität vorgestellt und kritisch betrachtet werden.

1. **Trainingspulsfrequenz nach Baum/Hollmann**
   Trainingspulsfrequenz =
   180 minus Lebensalter

Beispiel zur Berechnung:
Ein Vierzigjähriger hätte demnach eine Trainingspulsfrequenz von 180 minus 40 = 140 Schläge/Minute.

2. **Trainingspulsfrequenz nach Karvonen**
   Trainingspulsfrequenz =
   Ruhepuls + [(Maximalpuls − Ruhepuls)
   × Intensität] +/− 3 Schläge

- Die Ruhepulsfrequenz wird nach einer 10-minütigen Ruhephase im Liegen oder morgens im Liegen 5 Minuten nach dem Aufwachen bestimmt.
- Der Maximalpuls für das Radfahren wird nach der Formel 220 minus Lebensalter und für das Laufen mit 220 minus ein halbes Lebensalter errechnet.
- Die Belastungsintensität beträgt je nach Leistungsfähigkeit und Alter 60–70 %.

Beispiel zur Berechnung:
Ein untrainierter 40-jähriger Mann mit einem Ruhepuls von 65 Schlägen/Minute möchte ein Fahrradergometertraining beginnen.

Trainingspulsfrequenz = 65 + [(180−65) × 60 %] +/− 3 = 134 +/− 3 Schläge/Minute. Dieser Mann sollte also laut Formel ein Ausdauertraining auf dem Fahrrad in diesem Fall in einem Pulsfrequenzbereich von 131 bis 137 Schlägen/Minute durchführen.

Das Problem beider Formeln ist, dass die individuelle maximale Pulsfrequenz nicht berücksichtigt wird, sondern stattdessen von fixen Größen ausgegangen wird.

Es gibt aber eine große individuelle Streubreite in der Pulsfrequenzreaktion für eine bestimmte Belastungsintensität für Personen gleichen Alters und mit vergleichbarer Leistungsfähigkeit. Hier spielt vor allem die individuell maximal erreichbare Pulsfrequenz eine Rolle. Diese kann nur in einem Ausbelastungstest bestimmt werden (vgl. Ausdauertests), der zumindest bei Älteren unter ärztlicher Aufsicht erfolgen muss.

Beispiel: Trainiert ein 40-jähriger Freizeitsportler mit einer Herzfrequenz von 140 Schlägen/Minute, so entspricht dies bei einem individuellen Maximalpuls von 210 Schlägen/Minute einer Intensität von 66,7 %, bei einem Maximalpuls von 160 Schlägen/Minute würde die gleiche Herzfrequenz von 140 Schlägen/Minute eine Intensität von 87,5 % bedeuten.

Eine Pulsfrequenzvorgabe nach einer pauschalen Formel kann somit bei gleichaltrigen Personen in Abhängigkeit von der maximalen Herzfrequenz zu deutlich unterschiedlichen Beanspruchungen führen. Schon allein aus diesem Grund sind pauschale Trainingspulsfrequenzvorgaben sehr ungenau und ihr Einsatz wenig sinnvoll.

	Herzfrequenz in Ruhe	Maximale Herzfrequenz
Mittelwerte gesamt	**58**	**187**
Mittelwerte Weiblich	60	184
Mittelwerte Männlich	57	188
Maximum	86	221
Minimum	36	157

Die Herzfrequenz auf dem Fahrradergometer bei 24 Sportstudenten/innen mit einem Durchschnittsalter von 24 Jahren. Die Daten zeigen die gewaltigen individuellen Unterschiede bei der Herzfrequenz in Ruhe und der maximalen Herzfrequenz zwischen einzelnen Individuen (vgl. Maximum und Minimum). Die durchschnittliche Herzfrequenz zwischen Frauen und Männern ist fast identisch.

Aus der Tabelle geht hervor, dass die durchschnittliche Herzfrequenz in Ruhe bei 24 Sportstudierenden im Alter von 24 Jahren bei 58 Schlägen/Minute lag. Ein Teilnehmer wies allerdings 86 Schläge/Minute auf, ein anderer nur 36 Schläge/Minute, was einer Differenz von 50 Schlägen/Minute entspricht. Bei der maximalen Herzfrequenz lag der Mittelwert bei 187 Schlägen/Minute. Der individuell höchste Wert betrug hier 221 Schläge/Minute, der niedrigste Wert 157 Schläge/Minute. Dies entspricht einer Differenz von 64 Schlägen/Minute für gleichaltrige Personen. Nach der Faustformel von 180 minus Lebensalter hätten beide mit einer Herzfrequenz von 180 minus 24 Jahren = 156 Schläge/Minute trainieren müssen. Dies zeigt, wie wenig individuell und brauchbar formelhafte Herzfrequenzvorgaben sind, wenn die tatsächliche individuelle maximale Herzfrequenz nicht bekannt ist.

Herzfrequenzvariabilität

Unser Herz schlägt nicht immer im gleichen Rhythmus. Die Herzfrequenzvariabilität gibt die Unregelmäßigkeit der Abstände der einzelnen Herzschläge (in Millisekunden) wieder. In Ruhe ist der abweichende Wert am größten. Mit körperlicher Beanspruchung nimmt die Herzfrequenzvariabilität immer mehr bis zu einem Plateau ab, was bei ca. 60–65 % der maximalen Herzfrequenz erreicht ist. Die Firma Polar hat mit ihren Own-Zone-Uhren ein System entwickelt, welches die Herzfrequenzvariabilität misst und mittels einer Pulsuhr auch dem Endverbraucher zur Verfügung stellt. Die dadurch gegebenen Pulsfrequenzvorgaben für ein Training sind den starren Pulsfrequenzvorgaben auf der Basis von pauschalen Formeln zwar überlegen, allerdings wird die Individualität durch die empfohlenen fixen Herzschlagzuschläge für die einzelnen Trainingsbereiche von 20, 30 und 40 Schlägen pro Minute auf den erreichten Herzfrequenzwert beim Plateau auch nicht angemessen berücksichtigt. Kritisch zu sehen ist auch die Breite der Vorgaben, z. B. Own Zone Low = Basiswert beim Plateau + 20 Schläge und die relativ große Variation bei der Bestimmung des individuellen Own-Zone-Basiswertes von Tag zu Tag. Hierbei haben wir Abweichungen von bis zu 22 Schlägen/Minute gefunden. Die Belastung bei der Own Zone High (Basiswert +40 Schläge/Minute) liegt aber in jedem Fall noch unter der Beanspruchung bei der maximalen konstanten Herzfrequenz (vgl. Seite 33).

Intensitätssteuerung nach der maximalen Herzfrequenz

Die Bestimmung der maximalen Herzfrequenz verlangt zumindest kurzfristig eine maximale Belastung. Insofern kann und darf sie auch nicht von jedem Trainierenden selbständig bestimmt werden. Voraussetzung für die eigenständige Bestimmung ist, dass Sie aus internistischer Sicht gesund sind und weder chronische noch andere Beschwerden haben (vgl. Kontraindikationen für Tests, S. 42).

Die maximale Herzfrequenz ist der beste messbare individuelle Ausgangswert für die Steuerung der Belastungsintensität. Verwenden Sie zur Bestimmung der maximalen Herzfrequenz auf jeden Fall einen elektronischen Herzfrequenzmesser. Die Bestimmung erfolgt am besten über einen Ausbelastungstest z.B. auf dem Fahrradergometer, bei dem Sie stufenweise alle zwei Minuten den Widerstand erhöhen, bis Sie die Belastung nicht mehr steigern können und die Belastung abbrechen müssen (vgl. PWC-Stufentest, S. 45f.). Sie können dies auch mit einem Belastungs-EKG bei einem Facharzt verbinden. Hier wird allerdings in der Regel die Belastung deutlich vor Erreichen des individuellen Maximalpulses abgebrochen (meistens bei einer Herzfrequenz von 200 minus Lebensalter), sodass Sie auf eine individuelle Ausbelastung explizit hinweisen müssen. Eine weitere Alternative ist eine steile Bergauffahrt beim Radfahren im Gelände oder bei einem Spinning-Kurs im Fitnessstudio.

Auf dem Laufband bietet sich ein Ausbelastungstest nicht an, da hier ein erhebliches Sturzrisiko bei maximaler Laufbelastung besteht. Ein entsprechender Test auf dem Laufband sollte nur in sportmedizinischen Einrichtungen durchgeführt werden, in denen große Laufbänder mit angemessenen Sicherheitsstandards (Haltelounge) stehen.

Sie können aber auch auf einer Laufbahn, im Wald oder einem Trimm-Dich-Pfad Ihre maximale Herzfrequenz für das Laufen bestimmen, indem Sie z.B. 300–400 Meter annähernd maximal laufen. Sie können die Maximalfrequenz auch beim Endspurt nach einem Dauerlauf erreichen, indem Sie auch hier mehrere hundert Meter annähernd maximal laufen. Besonders gut erreicht man die maximale Herzfrequenz auch bei maximalen Tempoläufen über 150–200 Meter bei leichten oder stärkeren Geländeanstiegen.

Sie sollten die maximale Herzfrequenz bei der Ausdauerform bestimmen, mit der Sie auch trainieren wollen, also z.B. Läufer beim Laufen oder Radfahrer auf dem Fahrrad, da die maximale Herzfrequenz bei verschiedenen Ausdauerformen unterschiedlich ist.

Wenn Sie die individuell maximale Herzfrequenz bestimmt haben, können Sie entsprechend Ihrem Trainingsziel die Belastung sehr genau dosieren (vgl. Tabelle, S. 40). Für eine eher moderate Belastung liegt die Trainingsfrequenz bei ca. 70–80% der maximalen Herzfrequenz, bei mittlerer Belastung bei 80–85% und bei intensiver Belastung bei 85–90%

Beispiel – Maximalpuls auf dem Fahrrad 200 Schläge / Minute

200 Schläge = 100 % oder 20 Schläge = 10 %

Trainingsfrequenz 70 – 80 % = 140 – 160 Schläge / Minute (7 × 20 oder 8 × 20) = moderate Belastung

Trainingsfrequenz 80 – 85 % = 160 – 170 Schläge / Minute (8,5 × 20) = mittlere Belastung

Tipp: Wenn man sich nach einer vorgegebenen Herzfrequenz, z. B. 160 Schläge / Minute, belasten will, ist eine Einfahr(-lauf)zeit von mindestens 10 Minuten notwendig, um diese Frequenz zu erreichen. Bei kürzeren Aufwärmphasen kommt es zu einer stark überschießenden Anfangsübersäuerung. Darüber hinaus ist es auf dem Fahrrad günstig, bei einem höheren Drehzahlbereich und dafür mit etwas geringerem Widerstand zu trainieren.

Die Maximale konstante Herzfrequenz (MKH)

Unter maximaler konstanter Herzfrequenz (MKH) wird hier die Herzfrequenz verstanden, die Sie maximal über ca. 30 Minuten gerade noch einhalten können, ohne Ihre Ausdauerbelastung abbrechen zu müssen (Vobeja / Zimmermann 2003). Sie liegt nach eigenen Untersuchungen bei ca. 90 – 93 % der maximalen Herzfrequenz. Wenn Sie Ihre MKH z. B. auf dem Fahrradergometer bestimmen wollen, gehen Sie folgendermaßen vor:

Wählen Sie für den ersten Test eine Herzfrequenz, die bereits recht hoch ist, z. B. 170 Schläge / Minute. Fahren Sie sich dann über 10 – 12 Minuten an die Herzfrequenz heran und versuchen Sie, diese dann über 30 Minuten zu halten. Sollte die Herzfrequenz ansteigen oder abfallen, reduzieren oder erhöhen Sie den Widerstand (Wattzahl) so, dass die Herzfrequenz immer annähernd konstant ist. Wenn Sie die Belastung 30 Minuten konstant halten können, trainieren Sie in der nächsten Trainingseinheit mit einer um 10 Schläge höheren Herzfrequenz. Dieses Verfahren wiederholen Sie so lange, bis Sie die Herzfrequenz nicht mehr über 30 Minuten aufrechterhalten können. Nach diesem Fehlversuch, z. B. 190 Schläge / Minute, reduzieren Sie die Testherzfrequenz um 5 Schläge. Schaffen Sie es, 185 Schläge / Minute 30 Minuten aufrechtzuerhalten, ist das Ihre MKH. Gelingt Ihnen das nicht, ist Ihre MKH 180, weil Sie dies ja bereits erfolgreich geschafft hatten.

Der Vorteil der MKH-Bestimmung liegt darin, dass Sie auf einen Ausbelastungstest verzichten können, da die MKH ca. 90 – 93 % der maximalen Herzfrequenz entspricht und Sie mit Hilfe der MKH die maximale Herzfrequenz berechnen können. Nachteilig ist, dass Sie ca. 2 – 4 sehr anstrengende Trainings(Test-)einheiten zur Bestimmung der MKH benötigen. Dies kann man nur von begeisterten Ausdauersportlern erwarten. Zudem muss die MKH für jede Ausdauerdisziplin gesondert bestimmt werden, da sie z. B. beim Laufen anders ist als beim Radfahren.

Schulung der Körperwahrnehmung über die Herzfrequenz

Die Herzfrequenz stellt eine Messgröße für die Belastungssituation des Herzens dar. Je höher die Herzfrequenz ist, d. h. je schneller also Ihr Herz schlägt, desto intensiver ist auch Ihr Herz belastet. Messen Sie bei unterschiedlichen Beanspruchungssituationen sowohl im Sport (leichte, mittlere, schwere

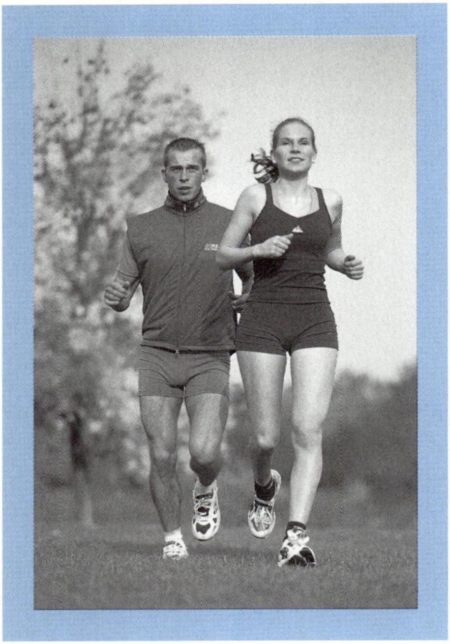

Belastung) als auch im Alltag häufiger mal Ihre Herzfrequenz. Dadurch schulen Sie Ihre Körperwahrnehmung, und es fällt Ihnen später leichter, eine Steuerung der Belastungsintensität über das subjektive Belastungsempfinden vorzunehmen. Aus Tabelle Seite 40 wird ersichtlich, dass ein mittleres subjektives Belastungsempfinden ca. 80–85% der individuellen maximalen Herzfrequenz entspricht. Ein leicht bis mittleres Anstrengungsempfinden geht mit ca. 70–80% der maximalen Herzfrequenz einher.

Ärztlich festgelegte Herzfrequenzobergrenzen

Wenn Sie Medikamente einnehmen, kann es sein, dass diese Ihre Herzfrequenz beeinflussen. In diesem Fall können Sie weder die maximale Herzfrequenz noch die maximal konstante Herzfrequenz korrekt bestimmen. Bei Medikamenteneinnahme bestimmt in der Regel der Arzt Ihre Herzfrequenzobergrenze, die Sie in jedem Fall einhalten sollten. Wenn Sie keine ärztliche Vorgabe haben, können Sie Ihr Ausdauertraining mit Hilfe des subjektiven Belastungsempfindens oder der Atmung steuern (siehe unten und S. 38f.)

Subjektives Belastungsempfinden

Das individuelle subjektive Belastungs- oder Anstrengungsempfinden (RPE = engl. rating of perceived exertion) stellt die wichtigste Steuerungsgröße zur Regulierung der Belastungsintensität dar, vor allem im Gesundheits- und Fitnesstraining. Es ist umso besser anwendbar, je zuverlässiger die eigene Körperwahrnehmung und reale Selbsteinschätzung ist. Die Körperwahrnehmung verbessert sich bei regelmäßigem Ausdauertraining sehr rasch, sodass Sie recht schnell eine korrekte Belastungseinschätzung erlernen können. Zur Abschätzung der Belastung (Anstrengung) wird folgende siebenstufige Skala vorgeschlagen, wobei als Basis die 15-stufige Borg-Skala diente.

RPE-Skala zur Abschätzung der subjektiven Belastung (Anstrengung)	Trainingswirkung
1 = sehr leicht	Kaum Anpassungserscheinungen möglich
2 = leicht	moderat
3 = leicht bis mittel	
4 = mittel	mittel
5 = mittel bis schwer	intensiv
6 = schwer	
7 = sehr schwer	Wettkampf oder Ausbelastungstest zur Bestimmung der maximalen Herzfrequenz

Siebenstufige Skala zur Abschätzung der subjektiven Belastung. Der grau unterlegte Skalenbereich von 3–5 stellt in der Regel ein gutes Steuerungselement im Breiten- und Gesundheitssport dar.

Der Trainierende sollte während des Ausdauertrainings in sich hineinhören und sich so belasten, dass die Anstrengung, je nach Trainingsziel, z.B. als leicht (2) bzw. leicht bis mittel (3 = moderate Belastung), mittel (4 = mittlere Belastung) oder mittel bis schwer (5) bzw. schwer (6 = intensive Belastung) empfunden wird. Der Vorteil dieser Steuerungsgröße liegt vor allem darin, dass das subjektive Belastungsempfinden bei jeder Ausdaueraktivität (Radfahren, Laufen, Skilanglauf, Schwimmen etc.) und zu jeder Zeit während des Trainings ohne irgendwelche Messungen präsent ist und einen unmittelbaren Eindruck von der aktuellen Belastungssituation vermittelt.

Ein Training nach dem subjektiven Belastungsempfinden ist auch für Neueinsteiger und wenig Trainierte günstig, wobei sich zunächst überwiegend ein leichtes (2) oder leichtes bis mittleres (3) Anstrengungsempfinden anbietet, damit auch eine längere Belastungsdauer durchgehalten werden kann.

Das subjektive Belastungsempfinden ist sehr komplex. Es entsteht durch Informationen aus vielen Bereichen des Organismus wie Muskulatur, Atmung, Herzfrequenz, Körpertemperatur und Psyche. Bei der Trainingsintensitätssteuerung über das subjektive Belastungsempfinden muss daher berücksichtigt werden, dass ein gegebenes subjektives Empfinden bei verschiedenen Ausdauerbeanspruchungen (z.B. Laufen, Radfahren oder Walking) mit unterschiedlichen objektiven Belastungen einhergeht. Beim Fahrradfahren wird das subjektive Belastungsempfinden entscheidend von der Arbeit (Kraft) der Oberschenkelmuskulatur und dem hiermit verbundenen Empfinden mit beeinflusst, während beim Laufen eher zentrale Faktoren wie Atmung oder Herzfrequenz wahrgenommen werden. Beim Walking hingegen ist häufig die vordere Schienbeinmuskulatur ein zusätzlicher Signalgeber und beeinflusst somit die Einschätzung der subjektiven Anstrengung.

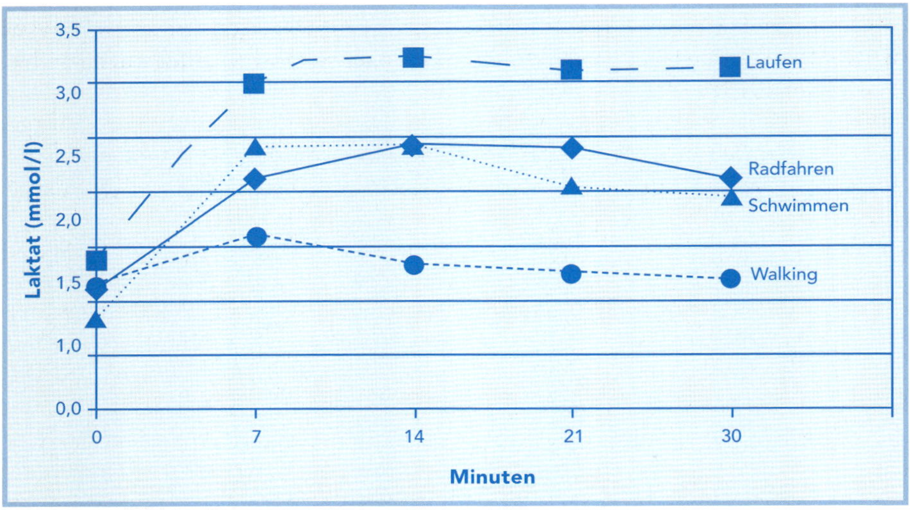

Laktatverhalten bei Frauen beim Laufen (n = 20), Radfahren (n = 20), Schwimmen (n = 12) und Walking (n = 15) bei einem subjektiven Belastungsempfinden mittel (n = Anzahl der Teilnehmerinnen).

Die Abbildung oben zeigt, dass das gleiche subjektive Belastungsempfinden (hier mittel = Stufe 4) beim Laufen zu einem höheren Laktatwert führt als beim Radfahren, Schwimmen oder Walking. Bei gleicher Herzfrequenz ist es genau umgekehrt. Hier sind die Laktatwerte beim Laufen niedriger als beispielsweise auf dem Fahrradergometer (vgl. Abbildung S. 29), da größere Muskelgruppen dynamischer bewegt werden.

Die folgende Tabelle gibt Ihnen Anhaltspunkte für die Steuerung der Trainingsintensität mittels des subjektiven Belastungsempfindens bei unterschiedlichen Ausdauerdisziplinen und Trainingszielen.

	Intensives Ausdauertraining	Ausdauertraining mittel	Ausdauertraining moderat	Untrainierte Anfänger
Laufen	4	3	2 (3)	1–2
Schwimmen	5	4	3 (4)	2
Walking	6	5	4 (5)	2
Radfahren	5	4	3 (4)	2
Crosstrainer	5	4	3 (4)	2
Stepper	5	4	3 (4)	2
Rudergometer	5	4	3 (4)	2

Vorschlag zur Steuerung des Trainings über das subjektive Belastungsempfinden bei unterschiedlichen Ausdauersportarten in Abhängigkeit vom Trainingsziel. Die in Klammern angegebenen Werte können von Frauen ab dem 30. Lebensjahr als Richtgröße für ein moderates Ausdauertraining verwendet werden.

Folgende Hinweise sollten Sie berücksichtigen.

- Auch die Steuerung nach dem subjektiven Belastungsempfinden richtet sich nach dem Trainingsziel.
- Das gleiche Trainingsziel entspricht bei verschiedenen Belastungsformen teilweise einem unterschiedlichen subjektiven Belastungsempfinden (z. B. Trainingsziel Ausdauertraining «mittel» entspricht beim Laufen der RPE Stufe 3, auf dem Fahrradergometer der RPE Stufe 4 und beim Walking der RPE Stufe 5).
- Frauen über 30 Jahre tendieren im Vergleich zu Männern dazu, moderate Belastungen des Organismus etwas intensiver einzustufen. Sie können daher beim moderaten Ausdauertraining beim Belastungsempfinden auch eine Stufe höher trainieren.

Die optimale Lösung:

Bei der Trainingssteuerung ist eine Kopplung von subjektivem Belastungsempfinden und Herzfrequenz in Prozent der maximalen Herzfrequenz sehr sinnvoll. Die Abbildung S. 38 zeigt einen stufenförmigen Belastungsanstieg. Mit jeder Stufe nimmt sowohl die Herzfrequenz als auch das subjektive Belastungsempfinden zu. So entspricht ein subjektives Belastungsempfinden 3 = leicht bis mittel einem Ausdauertraining mit moderater Intensität. Der korrespondierende Herzfrequenzwert liegt bei 70–80 % der maximalen Herzfrequenz.

Subjektives Belastungsempfinden

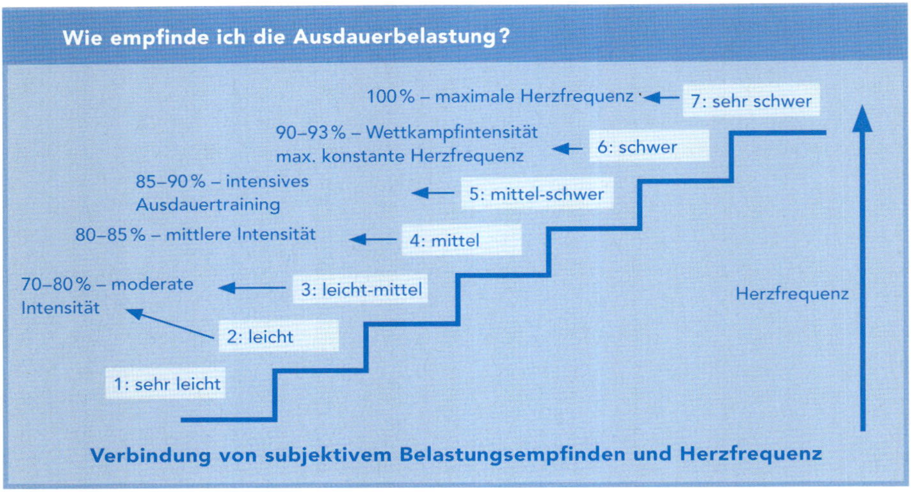

Anstieg des subjektiven Belastungsempfindens mit dazugehöriger Herzfrequenz

Atem-Schritt-Rhythmen und Nasenatmung

Die Atmung kann zur Festsetzung der individuellen Trainingsintensität ebenfalls einen Beitrag leisten. Hierbei hat sich beim Laufen vor allem bei Leistungsschwächeren und Anfängern der sogenannte **4-Schritt-Atem-Rhythmus** bewährt, wobei eine Ein- und Ausatem-Aktion auf 8 Laufschritte erfolgt (z.B. 4 Schritte Einatmung und 4 Schritte Ausatmung oder 3 Schritte Einatmung und 5 Schritte Ausatmung). Fortgeschrittene können die Atem-Schrittfolge auf 7 (3 ½-Schritt-Atem-Rhythmus), 6 Schritte (3-Schritt-Atem-Rhythmus) oder 5 Schritte (2 ½-Schritt-Atem-Rhythmus) verkürzen. Je schneller geatmet werden muss, desto höher ist die Belastung.

Die **Nasenatmung** stellt eine weitere gute Möglichkeit für die Intensitätssteuerung bei Ausdauersportarten dar. Dabei erfolgt die Einatmung durch die Nase, die Ausatmung in der Regel durch den Mund. Da der Atemwiderstand über die Nase relativ groß ist, führt diese Vorgabe eher zu einer moderaten Belastung. Bei höheren Intensitäten reicht die Luft, die Sie über die Nase zuführen, nicht aus, und Sie müssen durch den Mund atmen. Die anatomische Struktur der Nase und der Luftwege kann also hier als Steuerungsinstrument genutzt werden.

Sowohl bei den Atem-Schritt-Rhythmen als auch bei der Nasenatmung müssen Sie selbstverständlich nicht während der gesamten Trainingszeit die Schritte zählen bzw. zwanghaft durch die Nase atmen. Für beide Steuerungskriterien gilt, dass sie lediglich einige Minuten angewendet werden. Anschließend ist es nicht mehr notwendig, die Atmung so genau zu beobachten. Sie können den gewählten Intensitätsbereich jetzt gefühlsmäßig beibehalten. In gewissen Abständen können Sie dann ohne Aufwand kontrollieren, ob die Belastungsintensität, z.B. die gewählte Laufgeschwindigkeit, noch mittels des 4-Schritt-Atem-Rhythmus oder mit der Nasenatmung durchführbar ist. Ist dies nicht mehr der Fall, können Sie die Intensität so weit reduzieren, bis die entsprechende Atmung für Sie wieder möglich wird. Mit dem 4-Schritt-Atem-Rhythmus und der Nasenatmung gehen immer moderate Belastungen einher, sodass diese Vorgabe besonders gut für Einsteiger oder weniger Trainierte geeignet ist, damit die Belastung auch über längere Zeit aufrechterhalten werden kann.

Weitere Möglichkeiten zur Steuerung der Belastungsintensität im gesundheitsorientierten Ausdauertraining

Insgesamt gilt im Hinblick auf die zu wählende Intensität, dass Erschöpfung nach der Belastung als Indiz für eine zu hohe Beanspruchung zu werten ist. Der Merksatz ‹**Laufen ohne zu Schnaufen**›, also ohne Atemnot, bzw. die Belastung so zu dosieren, dass noch problemlos ein zusammenhängendes Gespräch mit einem Trainingspartner möglich ist **(Sprech-Test)** sind gute Kriterien für eine Belastungssteuerung im moderaten Bereich. Eigene Untersuchungen zeigen, dass auch das **Lesen während des Trainings** z.B. auf dem Fahrradergometer als Steuerungskriterium geeignet ist, wobei hiermit auch wieder eher eine moderate Belastung einhergeht.

Ein wesentlicher Faktor ist auch Ihr Wohlbefinden bei und nach dem Training. Nur wenn Sie Freude an einem Ausdauertraining haben, dann werden Sie es auch regelmäßig über einen längeren Zeitraum betreiben. Insofern sollten Sie bei der Auswahl der Belastungskriterien und Ihre Ausdauersportart vor allem auch immer Ihre individuelle Befindlichkeit berücksichtigen.

Zusammenfassung der Steuerungsfaktoren der Trainingsintensität für ein Ausdauertraining

Die nachfolgende Tabelle gibt einen zusammenfassenden Überblick über die Möglichkeiten zur Regulierung der Belastungsintensität sowohl im gesundheitsorientierten als auch leistungsorientierten Ausdauertraining. Sie zeigt fünf Trainingsziele auf: Maximalbelastung, Wettkampfintensität, intensives Ausdauertraining, Ausdauertraining mit mittlerer Intensität und Ausdauertraining mit moderater Intensität. Jedem Ziel sind subjektives Belastungsempfinden, der Prozentanteil der maximalen Herzfrequenz und der Prozentanteil von der maximalen konstanten Herzfrequenz zugeordnet. Auch weitere Größen wie Werte für die Herzfrequenzfaustformeln, Atem-Schritt-Rhythmen, Nasenatmung, Lesen oder Sprechtest wurden verschiedenen Trainingszielen zugeordnet.

Wenn Sie sich also z.B. für eine **moderate Trainingsintensität** entscheiden, dann können Sie folgende Steuergrößen alternativ verwenden:

1. Subjektives Belastungsempfinden leicht bis mittel,
2. 70–80% der maximalen Herzfrequenz (bei einer maximalen Herzfrequenz von 200 Schlägen/Minute würde das einer

Trainingspulsfrequenz von 140 – 160 Schlägen / Minute entsprechen),

3. maximal konstante Herzfrequenz minus 20 % (bei einer maximalen konstanten Herzfrequenz von 170 Schlägen / Minute entspricht dies einer Trainingsherzfrequenz von 136 Schlägen / Minute),
4. 4-Schritt-Atem-Rhythmus,
5. Nasenatmung,
6. Lesen,
7. Sprechtest.

Bei einer **mittleren Trainingsintensität** können Sie folgende Steuerungskriterien verwenden:

1. Subjektives Belastungsempfinden mittel,
2. 80 – 85 % der maximalen Herzfrequenz,
3. maximal konstante Herzfrequenz minus 15 %,
4. 3-Schritt-Atem-Rhythmus.

Trainingsziel	Maximalbelastung	Wettkampfintensität	Intensives Ausdauertraining	Ausdauertraining mit mittlerer Intensität	Ausdauertraining mit moderater Intensität
Subjektives Belastungsempfinden (RPE)	7-stufige Belastungsskala: 1 = sehr leicht, 2 = leicht, 3 = leicht-mittel, 4 = mittel, 5 = mittel-schwer, 6 = schwer, 7 =sehr schwer				
	Sehr schwer (7)	Schwer (6)	Mittel bis schwer (5)	Mittel (4)	Leicht bis Mittel (3)
% der maximalen-Herzfrequenz	100 %	90–93 %	85–90 %	80–85 %	70–80 %
Maximale konstante Herzfrequenz (mKHF)		max. konst. HF (mkHF)	mkHF – 10 %	mkHF – 15 %	mkHF – 20 %
Atem-Schritt-Rhythmus				3-Schritt-Atem-Rhythmus (Laufen)	4-Schritt-Atem-Rhythmus (Laufen)
Nasenatmung					Nasenatmung
Lesen					Lesen
Sprechtest					Sprechen/ Reden ohne Atemnot

Zusammenfassender Überblick über die Möglichkeit der Steuerung der Belastungsintensität im Ausdauertraining. Die vorgegebenen Werte basieren auf unseren zahlreichen Untersuchungen am Sportinstitut der Universität Bayreuth.

Wie fit sind Sie?

Bedeutung von Ausdauertests

Tests bzw. Leistungskontrollen können zu folgenden Zwecken genutzt werden:

- Beurteilung der allgemeinen Leistungsfähigkeit,
- Ableitung von Trainingsempfehlungen,
- Überprüfung von Trainingseffekten und Feststellung von Trainingsmangeleffekten,
- Motivationssteigerung,
- Gesundheitscheck: Aufdeckung von Krankheitssymptomen, die erst unter Belastung sichtbar werden bzw. Beurteilung von Symptomen, die in Ruhe vorhanden sind, unter Belastung jedoch verschwinden. Für die Durchführung eines Gesundheitschecks ist die Erstellung eines Belastungselektrokardiogramms unter ärztlicher Kontrolle notwendig.

Eine Beurteilung der allgemeinen Leistungsfähigkeit im Vergleich z.B. zur Durchschnittsbevölkerung kann nur auf der Basis von Vergleichswerten (Normwerten) erfolgen, die an einer großen Anzahl vergleichbarer Personen bei demselben Test ermittelt wurden. Bei vielen Ausdauertests liegen jedoch keine gesicherten Normen vor, sodass die Bewertung der Testergebnisse mit Vorbehalt zu betrachten ist. Auch eine Ableitung von Trainingsempfehlungen ist nur eingeschränkt möglich, da viele Tests, die ohne ärztliche Kontrolle erfolgen, aus Sicherheitsgründen nicht bis zur Ausbelastung durchgeführt werden, was den Aussagewert einschränkt. Sehr gut bieten sich hingegen Tests ohne Ausbelastung zur Kontrolle von Trainingseffekten nach einer

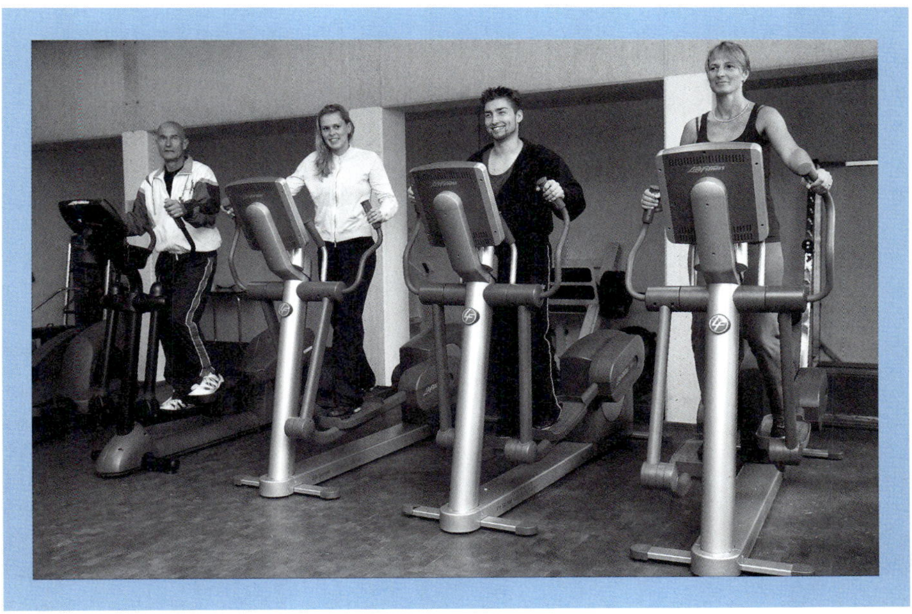

Trainingsperiode an. Hiermit kann die Effektivität eines Trainingsprogramms überprüft werden, wobei die Demonstration der gesteigerten Leistungsfähigkeit häufig einen Motivationsschub verleiht; dieses Erfolgserlebnis animiert zu einer Fortsetzung des Ausdauertrainings.

Kontraindikationen und Abbruchkriterien

Um eine Gefährdung der Gesundheit auszuschließen, sollten Sie folgende Kriterien, die gegen die Durchführung eines Tests sprechen bzw. nur in Absprache mit einem Arzt erfolgen sollten (Kontraindikationen) bzw. zum Testabbruch führen sollten (Abbruchkriterien), berücksichtigen (Rost & Hollmann 1982):

Kontraindikationen u. a.

- Organische Schäden z. B. an Herz, Lunge etc.,
- Zuckerkrankheit (Diabetes mellitus),
- starker Bluthochdruck (Hypertonie),
- akute und chronische Erkrankungen der Atemwege,
- fieberhafte Erkrankungen,
- Entzündungen, z. B. Mandelentzündung oder eitrige Zahnentzündung,
- akute Erkrankungen,
- Infektionskrankheiten,
- subjektives Unwohlsein,
- Virusinfekte,
- bösartige Tumore.

(Wenn Sie sichergehen wollen, lassen Sie sich bei Beschwerden/Erkrankungen oder nach deren Abklingen vom Arzt grünes Licht geben.)

Abbruchkriterien u. a.

- Subjektive Beschwerden wie z. B. akute Atemnot, Schmerzen oder Engegefühl im Brustbereich, Übelkeit, Schwindel, Erschöpfung, Schmerzen, orthopädische Probleme,
- Überschreiten von ärztlich festgelegten Pulsobergrenzen,
- Auftreten abnormer Blutdruckreaktionen – sofern eine Registrierung vorgenommen wird – wie z. B. Blutdruckabfall unter Belastung, fehlender Blutdruckanstieg, abnorm starker Blutdruckanstieg.

Bevor Sie mit einem Ausdauertraining beginnen, sollten Sie einen möglichst genauen Stand über Ihre Gesundheit und die aktuelle Leistung haben. Bei Personen mit jahrelanger Inaktivität oder wenn Sie das 35. Lebensjahr überschritten haben, ist eine sportärztliche Untersuchung zu empfehlen. Zur Bestimmung der Leistungsfähigkeit gibt es eine Vielzahl von Ausdauertests.

Testgeräte

Es gibt die verschiedensten Ausdauertrainingsgeräte, und theoretisch ist an jedem Gerät ein Test möglich. Als universelles Testgerät bietet sich das Fahrradergometer an, dem folgende Vorteile zuzuordnen sind:

- Die Belastung ist meistens exakt dosierbar und reproduzierbar,
- die Belastung ist auch im niedrigen Belastungsbereich gut dosierbar. Dies ist wichtig für ältere und leistungsschwächere Personen,
- es treten keine Koordinationsprobleme auf, und es besteht keine Sturzgefahr,
- die Gefahr der Fehlbelastung ist gering.

Fahrradfahren ist eine gelenkschonende Aktivität, die auch für übergewichtige Menschen oder Personen mit Gelenkbeschwerden gut geeignet ist,

- das Fahrrad eignet sich für alle Personengruppen unabhängig vom Geschlecht, Alter und Leistungszustand,
- die Messung von Blutdruck, Herzfrequenz und Laktat ist problemlos möglich, falls diese durchgeführt werden soll.

Tests können beispielsweise auch auf dem Crosstrainer, Stepper oder am Ruderergometer durchgeführt werden, sofern später schwerpunktmäßig an diesen Geräten trainiert werden soll. Das Laufband weist als Testgerät im Fitnessbereich einige Probleme auf. Die Gründe hierfür liegen in der Sturzgefahr, der Notwendigkeit der Installation einer Sicherheitsleine, in Koordinationsproblemen bei ungeübten Läufern, in der Vergleichbarkeit der Belastung, z. B. bei Veränderungen des Körpergewichts zwischen Eingangstest und Retest, und in fehlenden Belastungsdosierungsmöglichkeiten im niedrigen Intensitätsbereich, weil das eigene Körpergewicht immer getragen werden muss.

Im Folgenden stellen wir Ihnen verschiedene Tests vor, die Sie auch selbständig ohne Testleiter durchführen können.

Lauftest oder Ergometertest zur Abschätzung der Leistungsveränderung

Wenn Sie die Wirkungen Ihres Trainingsprogramms auf die Leistungsfähigkeit abtesten wollen, können Sie vor einem Trainingszyklus und danach jeweils einen identischen Test durchführen und die Ergebnisse miteinander vergleichen.

Lauftest

Wählen Sie Ihre Standardlaufstrecke und versuchen Sie, diese Strecke möglichst schnell zu laufen. Beim Retest nach der Trainingsphase laufen Sie die Strecke erneut so schnell Sie können. Der Vergleich der Zeiten zeigt Ihnen die Veränderung Ihrer Leistungsfähigkeit an. Sie können auch alternativ z. B. 5000 Meter auf einer 400-Meter-Rundbahn als Test absolvieren.

Ein Nachteil dieser Tests ist die erforderliche Ausbelastung, für die Sie hundertprozentig gesund sein sollten.

Ergometertest

Auf Ergometern bieten sich weitere Tests an, die nicht zur maximalen Ausbelastung führen. Wählen Sie auf Ihrem Trainingsgerät, z. B. dem Fahrradergometer, Laufband oder Crosstrainer, im Anschluss an eine zehnminütige Aufwärmphase eine mittlere Belastung. Halten Sie diese Belastung 30 Minuten lang aufrecht. Anschließend notieren Sie sich die Wattzahl, die Laufgeschwindigkeit oder die Belastungsstufe. Zusätzlich erfassen Sie während der Belastung in der 20., 30. und 40. Minute Ihre Pulsfrequenz und Ihr subjektives Belastungsempfinden (RPE vgl. S. 34 f.).

Führen Sie dann nach einer Trainingsphase z. B. von zehn Wochen den Test erneut in gleicher Weise mit der gleichen Belastung durch und notieren Sie sich auch wieder die Pulsfrequenz und das subjektive Belastungsempfinden. Vergleichen Sie dann Ihre Werte im ersten und zweiten Test. Wenn die Pulsfrequenz im zweiten Test deutlich niedriger liegt und/oder auch die Bewertung des subjektiven Belastungsempfindens niedriger ist, dann zeigt Ihnen dies eine Verbesserung Ihrer Ausdauerleistungsfähigkeit an (vgl. Tabelle S. 44).

Belastung	Test 1 (vorher)	Test 2 (nachher)	Differenz
Puls (Schläge/min)			
nach 20 Min.	148	142	6
nach 30 Min.	147	142	5
nach 40 Min.	151	144	7
RPE (Skala 1–7)			
nach 20 Min.	4	3	1
nach 30 Min.	4	3	1
nach 40Min.	5	4	1

Herzfrequenz und subjektives Belastungsempfinden vor (Test 1) und nach einer Trainingsphase (Test 2). Die Verringerung von Herzfrequenz und RPE bei Test 2 zeigt eine verbesserte Leistungsfähigkeit an.

Walking-Test

Mit Hilfe dieses Tests können Sie Ihren derzeitigen Fitnesszustand mittels des Walkings ermitteln. Sie legen hierbei eine Strecke von zwei Kilometern zurück. Der Walking-Test ist sehr gut für Einsteiger und Geübte geeignet, die Walking regelmäßig betreiben oder betreiben wollen. Er gibt einen Anhaltspunkt über Ihr derzeitiges Ausdauer-Fitnessniveau. Um dieses zu ermitteln, müssen Sie möglichst schnell 2 km im Walking zurücklegen. Optimal ist, wenn Sie Ihren Walking-Test auf einem Sportplatz mit einer 400-Meter-Laufbahn durchführen. Hier haben Sie einen fixen Start- und Zielpunkt und müssen dann 5 Runden walken (= 2000 Meter). Steht keine 400-Meter-Rundbahn zur Verfügung, suchen Sie sich ein flaches Gelände und legen Sie den Startpunkt fest. Messen Sie eine Strecke von 2000 Meter z. B. mit einem Fahrrad mit Kilometerzähler ab. Wärmen Sie sich vor dem Walking-Test 5–10 Minuten mit leichter bis mittlerer Intensität (Stufe 2 bzw. 3) auf. Dann starten Sie die Stoppuhr und walken, so schnell Sie können, ohne sich zu überanstrengen. Versuchen Sie, ein möglichst gleichmäßiges Tempo über die gesamte Strecke beizubehalten. Stoppen Sie Ihre Zeit. Anhand der nachfolgenden Tabelle können Sie in Abhängigkeit von Alter und Geschlecht sehen, ob Sie die angegebene Durchschnittszeit erreichen konnten. Als 40-jährige Frau sollten Sie beispielsweise eine Zeit zwischen 16.15 Minuten und 17.45 Minuten erreichen, als 40-jähriger Mann eine Zeit von 14.45 Minuten bis 16.15 Minuten. Sollten Sie schneller sein, lässt dies schon auf ein recht gutes Ausdauer-Fitnessniveau schließen.

Alter	Walking-Zeit (Männer) Durchschnitt min:s	Walking-Zeit (Frauen) Durchschnitt min:s
20	13:45–15:15	15:45–17:15
25	14:00–15:30	15:52–17:22
30	14:15–15:45	16:00–17:30
35	14:30–16:00	16:07–17:37
40	14:45–16:15	16:15–17:45
45	15:00–16:30	16:22–17:52
50	15:15–16:45	16:30–18:00
55	15:30–17:00	16:37–18:07
60	15:45–17:15	16:45–18:15
65	16:15–17:45	17:00–18:30
70+	16:45–18:15	17:15–18:45

Durchschnittszeiten für den 2-Kilometer-Walking-Test (Bös et al. 2004)

Cooper-Test

Mit Hilfe des Cooper-Tests können Sie Ihre Leistungsfähigkeit auf einer 400-Meter-Bahn testen. Dieser Lauftest setzt allerdings etwas Erfahrung im Laufen voraus und eignet sich nicht unbedingt für Laufanfänger. Mit Hilfe einer Uhr und der abgedruckten Tabelle erfahren Sie Ihre momentane Leistungsfähigkeit.

Der nach dem amerikanischen «Aerobic-Pionier» Dr. Kenneth Cooper benannte Cooper-Test besteht darin, die größtmögliche Distanz zu ermitteln, die eine Person in 12 Minuten zurücklegt. Er wird als einfach durchführbarer und trotzdem aussagekräftiger Ausdauertest geschätzt, da außer einer Uhr mit Sekundenzeiger lediglich eine 400-Meter-Bahn benötigt wird. Da es ein Maximaltest ist, eignet er sich vorwiegend zur Überprüfung der momentanen Leistungsfähigkeit besser trainierter Personen. Für Laufanfänger und völlig Untrainierte ist dieser Test wenig empfehlenswert, da er der Testperson eine gewisse Einschätzung der eigenen Leistungsfähigkeit abverlangt. Wer wenig Erfahrung im Ausdauersport (besonders in diesem Fall dem Laufen) mitbringt, wird Schwierigkeiten haben, die Geschwindigkeit beim Lauf richtig einzuteilen.

Aus der Tabelle (S. 46) können Sie ihr derzeitiges Fitnessniveau dann problemlos ablesen. Wenn Sie beispielsweise als 35-jährige Frau in 12 Minuten zwischen 1,9 km und 2,06 km zurücklegen, ist Ihr Ausdauer-Fitnessniveau gut. Als 35-jähriger Mann müssten Sie hierfür 2,33 – 2,5 km in 12 Minuten bewältigen.

Der PWC-Test

Beim PWC-Test handelt es sich um einen submaximalen Stufentest auf einem Fahrradergometer, der bei einer Herzfrequenz von 130 (PWC 130), 150 (PWC 150) oder 170 (PWC 170)

Fitness-kategorie	Geschlecht	Alter (Jahren)					
		13–19	20–29	30–39	40–49	50–59	60 +
sehr schwach	Männer	< 2,08	< 1,95	< 1,89	< 1,82	< 1,65	< 1,35
	Frauen	< 1,60	< 1,45	< 1,50	< 1,41	< 1,34	< 1,25
schwach	Männer	2,08–2,19	1,95–2,10	1,89–2,08	1,82–1,98	1,65–1,86	1,35–1,63
	Frauen	1,60–1,89	1,45–1,78	1,50–1,68	1,41–1,57	1,34–1,49	1,25–1,38
mittel	Männer	2,20–2,50	2,11–2,38	2,09–2,32	1,99–2,22	1,87–2,08	1,64–1,92
	Frauen	1,90–2,06	1,79–1,95	1,69–1,89	1,58–1,78	1,50–1,68	1,39–1,57
gut	Männer	2,51–2,75	2,39–2,62	**2,33–2,50**	2,23–2,45	2,09–2,30	1,93–2,11
	Frauen	2,07–2,29	1,96–2,14	**1,90–2,06**	1,79–1,98	1,69–1,89	1,58–1,74
ausgezeichnet	Männer	2,76–2,98	2,63–2,82	2,51–2,70	2,46–2,64	2,31–2,53	2,12–2,48
	Frauen	2,30–2,42	2,15–2,32	2,07–2,22	1,99–2,14	1,90–2,08	1,75–1,89
überragend	Männer	> 2,99	> 2,83	> 2,71	> 2,65	> 2,54	> 2,49
	Frauen	> 2,43	> 2,33	> 2,23	> 2,15	> 2,09	> 1,90

Strecke in Kilometer, die in 12 Minuten zurückgelegt werden kann (nach Cooper 1984)

Schlägen pro Minute abgebrochen wird. Je nach Gerät kann beim Stufentest entweder die Wattzahl oder die Belastungsstufe erhöht werden. Beim Stufentest mit Wattbelastungen wird entsprechend dem Test der Weltgesundheitsorganisation (WHO) die Belastung beginnend mit einer Eingangsstufe von 25 Watt alle zwei Minuten um 25 Watt bis zum Erreichen der Pulsfrequenz von 130, 150 oder 170 Schlägen/Minute gesteigert. Um die Testdauer in einem zeitlich akzeptablen Rahmen zu halten, können besser Trainierte und Leistungssportler auch bei 50 Watt beginnen und Steigerungsstufen von 50 Watt wählen. Der PWC-Test ist weitgehend altersunabhängig. Als Messgrößen werden kontinuierlich am Ende jeder Belastungsstufe die Herzfrequenz und das subjektive Belastungsempfinden bestimmt. Der PWC 130 kann bei Personen ab dem 40. Lebensjahr empfohlen werden. Jüngere Menschen können einen PWC-150-Test bzw. Sportler auch einen PWC-170-Test durchführen.

Retest

Retests dienen der Trainingskontrolle und der erneuten Bestimmung der Leistungsfähigkeit nach einer Trainingsphase oder längeren Trainingsunterbrechung. Um eine Vergleichbarkeit zwischen Eingangs- und Retest zu gewährleisten, sollten folgende Faktoren erfüllt sein:

- Benutzung desselben Ergometers bei gleicher Einstellung, z. B. Sattelhöhe.
- Identisches Testverfahren: Eingangsstufe, Stufendauer, Stufensteigerung, Drehzahl.

- Möglichst gleiche Tageszeit und Temperatur.

Grundsätzlich sollten Tests weder nüchtern noch nach reichhaltiger Mahlzeit durchgeführt werden. Auch vorangegangene Belastungen wie z.B. Krafttraining, Aerobic-Kurs oder 10 km Anfahrt mit dem Fahrrad verfälschen die Testergebnisse.

Testbewertung

Beim PWC-Test kommen folgende Bewertungsmöglichkeiten in Betracht:

1. **Einschätzung der allgemeinen Ausdauerleistungsfähigkeit aufgrund von Normwerten.**

Dies kann bereits im Eingangstest erfolgen. Die beim PWC-Test erreichte Wattzahl wird durch das Körpergewicht in kg geteilt. Aus dem hieraus resultierenden Wert kann die Leistungsbeurteilung entsprechend der Tab. auf der nächsten Seite im Vergleich mit der Durchschnittsbevölkerung erfolgen.

Beispiel: Ein 80 kg schwerer, 50-jähriger Mann erreicht bei einem PWC-Test-130 eine Leistung von 120 Watt. Dividiert man die Wattzahl durch das Körpergewicht (120:80), so erhält man den Kennwert 1,5. Entsprechend der Tab. kann die Leistungsbewertung «befriedigend» zugeordnet werden.

2. **Vergleich der Ergebnisse von Eingangs- und Retest und Überprüfung der Leistungsentwicklung (vgl. Testprotokoll S. 50f.).** Folgende Vergleiche können herangezogen werden:

- Vergleich der Leistung (Watt- bzw. Belastungsstufe) bei der vorgegebenen Pulsfrequenz von 130, 150 oder 170 Schlägen pro Minute.

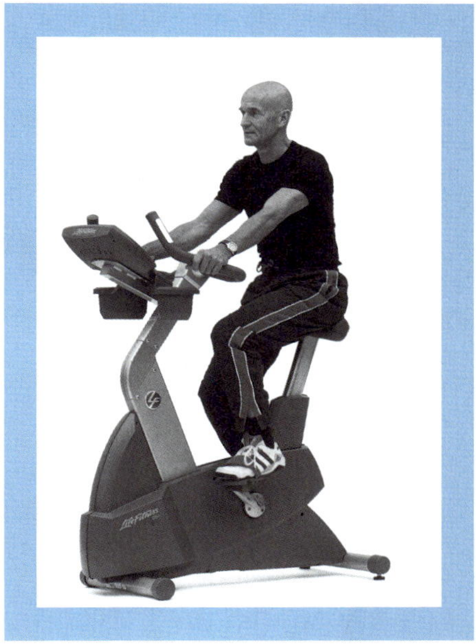

Hat sich die Wattstufe (oder Belastungsstufe) für die gegebene Pulsfrequenz im Retest erhöht, spricht dies für eine verbesserte Leistungsfähigkeit.

Beispiel: Schafft eine Person im Eingangstest bei einer Pulsfrequenz von 150 Schlägen/Minute. (PWC-150-Test) eine Leistung von 125 Watt, im Retest aber von 150 Watt, dann hat sich die Leistungsfähigkeit um 25 Watt verbessert.

Da die letzte Belastungsstufe beim PWC-Test aber in den allermeisten Fällen nicht exakt z.B. mit der Pulsfrequenz 130 bzw. 150 übereinstimmt, sondern die Herzfrequenz oft darüber liegt (z.B. PWC-130-Belastungsabbruch am Ende der Stufe aber bei einer Herzfrequenz von 135 Schlägen/Minute), lässt sich die zugehörige Leistung rechnerisch interpolieren (vgl. Rost/Hollmann 1982).

	PWC 130 Frauen	PWC 130 Männer
sehr gut	über 2,0	über 2,5
gut	1,6–2,0	2,5–2,0
befriedigend	1,25–1,6	1,5–2,0
unbefriedigend	1,0–1,25	1,0–1,5
ungenügend	unter 1,0	unter 1,0
	PWC 150 Frauen	PWC 150 Männer
sehr gut	über 2,5	über 3,0
gut	2,0–2,5	2,5–3,0
befriedigend	1,6–2,0	2,0–2,5
unbefriedigend	1,25–1,6	1,5–2,0
ungenügend	unter 1,25	unter 1,5
	PWC 170 Frauen	PWC 170 Männer
sehr gut	über 3,0	über 3,5
gut	2,5–3,0	3,0–3,5
befriedigend	2,0–2,5	2,5–3,0
unbefriedigend	1,6–2,0	2,0–2,5
ungenügend	unter 1,6	unter 2,0

Bewertungsskala für PWC-Tests (Watt / kg Körpergewicht, nach Rost / Hollmann 1982)

Beispiel: Ein 40-jähriger Mann macht einen PWC-130-Test auf einem Fahrradergometer. Bei einer Stufe von 125 Watt erreicht er eine Pulsfrequenz von 125 Schlägen / Minute, bei der nächsten Stufe von 150 Watt 135 Schläge / Minute.

Formel zur Berechnung:

$$\text{PWC } 130 = W1 + (W2 - W1) \times \frac{(P - P_1)}{(P_2 - P_1)}$$

P = Angestrebte Pulsfrequenz hier: 130 Schläge pro Minute

W1 = Belastungsstufe (z. B. Wattzahl), bei der die Zielherzfrequenz (hier 130 Schläge / Minute) gerade noch nicht erreicht wurde (hier 125 Watt)

W2 = Belastungsstufe, wo Zielherzfrequenz bereits überschritten wurde (hier 150 Watt)

P_1 = Pulsfrequenz, die bei Wattstufe W1 erreicht wurde (hier 125 Schläge / Minute)

P_2 = Pulsfrequenz, die bei Wattstufe W2 erreicht wurde (hier 135 Schläge / Minute)

$$\text{PWC } 130 = 125 + (150 - 125) \times \frac{(130 - 125)}{(135 - 125)}$$

$$= 125 + 25 \times 5 / 10 = 137{,}5 \text{ Watt}$$

Für das konstruierte Beispiel liegt die bei einer Pulsfrequenz von 130 Schlägen/Minute (PWC 130) erreichte Leistung bei 137,5 Watt. Zur Beurteilung der Leistungsfähigkeit wird die erzielte Wattleistung durch das Körpergewicht in Kilogramm dividiert. Die Bewertungsskala (S. 48) gibt Auskunft über die Einschätzung der Leistung.

- Vergleich der Pulsfrequenz auf den jeweiligen Belastungsstufen. Ist die Pulsfrequenz beim Retest auf den einzelnen Belastungsstufen geringer, so spricht dies für eine bessere Ausdauerleistungsfähigkeit.
- Vergleich der subjektiven Belastungseinschätzung (vgl. Kap. Subjektives Belastungsempfinden) auf jeder Belastungsstufe auf einer 7-stufigen Skala (1 = sehr leicht, 2 = leicht, 3 = leicht bis mittel, 4 = mittel, 5 = mittel bis schwer, 6 = schwer, 7 = sehr schwer).

Beispiel: Bewertet eine Person eine Beanspruchung von 100 Watt im Vortest als mittel belastend, im Retest hingegen als klein, dann spricht dies für eine positive Entwicklung der Leistungsfähigkeit, da die gleiche objektive Belastung nach einer Trainingsphase vom Trainierenden aufgrund der gesteigerten Leistungsfähigkeit als geringer wahrgenommen wird. Die Belastung trifft also auf einen Organismus, der besser angepasst ist und somit die Beanspruchung auch besser toleriert. Allerdings können bestimmte Faktoren, z.B. die Tagesform, die subjektive Bewertung beeinflussen.

Testprotokoll

In dem Testprotokoll wird neben den Pulsfrequenzen auch das subjektive Belastungsempfinden eingetragen. Durch einen Retest lässt sich aus dem Protokoll ganz einfach die Entwicklung der Leistungsfähigkeit herauslesen.

An dem unten stehenden Beispielprotokoll kann man sehr gut erkennen, welche Messgrößen notiert werden. Durch die Wiederholung des Tests und die Eintragung in den gleichen Bogen lässt sich auch ein guter Vergleich durchführen. Man kann sofort erkennen, ob die Leistungsfähigkeit gestiegen ist oder nicht. Ist die Pulsfrequenz oder das subjektive Belastungsempfinden auf einer Belastungsstufe niedriger als beim ersten Test (so wie in diesem Beispiel), so spricht das für eine verbesserte Ausdauerleistungsfähigkeit. Allerdings sollten die testbeeinflussenden Faktoren wie Uhrzeit und Tagesform in etwa übereinstimmen.

Auswertung und Interpretation der Testprotokoll-Beispiele

Die Analyse der Ergebnisse des beispielhaften Testprotokolls zeigt, dass die Pulsfrequenz auf vergleichbaren Wattstufen im Retest deutlich niedriger liegt als im Eingangstest. Zudem wird bei der Pulsfrequenz von 150 Schlägen/Minute (PWC-Test-150) im zweiten Test eine höhere Belastungsstufe erreicht. Auch die Einschätzung der subjektiven Belastung fällt bei identischer Wattleistung geringer aus als beim Test vor der Trainingsphase. Alle Vergleichswerte belegen eine deutliche Verbesserung der Ausdauerleistungsfähigkeit.

Testprotokoll

Name: *Elke Wenzel* | Anschrift: *Marktstr. 112, 91349 Friedbühl* | Alter: *33* | Geschlecht: *weiblich* | Gewicht (kg): *64*

Testgerät: *Fahrradergometer der Fa ...* Typ ... | Geräteeinstellung: *Sattelhöhe 5. Loch*

Leistung		Dauer	Pulsfrequenz Schläge/min			Subjektive Belastungseinschätzung 1=sehr leicht 2=leicht 3=leicht-mittel 4=mittel 5=mittel-schwer 6=schwer 7=sehr schwer		
			Datum			Datum		
Watt	Stufe	min	*9.2.98*	*14.6.98*		*9.2.98*	*14.6.98*	
Ruhe	Ruhe		*68*	*62*				
25		*2*	*78*	*70*		*1*	*1*	
50		*4*	*92*	*86*		*2*	*1*	
75		*6*	*113*	*105*		*2*	*2*	
100		*8*	*128*	*120*		*3*	*2*	
125		*10*	*141*	*132*		*4*	*3*	
150		*12*	*156*	*144*		*5*	*4*	
175		*14*		*152*			*4*	
200								
225								
250								
275								
300								
325								
350								
375								
400								
nach Belastung		1	*138*	*131*				
nach Belastung		2	*130*	*123*				
nach Belastung		3	*119*	*110*				

Testkriterien	Datum		
	9.2.	*14.6.*	
Eingangsbelastung	*25 W*	*25 W*	
Stufenhöhe	*25 W*	*25 W*	
Stufendauer	*2 min.*	*2 min*	
Arbeitsfrequenz (Drehzahl)	*75–85*	*75–85*	

Testbeeinflussende Faktoren	Datum		
	9.2.	*14.6.*	
Temperatur	*22°*	*23°*	
Uhrzeit	*16.30*	*17.00*	
Tagesform 1–5 sehr gut – sehr schlecht	*3*	*3*	
Bemerkung: *PWC-Test 150*			

Testprotokoll

Name:	Anschrift:	Geschlecht:	Alter:	Gewicht (kg):
Testgerät:		Geräteeinstellung:		

Leistung		Dauer	Pulsfrequenz Schläge/min			Subjektive Belastungseinschätzung 1 = sehr leicht 2 = leicht 3 = leicht-mittel 4 = mittel 5 = mittel-schwer 6 = schwer 7 = sehr schwer		
			Datum			Datum		
Watt	Stufe	min						
Ruhe	Ruhe							
25								
50								
75								
100								
125								
150								
175								
200								
225								
250								
275								
300								
325								
350								
375								
400								
nach Belastung		1						
nach Belastung		2						
nach Belastung		3						

Testkriterien	Datum		
Eingangsbelastung			
Stufenhöhe			
Stufendauer			
Arbeitsfrequenz (Drehzahl)			

Testbeeinflussende Faktoren	Datum		
Temperatur			
Uhrzeit			
Tagesform 1–5 sehr gut – sehr schlecht			
Bemerkung:			

Krafttraining

(Wend-Uwe Boeckh-Behrens)

Anpassungsmaschine Mensch

> «Ein Gramm Praxis ist mehr wert als eine Tonne Theorie»

Der Mensch ist eine geniale Anpassungsmaschine, die niemals ruht. Wir passen uns ununterbrochen unserer Umwelt an. Diese Anpassung ist jedoch in alle Richtungen offen. Die Systeme, die wir regelmäßig nutzen, bleiben funktionstüchtig, werden leistungsfähiger und wachsen. Alles, was wir vernachlässigen und nicht nutzen, wird abgebaut und degenerieren. Dies gilt gleichermaßen für das Gehirn, die Muskulatur, das Herz-Kreislaufsystem, die Sexualität, und unsere Fähigkeit zur sozialen Kommunikation.

Die Muskulatur ist eines der größten Organe unseres Körpers und zusammen mit dem Herz-Kreislaufsystem das häufig am meisten vernachlässigte. Einen Körper ohne adäquate Bewegungsreize kann man sich wie ein Bein vorstellen, das mehrere Wochen in Gips lag. Das Bein ist unansehnlich, Muskulatur und Kraft haben drastisch abgenommen, die Funktionsfähigkeit ist stark eingeschränkt. Viele Menschen legen ihren Körper über Jahrzehnte gewissermaßen freiwillig «in Gips», weil sie ihm täglich acht Stunden Schreibtischarbeit zumuten müssen und ihm auch in der Freizeit zusätzlich die notwendigen Bewegungs- und Belastungsreize vorenthalten. Die nicht ausreichend beanspruchte Muskulatur wird abgebaut und von der Speichermasse Fett überlagert. Der Körper gerät außer Form, und er wird strukturlos und schwammig.

Tätigkeiten, die früher leicht bewältigt wurden, werden dann plötzlich zur Anstrengung. Die vernachlässigte, geschwächte Muskulatur kann ihre Aufgabe nicht mehr voll erfüllen, und Verspannungen, Rückenschmerzen und Gelenkbeschwerden treten verstärkt auf. Dies betrifft heute keineswegs nur ältere Personen, sondern Menschen aller Altersgruppen.

Das einfache und äußerst wirksame Gegenmittel ist ein regelmäßiges Krafttraining. Dabei sind die Regelmäßigkeit und die Dauerhaftigkeit entscheidend. Regelmäßig heißt mindestens einmal pro Woche, dauerhaft heißt lebenslang!

Außer gesundheitlichen Vorteilen bietet das Krafttraining aber auch die Möglichkeit der Körperformung durch einen gezielten Muskelaufbau an den gewünschten Körperstellen, durch Gewebestraffung und Fettreduktion.

Die Kraft spielt auch als Basisfähigkeit für viele Sportarten eine besondere Rolle. Neben der Leistungssteigerung liegt die Hauptbedeutung des gesundheitsorientierten Fitness-Krafttrainings bei Sportlern vor allem im kompensatorischen Bereich, weil das sportartspezifische Training häufig einseitig und nur auf die gewählte Sportart ausgerichtet ist. Ein sinnvoll durchgeführtes Krafttraining dient hierbei dem Ausgleich muskulärer Dysbalancen, dem Schutz und der Stabilisierung der im Leistungssport häufig sehr hoch belasteten Strukturen des Bewegungsapparates, wie z.B. Wirbelsäule, Schulter-, Hüft-, und Kniegelenk, und somit letztlich auch der Verletzungsprophylaxe und der Vorbeugung gegen vorzeitige Abnutzungserscheinungen.

Effekte des Krafttrainings

Die Vorteile eines richtig durchgeführten Krafttrainings sind vielfältig. Die Effekte sind abhängig von den Trainingszielen und der ihnen angepassten Übungsauswahl und -durchführung, dem Trainingszustand, der Trainingsmethode und der Regelmäßigkeit des Trainings.

Ziele und Effekte des Krafttrainings

VORTEILE eines regelmäßigen Krafttrainings

Präventive Ziele

- Erhalt und Verbesserung der Leistungsfähigkeit und der Belastbarkeit des Stütz- und Bewegungsapparates.
- Verringerung des Verletzungs- und Verschleißrisikos im Alltag, bei der Arbeit und im Sport.
- Stabilisierung des passiven Bewegungsapparates – Erhöhung der Festigkeit und Belastbarkeit von Sehnen, Bändern, Knorpel und Knochen.
- Vorbeugung gegen Rückenbeschwerden, Haltungsschwächen, Osteoporose, arthrotischen Veränderungen, muskuläre Dysbalancen, Beschwerden am Bewegungsapparat.
- Krafttraining ist beim Abnehmen und zur Vorbeugung gegen Übergewicht unverzichtbar.
- Vorbeugende Wirkung gegen das metabolische Syndrom: Übergewicht, Fettstoffwechselstörung, Bluthochdruck, Insulinresistenz, Diabetes mellitus.
- Verbesserung und Erhalt der Leistungsfähigkeit des Gehirns und Erhalt der neuronalen Plastizität.
- Kompensation der Kraftabnahme und einer erhöhten orthopädischen Belastung aufgrund einer Körpergewichtszunahme mit fortschreitendem Alter.
- Erhalt der Selbständigkeit im Alter.
- Kompensation bei Sportarten mit einseitigem Training – dadurch Vorbeugung von Verletzungen und vorzeitigen Abnutzungserscheinungen.
- Je nach Trainingsprogramm ggf. kardioprotektive Effekte wie z. B. Senkung der Ruheherzfrequenz und positive Effekte auf den Blutfettspiegel.

Rehabilitative Ziele

- Beschleunigung der Rehabilitation nach Verletzungen oder operativen Eingriffen am Bewegungsapparat, z. B. Bandscheibenvorfällen, Knochenbrüchen, Bänderrissen.
- Verringerung bzw. Beseitigung von Beschwerden und funktionellen Einbußen bei chronisch oder latent auftretenden Beschwerden am Bewegungsapparat wie z. B. Rückenschmerzen und Kniegelenk-, Hüftgelenk-, Nackenbeschwerden.
- Rascher Wiederaufbau der Leistungsfähigkeit nach krankheits-, beschwerde- und verletzungsbedingten Ruhepausen.
- Therapieunterstützende Wirkung bei fast allen körperlichen und psychischen Beschwerden wie z. B. Depressionen, Mobbingfolgen, Diabetes mellitus, Migräne.

Leistungssteigerung
■ Kraftzuwachs- und eine gute Kraftfähigkeit sind wichtige Grundlagen für die meisten Sportarten. ■ Kompensation nicht speziell trainierter Muskelgruppen bei Sportarten mit einseitigen Kraftbeanspruchungen z. B. beim Radfahren, Volleyball, Golf.
Körperformung
■ Aufbau von Muskelmasse und Steigerung des Grundumsatzes. ■ Profilierung der Muskulatur, Gewebestraffung, Bodyshaping, Körperformung. ■ Verringerung des Körperfettanteils. ■ Bei Untergewicht Steigerung des Körpergewichts durch Muskelzuwachs, bei Übergewicht wichtiger Beitrag zur Gewichtsreduktion.
Psychische Effekte
■ Steigerung des Selbstbewusstseins und Selbstwertgefühls. ■ Entwicklung von Körperbewusstsein und Verbesserung der Körperwahrnehmung. ■ Verbesserung der Stimmung (Wohlbefinden). ■ Wichtiger Beitrag zur Vorbeugung und Verringerung fast aller körperlichen und psychischen Beschwerden, wie z. B. Depressionen, Burn-out, psychischer Stress, Migräne.

Fakten zum Krafttraining

Muskeln – die Alleskönner

Die Muskulatur ist ein Dauerbrenner, der ununterbrochen Kalorien verbrennt. Je mehr Muskulatur Sie haben, desto größer ist Ihr Grundumsatz, desto mehr Kalorien verbrennen Sie und desto leichter können Sie Ihr Körpergewicht in der Balance halten oder gar abnehmen. Muskeln sind der Motor, der Ihre Gelenke bewegt, und die Rüstung, die Sie vor Rücken- und Gelenkbeschwerden schützt. Darüber hinaus können nur Muskeln Ihre Figur nach Wunsch formen. Die wirkungsvollste «Schönheitsoperation» ist also regelmäßiges Muskeltraining.

Neuere Forschung zeigt, dass Muskeln noch viel mehr bewirken, als nur den Bewegungsapparat in Schuss zu halten. Beanspruchte Muskeln schütten eine große Anzahl von Botenstoffen aus, die tiefgreifende positive Folgen für sehr viele Organsysteme haben (vgl. Thielicke 2008):

- Der Botenstoff Interleukin-6 wirkt entzündungshemmend, schützt vor Zellschäden, unterstützt das Immunsystem, erleichtert die Aufnahme von Blutzucker in die Muskelzelle und wirkt so der Zuckerkrankheit entgegen.
- Die Haut wird straffer, weil das Bindegewebe durch Krafttraining dazu angeregt wird, mehr stabilisierendes Kollagen zu produzieren.
- Krafttraining kann einen moderaten Bluthochdruck senken.
- Der Botenstoff Interleukin-15 bringt das

Fett insbesondere an den Körperstellen zum Schmelzen, wo das Krafttraining für eine dickere Muskelschicht gesorgt hat. Der alte Grundsatz, dass Fettabbau immer am ganzen Körper, gemäß der genetischen Veranlagung erfolgt und eine punktartige Fettreduktion nur an den gewünschten Körperstellen nicht möglich ist, wird damit zumindest z. T. revidiert.

- Die Muskeln unterstützen sogar die Plastizität und Leistungsfähigkeit des Gehirns, weil das Eiweiß mit der Kurzbezeichnung BDNF das Nervenwachstum im Gehirn unterstützt und weil die Steuerung der Muskelaktivität für das Gehirn eine sehr komplexe Aufgabe darstellt.

Die Nutzung und Pflege der Muskulatur ist deshalb für die Gesundheit des Menschen unverzichtbar. Wird die Muskulatur gut gewartet, hat sie auf nahezu alle physischen und psychischen Prozesse im Körper einen segensreichen, positiven Einfluss. Bei Unterforderung, unzureichender Nutzung und Vernachlässigung tritt der Teufelskreis von Atrophie (Muskelabbau), verminderter Leistungsfähigkeit und Multimorbidität (= viele Beschwerden und Krankheiten gleichzeitig) ein.

Muskeln und Erbgut

Für die Erfolge des Krafttrainings sind neben einem systematischen und langjährigen Training vor allem die individuellen genetischen Voraussetzungen entscheidend.

Menschen mit einem größeren Anteil dicker, weißer, schnell zuckender Muskelfasern können Muskelzuwachs (Hypertrophie) sowie Maximalkraft schneller und in größerem Ausmaß erreichen als Personen, bei denen, genetisch vorgegeben, die roten, schlanken, langsam zuckenden Muskelfasern dominant sind. Diese Menschen haben wahrscheinlich in Ausdauersportarten schnellere und größere Erfolge. Das Erbgut bestimmt einerseits die Stärken und setzt andererseits dem Menschen Grenzen. Das Erkennen und Akzeptieren der individuellen, genetisch bedingten Stärken und Schwächen und die sich daraus ergebenden Chancen und Grenzen sind für jedermann wichtig.

Den Titel eines Weltmeisters im 100-Meter-Lauf oder eines Mr. Olympia im Bodybuilding können nur wenige erreichen. Jeder Mensch kann jedoch seine Kraftfähigkeiten und seine Körperform durch regelmäßiges Krafttraining in hohem Maß verbessern.

Frauen und Krafttraining

«Nein – mehr Muskeln möchte ich nicht!» Diesen Satz hören die meisten Trainer, wenn sie beginnen, Frauen in das Krafttraining einzuweisen. Viele Frauen haben ein «gestörtes Verhältnis» zur Muskulatur und damit zum Krafttraining. Dieses basiert zum einen auf Unkenntnis, zum anderen auf den Bildern von weiblichen Wettkampf-Bodybuilding-Athletinnen, die mit ihrer enormen Muskelmasse, dem «männlichen Aussehen» und den ausgezehrten Gesichtszügen auf viele Frauen abschreckend wirken. Diese Athletinnen besitzen eine besondere genetisch bedingte Begabung für Kraft, Schnellkraft und Muskelaufbau und einige haben möglicherweise auch mit Substanzen nachgeholfen, die das Muskelwachstum zusätzlich ankurbeln.

Aber die Angst vor zu viel Muskeln ist völlig unbegründet; nicht zu viel Muskulatur müssen Sie fürchten, sondern zu wenig. Frauen haben viel weniger des muskelaufbauenden, natürlichen Hormons Testosteron als Männer und können auch bei intensivem Krafttraining in den meisten Fällen nur einen mäßigen Muskelzuwachs erreichen. Eigene Untersuchungen zum sanften Krafttraining zeigen, dass nach einem zehnwöchigen Krafttraining bei Frauen die Umfänge von Oberarm, Oberschenkel und Taille im Mittel sogar abnahmen, da der Fettabbau größer war als der Muskelaufbau (Boeckh-Behrens, Buskies 2008).

Die Muskulatur ist jedoch der wichtigste Faktor der gewünschten Figurformung. Ohne eine gut ausgebildete Muskulatur ist Ihr Körper konturlos, schlaff und wenig attraktiv. Nur durch Krafttraining können Sie, in jedem Alter, eine straffe, wohlproportionierte Körperform erreichen und orthopädischen Beschwerden an Rücken, Hals/Nacken, Hüft- und Kniegelenk wirkungsvoll vorbeugen. Krafttraining ermöglicht Ihnen ein «jugendliches Altern», Beschwerdefreiheit und eine Figurformung nach Maß.

Krafttraining und Altern

Das Vermeiden der befürchteten negativen Folgen des Alterns und des Erhalts unserer eigenverantwortlichen Eigenständigkeit können wir im entscheidenden Maße selbst beeinflussen. Körperliche Fitness und insbesondere eine kräftige Muskulatur leisten dabei einen unverzichtbaren Beitrag.

Kraftverbesserungen sind in jedem Alter möglich. Untersuchungen an hochbetagten, über 90-jährigen Personen, die aufgrund muskulärer Schwäche ihre Wohnung nicht mehr verlassen konnten und auf tägliche Betreuung angewiesen waren, haben ergeben, dass sie durch ein angemessenes, regelmäßiges Krafttraining schon nach wenigen Monaten wieder selbständig einkaufen, ins Theater und Kino gehen, wieder am sozialen Leben teilnehmen und ihre Lebensqualität dadurch enorm verbessern konnten.

Einsteiger erzielen in den ersten Monaten eines Krafttrainings die deutlichsten Leistungssteigerungen. Kraftverbesserungen sind jedoch auf jedem Leistungsniveau auch nach jahrelangem Training weiterhin möglich. Durch regelmäßiges Training kann die Kraft bis ins sechste Lebensjahrzehnt weitgehend konstant gehalten werden. Danach wird durch Fitnesskrafttraining zumindest die Geschwindigkeit der Leistungsabnahme deutlich verringert, und ein gutes Kraftniveau kann bis ins hohe Alter erhalten bleiben.

Muskeln sind die besten Schlankmacher

Im Gegensatz zu Fett sind Muskeln eine sehr stoffwechselaktive Masse. Je mehr Muskulatur Sie haben, desto größer ist Ihr Grundumsatz, weil Ihre Muskeln 24 Stunden lang Fett verbrennen, bei all Ihren Tätigkeiten und sogar im Schlaf! Dadurch können Sie mehr Kalorien (Essen) zu sich nehmen ohne zuzunehmen und das Abnehmen wirkungsvoll unterstützen.

Bei Diäten ohne begleitendes Krafttraining baut der Körper Fett- und auch viel Muskelgewebe ab. Der Grundumsatz verringert sich dadurch, und der Mensch sollte noch weniger essen, um nicht wieder zuzunehmen – ein wahrer Teufelskreis! Jede Abnehmaktion muss neben der unumgänglichen quantitativen (weniger essen) und qualitativen (gesünder essen) Ernährungsumstellung unbedingt ein regelmäßiges begleitendes Kraft- und Ausdauertraining durchführen. Dabei kommt dem Krafttraining eine entscheidende Bedeutung zu, damit trotz einer unterkalorischen Ernährung (weniger Kalorien aufnehmen als benötigt werden) die Muskulatur geschützt und hauptsächlich Fett abgebaut wird (vgl. S. 348).

Muskelkater und Pressatmung

Muskelkater

Gerade zu Trainingsbeginn, nach Trainingsunterbrechungen und bei Aufnahme von neuen Übungen in das Trainingsprogramm und insbesondere bei exzentrischen (nachgebenden) Muskelbelastungen kommt es im Krafttraining häufig zu Muskelkater (Kleinstverletzungen in der Muskelfaser), der sich in Muskelschmerzen bemerkbar macht. Diese treten meistens erst mit Verzögerung am Tag nach dem Training auf, da die Muskelfaser selbst über keine Schmerzrezeptoren verfügt. Es dauert daher mehrere Stunden, bis die schmerzauslösenden Substanzen die Schmerzrezeptoren außerhalb der Muskelfaser erreichen. Zudem kommt es nach Stunden auch zu Faserschwellungen, die ebenfalls Schmerzen hervorrufen können.

Zur Vorbeugung ist ein langsamer Trainingsaufbau und dosierter Belastungsbeginn sowie sorgfältiges Aufwärmen sinnvoll. Es hat sich z.B. bewährt, den einzelnen Satz (= Serie = aufeinander folgende Wiederholungen einer Übung ohne Pause) nicht bis zur letztmöglichen Wiederholung durchzuführen, sondern bei einem subjektiven Belastungsempfinden «mittel bis schwer» abzubrechen (vgl. S. 34). Ein Dehnen der beanspruchten Muskulatur nach dem Training (Cool-down) verhindert den Muskelkater nicht.

Bei Muskelkaterschmerzen können wir lediglich die Symptome lindern, z.B. durch ein warmes Bad oder sehr leichte körperliche Aktivität. Massagen, intensives Stretching sowie hartes Training sollten vermieden werden. Der Muskelkater verschwindet innerhalb weniger Tage folgenlos. Ein «Anflug» eines leichten Muskelkaters am Folgetag nach dem Training kann als Nachweis dafür dienen, dass das Training intensiv war. Schlüssige Untersuchungen über einen Zusammenhang von Muskelkater und der Effektivität des Trainings liegen aber nicht vor. Ein lang anhaltender, sehr starker Muskelkater dürfte kontraproduktiv sein, da an den Tagen mit heftigem Muskelkaterschmerz ein intensives Training zumindest behindert sein dürfte.

Pressatmung

Bei Maximalkraftbelastungen und bei den letztmöglichen Wiederholungen eines Satzes steigt der Druck im Brustkorb an, da die Ausatmung durch die verschlossene Stimmritze (Glottis) unmöglich wird. Bei der Pressatmung werden die Wirbelsäule und der Brustkorb stabilisiert, feste Ansätze für die Muskulatur geschaffen und dadurch eine höhere Kraftentfaltung ermöglicht. Durch den erhöhten Druck werden aber der Blutfluss zum und vom Herzen sowie die Herz- und Gehirndurchblutung eingeschränkt. Dies kann vor allem für ältere Menschen, Hypertoniker und Herz-Kreislauf-Gefährdete ein gesundheitliches Risiko darstellen (Herzrhythmusstörungen, Kollaps, Angina-Pectoris-Anfälle, Gehirnblutungen), das grundsätzlich vermieden werden sollte. Jüngere Personen mit gesundem Herz-Kreislauf-System tolerieren die Pressatmung in der Regel problemlos. Die genannten Risikopersonen sollten Belastungen mit Pressatmung vermeiden, indem sie Gewichte wählen, die sie mindestens 15-mal heben können und den Satz immer dann abbrechen, wenn die Belastung subjektiv als «schwer» empfunden wird. Sie verzichten also auf die letzten, hochintensiven Wiederholungen, die nur mit Pressatmung zu bewältigen sind.

Laktat, Herzfrequenz und Blutdruck beim Krafttraining

Beim Krafttraining kommt es zu einem deutlichen Anstieg der Laktatwerte (z.T. über 10 mmol/Liter), der Herzfrequenz, des Blutdrucks (z.T. deutlich über 300 mm/Hg) und zu einer gesteigerten Stresshormonausschüttung (vgl. Buskies et al. 1994).

Kraftübungen	Intensität	Maximalwerte: Laktat (mmol/l)		Herzfrequenz (Schläge/min)		Blutdruck (mm/Hg)	
		Mittelwerte					
Crunch	Ausbelastung	4.1		113		254	
	minus 20 %	3.4		103		278	
Beinbeugen	Ausbelastung	7.1		139		279	
	minus 20 %	5.2		122		284	
Lat-Ziehen	Ausbelastung	8.9		146		*	
	minus 20 %	6.4		128		*	
Beinpressen	Ausbelastung	12.2		152		284	
	minus 20 %	7.7		136		285	
		INDIVIDUELLE MAXIMALWERTE					
		m	w	m	w	m	w
	Ausbelastung	17,6	16,8	179	168	> 300	> 300
	minus 20%	14,1	11,0	164	152	> 300	> 300

Laktat-, Herzfrequenz- und Blutdruckverhalten bei einem Krafttraining mit Sätzen bis zur Ausbelastung und Sätzen mit um 20 % reduzierter Wiederholungszahl. (* Die Werte konnten aus messtechnischen Gründen nicht registriert werden.)

Diese physiologischen Reaktionen sind zwar bei Gesunden unbedenklich; bei Personen mit stark degenerativen Herz-Kreislauf-Veränderungen oder Bluthochdruckpatienten (Hypertonikern) können sie jedoch ein Gesundheitsrisiko darstellen. Eine internistische und orthopädische Untersuchung vor Trainingsbeginn jenseits des 30. bis 35. Lebensjahres ist daher zumindest für Personen mit Risikofaktoren ratsam. Ein ‹sanftes› Krafttraining, in dem die Serienbelastung nicht bis zur letzten möglichen Wiederholung durchgeführt wird, vermindert die kardiovaskuläre und orthopädische Belastung erheblich. Hinzu kommt, dass die Gefahr der Pressatmung deutlich geringer ist.

Krafttraining ist unverzichtbar, nur ist es allein kein komplettes Fitnesstraining. Durch Krafttraining können zwar begrenzte kardioprotektive Wirkungen erzielt werden, aber keine zufriedenstellenden, gesundheitlich positiven Effekte für das Herz-Kreislaufsystem.

Krafttraining und Dehnen

Zwischen Krafttraining und Muskeldehnung bestehen sowohl deutliche Unterschiede als auch Gemeinsamkeiten.

- Bei einem dynamischen Krafttraining kontrahiert der Muskel, d.h., er zieht sich zusammen, verkürzt sich und erhöht seine Spannung (Kontraktionsspannung). Muskelursprung und Muskelansatz nähern sich einander an, z.B. wird das Ellbogengelenk durch die dynamische Kontraktion des Bizeps gebeugt. Bei einer Muskeldehnung geschieht das Gegenteil. Muskelursprung und Muskelansatz entfernen sich voneinander, der Muskel wird auseinandergezogen und verlängert sich. Das Dehnen erhöht ebenfalls die Spannung im Muskel (Dehnspannung). Z.B. wird bei einer Streckung des Ellbogengelenks der Bizeps gedehnt.
- Für die meisten Muskeln (Agonist) gibt es einen Gegenspieler (Antagonist). Eine optimale Kräftigung für einen Muskel (Agonist) stellt gleichzeitig eine Dehnung für die antagonistische Muskulatur (Gegenspieler) dar. Krafttraining ist folglich gleichzeitig Dehntraining. Dabei ist die Übungsausführung der Kräftigungsübung «mit Endkontraktionen» besonders effektiv, weil in diesem Fall die Dehnung so lange andauert, wie die Endkontraktionen der Kraftübung ausgeführt werden.

Beispiele:

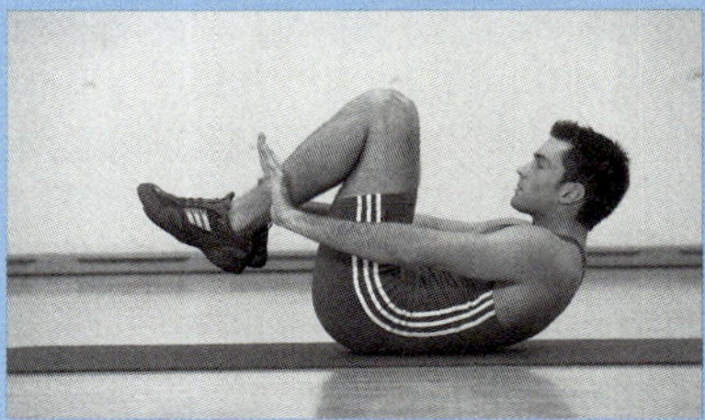

Crunch – Kräftigung Bauchmuskulatur – Dehnung unterer Rücken

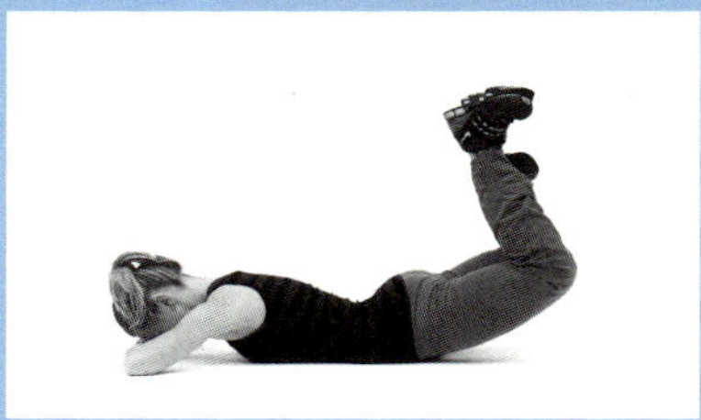

Beinerückheben beidbeinig – Kräftigung Muskulatur von unterem Rücken und Gesäß – Dehnung Bauchmuskeln und Hüftbeugemuskulatur

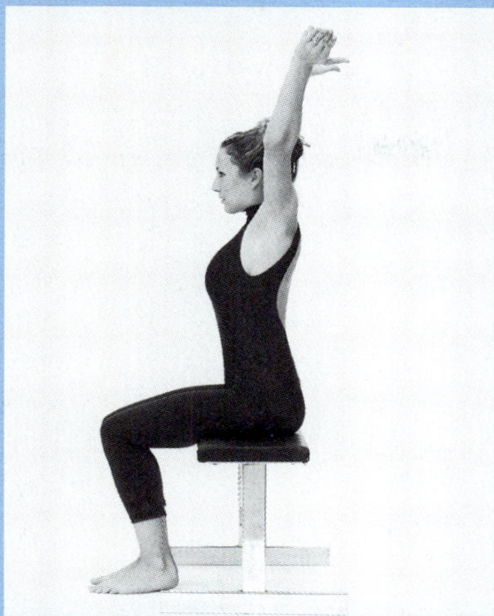

Reverse Flys – Kräftigung oberer Rücken – Dehnung Brustmuskulatur

Diese «aktive Dehnung» durch die Kontraktion der Gegenspieler erhält die Gelenkbeweglichkeit und kann sie verbessern. Eine passive Dehnung (vgl. Kap. Stretching) ist jedoch effektiver hinsichtlich der Verbesserung der Beweglichkeit.

Bei der Beurteilung der Zusammenhänge zwischen Krafttraining und Muskeldehnung gilt nicht nur der bereits dargestellte Grundsatz, dass Krafttraining gleichzeitig für den Antagonisten ein Dehntraining ist, sondern es gilt auch der umgekehrte Sachverhalt: Intensives Dehnen verbessert neben der Beweglichkeit auch die Kraftfähigkeiten des gedehnten Muskels. Eine intensive Dehnspannung kann Muskelkater und Kraftgewinne hervorrufen. Dieser innovative Sachverhalt konnte in mehreren eigenen Untersuchungen nachgewiesen werden (vgl. Kapitel Stretching).

Trainingsgestaltung

Grundbegriffe

Die Kenntnis der folgenden Fachausdrücke des Krafttrainings erleichtert Ihnen das Verständnis der Darstellung der Trainingsmethodik und der Übungen.

- **Korrekte Übungsausführung:** Die Bewegungsausführung soll beim Heben und Senken des Gewichts oder des Körpers bzw. Körperteils langsam bis zügig und kontrolliert erfolgen. Schnellkräftige, ruckartige und schwunghafte Bewegungen sollten Sie vermeiden.
- **Komplette Bewegungsamplitude:** Die Übung wird mit vollständiger Bewegungsamplitude, von der Streckung bis zur maximalen Beugung des Gelenks durchgeführt.
- **Teilbewegungen:** Jede komplette Bewegungsamplitude weist Abschnitte mit höherer und geringerer Muskelspannung auf. Eine Übungsausführung, die die Bewegungsabschnitte mit geringerer Spannung vermeidet und lediglich verkürzte Bewegungen (= Teilbewegungen) mit höherer Muskelspannung wählt, hat sich in Messungen als effektiver erwiesen, als eine Übungsausführung mit kompletter Bewegungsamplitude.
- **Endkontraktionen:** Eigene wissenschaftliche Untersuchungen haben gezeigt, dass die höchsten Muskelspannungen und damit die höchste Trainingseffektivität bei maximaler Verkürzung des Muskels (= Endkontraktionsposition) auftreten. Viele der Top-Übungen werden vorwiegend mit Endkontraktionen

ausgeführt, die sich als außergewöhnlich effektiv erwiesen haben.

- **Wiederholung**: Ein einzelner, gesamter Bewegungsablauf einer Übung. Ein kompletter Liegestütz entspricht z.B. einer Wiederholung.
- **Satz (Serie)**: Eine Folge von Wiederholungen, die ohne Pause ausgeführt werden, z.B. 15 Kniebeugen hintereinander.
- **Muskelarbeit**: Wir unterscheiden drei Arten der Muskelarbeit.
  - **Überwindende, positive, konzentrische Muskelarbeit**
    Der Teil der Bewegung, bei dem sich der Muskel verkürzt, ist die Phase der konzentrischen Muskelkontraktion.

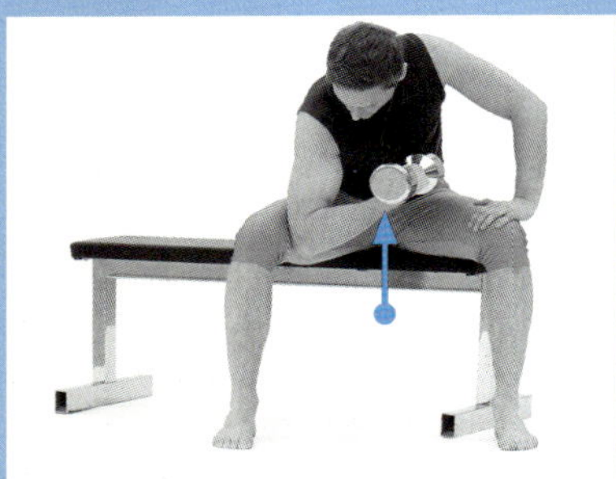

Bizeps-Curl, konzentrischer Teil der Bewegung

  - **Nachgebende, negative, exzentrische Muskelarbeit**
    Der Teil der Bewegung, bei dem der Muskel das Gewicht bremst und sich dabei verlängert, wird als exzentrische Muskelkontraktion bezeichnet. Dabei kann der Muskel eine größere Kraft entwickeln als bei überwindender, positiver Muskelarbeit. Bei sogenannten maxxF-Übungen (vgl. S. 174) wird dieser Vorteil mehrfach genutzt, indem der Widerstand im nachgebenden Teil der Bewegung erhöht wird und damit eine größere Trainingseffektivität erreicht wird.

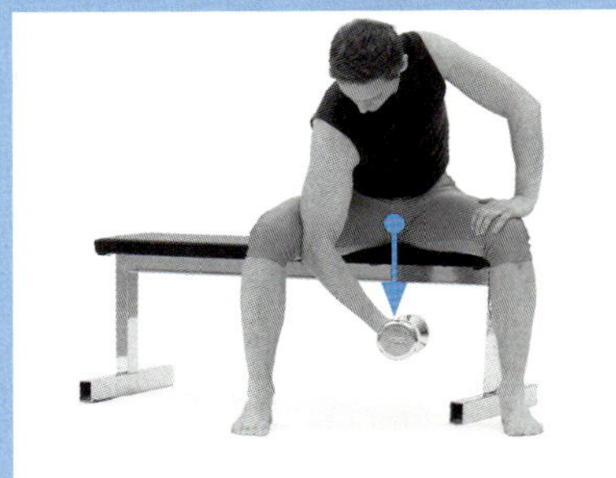

Bizeps-Curl, exzentrischer Teil der Bewegung

  - **Haltende, statische, isometrische Muskelarbeit**
    Die Muskellänge bleibt bei der isometrischen Muskelkontraktion unverändert. Dennoch können bei Haltearbeit ebenfalls größere Muskelspannungen erzielt werden als bei überwindender, positiver Muskelarbeit.

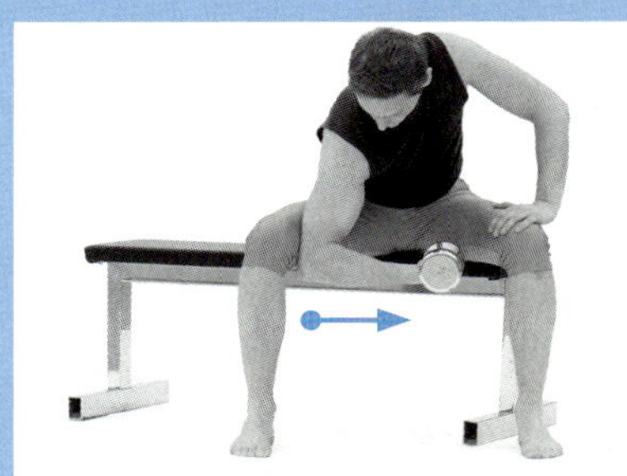

Bizeps-Curl, isometrischer Teil der Bewegung

Warm-up, Cool-down beim Krafttraining

Warum Warm-up?

Die psycho-physischen Auswirkungen des Aufwärmens beinhalten psychische Faktoren, wie das «Hinter-sich-Lassen» der Alltags- und Arbeitsbelastungen, die Förderung der Motivation für die Bewegung und die Aufmerksamkeitslenkung auf das folgende Training.

Darüber hinaus sollen die physische Leistungsbereitschaft von Herz, Kreislauf, Muskulatur, Bindegewebe und der Gelenke verbessert werden. Durch das Einspielen der Bewegungsabläufe durch Aufwärmsätze wird die Koordination verbessert, und Muskeln und Gelenke werden auf die spezielle Kraftbelastung vorbereitet. Alle diese Effekte tragen auch zum Schutz vor Verletzungen bei.

Allgemeines und spezielles Aufwärmen

Wir unterscheiden beim Fitness-Krafttraining wie bei allen Sportarten allgemeines und spezielles Aufwärmen.

Der allgemeine Teil kann mit einer leichten Ausdauerbelastung beginnen, die am besten am Crosstrainer oder am Rudergerät durchgeführt wird, um neben der Kreislaufaktivierung die Arm- und Beinmuskeln aufzuwärmen. Ein kurzes Dehnprogramm schließt das allgemeine Aufwärmen ab. Bei Zeitknappheit kann dieser Teil gekürzt werden oder zur Not ganz entfallen. Vor einem folgenden Krafttraining kann jedoch keinesfalls auf das spezielle Aufwärmen in Form von Aufwärmsätzen verzichtet werden. Als Aufwärmsätze können eine Druckübung, z.B. Bankdrücken oder Liegestütz, eine Zugübung, z.B. Rudern an der Maschine oder am Boden, und eine Komplexübung für die gesamte Muskulatur von Beinen und Gesäß, z.B. Kniebeugen oder Beinpressen, ausgeführt werden. Alternativ können Sie auch vor jeder Übung Ihres Kraftprogramms zunächst einen Aufwärmsatz mit leichten Widerständen absolvieren, bevor Sie Ihre gewohnten schwereren Trainingsgewichte auflegen.

Warum Cool-down?

Das Abwärmen erleichtert die Umstellung der Organe und Funktionssysteme des Körpers auf den Ruhezustand und verkürzt die Regenerationszeit. Eine leichte Ausdauerbelastung als aktive Erholungsmaßnahme beschleunigt z.B. den Laktatabbau deutlich. Muskelkater, dessen Mikrotraumen in der Muskelzelle sich erst am nächsten Tag schmerzhaft bemerkbar machen, kann durch Cool-down leider nicht vermieden werden. Beachten Sie, dass ein intensives Stretching eine erneute hohe Belastung für den Muskel aufgrund der starken Zugspannung darstellt und deshalb im Cool-down-Abschnitt ungünstig ist. Ein leichtes Stretching dagegen senkt den Muskeltonus und entspannt den Muskel. Manche Kraftsportler wollen den Pumpeffekt, der durch ein intensives muskelaufbauorientiertes Muskeltraining hervorgerufen wird, möglichst lange aufrechterhalten und verzichten deshalb auf ein Ausdehnen. Wissenschaftliche Begründungen, z.B. für die Vermutung, dass das Dehnen das Muskelwachstum behindert, liegen jedoch nicht vor.

Trainingsmethodik

Der Zusammenhang von Trainingszielen, Trainingsinhalten, Trainingsmethoden und Trainingskontrollen ist ein hilfreiches Strukturschema bei jedem systematischen und planmäßigen Trainingsvorhaben. Dieser Gliederungsstruktur folgen wir bei der anschließenden Darstellung der Trainingsmethodik des Krafttrainings.

Trainingsziele

Die Ziele, die durch Krafttraining in den Bereichen Prävention, Rehabilitation, Leistungssteigerung, Körperformung (Abnehmen) und Psyche erreicht werden können, sind detailliert im Abschnitt «Effekte des Krafttrainings» (Seite 54) aufgelistet.

Trainingsinhalte (Übungen)

Experten sind sich keineswegs darüber einig, welche Übungen für die verschiedenen Muskelgruppen von Bauch, Rücken, Brust, Schultern, Armen, Gesäß und Beinen die effektivsten sind. Die Meinungen von Trainern, Fachleuten und Athleten gehen weit auseinander. Mit Hilfe des Langzeitprojekts «Optimierung von fitnessorientiertem Krafttraining» an der Universität Bayreuth (1993 bis 2009) konnten die Mutmaßungen und Spekulationen beendet werden. Auf der Basis elektromyographischer Messungen ist es uns gelungen, die Übungen objektiv zu vergleichen und für jeden Muskel eine aussagekräftige Übungsrangliste zu erstellen.

Beispiel: Übungsrangliste für den Großen Brustmuskel:
Die Übungsrangliste mit 26 Übungen für den Großen Brustmuskel ist eine Komplexrangliste, bei der die Messergebnisse der drei Muskelanteile des M. pectoralis major, pars clavicularis, pars sternocostalis und pars abdominalis zu einem Mittelwert zusammengefasst wurden. Es liegen die EMG-Messergebnisse von 10 Probanden zugrunde. Der höchste EMG-Messwert jedes Probanden bei jedem der drei Muskelanteile des großen Brustmuskels entspricht 100 %. Die weiteren 25 Messwerte wurden jeweils entsprechend prozentual errechnet. Die Mittelwerte der Prozentangaben pro Übung der 10 Probanden ergeben die dargestellten Intensitätsangaben der 26 Übungen in Prozent.

Das Ergebnis zeigt, dass die beiden Übungen *Kabelziehen über Kreuz* als Top-Übungen die Rangliste anführen und eine um ca. 10 % höhere Intensität der Muskelkontraktion erreichen als die folgenden Bankdrückvarianten. Die Intensität der weiteren Übungen können den Prozentwerten entsprechend beurteilt werden.

In mehreren Trainingsexperimenten wurde überprüft, ob durch ein Training von Übungen, die in den EMG-gestützten Übungsranglisten höher platziert sind (hohe Muskelaktivierung), größere Kraftsteigerungen erreicht werden als durch ein Training von Übungen auf tieferen Rangplätzen (geringere Muskelaktivierung). In allen Trainingsuntersuchungen konnte eine höhere Effektivität der Übungen nachgewiesen werden, die in den Übungslisten höher positioniert sind.

Nr.	Übungen Großer Brustmuskel	Mittelwert %
1	Kabelziehen über Kreuz in Rückenlage auf der Bank	85,9
2	Kabelziehen über Kreuz im Stand komplett	82,7
3	Bankdrücken (Langhanteln) auf der Flachbank	72,4
4	Bankdrücken an der Multipresse, –15° negativ	71,5
5	Liegestütz mit Vorschieben des Oberkörpers	71,3
6	Butterfly mit Außenrotation	71,1
7	Bankdrücken an der Multipresse auf der Flachbank	70,2
8	Cybex Dual Axis mit Kreisbogen	69,8
9	Butterfly mit Innenrotation	66,2
10	Bankdrücken (Kurzhanteln), –15° negativ	65,4
11	Bankdrücken (Kurzhanteln) auf der Flachbank	65,3
12	Einarmiger Liegestütz	64,8
13	Dips am Gerät	64,4
14	Flys in Dehnstellung (Kurzhanteln)	62,7
15	Schrägbankdrücken an der Multipresse, +25° positiv	59,1
16	Liegestütz normal	57,5
17	Kabelziehen über Kreuz im Stand in Dehnstellung	55,7
18	Cybex Dual Axis ohne Kreisbogen	46,2
19	Flys komplette Bewegungsamplitude (Kurzhanteln)	45,8
20	Schrägbankdrücken an der Multipresse (Kurzhanteln), +45° positiv	39,4
21	Dips zwischen 2 Bänken	30,1
22	Frontdrücken an der Multipresse	23,7
23	Kurzhantel Frontheben außenrotiert	22,6
24	Dips am Boden	22,0
25	Kurzhantel Frontheben innenrotiert	16,3
26	Nackendrücken an der Multipresse	15,4

EMG-gestützte Komplexübungsrangliste für alle drei Anteile des Großen Brustmuskels. Mittelwert % ist der Mittelwert der individuellen prozentualen EMG-Messwerte; n = 10.

Prozentuale Veränderung der Kraftausdauer (Testübung Bankdrücken) nach einem 11-wöchigen Krafttraining und einer 4-wöchigen Trainingspause

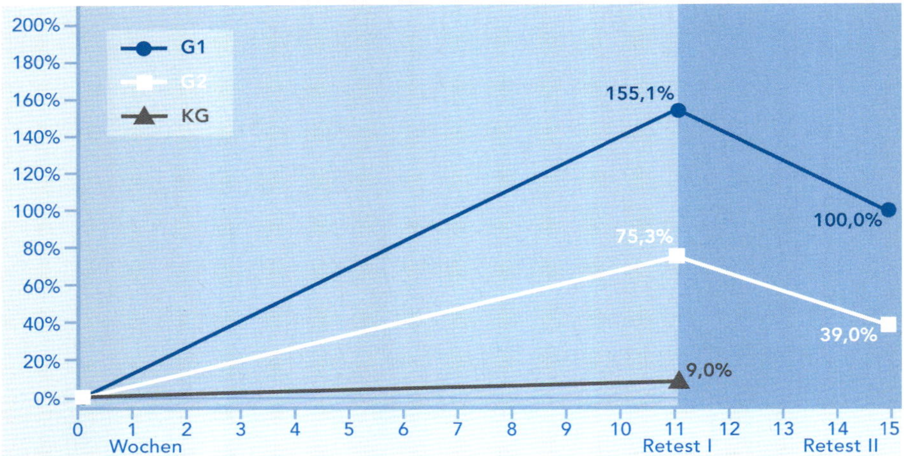

Vergleich der Trainingseffekte einer Übung auf einem Spitzenplatz der EMG-Rangliste (Kabelziehen über Kreuz in Rückenlage auf der Bank, G1, n = 26) mit den Trainingseffekten einer Übung auf einem unteren Ranglistenplatz (Flys, komplette Bewegungsamplitude mit Kurzhanteln, G2, n = 26), KG = Kontrollgruppe, n = 11

Die Abbildung verdeutlicht eindrucksvoll, dass ein Training der intensiveren Übungen auf den vorderen Plätzen der Übungsrangliste zu deutlich höheren Zuwächsen der Kraft führt als ein Training mit den weniger intensiven Übungen auf den hinteren Plätzen der Übungsrangliste. Es ist also keineswegs gleichgültig, mit welcher Übung Sie trainieren. Nutzen Sie diesen Erkenntnisgewinn und wählen Sie beim Training die effektiveren Übungen.

In dem Kapitel «Die besten Übungen» haben wir vor allem die effektiven Übungen für Sie ausgewählt. Die kompletten Einzelranglisten finden Sie in unseren Büchern zum Fitness-Krafttraining in der Supertrainer-Serie und in dem Buch maxxF – Das Superkrafttraining (vgl. Literaturliste).

Trainingsmethoden

Methodenpyramide

Die Methodenpyramide gibt einen Überblick über die Methoden des Krafttrainings und ordnet diesen die Einsatzgebiete im Sport zu. Im Leistungssport werden verstärkt die Methoden der Pyramidenmitte und -spitze eingesetzt. Die Grundlagen für diese intensiven Belastungen müssen vorher durch ein Training der Pyramidenbasis geschaffen werden. Da ein Training mit den leistungssportlichen Intensivmethoden ein erhebliches Verletzungs- und Verschleißrisiko beinhaltet und primär Auswirkungen auf die Maximalkraft, Schnellkraft und Reaktivkraft besitzt, sind diese Methoden

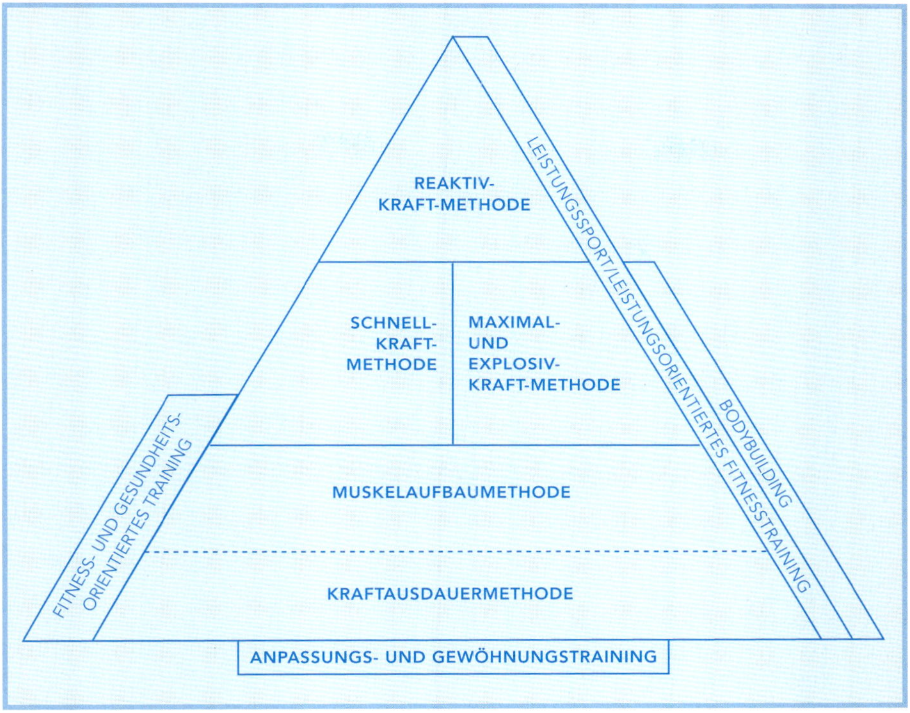

Die Methodenpyramide – Überblick über die Methoden des Krafttrainings

für ein gesundheitsorientiertes Fitnesstraining nicht geeignet. Hier wird in den ersten Wochen, zusammen mit dem Erlernen der korrekten technischen Ausführung der Übungen, ein Anpassungs- und Gewöhnungstraining empfohlen. Daran schließt sich, je nach Trainingsziel, für mehrere Wochen ein Kraftausdauertraining an, gefolgt von einem Muskelaufbautraining. Die Methoden des Kraftausdauer- und des Hypertrophietrainings sind am besten geeignet, die primären Ziele von Fitnesstraining wie Beschwerdeminderung, Rehabilitation, Prävention vor Beschwerden, Körperformung, Gewichtsreduktion und eine Verbesserung der allgemeinen Leistungsfähigkeit zu erreichen.

So finden Sie die optimale Trainingsmethode

Die Beantwortung der Fragen, welche Intensität, welcher Trainingsumfang und welche Trainingshäufigkeit gibt Ihnen Auskunft über die Gestaltung der für Ihr Trainingsziel optimalen Trainingsmethode.

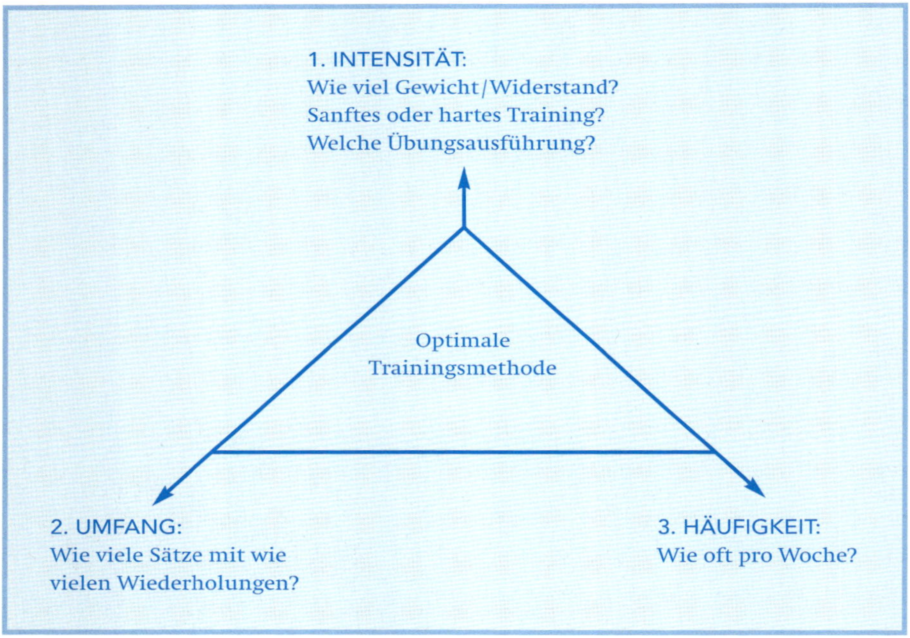

Trainingsintensität

1. Gewicht, Widerstand

Der wichtigste Faktor für die Trainingsintensität und die Trainingseffektivität ist das Gewicht, das bei einer Übung bewältigt wird. Das Gewicht und die maximal mögliche Wiederholungszahl und somit die Dauer eines Satzes hängen voneinander ab und werden durch das Trainingsziel bestimmt. Je geringer das gewählte Gewicht, desto mehr Wiederholungen sind möglich, desto länger dauert der Satz. Je höher das Gewicht, desto weniger Wiederholungen sind möglich und desto schneller ist der Satz beendet.

2. Funktionell – anatomische Funktionen des Muskels

Fast alle Muskeln erfüllen nicht nur eine, sondern mehrere anatomische Funktionen der Gelenke: Beugen oder Strecken, Heranziehen oder Abspreizen, Innen- oder Außenrotation, Vorhoch- oder Rückhochheben.

Bei **eingelenkigen Muskeln** erhöht die Beachtung aller anatomischen Funktionen des Muskels seine Aktivierung und die Effektivität des Trainings. Beispiel: Die Übung Kabelziehen über Kreuz mit Innenrotation vereint alle wichtigen Funktionen des großen Brustmuskels, die Adduktion, Anteversion und Innenrotation des Armes.

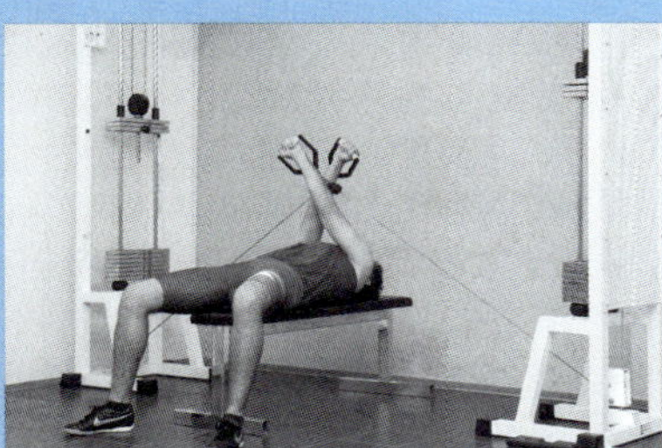

Kabelziehen über Kreuz in Rückenlage auf der Bank

Bei **mehrgelenkigen Muskeln** muss der Einfluss des Muskels auf alle beteiligten Gelenke berücksichtigt werden. Beispiel: Die Übung *Beckenlift* berücksichtigt alle drei Funktionen der Muskulatur der Oberschenkelrückseite: Beugen des Kniegelenks (isometrische Kontraktion), Streckung des Hüftgelenks und Aufrichten des Beckens durch die Beugung des Hüftgelenks des freien Beines.

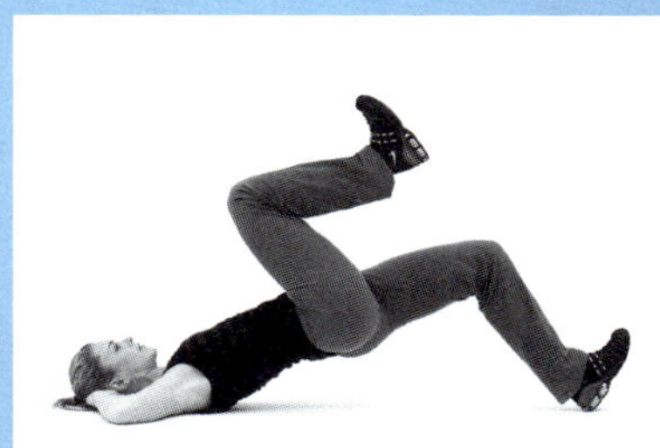

Beckenlift

Den häufig vernachlässigten **Positionen des Beckens**, Becken gekippt oder aufgerichtet, kommt bei allen Muskeln, die am Becken Ansatz oder Ursprung haben oder über das Becken ziehen, große Bedeutung zu (vgl. S. 212).

Die beiden **Optimierungsfaktoren «Gewicht» und «funktionell anatomische Funktionen des Muskels»** können bei manchen Übungen nicht beide maximiert werden. Erst unsere elektromyographischen Messungen konnten jeweils eindeutig klären, ob bei einer Übung das höhere Gewicht, das bewältigt werden kann, dominiert oder ob die Optimierung der anatomischen

Funktionen des Muskels die Übung effektiver macht.

Beispiel: Bei der Übung Bankdrücken mit der Langhantel kann ein hohes Gewicht bewältigt werden. Das Heranziehen des Armes vor den Körper (Adduktion) ist jedoch nicht optimal. Bei der Übung Kabelziehen über Kreuz sind die Gewichte, die bewegt werden können, aufgrund der Instabilität geringer. Die anatomischen Funktionen des großen Brustmuskels werden jedoch optimal erfüllt. In den Messungen hat sich das Kabelziehen über Kreuz als die Top-Übung für den großen Brustmuskel herausgestellt, gefolgt vom Bankdrücken in knappem Abstand.

3. Übungsausführung

Nicht allein die gewählte Übung, das Gewicht, die Anzahl der Sätze und die Häufigkeit des Trainings pro Woche bestimmen Ihr Trainingsergebnis. Sie können aus jeder einzelnen Übungswiederholung noch viel mehr herausholen. Unsere EMG-gestützten Untersuchungen haben ergeben, dass sich während einer **kompletten Bewegungsamplitude**, z. B. beim Latissimus-Ziehen von der Streckung der Arme bis zur maximalen Beugestellung im Nacken und wieder zurück in die Streckung, Bewegungsabschnitte mit hoher und solche mit geringer Muskelspannung abwechseln. Je mehr sich die Zugstange dem Nacken nähert, desto stärker nimmt die Muskelspannung zu, und je mehr sich die Arme wieder strecken, desto stärker fällt die Muskelspannung ab. Wenn Sie die Phasen der Bewegung mit geringerer Muskelspannung einschränken und die Bewegung so verkürzen, dass Sie immer in den Bewegungsbereichen mit hoher Spannung trainieren, erzielen Sie einen größeren Trainingseffekt. Eine Übungsausführung mit

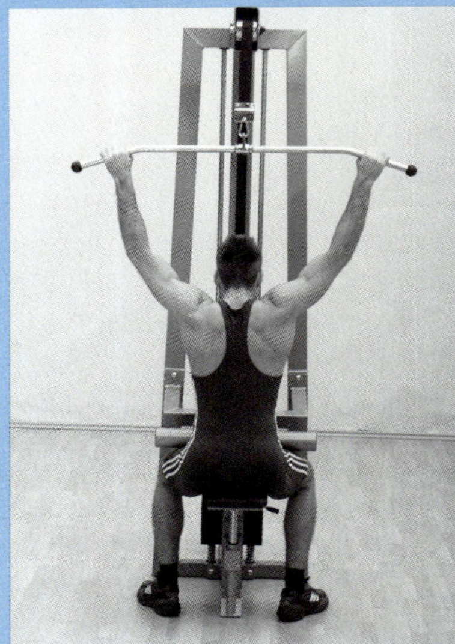

Lat-Ziehen, komplette Bewegungsamplitude

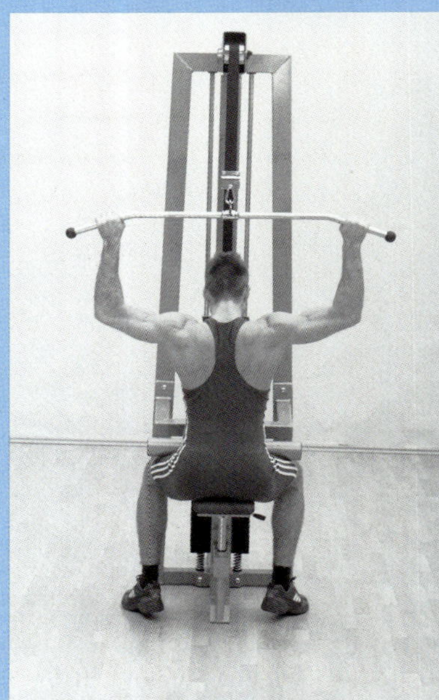

Lat-Ziehen mit Teilbewegungen

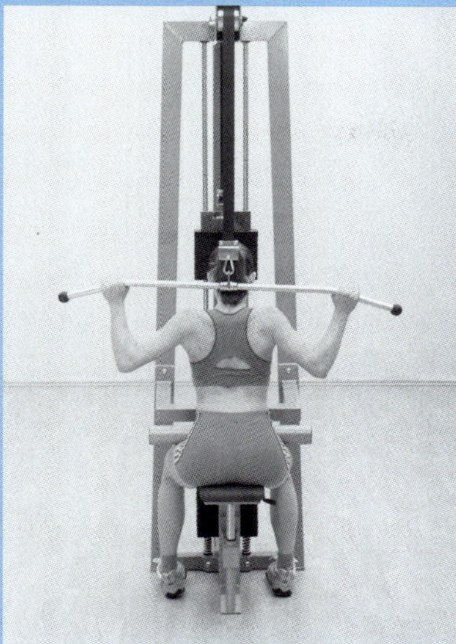

Lat-Ziehen mit Endkontraktionen

Teilbewegungen beim Lat-Ziehen ist somit intensiver und effektiver als ein Training mit kompletter Bewegungsamplitude.

Am effektivsten jedoch ist eine Ausführung mit **Endkontraktionen**, bei der der Muskel maximal kontrahiert wird (isometrische Kontraktion) und zusätzliche Endkontraktionen (verstärkende Kontraktionsimpulse durch minimale Zugbewegungen der Stange zum Nacken) auf die maximale isometrische Muskelkontraktion geschaltet werden. Diese Art der Intensivierung ist in der Regel bei allen Zug- und Beugeübungen möglich. Die guten Platzierungen der Übungen mit Endkontraktionen in den Übungsranglisten belegen die Effektivität dieser speziellen Übungsausführung eindrucksvoll. Aufgrund der hohen Intensitäten sollte diese Methode allerdings Fortgeschrittenen vorbehalten bleiben.

4. Exzentrische Mehrkraft

Bei einem Maximalkraftversuch können Sie das Gewicht nur einmal bewältigen (one repetition maximum). Dieses Gewicht, das wir positiv überwindend, einmal schaffen, entspricht 100 % unserer konzentrischen Kraft. Nachgebend, negativ, können wir jedoch deutlich höhere Widerstände bewältigen. Durchschnittlich beträgt die exzentrische Mehrkraft ca. 30 %, wobei eigene Untersuchungen individuelle Unterschiede zwischen 15 und 70 % ergeben haben. Wir können also ein Gewicht, das ca. 130 % entspricht, kontrolliert nachgebend senken. Übungen, bei denen es uns möglich ist, die exzentrische, supramaximale Kraft einzu-

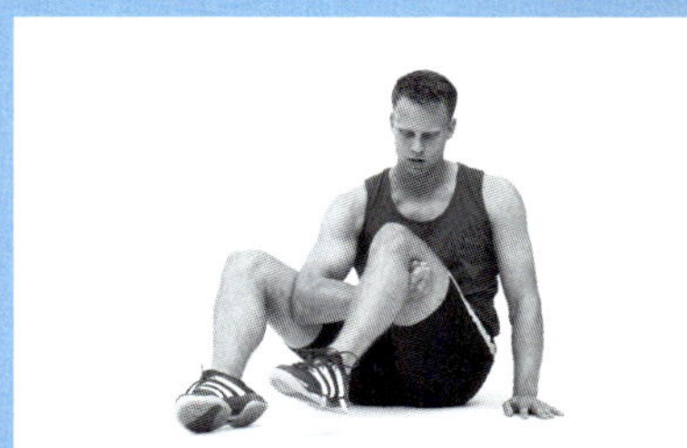

Bizeps-Curl gegen den Beinwiderstand

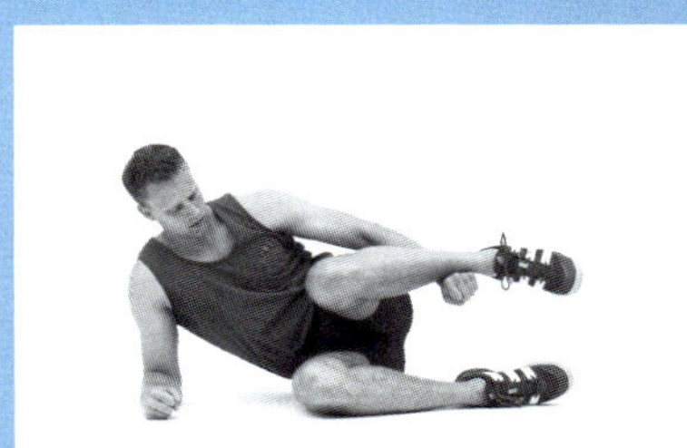

Armseitheben gegen den Beinwiderstand

setzen, erzeugen höhere Muskelspannungen und sind intensiver als Übungen, bei denen wir nur die konzentrisch zu bewältigende Last bewegen. Die exzentrische Mehrkraft, z.B. bei den maxxF-Übungen ohne Geräte für den Bizeps und den Deltamuskel, intensiviert die Muskelspannung derart, dass beide Übungen sich als die Top-Übungen für diese Muskeln herausgestellt haben.

5. «No pain no gain» oder sanftes Training?

Trainingserfahrene Athleten, fortgeschrittene Kraftsportler und gesunde Personen, die sich gerne ausbelasten, beenden jeden Satz im Krafttraining erst nach der letztmöglichen Wiederholung bei vollständiger Muskelerschöpfung. Häufig erhöhen sie die Intensität zusätzlich durch den Einsatz von Bodybuildingprinzipien. Sie haben die Aussage «**no pain no gain**» zum Grundprinzip ihres Trainings gemacht.

Diese leistungssportliche Trainingsmethode ist für Einsteiger und Personen, die fitnessorientiert trainieren, weder notwendig noch empfehlenswert. Eine gute Alternative ist das «**sanfte Krafttraining**». Dabei beenden Sie jeden Trainingssatz deutlich vor der letztmöglichen Wiederholung, also deutlich vor der muskulären Ausbelastung. Den Abbruch der Serie bestimmen Sie nach Ihrem subjektiven Belastungsempfinden (vgl. S. 34). Sobald Sie die Belastung als «mittel bis schwer» empfinden, beenden Sie den Satz. Die Kraftzuwächse sind bei Trainingsanfängern, zumindest in den ersten Monaten, nur unwesentlich geringer als bei einem Training bis zur Ausbelastung. Darüber hinaus ist beim «sanften Training» die orthopädische Belastung und die Beanspruchung des Herz-Kreislaufsystems deutlich geringer. Diese Vorteile machen das sanfte Training zur Methode der Wahl für zahlreiche spezielle Zielgruppen: Anfänger im Krafttraining, Kinder, ältere Menschen, Personen mit orthopädischen Beschwerden oder internistischen Risiken, Gesundheitssportler, Rehabilitationspatienten und alle Menschen, die sich nicht ausbelasten wollen.

Beispiel: Wählen Sie für ein kraftausdauerorientiertes Training ein Gewicht, bei dem Sie etwa bei 15–25 Wiederholungen die Beanspruchung «mittel bis schwer» empfinden. Durch Ausprobieren ist dieses Gewicht leicht zu finden. Beenden Sie bei diesem subjektiven Belastungsempfinden den Trainingssatz, obwohl noch weitere Wiederholungen möglich wären. Dasselbe Vorgehen gilt für ein Muskelaufbautraining bei 6–14 Wiederholungen.

6. Bodybuilding-Prinzipien zur Intensivierung der Einzelwiederholung

Wenn Sie Erfahrungen mit Krafttraining, keine orthopädischen und internistischen Beschwerden oder Risiken haben und Sie leistungssportlich motiviert sind, können Sie Ihr Training nach den Prinzipien des Bodybuildings zusätzlich intensivieren. Weil diese Art des Trainings jedoch auch Gefahren, wie hohe Blutdruckspitzen, Pressatmung und eine starke orthopädische Belastung beinhaltet, ist es für gesundheitsorientierte Fitnesssportler weder notwendig noch empfehlenswert. Die Intensität einer einzelnen Wiederholung können Sie mit Hilfe folgender Prinzipien erhöhen. Sie können diese Intensivierungsmethoden einzeln oder in Kombination einsetzen.

- **Peak contraction (Höchstkontraktion)**
  Am Bewegungsendpunkt (peak contraction) intensivieren Sie die einzelne

Wiederholung durch eine zusätzliche maximale isometrische Muskelkontraktion.

- **Endkontraktionen**
  Bei Beuge- und Zugbewegungen können Sie am Bewegungsendpunkt, anstatt «peak contraction» die Intensität durch mehrere Zug- oder Beugeimpulse (Endkontraktionen) zusätzlich deutlich erhöhen. Eigene Untersuchungen haben gezeigt, dass Endkontraktionen die effektivste Ausführungsvariante sind.

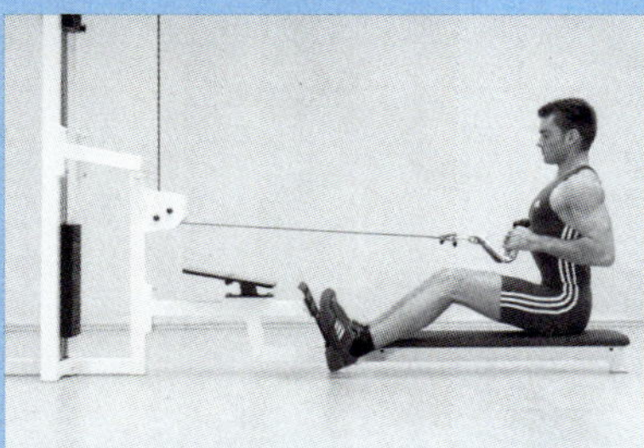

Rudern im Sitz mit Endkontraktionen

- **Teilbewegungen**
  Die Bewegungsamplitude wird auf den Teil der Bewegung mit hoher Muskelaktivierung verkürzt. Beim Lat-Ziehen z.B. ist dies der Bereich von einem 90° gebeugten Ellbogengelenk bis zum Nacken.
- **Stutter repetition (Stotterwiederholung)**
  Die Bewegung wird in mehrere kleine Teilbewegungsabschnitte unterteilt. In jedem Teilabschnitt wird das Gewicht wenige Zentimeter auf und ab bewegt, sodass insgesamt eine verlängerte Stotterwiederholung zustande kommt.
- **Cheating (Abfälschen)**
  Wenn keine korrekte Wiederholung mehr möglich ist, wird der schwierigste Punkt der Bewegung z.B. durch Schwung überwunden. Dadurch werden einige zusätzliche Wiederholungen möglich.
- **Burns oder partial reps (Brennende Teilbewegungen)**
  Wenn keine komplette Bewegung mehr möglich ist, erfolgen Teilbewegungen in dem noch möglichen verkürzten Bewegungsbereich, sodass sich ein brennendes Gefühl im Muskel einstellt.

7. **Bodybuilding-Prinzipien zur Intensivierung des Satzes**

- **Forced repetitions (Erzwungene Intensivwiederholungen)**
  Sie können den Muskel am Ende eines Satzes, wenn keine Wiederholung mehr möglich ist, noch intensiver ausbelasten, indem Sie den Widerstand durch Eigenhilfe, Partnerhilfe oder den Einsatz kleinerer Gewichte so verringern, dass einige zusätzliche Wiederholungen ermöglicht werden.
- **Last repetition (bis zur letzten Wiederholung)**
  Die totale Ausbelastung des Muskels wird durch die Mobilisierung der letzten Kräfte und starken Willenseinsatz maximiert.
- **Rest-Pause-Training (Kurzintervalle)**
  Wählen Sie ein Gewicht, das Sie nur ca. viermal bewältigen können. Nach einer sehr kurzen Pause von ca. 10–15 Sekunden schaffen Sie vielleicht noch einmal 2–3 Wiederholungen, nach der nächsten nur noch 2, dann nur noch eine Wiederholung. Bei dieser Satzvariante mit kurzen Unterbrechungen können Sie mit sehr hohen Gewichten ca. 10 Intensivwiederholungen schaffen.

Trainingsumfang

Hinter der Frage nach dem geeigneten Belastungsumfang verbirgt sich im Krafttraining u.a. das Thema **Einsatz- versus Mehrsatztraining**. Die Frage «Wie viele Sätze sind optimal»? hat für das Training der meisten Sportler und für die Bereiche Gesundheit, Fitness, Prävention und Rehabilitation große Bedeutung. Eine einheitliche, für alle Zielgruppen verbindliche Antwort kann es aufgrund der unterschiedlichen Voraussetzungen und Ziele nicht geben. Für jeden Einsatzbereich und letztlich jede Person muss der Sachverhalt gesondert betrachtet werden. Unter Einsatztraining versteht man einen Satz (synonym eine Serie) pro Muskelgruppe. Ein Mehrsatztraining ist durch mehrere Sätze für eine Muskelgruppe gekennzeichnet.

Das Ergebnis eines Vergleichs von drei Varianten des Einsatztrainings mit einem Dreisatztraining zeigt, dass sich die Kraft-

Vergleich von drei Varianten des Einsatztrainings mit einem Dreisatztraining

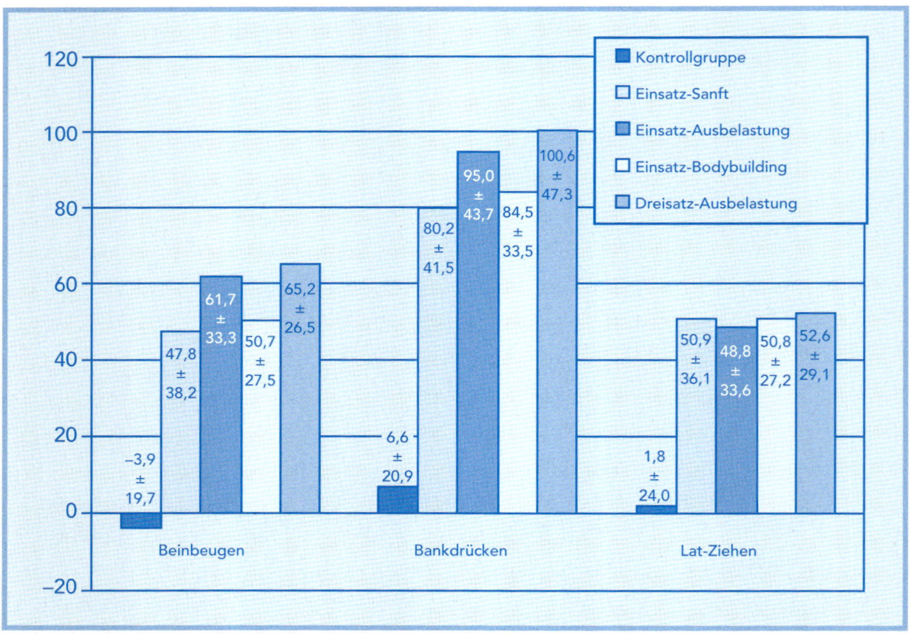

Prozentuale Veränderung der Kraftausdauer nach einem sechswöchigen Krafttraining, dreimal pro Woche, n = 86

ausdauer bei allen vier Trainingsgruppen (Sportstudenten) in nahezu vergleichbarem Ausmaß verbessert hat. Die Unterschiede sind nicht signifikant. Einsatztraining führt bei nicht speziell krafttrainierten Personen, besonders in den ersten 6–8 Trainingswochen zu deutlichen Kraftgewinnen, die ähnlich hoch sind wie bei einem Dreisatztraining. Dabei ist es von untergeordneter Bedeutung, ob das Einsatztraining sanft oder bis zur letztmöglichen Wiederholung in der Trainingsserie durchgeführt wird oder die Serie sogar noch durch die Anwendung eines Bodybuildingprinzips intensiviert wird. Die Trainingsintensität im Einsatztraining ist also zumindest in den ersten Wochen für das Ausmaß der Krafteffekte nicht entscheidend.

Vergleich der Effekte eines Dreisatztrainings und eines Einsatztrainings über einen längeren Trainingszeitraum von 5 Monaten

Eine Gruppe führte ein Einsatztraining aus, die zweite ein Dreisatztraining.

In den ersten sechs Wochen wurde ein sanftes, kraftausdauerorientiertes Training (Richtwert 15–18 Wiederholungen) durchgeführt, wobei die einzelne Serienbelastung deutlich vor Erreichen der letztmöglichen Wiederholung bei einem subjektiven Belastungsempfinden «schwer» abgebrochen wurde. Anschließend erfolgte bis zur 13. Woche ein Kraftausdauertraining bis zur letztmöglichen Wiederholung. Von der 14. bis zur 22. Woche wurde dann ein Muskelaufbautraining mit 8–12 Wiederholungen bis zur Muskelerschöpfung pro Satz absolviert.

Prozentuale Steigerung der Kraftausdauerleistungen beim Einsatz- und Dreisatztraining während eines fünfmonatigen Muskeltrainings bei der Übung Bankdrücken

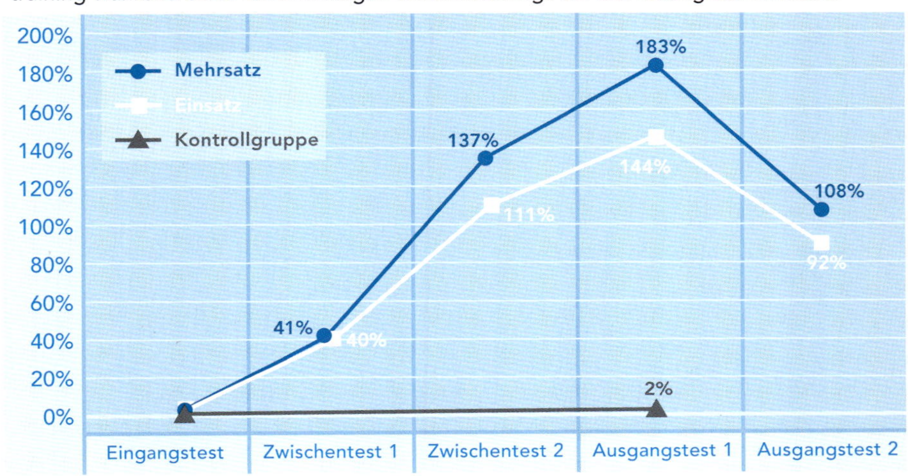

Prozentuale Veränderung der Kraftausdauer bei der Übung Bankdrücken während eines fünfmonatigen Einsatz- bzw. Dreisatztrainings, zweimal pro Woche und einer achtwöchigen Trainingspause, n = 150, Alter 30–60 Jahre

Auch über einen längeren Zeitraum können mit einem zweimal wöchentlich durchgeführten Einsatztraining kontinuierlich sehr gute Kraftzuwächse erzielt werden. Die Effekte eines Dreisatztrainings sind nach fünf Monaten (etwas) stärker als bei einem Einsatztraining. Nach einer längeren Trainingsunterbrechung kommt es sowohl bei Einsatz- als auch bei Dreisatztraining zu deutlichen Kraftverlusten.

Für wen eignet sich Einsatztraining?	Für wen eignet sich Mehrsatztraining?
■ Krafttrainingsanfänger und Neueinsteiger, die mit dieser Trainingsform bereits hohe Kraftgewinne erzielen können. ■ Krafttrainierte, die mit wenig Zeitaufwand ihre Leistungsfähigkeit erhalten wollen. ■ Personen, die nur wenig Zeit investieren wollen/können, dennoch aber spürbare Krafteffekte erzielen wollen.	■ Krafttrainierte, die ihre Leistung optimal verbessern wollen. ■ Personen, die Spaß daran haben, mehrere Sätze einer Übung auszuführen. ■ Personen, die durch einen größeren Trainingsumfang mehr Körperfett verbrennen wollen.

Bodybuildingprinzipien zur Intensivierung des Trainings durch Serienkopplung

Leistungsorientierte Kraftsportler begnügen sich auch beim Trainingsumfang nicht mit einem einfachen Aneinanderreihen von einem, zwei oder drei Sätzen pro Übung, sondern haben spezielle Satzfolgen entwickelt, die die Muskeln stärker ausbelasten und dadurch einen größeren Trainingseffekt erzeugen.

Progressive loading und Overload principle (kontinuierliche Belastungssteigerung und Überlastprinzip)

Dieses Prinzip gilt für Einsteiger und Fortgeschrittene. Voraussetzung für eine kontinuierliche Leistungsentwicklung ist eine Belastungssteigerung, die immer dem zunehmenden Leistungsniveau angepasst wird. Mit fortschreitendem Kraftzuwachs müssen auch die Trainingsgewichte erhöht werden.

Superset (Supersatz) und Pumping up (Aufpumpen)

Das Absolvieren eines Satzes für einen Muskel (Agonist, z.B. Bizeps) und ohne Pause sofort anschließend einen Satz für seinen Gegenspieler (Antagonist, z.B. Trizeps) wird als Supersatz bezeichnet. Er führt zu einer intensiven Durchblutung (flushing) der trainierten Körperpartie und einem starken Aufpumpeffekt der Muskulatur. Der doppelte Supersatz ist die Steigerungsvariante des einfachen Supersatzes.

Compound Sets (verbundene Sätze), Tri Sets (Dreifachsätze), Giant Sets (Mammutsätze)

Die Anzahl der Sätze für einen Muskel wird von zwei verbundenen Sätzen, über drei Sätze bis vier bis sechs (Mammutsätze) erhöht. Dabei werden unterschiedliche Übungen für den gleichen Muskel aneinandergereiht, sodass bei jeder Übung andere Muskelanteile betont werden.

Trainingshäufigkeit

Die kritische Überprüfung von Aussagen wie «einmal ist keinmal» und «viel hilft viel» steht bei der Frage, wie oft pro Woche trainiert werden soll, im Mittelpunkt. In einer weiteren Studie wurden die **Effekte von drei Häufigkeitsvarianten** verglichen. Das Einsatztraining wurde mit 8–12 Wiederholungen über einen Zeitraum von 10 Wochen mit Sportstudenten durchgeführt. Gruppe 1 (TG1) trainierte einmal wöchentlich, Gruppe 2 (TG 2) zweimal und Gruppe 3 (TG 3) dreimal pro Woche.

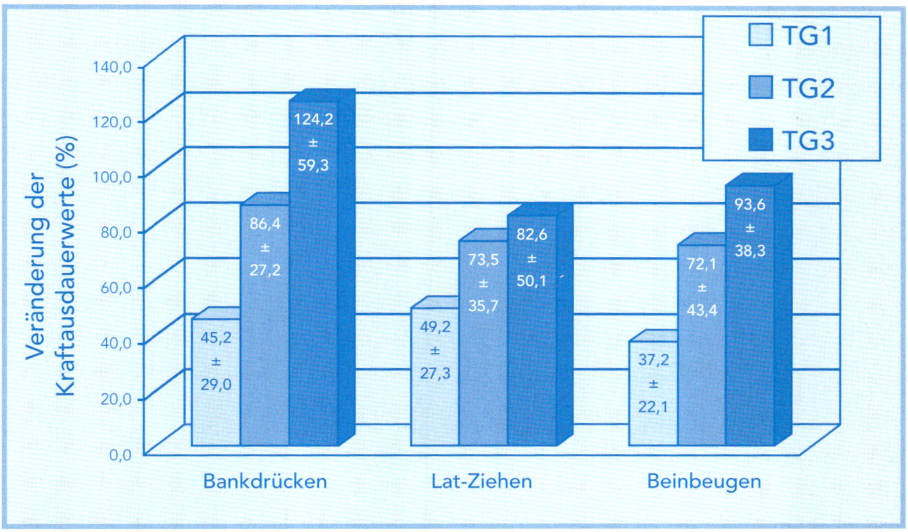

Prozentuale Veränderung der Kraftausdauer nach einem zehnwöchigen Krafttraining, 1 x, 2 x, 3 × pro Woche, n = 72

Überraschenderweise führt bereits ein Einsatztraining einmal pro Woche zu deutlichen Kraftzuwächsen. Die Aussage «einmal (pro Woche) ist keinmal» ist zumindest bei regelmäßigem Training falsch. Die Untersuchungsergebnisse zeigen, dass die Zuwächse umso größer ausfallen, je häufiger trainiert wird. Die Kraftgewinne bei einem dreimaligen Training pro Woche fallen deutlich geringer aus als die Steigerungen von einmal zu zweimal Training pro Woche. Dieses Ergebnis relativiert zumindest die Aussage «viel hilft viel».

Trainingshäufigkeit im gesundheitsorientierten Fitnesskrafttraining

Auf der Basis der dargestellten Studien der Universität Bayreuth lässt sich für Einsteiger in das Krafttraining, Personen mit wenig Krafttrainingserfahrung, Kinder und ältere Menschen für ein gesundheitsorientiertes Krafttraining Folgendes festhalten.

1. Bereits ein einmal pro Woche durchgeführtes Krafttraining führt zu deutlichen Steigerungen der Maximalkraft und Kraftausdauer.
2. Bei einem zweimal pro Woche durchgeführten Einsatztraining können zumindest über einen Zeitraum von fünf Monaten kontinuierliche Kraftzuwächse, ohne frühzeitige Plateaubildung erreicht werden, wenn die Trainingsmethode variiert wird.
2. Ein günstiges Verhältnis von Kraftzuwachs zu Trainingsaufwand ergibt sich bei einem zweimaligen Training pro Woche.
4. Der wichtigste Erfolgsfaktor ist die Regelmäßigkeit des Trainings. Längere Pausen als zwei Wochen führen zu Kraftverlusten, die umso deutlicher ausfallen, je länger die Pause ist.

Trainingshäufigkeit im leistungsorientierten Krafttraining

1. Leistungssportler in Kraftsportarten (z. B. Bodybuilder) trainieren bis zu ein- bis zweimal täglich, fünf bis sechs Tage pro Woche, wobei in diesen Fällen ein Split-Training (nur ausgewählte Muskelgruppen pro Trainingseinheit) notwendig und auch die Anzahl der Sätze pro Übung deutlich erhöht sind.
2. Bei Sportarten, in denen der Faktor Kraft nicht der wichtigste leistungsbestimmende Faktor ist, muss die Kraft optimiert, jedoch nicht maximiert werden. Dafür eignet sich ein zweimaliges Training pro Woche, z. B. in Form eines Ein- oder Zweisatz-Kraftzirkels von z. B. 30 Minuten Dauer. Dies gilt z. B. für alle Spiel- und Ausdauersportarten. Das in diesen Sportarten häufig leistungsbestimmende Schnellkrafttraining (vgl. Methodenpyramide, S. 67) muss zusätzlich durchgeführt werden.

Fitnessorientierte Methoden des Krafttrainings im Überblick

Belastungskomponenten			Trainingsziel: Kraftausdauer	Trainingsziel: Muskelaufbau
Trainingsintensität	Wiederholungen		15–30	5–14
	Intensitätsvarianten	A	sanft	sanft
		F	sanft oder Ausbelastung	sanft oder Ausbelastung
Trainingsumfang	Belastungszeit (Sekunden)		45–90	15–45
	Sätze (Serien) pro Übung	A	1	1
		F	2–5	2–5 und mehr
Trainingshäufigkeit	Trainingseinheiten pro Woche	A	2–3 ohne Splitting	2–3 ohne Splitting
		F	4–6 mit Splitting	4–6 und mehr mit Splitting

Belastungsdosierung im Krafttraining in Abhängigkeit von Trainingsziel und Trainingsvoraussetzungen; A = Anfänger, F = Fortgeschrittene

Alternative Trainingsmethoden

Zirkeltraining – kurz und sehr effektiv

Beim Krafttraining im Fitnessstudio ist es üblich, nach einen Trainingsplan zu trainieren, der die Übungen, die Angaben zu den Trainingsgewichten und die Anzahl der Sätze enthält. Die Dauer der Pausen ist meistens nicht festgelegt, weil die Belegung der Geräte durch andere Personen oder Gespräche zwischendurch dies kaum zulassen. Diese Ablenkungen führen dazu, dass viele Kunden nur allzu gerne das Training unterbrechen und trotz einer langen Gesamttrainingszeit relativ wenig Sätze absolvieren.

Das Zirkeltraining hat sich als eine sehr effektive alternative Organisationsform des Trainings erwiesen. Die Zirkelorganisation führt bei Übungen ohne Geräte oder mit Geräten zu einer optimalen Nutzung der Zeit. Die Dauer von Belastung und Pause ist festgelegt, und der Übungswechsel wird durch den Trainer, ein optisches oder akustisches Signal gesteuert.

Die Herzfrequenz bleibt bei den meisten Kraftzirkeln, aufgrund der relativ kurzen Pausen, während des gesamten Trainings in einem, auch für die Ausdauer trainingswirksamen Bereich. Es können sich deshalb bei einem Kraftzirkeltraining gleichzeitig positive Trainingseffekte für das Herz-Kreislauf-System ergeben.

Bei Übungsprogrammen ohne Geräte mit einem Trainer sind sehr große Teilnehmerzahlen möglich. Hier erweisen sich große Gruppen als sehr motivierend (vgl. maxxF – Das Superkrafttraining 2008). Bei Übungsprogrammen mit Geräten limitiert die Anzahl der zur Verfügung stehenden Geräte die Teilnehmerzahl. Aufgrund des großen Trainingsvolumens bei gleichzeitiger Zeitersparnis und der komplexen Trainingseffektivität wird das Zirkeltraining zunehmend bevorzugt.

Elektromyostimulationstraining (EMS) – Training aus der Steckdose

Was ist Elektromyostimulationstraining?

EMS-Fitnesstraining ist eine innovative (ca. seit 2000), spezielle Art eines Ganzkörpertrainings. Im Gegensatz zu herkömmlichen EMS-Geräten, bei denen nur einzelne Muskeln erfasst werden, liegen bei EMS-Fitnessgeräten die Plus- und Minuselektroden nicht auf dem gleichen Muskel, sondern es handelt sich um ca. sieben Elektrodenpaare, die in ein Anzugs- und Gurtsystem eingearbeitet sind, ergänzt durch Oberarm- und Oberschenkelrundelektroden. Die Elektroden sind, zur Verbesserung der Stromleitfähigkeit, angefeuchtet. Nahezu alle großen Muskeln, Agonisten und Antagonisten werden in der Regel gleichzeitig aktiviert, wobei die Kontraktion zusätzlich durch isometrische Übungen verstärkt werden kann. Das EMS-Training ist sehr zeitökonomisch, weil es bereits bei einer Dauer von nur 15–20 Minuten optimale Trainingseffekte bewirkt.

Wissenschaftliche Untersuchungen mit EMS-Training

An der Universität Bayreuth haben wir von 2002–2007 vierzehn empirische EMS-Trainingsuntersuchungen mit über 700 Probanden durchgeführt. Dabei haben sich folgende Belastungsparameter als günstig erwiesen:

Trainingsdauer und Trainingshäufigkeit: 6 Wochen, 2-mal pro Woche, 15–20 Minuten EMS-Training.

Trainingsintensität: Wie Kreatinkinaseuntersuchungen gezeigt haben, führten die anfangs eingesetzten hohen und sehr hohen Intensitäten, zu sehr hohen Belastungen des Muskelgewebes. Ebenso gute Effekte und kürzere Erholungszeiten konnten bei einer subjektiv als «mittel» empfundenen Intensität nachgewiesen werden. Es ist also offensichtlich keine sehr hohe Intensität, bis in den «Schmerzbereich» notwendig, um optimale Ergebnisse zu erzielen.

Strom-Impulsparameter: 4 Sekunden Impulsdauer und 4 Sekunden Impulspause, bei einer Frequenz von 80 Hertz und einer Impulsbreite von 350 Mikrosekunden haben sich als günstig erwiesen.

Trainingseffekte

- Durch EMS-Training kann die Volkskrankheit Rückenschmerzen sehr effektiv bekämpft werden.
- Durch EMS-Training können die in der Gesellschaft häufig tabuisierten Harninkontinenzbeschwerden gemindert werden.
- Ein EMS-Training verbessert die Kraftausdauerleistung stark und kann die Körperformung unterstützten.
- Ein EMS-Training bewirkt subjektiv zahlreiche positive Effekte und stellt ein positives Stimmungsmanagement dar. 90 % der Teilnehmer fühlen sich stabiler, kompakter, strammer, 80 % empfinden eine verbesserte Leistungsfähigkeit, 80 % registrieren eine gestiegene Vitalität, 85 % bemerken positive Körperformungseffekte und 80 % empfinden sich als weniger verspannt.
- Die geringe kardiale und laktazide Belastung des EMS-Trainings im Vergleich zu konventionellem Krafttraining macht einen Einsatz im Gesundheits-, Alters, und Rehatraining möglich. Dies wird zusätzlich dadurch unterstützt, dass bereits ein EMS-Training mit mittlerer Intensität und einem sehr geringen Zeitaufwand von 15–20 Minuten optimale Kraftsteigerungen bewirkt.

Vibrationstraining – rütteln Sie sich fit
Was ist Vibrationstraining?

Vibrationen als Therapieform haben eine lange Tradition. Erst Vladimir Nasarov hat das Vibrationstraining in den 70er Jahren in Russland zu einer effizienten Trainingsmethode für Spitzensportler gemacht. Der Durchbruch für diese Trainingsmethode als Fitnesstraining wurde durch Trainingsmaschinen erreicht, auf denen der Trainierende stehen kann. Es wird dadurch die gesamte Muskelkette, die zum Stehen und Gehen benutzt wird, gleichzeitig trainiert. Die erste Vibrationsplattform wurde 1998 patentiert. Vibrationsfitnesstraining darf nicht verwechselt werden mit der gesundheitsschädlichen «Whole Body Vibration», der manche Menschen am Arbeitsplatz ausgesetzt sind, z.B. Presslufthammer.

Trainingseffekte

Es liegen weltweit über 100 wissenschaftliche Studien zum Thema Vibrationstraining vor. Die z.T. nicht eindeutigen Ergebnisse deuten darauf hin, dass die Trainingsparameter gezielt auf die Individualität des Trainierenden und seine Trainingsziele abgestimmt werden müssen, um optimale Ergebnisse zu erzielen. Neben mehreren therapeutischen Einsatzgebieten werden auch zahlreiche fitnessspezifische Trainingsziele verfolgt. Dabei wird empfohlen, je nach Ziel, die folgenden Frequenzbereiche einzusetzen:

- Unter 12 Hertz: Verbesserung der Körperhaltungssysteme sowie des Gleichgewichts.

- 12 bis 20 Hertz: Verbesserung der Beweglichkeit, Lockerung, Entspannung, Koordination.
- Über 20 Hertz: Verbesserung der Kraftleistung, insbesondere ein Training der schnellkräftigen FT-Muskelfasern.

Die besten Kräftigungsübungen

Neben der Regelmäßigkeit und der Beachtung weiterer Grundsätze der Trainingslehre sind auch die Wahl der optimalen Übungen und die Art der Übungsausführung mitentscheidend für den Trainingserfolg. Nach 10-jähriger Forschung mit Hilfe von EMG-Messungen über die Effektivität von Kraftübungen und die Varianten der Übungsausführung haben wir die besten Übungen pro Muskelgruppe und die optimale Übungsausführung ermittelt. Nachfolgend stellen wir Ihnen diese Top-Übungen mit und ohne Geräte detailliert vor.

Kraftübungen im Überblick

Die Darstellung der Kraftübungen folgt folgendem Ordnungsschema, das Ihnen das Auffinden der für Sie geeigneten Übungen erleichtern soll. Ausgangspunkt sind die Körperregionen: Bauch, Brust-Schultern-Arme, Beine, Gesäß und Rücken. Diesen werden die dazugehörenden Muskelgruppen mit ihren anatomischen Aspekten, ihren Besonderheiten und den besten Übungen zugeordnet.

Körperteile/Muskelgruppen			
Bauch	Rücken	Brust, Schulter, Arme	Beine, Gesäß
Bauchmuskulatur	Rückenstrecker Kapuzenmuskel, Rautenmuskel, Breiter Rückenmuskel	Großer Brustmuskel, Deltamuskel, Kapuzenmuskel Muskeln der Rotatorenmanschette Bizeps Trizeps	Muskulatur der Oberschenkelvorderseite Muskeln der Oberschenkelrückseite Großer Gesäßmuskel Abduktoren Adduktoren Waden
Übungen			
Beine heben oder Beine senken Sit-ups Bodendrücker Crunches Körperspannungs- und Rumpfseithebeübungen	HWS-Extension Lordosierungsübungen Stabilisierungsübungen Reverse-Flys Bodenrudern Ruderübungen Klimm- und Lat-Zug-übungen	Fliegende Bewegungen Drückübungen Reverse-Flys Armhebeübungen Rotatorenübungen Armbeugeübungen Armstreckübungen	Kniebeugeübungen Beinbeuge- und Beinrückhebeübungen Beinrückhebeübungen Adduktorenübungen Abduktorenübungen Fersenheben

Körperteile, Muskelgruppen und Übungen im Überblick

Bauch

Anatomische Aspekte

Die Bauchmuskeln bedecken die Fläche zwischen dem Brustkorb und dem Becken sowie die Körperseiten bis zur Lendenwirbelsäule. Die äußere, gut sichtbare Schicht der Bauchmuskeln bilden der gerade Bauchmuskel (M. rectus abdominis) und die schrägen äußeren Bauchmuskeln (Mm. obliquii externi abdominis). Sie überdecken die nicht sichtbaren, tiefer liegenden, inneren schrägen Bauchmuskeln (Mm. obliquii interni abdominis), die queren Bauchmuskeln (Mm. transversi abdominis) und die seitlichen Bauchmuskeln (Mm. quadrati lumborum).

Gerader Bauchmuskel (M. rectus abdominis)

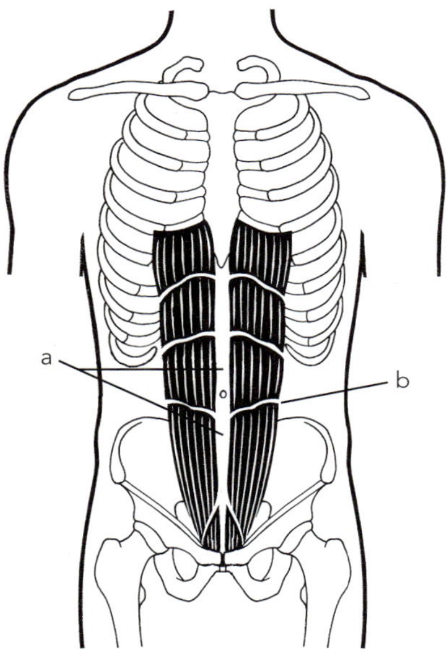

Ursprung:
- 5.–7. Rippe, Schwertfortsatz des Brustbeins (sternum)

Ansatz:
- Schambein (os pubis), Symphyse

Funktion:
- Einrollen des Rumpfes, Anheben des Rumpfes aus der Rückenlage
- Stabilisieren des Beckens, z. B. beim Anheben der Beine im Hang
- Aufrichten des Beckens, Aufheben der Lendenlordose
- Bauchpresse

Besondere Hinweise:
Ein Sehnenstreifen, die Linea alba (weiße Linie, a), teilt den flachen Muskel in der Mitte (Medianlinie) der Länge nach. 3–5 sehnige Querstreifen (intersectiones tendiniae, b) unterteilen den Muskel zusätzlich. Diese sind bei geringem Körperfett und gutem Trainingszustand als «Waschbrettmuster» gut sichtbar, was ein begehrtes optisches Ziel von Körperformungsbemühungen darstellt.

Schräger äußerer Bauchmuskel (M. obliquus externus abdominis)

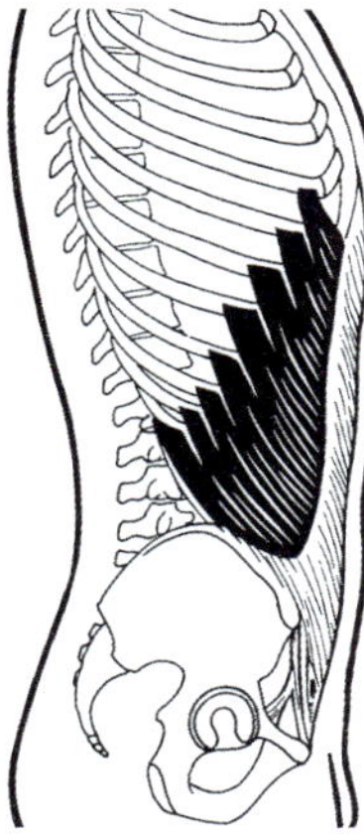

Ursprung:
- 5.–12. Rippe

Ansatz:
- Beckenkamm (crista iliaca), Rektusscheide

Funktion:
- Einrollen des Rumpfes, Anheben des Rumpfes aus der Rückenlage bei beidseitiger Kontraktion
- Aufrichten des Beckens, Aufheben der Lendenlordose bei beidseitiger Kontraktion
- Stabilisieren des Beckens
- Drehen des Rumpfes zur Gegenseite bei einseitiger Kontraktion
- Bauchpresse

Schräger innerer Bauchmuskel (M. obliquus internus abdominis)

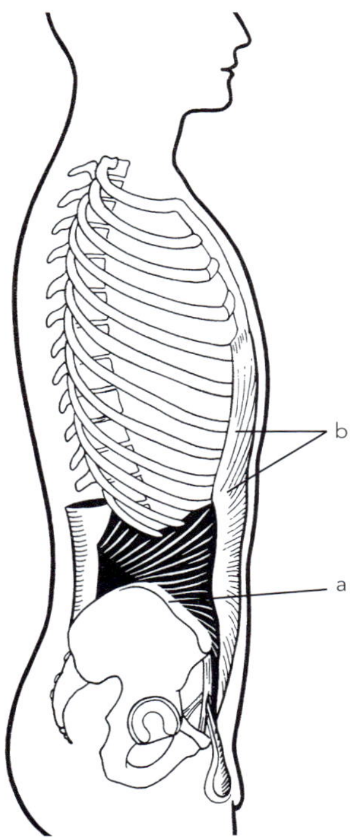

Ursprung:
- Beckenkamm (crista iliaca, a), Lumbalaponeurose

Ansatz:
- Untere Rippen, Rektusscheide (b)

Funktion:
- Einrollen des Rumpfes, Anheben des Rumpfes aus der Rückenlage bei beidseitiger Kontraktion
- Aufrichten des Beckens, Aufheben der Lendenlordose bei beidseitiger Kontraktion
- Drehung des Rumpfes zur gleichen Seite
- Seitneigung des Rumpfes
- Bauchpresse

Besondere Hinweise:
Die schrägen Bauchmuskeln unterstützen die geraden Bauchmuskeln und werden deshalb bei gerade ausgeführten Bauchmuskelübungen mittrainiert. Zusätzlich können sie den Rumpf drehen. Dabei arbeiten immer der schräge äußere Bauchmuskel der einen Seite und der schräge innere Bauchmuskel der anderen Seite zusammen.
Optisch bilden die schrägen Bauchmuskeln einen Muskelwulst seitlich über dem Beckenkamm.

Querer Bauchmuskel (M. transversus abdominis)

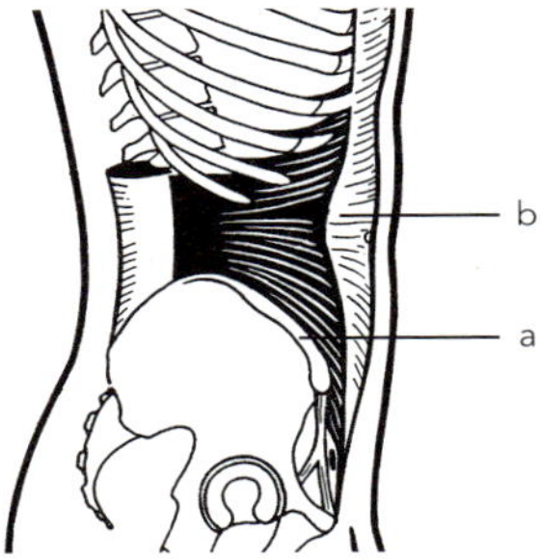

Ursprung:
- Innenseite der 6 unteren Rippen
- Lumbalaponeurose, Beckenkamm (crista iliaca, a)

Ansatz:
- Rektusscheide (b)

Funktion:
- Taillenbildung durch horizontale Verspannung der Bauchwand
- Bauchpresse

Viereckiger Lendenmuskel (M. quadratus lumborum)

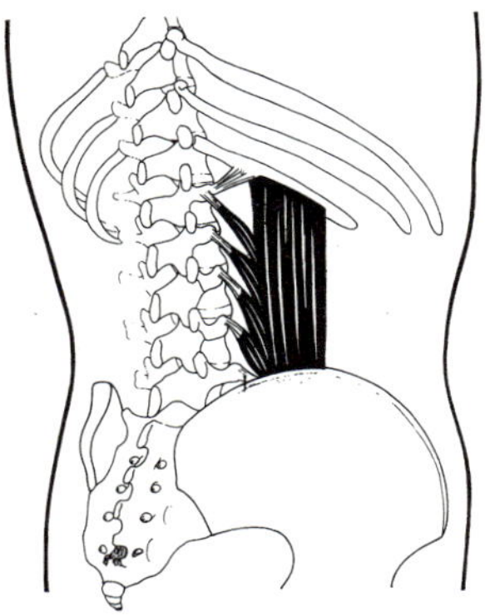

Ursprung:
- Beckenkamm (crista iliaca)

Ansatz:
- 12. Rippe, Querfortsätze des 1.–4. Lendenwirbels

Funktion:
- Seitneigung des Rumpfes
- Unterstützung der Ausatmung (Senkung der 12. Rippe)

Bauchmuskulatur (modifiziert nach Rohen 1998)

Besonderheiten

- Das Training der Bauchmuskeln ist aus gesundheitlichen, ästhetischen und sportlichen Gründen sehr wichtig.
  Die Bauchmuskeln bilden, zusammen mit ihren Gegenspielern, den Rückenmuskeln, das muskuläre Korsett des Rumpfes. Sie stabilisieren und entlasten die Wirbelsäule und haben entscheidenden Einfluss auf die Haltung, weil sie einer zu starken Beckenkippung nach vorne (Hohlkreuz) entgegenwirken und für eine gute Haltung sorgen.
  Die Bauchmuskeln unterstützen die Taillenbildung und sorgen optisch für einen flachen Bauch. Der gerade Bauchmuskel wird durch eine Längs- und mehrere Zwischensehnen unterteilt, wodurch die gewünschte Waschbrett-Optik («Sixpack») entsteht, wenn diese nicht unter einer Fettschicht verborgen bleibt. Bauchmuskeltraining kann zwar die Bauchmuskeln stärken, ein punktueller Fettabbau in der Bauchregion kann jedoch dadurch kaum erreicht werden. Dazu ist eine Fettreduzierung des gesamten Körpers durch eine quantitative (weniger Kalorien aufnehmen) und qualitative Ernährungsumstellung notwendig.
  Darüber hinaus ist ein regelmäßiges Training der Bauchmuskulatur, aufgrund ihrer überragenden Bedeutung für die Becken- und Wirbelsäulenstatik und für eine optimale Leistungsfähigkeit in fast allen Sportarten, unverzichtbar.
- Pressatmung vermeiden
  Pressatmung bewirkt einen Druckanstieg im Brust- und Bauchraum, sodass der Rückfluss des Blutes aus Kopf, Armen und Beinen zum Herzen eingeschränkt wird. Darüber hinaus steigen der Blutdruck und die Belastung des Beckenbodens stark an. Pressatmung kann für ältere Menschen und Personen mit degenerativen Herz-Kreislaufveränderungen zu einer gesundheitlichen Gefährdung führen, weil auch die Durchblutung des Herzmuskels selbst und die Menge an Blut, die vom Herzen zur Versorgung des Körpers pro Zeit ausgepumpt wird, deutlich reduziert werden.
  Die meisten Bauchmuskelübungen beinhalten große statische Anteile (Haltearbeit), weil die Bewegungsamplitude häufig klein ist. Dabei ist es besonders wichtig, dass Sie während der Anspannung ausatmen, weil statische Übungen zu Pressatmung verleiten. Mehrere kurze, «hechelnde» Ausatmungsstöße können bei Haltephasen helfen, Pressatmung zu vermeiden.
- Bauchmuskeltraining und der Einsatz der Hüftbeugemuskulatur
  Bei vielen Kräftigungsübungen der Bauchmuskulatur wird neben der beabsichtigten Wirkung einer Kräftigung der Bauchmuskulatur auch eine starke Aktivierung der Hüftbeuger erzielt.
  Der Lendendarmbeinmuskel (M. iliopsoas) ist der stärkste Hüftbeuger. Er hat seinen Ursprung am unteren Abschnitt der Wirbelsäule (12. Brustwirbel und alle Lendenwirbel) und an der Innenseite des Darmbeins.
  Der gerade Schenkelmuskel (M. rectus femoris), der seinen Ursprung an der Beckenvorderseite hat, ist der einzige zweigelenkige Anteil des vierköpfigen Oberschenkelmuskels. Bei Kontraktion kippen die beiden Hüftbeuger das Becken und verstärken die Lendenlordose.
  Die intensivsten und effektivsten Übungen zur Kräftigung der Bauchmuskula-

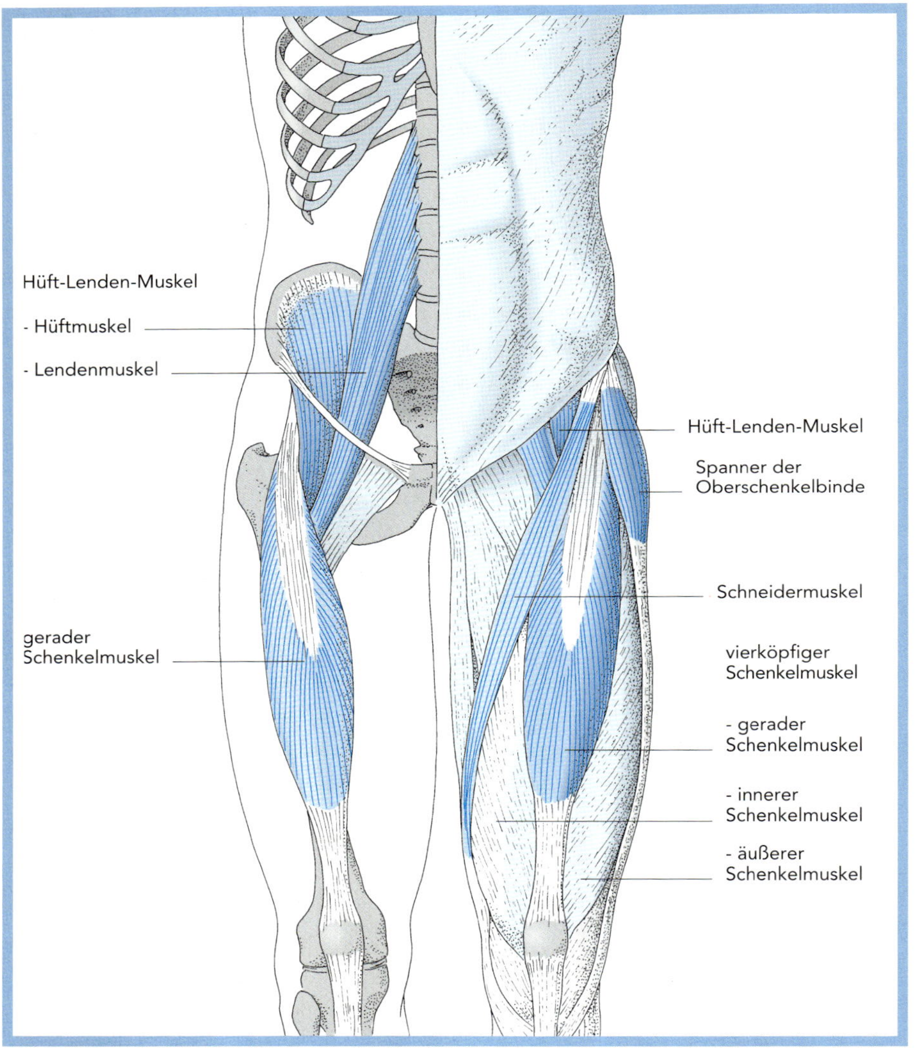

Die Muskulatur der Oberschenkelvorderseite

tur, wie Beine heben und senken, Sit-ups mit fixierten Beinen sowie die intensiven Varianten Bodendrücker und Crunch (Käfer-Crunch, Käfer), gehen gleichzeitig mit einer Aktivierung der Hüftbeuger (M. iliopsoas, M. rectus femoris) einher. Die Bauchmuskeln und die Hüftbeuger beeinflussen die Beckenposition gegensätzlich. Die Bauchmuskeln richten das Becken auf und heben gleichzeitig die Lendenlordose auf, während die Hüftbeuger das Gegenteil bewirken. Sie kippen das Becken nach vorne und verstärken die Lordose der Lendenwirbelsäule.

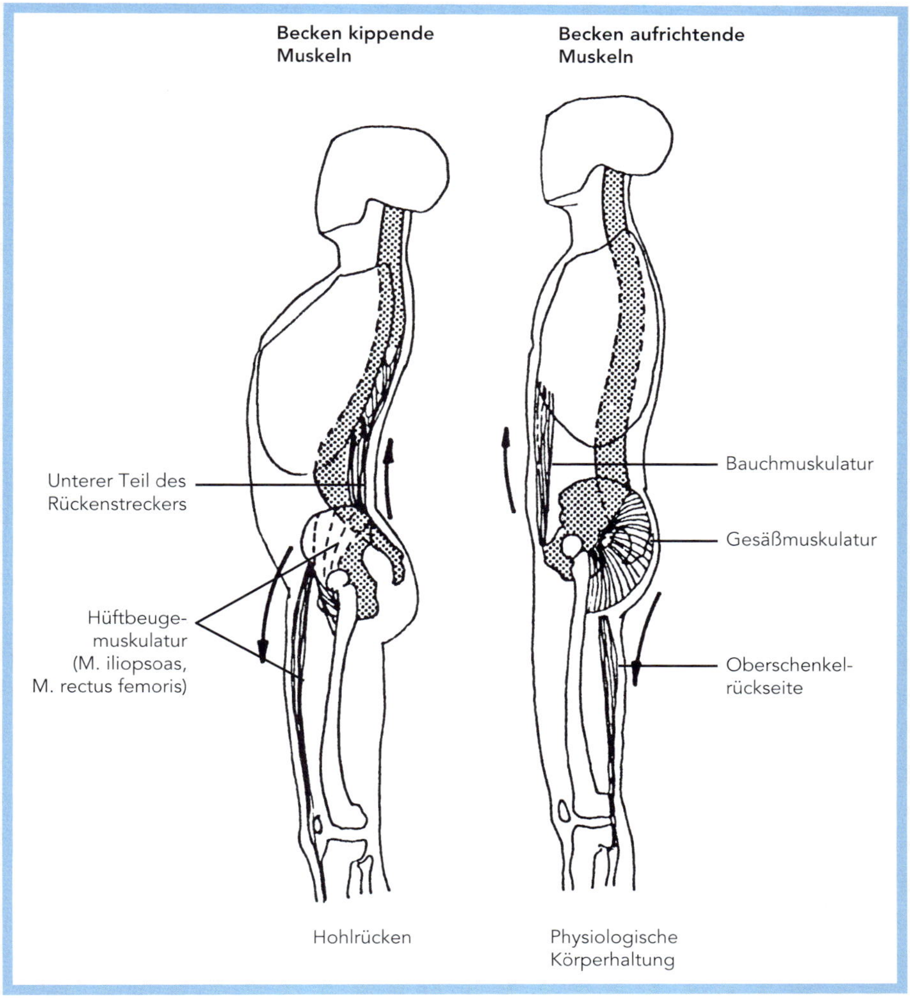

Beckenstatik: Becken kippende und Becken aufrichtende Muskeln (modifiziert nach Knebel 1987)

Bauchmuskelübungen mit Hüftbeugereinsatz wurden deshalb lange Zeit als schädlich und unfunktionell bezeichnet, weil mit der Verstärkung der Lendenlordose (Hohlkreuz) Rückenschmerzen hervorgerufen oder verschlimmert werden können. Darüber hinaus wurde behauptet, dass bei diesen Übungen vorrangig die Hüftbeuger trainiert würden und weniger die Bauchmuskeln. Diese pauschalisierende Ablehnung des Hüftbeugereinsatzes beim Bauchmuskeltraining wurde inzwischen revidiert und ist einer differenzierteren Betrachtungsweise gewichen:

Der Einsatz der Hüftbeuger bei Bauchmuskelübungen intensiviert die Bauchmuskelkontraktion und macht das Training effektiver, wie zahlreiche eigene elektromyographische Untersuchungen bewiesen haben. Die Hüftbeuger erzeugen einen Becken kippenden Zug, gegen den die Bauchmuskulatur kräftig arbeiten muss, um das Becken aufgerichtet zu halten. Dies führt zu der gewünschten Intensivierung des Bauchmuskeltrainings. Allerdings ist die Kombination eines Trainings von Bauchmuskeln plus Hüftbeugern nur so lange funktionell und empfehlenswert, wie die Kraft der Bauchmuskulatur ausreicht, um dem Becken kippenden Zug der Hüftbeuger zu widerstehen und das Becken aufgerichtet zu halten. Wird die Zugkraft der Hüftbeuger zu stark, wird die Lendenwirbelsäule *passiv* in eine verstärkte Lordose gezogen und die Übung wird somit unfunktionell. Als einfache und wirksame Gegenmaßnahme muss die Zugkraft der Hüftbeuger so stark verringert werden, dass es den Bauchmuskeln, wie schwach sie auch sein mögen, gelingt, das Becken weiterhin aufgerichtet zu halten. Ein korrektes Training erfolgt folglich über eine angemessene Dosierung des Hüftbeugereinsatzes. Dieser kann z.B. durch eine Verkürzung des Hebels und eine Reduzierung des Widerstandes erfolgen.

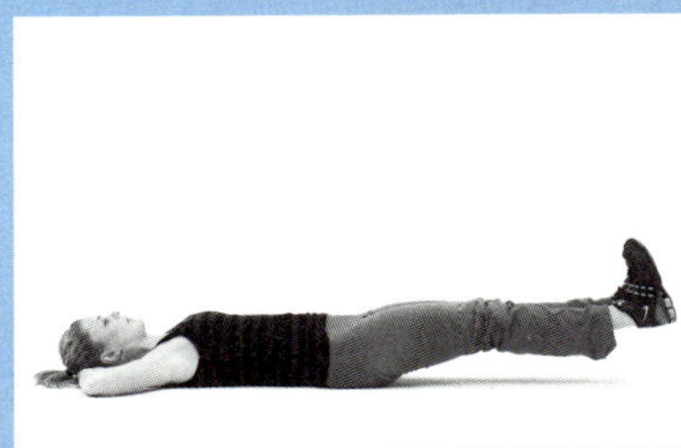

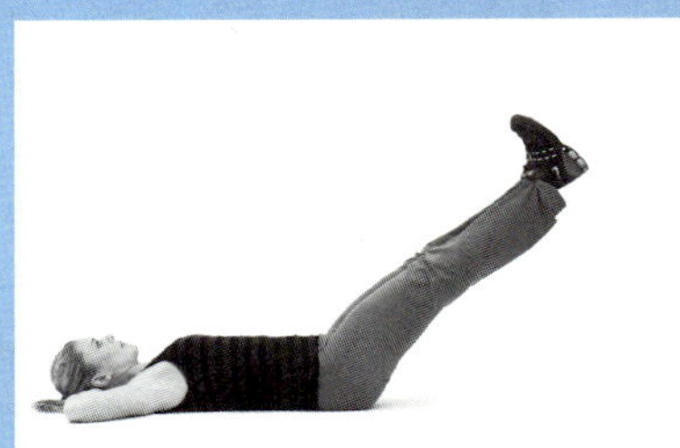

Reduzierung des Einsatzes der Hüftbeuger bei der Übung Beine senken

- 8 Regeln für ein erfolgreiches Bauchmuskeltraining
  1. Der wichtigste Erfolgsfaktor ist ein regelmäßiges und dauerhaftes Training.
  2. Für die Entwicklung und zum Erhalt einer Basiskraft der Bauchmuskulatur genügt ein Trainingssatz 2–3 Mal pro Woche. Effektiv ist dabei bereits ein Trainingssatz, der vor dem Erreichen der letztmöglichen Wiederholung

abgebrochen wird (sanfte Trainingsmethode).

3. Das Training wird besonders effektiv, wenn Sie am Bewegungsendpunkt, bei maximaler Bauchmuskelkontraktion versuchen, mehrere, zusätzliche, verstärkende Bewegungsimpulse einzusetzen (= Endkontraktionen).
4. Bei nahezu allen Bauchmuskelübungen werden immer die geraden und die schrägen Bauchmuskeln gemeinsam aktiviert. Also trainieren Übungen, die ein gerades Aufbäumen und Einrollen des Rumpfes beinhalten, alle Bauchmuskeln gemeinsam.
5. Trainieren Sie Ihre Bauchmuskeln durch Übungen in verschiedenen Ausgangsstellungen (Rückenlage, Hang/Stütz, Vierfüßlerstand, Schrägbank).
6. Ergänzen Sie für ein komplettes Bauchmuskeltraining spezielle Übungen für die Lenden-, Brust- und Halswirbelsäule sowie komplexe Ganzkörperübungen mit Rumpfrotation für die schrägen und seitlichen Bauchmuskeln.
7. Kombinieren Sie für eine wirkungsvolle Vorbeugung und Reduzierung von Rückenschmerzen ein Training der Bauch- und der Rückenmuskulatur.
8. Ein Bauchmuskeltraining allein reicht nicht aus für einen flachen Bauch, eine schlanke Taille und einen Waschbrettbauch. Dazu ist in den meisten Fällen eine quantitative und qualitative Ernährungsumstellung notwendig (vgl. Kapitel Ernährung).

Die effektivsten Bauchmuskelübungen

Die folgenden fünf Gruppen der Kräftigungsübungen für die Bauchmuskulatur werden in der Reihenfolge ihrer Intensität und Effektivität dargestellt, beginnend mit den intensivsten Übungen. Sie können jede Grundübung Ihrer persönlichen Leistungsfähigkeit anpassen, indem Sie intensitätsmindernde oder intensitätssteigernde Varianten auswählen.

Beineheben, Beinesenken

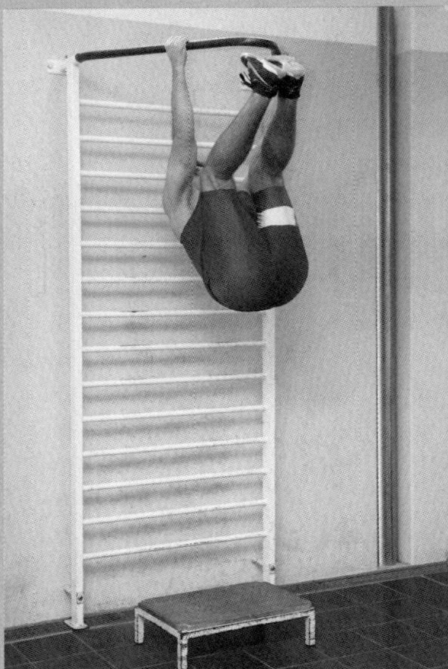

Beineheben im Hang gebeugt

Beineheben im Hang, Stütz oder Unterarmstütz haben sich in eigenen Messungen als die intensivsten Übungen für die gerade und die schräge Bauchmuskulatur erwiesen. Die Übungsausführung mit gestreckten Beinen ist für viele Übende sehr (zu) schwer, und die Beanspruchung muss häufig durch das Beugen der Beine und die dadurch verkürzte Hebellänge verringert werden.

Varianten

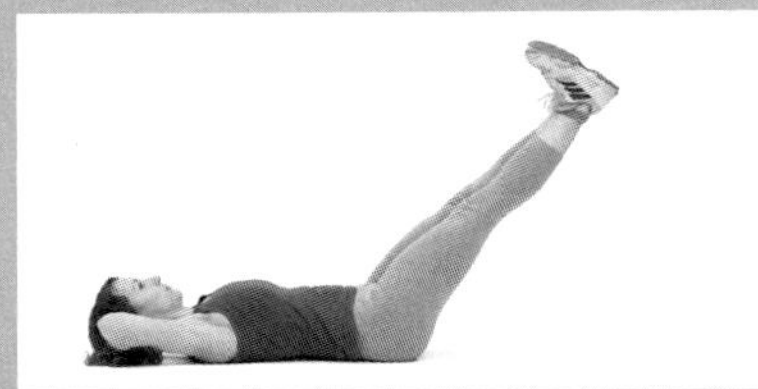

Beinesenken in Rückenlage

Das Senken der angehobenen, gestreckten Beine beansprucht die Hüftbeuger nachgebend (exzentrisch) und die Bauchmuskeln haltend (isometrisch). Die Beine dürfen nur so tief abgesenkt werden, dass es Ihnen noch gelingt das Becken aufgerichtet zu halten und die Lendenwirbelsäule fest gegen den Boden zu pressen. Wenn die Kraft Ihrer Bauchmuskeln dazu nicht mehr ausreicht, löst sich Ihr unterer Rücken vom Boden. In diesem Moment wäre die Übung unfunktionell und gefährdet Ihren unteren Rücken. Heben Sie also die Beine wieder etwas steiler an, bis es Ihnen wieder gelingt die Lendenwirbelsäule gegen den Boden zu pressen. Halten Sie die korrekte Position 30–45 Sekunden. Atmen Sie während der gesamten Übungsdauer kontinuierlich weiter, betonen Sie das Ausatmen. Diese Übung kann auch als Testübung für die Leistungsfähigkeit der Bauchmuskulatur genutzt werden. Senken Sie dabei die Beine so weit ab, wie Sie es gerade noch schaffen die Lendenwirbelsäule an den Boden zu pressen. Messen (schätzen) Sie den Winkel zwischen dem Boden und den angehobenen Beinen oder messen Sie den Abstand der Fersen vom Boden mit einem Zollstock (vgl. S. 186/187).

Sit-ups

Die Übungen der Gruppe Sit-ups und Crunches mit fixierten Beinen gehören zu den hochintensiven Bauchmuskelübungen. Neben den Bauchmuskeln werden auch die Hüftbeuger stark aktiviert, wobei gilt: Je stärker die Hüftbeuger aktiviert werden, desto intensiver werden auch die Bauchmuskeln angespannt.

Betonen Sie bei allen Übungsvarianten die Crunchbewegung. Vermeiden Sie unbedingt die Kippung des Beckens und eine Hohlkreuzbildung. Dies gelingt am besten, wenn Sie sich nicht vollständig in die Rückenlage absenken, sondern das Senken beenden, wenn die gesamte Wirbelsäule noch komplett gerundet und das Becken noch aufgerichtet ist.

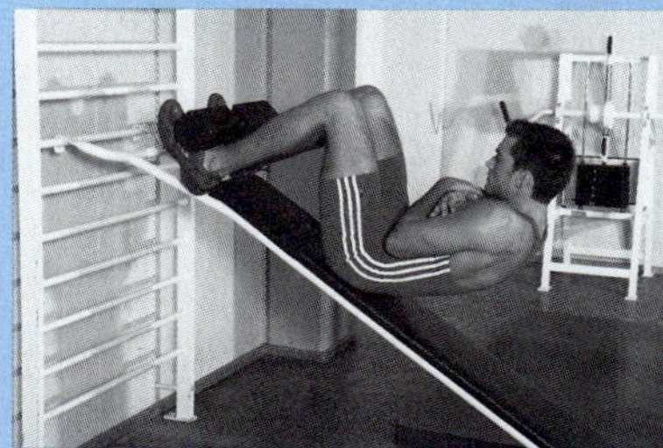

Sit-up auf der Schrägbank

Varianten

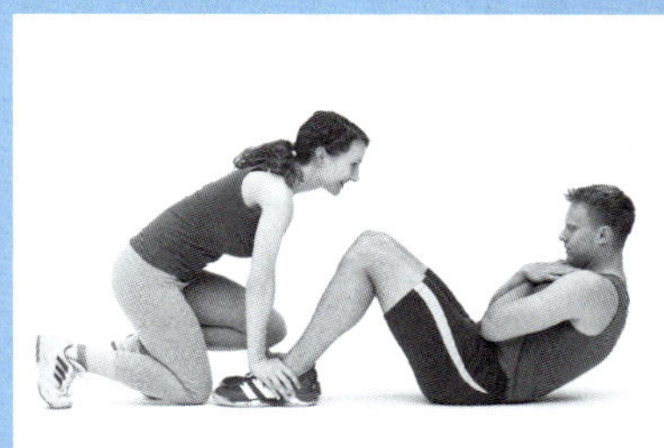

Sit-up am Boden mit fixierten Beinen

Bei dieser Übung ist die Muskelaktivierung deutlich geringer als auf der Schrägbank.

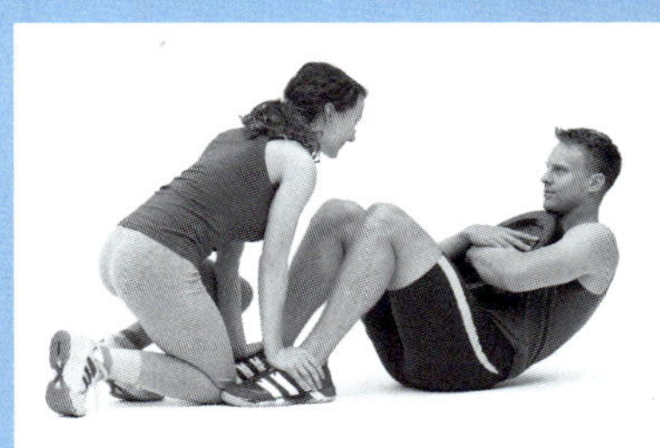

Sit-up am Boden mit fixierten Beinen und 20 % Zusatzgewicht

Bodendrücker

Alle Bodendrückerübungen sind statische Übungsvarianten mit z.T. hoher bis sehr hoher Aktivierung der Bauchmuskeln. Sie sind besonders für Personen geeignet, die bei den Crunchübungen Nackenbeschwerden oder Rückenschmerzen bekommen.

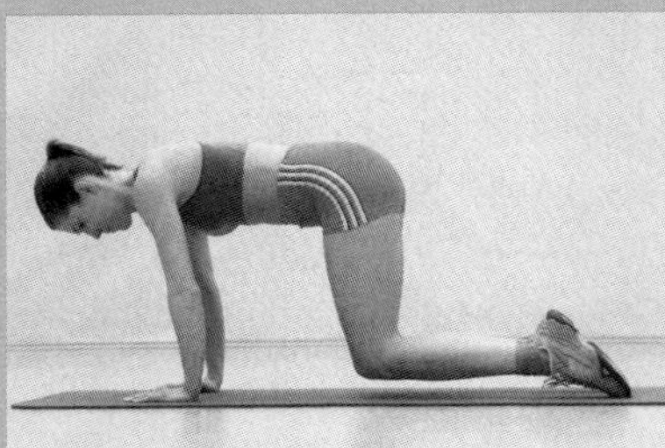

Die Intensität der Zugbewegung muss so dosiert werden, dass die Kraft der Bauchmuskulatur ausreicht, das Becken aufzurichten und den unteren Rücken gerade oder leicht gerundet zu halten.

Bodendrücker mit abgehobenen Knien und Zug von Händen und Füßen aufeinander zu

Varianten

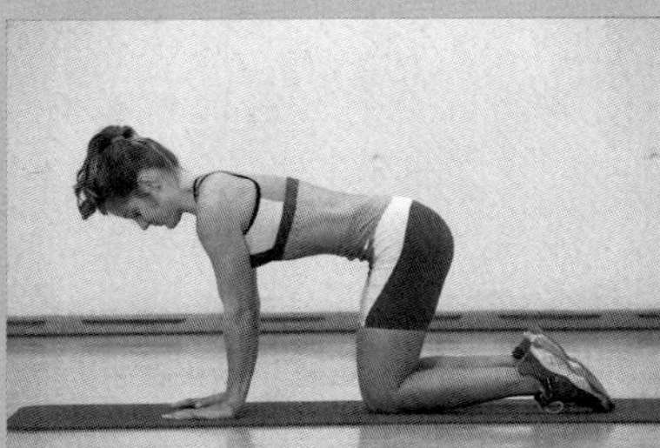

Bodendrücker mit aufgesetzten Knien

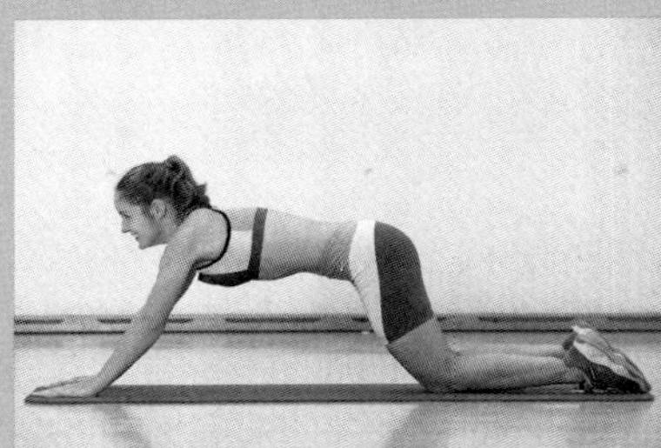

Bodendrücker mit aufgesetzten oder abgehobenen Knien und Zug mit großem Hüft- und Oberarm-Rumpf-Winkel

Die Übung ist eine leichte Variante für Einsteiger. Sie kann mit diagonalem, isometrischem Zug, z. B. rechte Hand zum linken Knie (leicht), bzw. parallelem Zug, beide Hände und beide Knie zueinander ziehen (schwer), intensiviert und individuell dosiert werden.

Die auf 130° vergrößerten Hüft- und Oberarm-Rumpf-Winkel intensivieren die Bauchmuskelkontraktion enorm und machen aus dieser Übung eine der effektivsten Bauchmuskelübungen.
Richten Sie beim Üben das Becken auf, um nicht in eine passive Lendenlordose gezogen zu werden.

Crunch

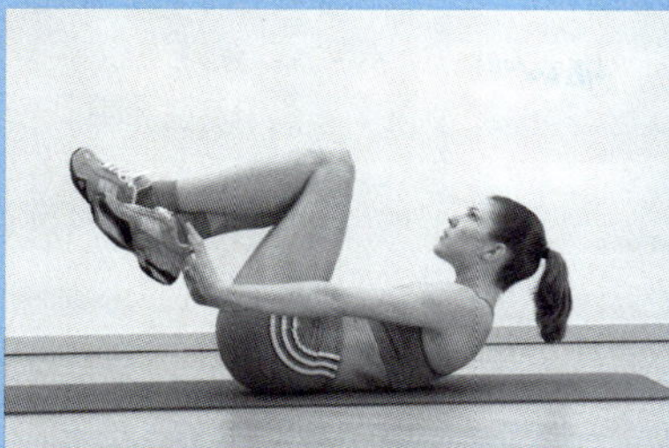

Gerader Crunch, Arme gestreckt nach vorne

Die im Bild dargestellte Variante des Crunch ist die Basisübung für das Training der Bauchmuskulatur, bei der die Hüftbeuger nicht aktiviert werden.

Varianten

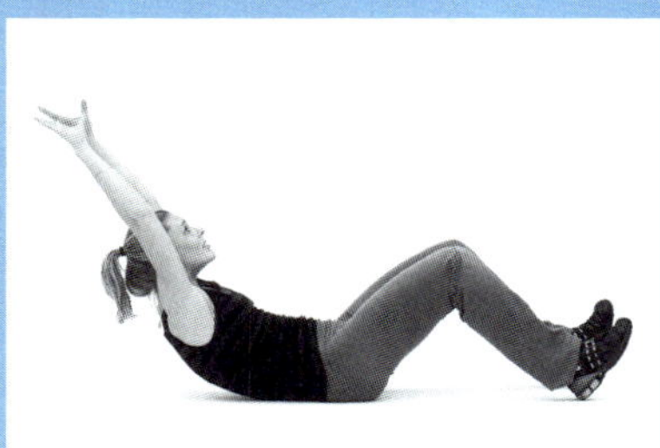

Gerader Crunch, Arme gestreckt nach hinten

Die Arme werden in Verlängerung des Rumpfes nach hinten gestreckt. Der lange Hebel intensiviert die Übung deutlich, sodass sie für die meisten Anfänger zu schwer ist.

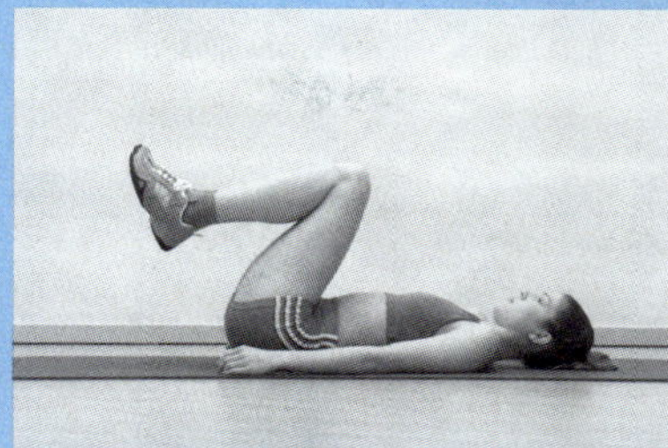

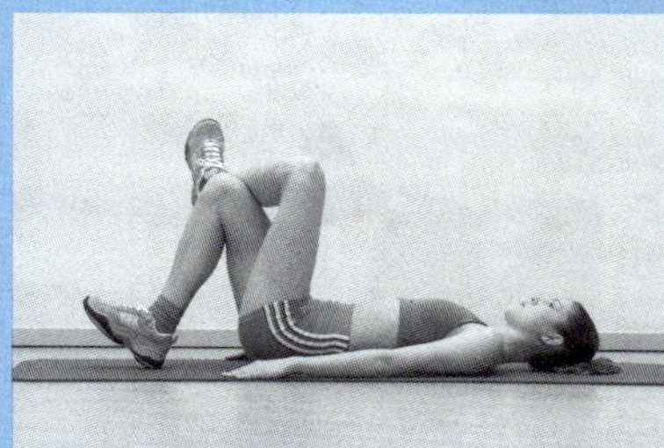

Ausgangsstellungen für Crunchübungen in Rückenlage

Ziehen Sie in der Rückenlage die Beine an und achten Sie darauf, dass der Hüftwinkel kleiner 90° ist, oder schlagen Sie ein Bein über das andere. Heben Sie Kopf und Schultern an und rollen Sie den Rumpf langsam und ohne Schwung in die höchstmögliche Aufbäumposition. Die Lendenwirbelsäule bleibt dabei am Boden.

Tipps zum Vermeiden von Nackenbeschwerden

Bei allen Varianten der Übung Crunch können Nackenbeschwerden auftreten, und bei Anfängern kann an den Tagen nach dem Crunchtraining Muskelkater in der Halsvorderseite spürbar werden. Folgende Hinweise können dazu beitragen, diese Beschwerden zu lindern oder zu vermeiden.

- Die Hände nicht im Nacken verschränken (gegebenenfalls zu starker Zug an der Halswirbelsäule) bzw. die Ellbogen nach hinten drücken.
- Den Blick schräg nach oben richten, nicht direkt nach vorne; bewusst die Brust anheben und den Kopf in der Verlängerung der Wirbelsäule halten.
- Eine Faust zwischen Brustbein und Kinn legen, um ein maximales Vorbeugen des Kopfes zu vermeiden.
- Das Gewicht des Kopfes mit den Händen abstützen (Kopf schwer in die Hände fallen lassen), wobei die Ellbogen nach außen zeigen, oder den Hinterkopf leicht gegen die Hände drücken. Es ist auch möglich, den Kopf in ein zwischen den Händen gespanntes Handtuch abzulegen.
- Den Kopf auf einem Unterarm ablegen oder zwischen die lang nach hinten gestreckten Arme legen.

Falls dennoch Beschwerden im Hals-Nackenbereich auftreten, können Übungen mit Heben des Beckens wie z.B. Reverse Crunch oder in anderer Ausgangsstellung wie z.B. Bodendrücker im Vierfüßlerstand (Bankstellung) gewählt werden.

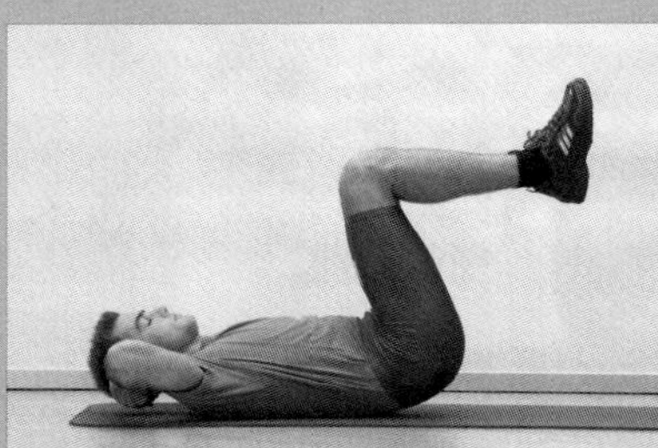

Reverse Crunch mit Anheben des Beckens

Die Übung schult insbesondere das aktive Aufrichten des Beckens.

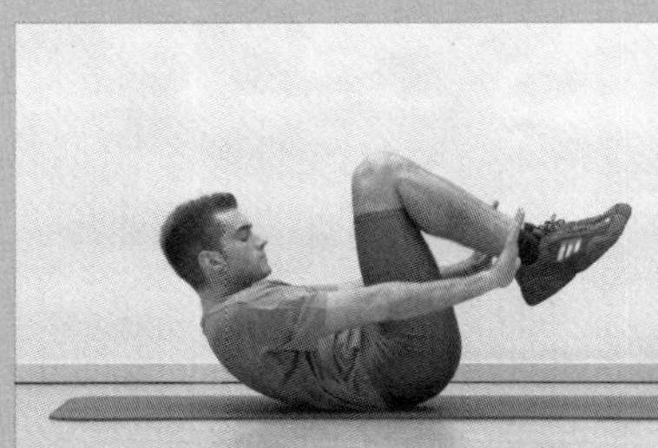

Total Crunch, mit Anheben des Beckens und des Oberkörpers

Die Übung ist koordinativ anspruchsvoll und dient der Schulung des Koordinationsvermögens für Fortgeschrittene.

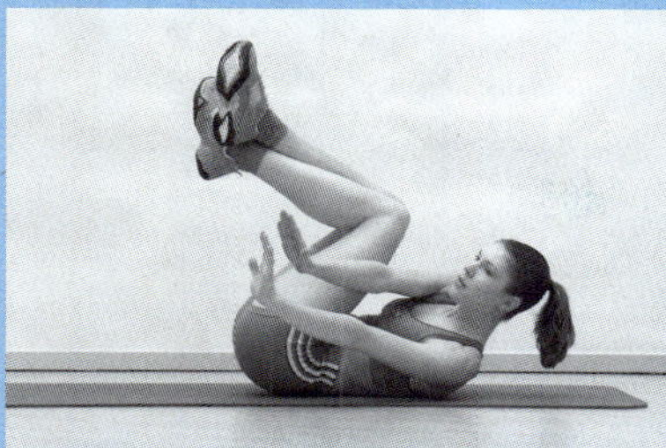

Twisted (gedrehter) Crunch

Die gedrehten Crunches aktivieren immer die rechte und die linke Seite der schrägen Bauchmuskeln gleichzeitig, weil die Drehung nach links durch die Anspannung des linken, schrägen, inneren Bauchmuskels sowie des rechten, schrägen, äußeren Bauchmuskels erfolgt und umgekehrt.

Intensiv-Varianten mit Aktivierung der Hüftbeugemuskulatur

Auch bei den Crunchübungen sind die Varianten mit Einsatz der Hüftbeuger intensiver und effektiver als die Varianten ohne Hüftbeugereinsatz.

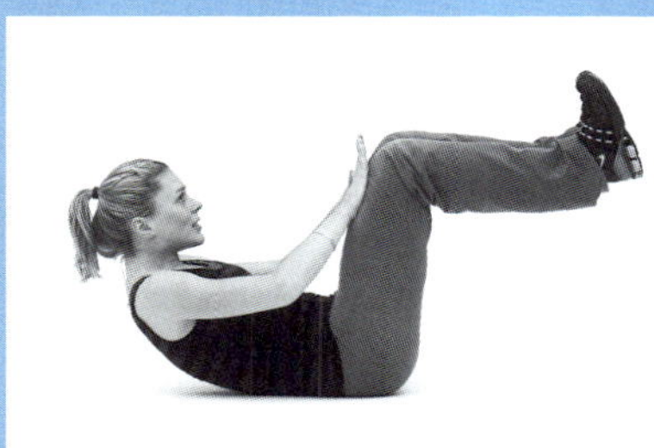

Crunch mit Druck gegen die Oberschenkel

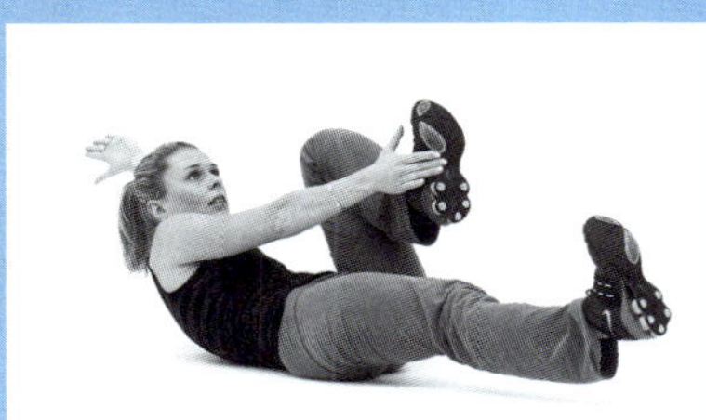

Käfer

Die meisten Bauchmuskelübungen sind sehr bewegungsarm, mit kleinen Bewegungsamplituden und großen statischen Anteilen. Der Käfer und der

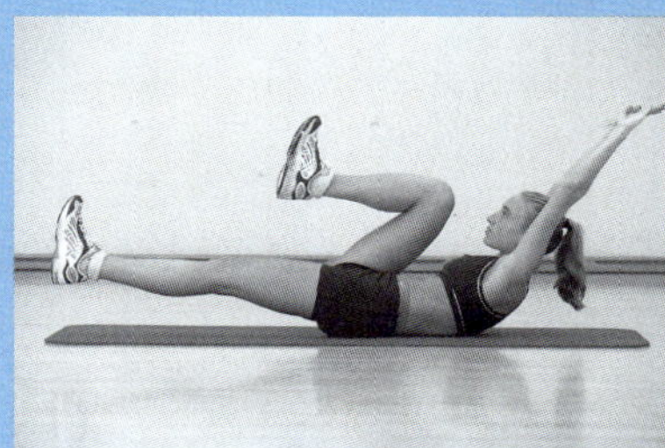

Käfer-Crunch

Käfer-Crunch sind erfreuliche Ausnahmen. Das wechselseitige Beugen und Strecken von Armen und Beinen lenkt von der Haltearbeit der Bauchmuskulatur ab und motiviert die Übenden. Greifen Sie in Rückenlage mit der Gegenhand an die Fußsohle des gebeugten Beines. Heben Sie das gestreckte Bein an, sodass es knapp über dem Boden schwebt. Beugen und strecken Sie nun die Beine kombiniert mit dem gegengleichen Armwechsel langsam und kontrolliert. Das Wichtigste für die Übungseffektivität ist das Aufrollen des Oberkörpers im gesamten Übungsverlauf.

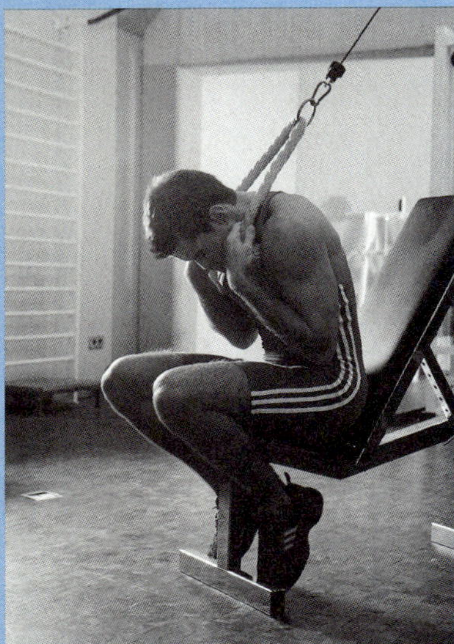

Crunch im Sitz am Seilzug von hinten

Die Crunchvarianten am Seilzug sind nach unseren Messungen die intensivsten Übungen an Maschinen. Fixieren Sie im Sitz auf einer Schrägbank das Seil mit beiden Händen fest vor der Brust. Rollen Sie den Rumpf nach vorne ein (Crunchbewegung).

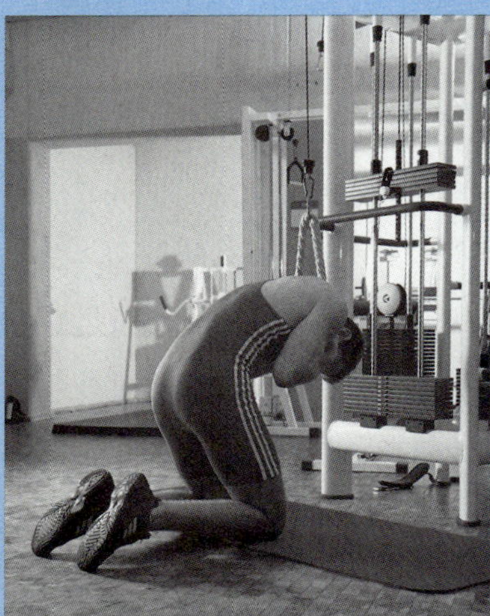

Crunch im Sitz am Seilzug von vorne

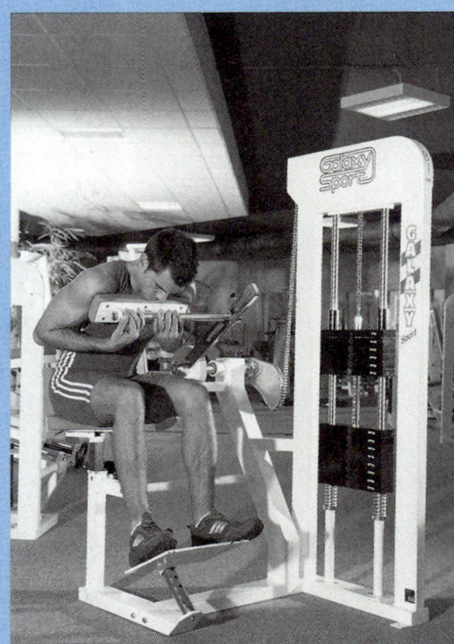

Crunch an Bauchmuskelmaschinen im Sitz

Die Effektivität hängt von der Konstruktion und der Einstellung der Maschine sowie der Ausführungsqualität des Übenden ab.

Körperspannungs- und Rumpfseithebeübungen

Stabilisierungsübungen sind sowohl für den Gesundheits- und Fitnesssport zur Beschwerdevorbeugung und -reduzierung als auch für den Leistungssport sinnvoll und wichtig. Die Intensität ist stark von der gewählten Übung und der Qualität der Übungsausführung abhängig.

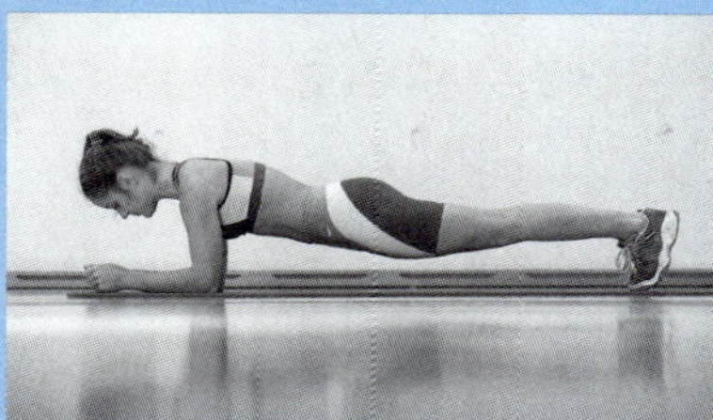

Unterarmliegestütz leicht

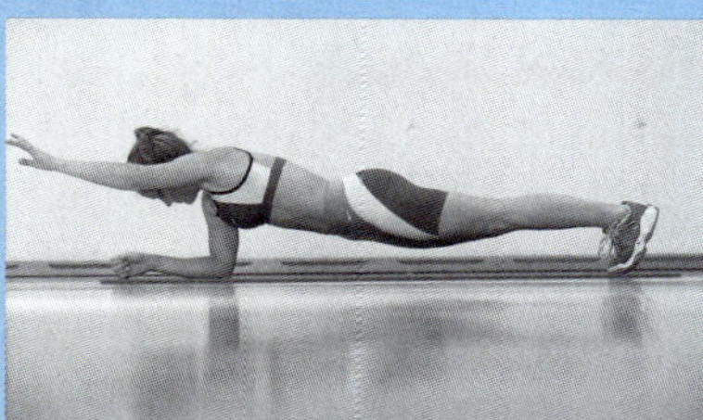

Unterarmliegestütz mittel

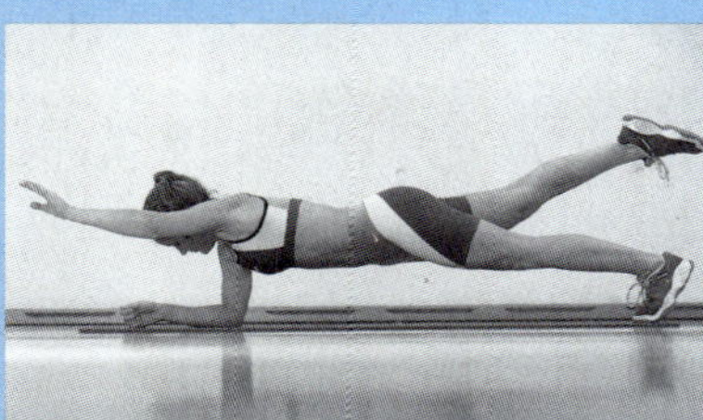

Unterarmliegestütz schwer

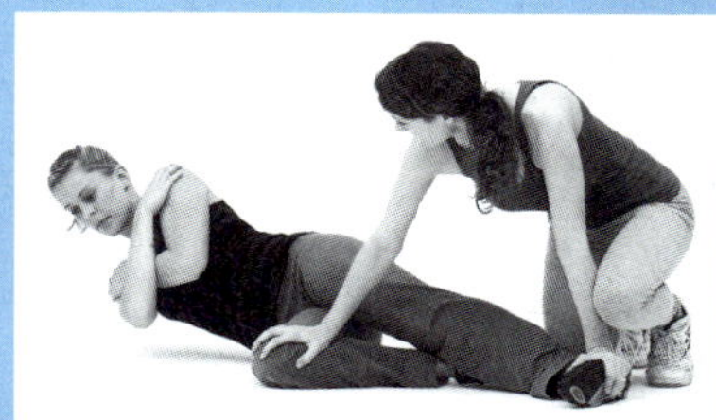

Rumpfseitheben mit Partner

Dies ist eine sehr effektive Übung für die schrägen Bauchmuskeln, die Sie durch das Strecken der Arme über Kopf noch weiter intensivieren können. Die Fixierung des Übenden in Seitlage erfolgt durch starken Druck auf den Fuß des gestreckten Beines und eine leichte Stabilisierung oberhalb des Kniegelenks des gebeugten Beines. Bei der Übungsausführung wird der Oberkörper nur knapp über dem Boden möglichst lange schwebend gehalten.

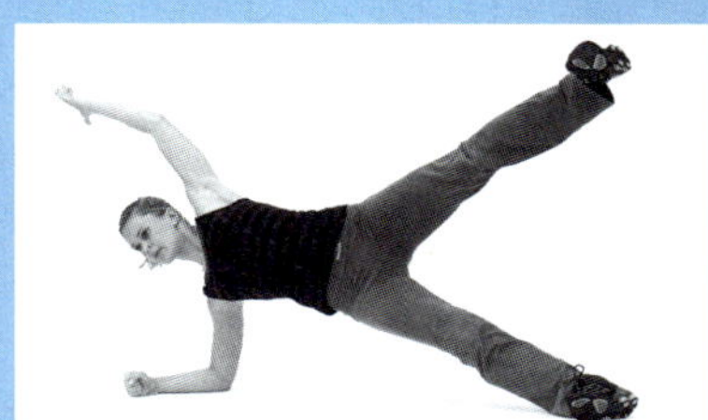

Seitlicher Unterarmstütz

Die sehr gute Stabilisationsübung belastet die Abduktoren (Gesäßmuskulatur) deutlich stärker als die ebenfalls aktivierte seitliche Bauchmuskulatur.

Rücken

Rückenstrecker

Anatomische Aspekte

Dem Rückenstrecker kommt im Hinblick auf die Stabilisation und die Beweglichkeit der Wirbelsäule, den Haltungsaufbau sowie seine Schutzfunktion gegen die Volkskrankheit Rückenschmerzen zentrale Bedeutung zu. Er setzt sich aus zahlreichen kurzen, mittellangen und langen Muskeln zusammen, die von Wirbel zu Wirbel, über mehrere Wirbel oder nahezu über die gesamte Länge der Wirbelsäule ziehen. Der Rückenstrecker verläuft vom Hinterhaupt bis zum Kreuzbein und Becken, wobei er besonders deutlich im Bereich der Lendenwirbelsäule hervorspringt. Räumlich und funktionell wird ein innerer (medialer) und ein äußerer (lateraler) Trakt unterschieden. Dem medialen Trakt können die kurzen und mittellangen, dem lateralen Trakt vorwiegend die längeren Muskelstränge zugeordnet werden.

Aus anatomischer Sicht kann der Rückenstrecker in die drei Anteile der Wirbelsäule eingeteilt werden: oberer Anteil (HWS = Halswirbelsäule), mittlerer Anteil (BWS = Brustwirbelsäule) und unterer Anteil (LWS = Lendenwirbelsäule). Die Bauchmuskulatur ist der Gegenspieler (Antagonist) des unteren Teils des Rückenstreckers.

Die Hauptfunktionen des Rückenstreckers sind das Halten, Stützen und Stabilisieren der Wirbelsäule, das Aufrichten des Rumpfes bis in die Überstreckung (Lordose), das Kippen des Beckens sowie das Seitneigen und die Drehung (Rotation) der Wirbelsäule und des Kopfes.

Rückenstrecker (M. erector spinae)
Medialer Trakt

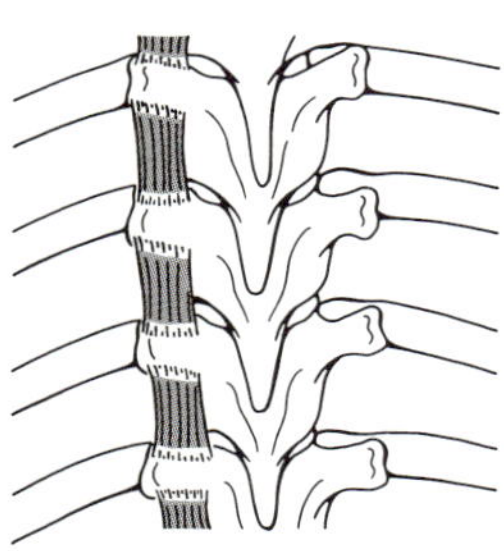

Von Querfortsatz zu Querfortsatz

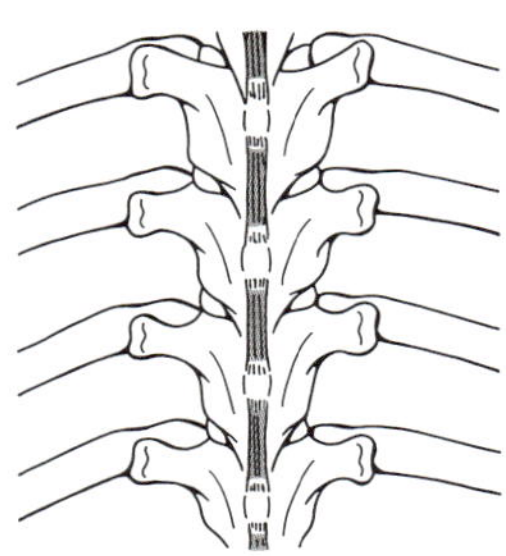

Von Dornfortsatz zu Dornfortsatz

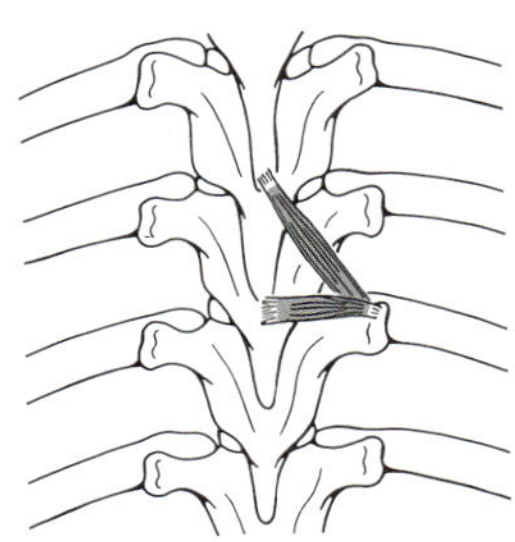

Von Querfortsatz zu Dornfortsatz

Rückenstrecker (M. erector spinae)
Medialer Trakt

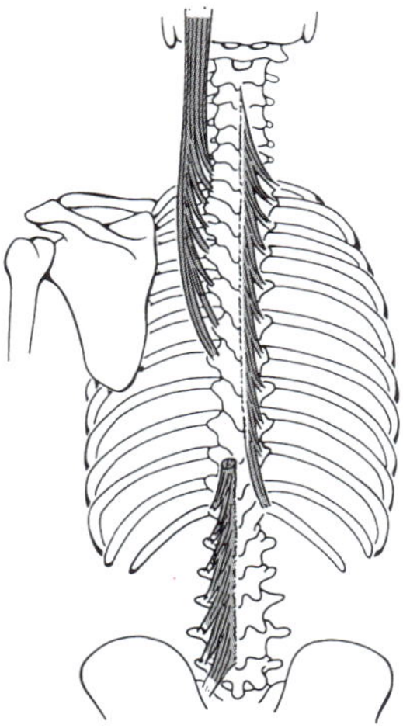

Funktion:

- Vorwiegend Halte- und Stützfunktion
- Drehbewegungen im Halsbereich
- Die Mitwirkung bei Bewegungen der Wirbelsäule ist nicht so stark wie beim lateralen Trakt (siehe unten).

Lateraler Trakt

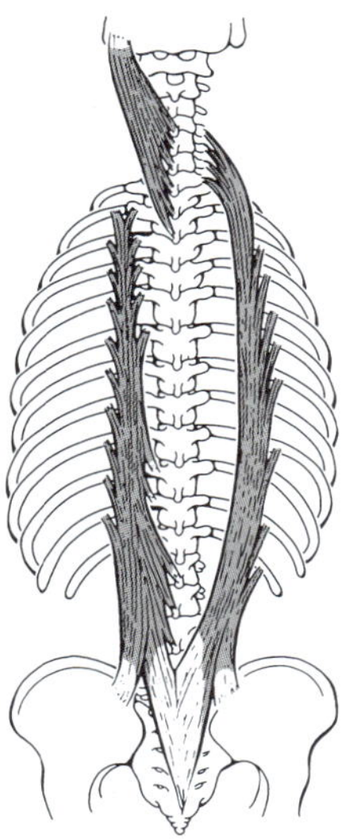

Funktion:

- Aufrichten des Rumpfes aus der Vorbeuge
- Rumpfseitneigen
- Aufrichten des Rumpfes aus der Seitneigung
- Drehung der Wirbelsäule
- Neigung des Kopfes nach hinten und Drehung

Rückenstrecker, medialer und lateraler Trakt (modifiziert nach Appell/Stang-Voss 1986)

Besonderheiten

- Schmerzfreiheit, Beschwerdevermeidung und -reduzierung ist wichtiger als die Maximierung muskulärer Leistungsfähigkeit. Achtung! Beim Training des Rückenstreckers muss beachtet werden, dass die höchste Intensität (z. B. maximale Widerstände) nicht immer das wichtigste Kriterium für die Auswahl und Durchführung von Rückenübungen darstellen. Vielmehr stehen Schmerzfreiheit, Linderung von Beschwerden, korrekte Übungstechnik, freie Beweglichkeit und Stabilisierung der Wirbelsäule im Vordergrund.

Die effektivsten Übungen

Die Übungen für den Rückenstrecker werden aus funktionellen Gründen in vier Gruppen eingeteilt. Übungen für den Abschnitt der Halswirbelsäule, zwei Übungsgruppen für den Abschnitt der Brustwirbelsäule und Übungen für den Abschnitt der Lendenwirbelsäule.

Oberer Anteil des Rückenstreckers

Die Halswirbelsäule ist einer der häufigsten orthopädischen Beschwerdebereiche. Gehen Sie mit der Halswirbelsäule sorgsam um. Maximale Widerstände und schnelle Bewegungen können hier gefährlich sein. Wählen Sie einen wohldosierten Widerstand, der ein Training ohne Verspannungen, Kopfschmerzen, Schwindelgefühle und Verletzungen garantiert.

Bereits die häufige Alltagshaltung mit vorgeschobenem Kopf aktiviert die hintere Halsmuskulatur und kann durch die Daueranspannung zu Verspannungen führen. Eine lotgerecht, aufrechte Kopfhaltung vermeidet dieses Problem.

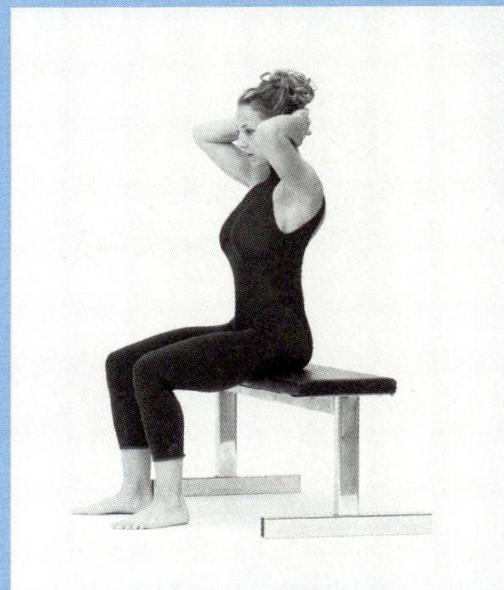

Druck mit dem Hinterkopf gegen den eigenen Handwiderstand im Sitz, statisch

Statische Übungen, deren Intensität als mittel bis schwer empfunden werden soll, haben sich als effektiv, gut dosierbar und risikoarm erwiesen. Drücken Sie im Sitz den Hinterkopf gegen die im Nacken verschränkten Hände. Das Kinn zeigt in etwa Richtung Brust (Tendenz Doppelkinn). Bauen Sie die Haltespannung langsam auf. Beenden Sie die Übung sofort bei Auftreten von Schwindel oder Unwohlsein.

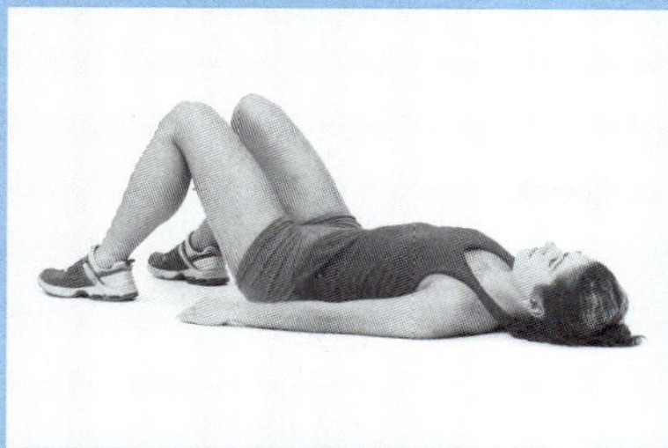

Druck mit dem Hinterkopf gegen den Boden in Rückenlage, statisch

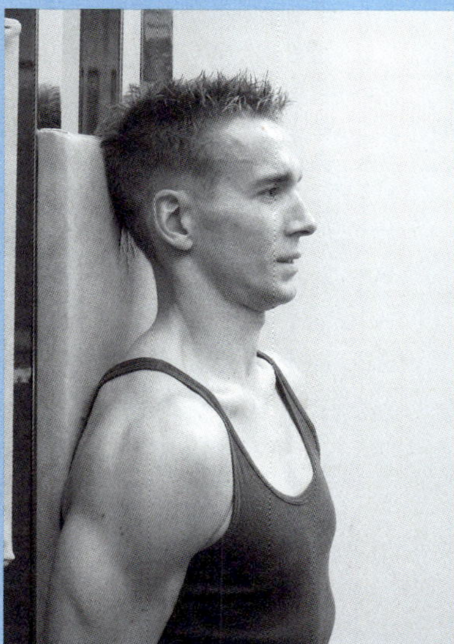

Druck mit dem Hinterkopf gegen ein Polster im Sitz, statisch

Mittlerer Anteil des Rückenstreckers

Der Anteil des Rückenstreckers im Bereich der 12 Wirbel umfassenden Brustwirbelsäule muss beim Kräftigungstraining in zwei Abschnitte eingeteilt werden. Der obere Teil der Brustwirbelsäule wird am besten mit Übungen erreicht, die den gesamten oberen Rücken (inkl. Kapuzen- und Rautenmuskeln) trainieren. Dieser Teilabschnitt ist durch die häufige Alltags-Fehlhaltung eines Rundrückens gefährdet und verdient im Training besondere Aufmerksamkeit.

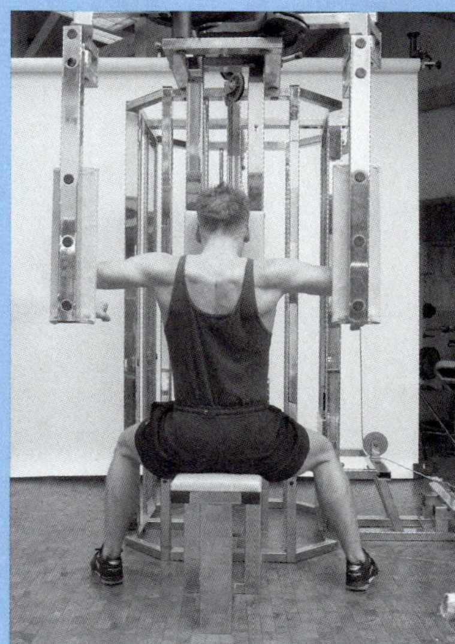

Reverse-Flys im Sitz zu der Maschine, Oberarme innenrotiert und 90° abgespreizt

Der obere Rücken wird am intensivsten durch Varianten der Übung Reverse-Flys trainiert. Allen anderen Übungen sind deutlich weniger effektiv. Die korrekte Ausführung der Übung ist gekennzeichnet durch einen Oberarm-Rumpf-Winkel von 90°, innenrotierte Oberarme (Daumen zeigen nach unten), die den Widerstand nach hinten drücken. Endkontraktionen erhöhen die Effektivität erheblich. Gleichzeitig werden der Kapuzenmuskel, die darunterliegenden Rautenmuskeln und der hintere Teil des Deltamuskels sehr intensiv aktiviert.

Varianten

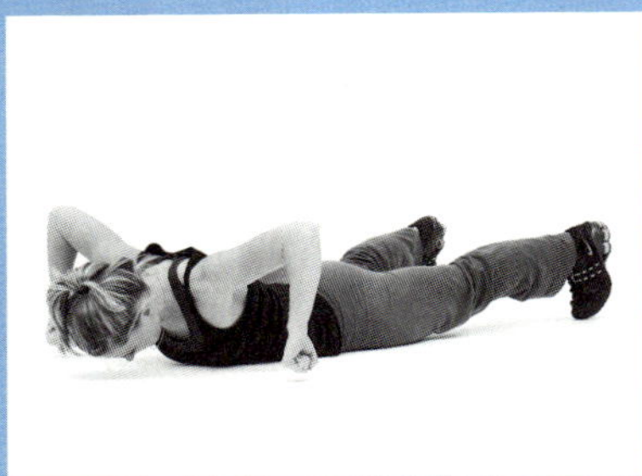

Reverse-Flys in Bauchlage am Boden, Oberarme innenrotiert und 90° abgespreizt

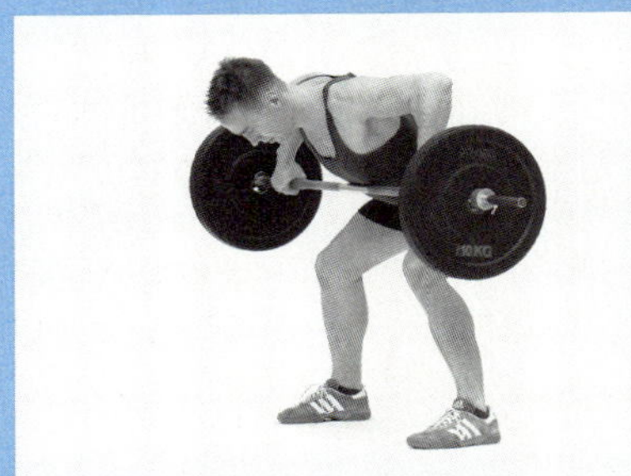

Reverse-Flys im Stand vorgebeugt mit Langhantel

Der untere Teil der Brustwirbelsäule nähert sich der Lendenwirbelsäule und wird im Training mit Übungen trainiert, die auch für den unteren Anteil des Rückenstreckers wirksam sind.

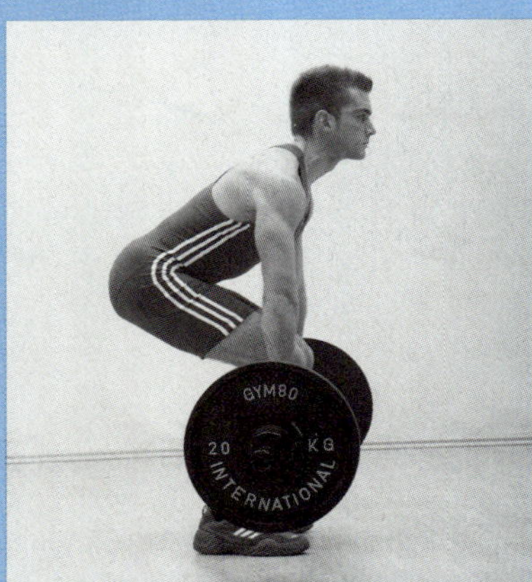

Kreuzheben mit der Langhantel

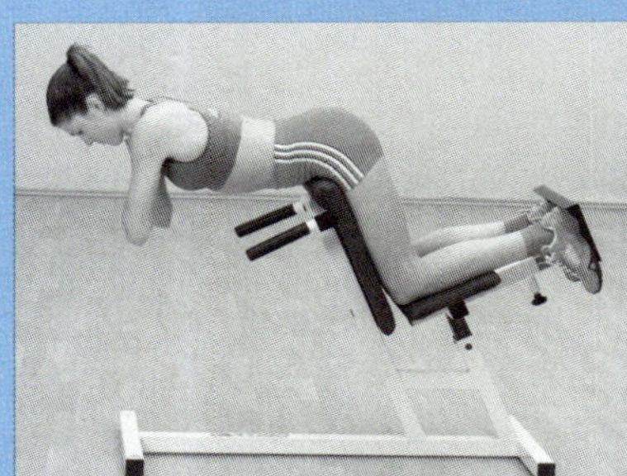

Rumpfheben horizontal am Gerät

Unterer Anteil des Rückenstreckers

Besonderheiten

- Passive versus aktive Lordosierung der Lendenwirbelsäule: In der Vergangenheit wurden Bewegungen, die in eine Hohlkreuzposition führen, häufig vermieden, da ein Zusammenhang zwischen der Hyperlordosierung (starke Hohlkreuzbildung), der Lendenwirbelsäule und Rückenschmerzen angenommen wurde. Entgegen dieser Meinung ist eine aktive Lordosierung der Lendenwirbelsäule aus aktiver Muskelkraft und ohne Schwung für die meisten Menschen durchaus empfehlenswert und kann dazu beitragen, Rückenschmerzen zu lindern. In Einzelfällen können jedoch möglicherweise Rückenschmerzen durch diese Übungsausführung verstärkt werden. Prüfen Sie deshalb selbst, ob Sie damit positive Effekte erreichen, wie es bei der Mehrzahl der Menschen der Fall ist, oder ob Übungen mit Überstreckung der Lendenwirbelsäule für Sie nicht empfehlenswert sind. Eine passive Lordosierung der Lendenwirbelsäule ohne aktive Kontraktion des Rückenstreckers, z.B. durch den Zug der Hüftbeugemuskulatur, bringt deutliche Risiken mit sich und sollte vermieden werden. Dies kann z.B. bei falscher Übungsausführung der Übung Beineheben bzw. -senken in Rückenlage auftreten (vgl. S. 88).

Lordosierungsübungen

Varianten der Übungen Beinrückheben und Rumpfheben trainieren den unteren Rücken am intensivsten. Die Lendenwirbelsäule wird dabei aktiv lordosiert (ins Hohlkreuz ziehen), das Becken gekippt und das Hüftgelenk, wenn möglich, überstreckt.

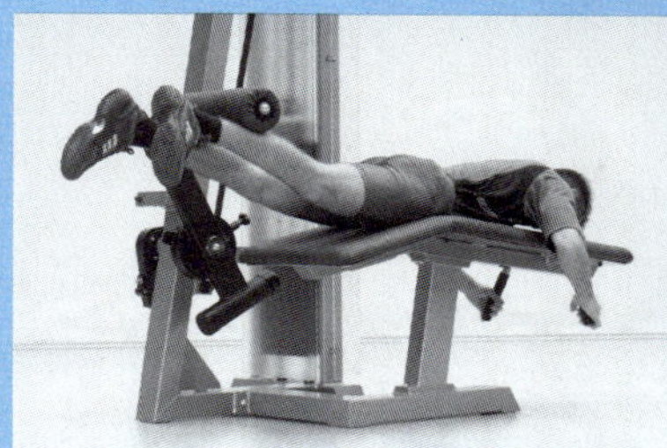

Beinrückheben an der Beinbeugemaschine mit gestreckten Beinen

Diese Übung ist die beste Komplexübung für den gesamten unteren Teil der Körperrückseite. Sie aktiviert den unteren Rückenstrecker, den Großen Gesäßmuskel und, kombiniert mit Beinbeugen, die Muskulatur der Oberschenkelrückseite jeweils optimal. Die meisten Beinbeugemaschinen sind allerdings für die Ausführung mit abgehobenem Oberschenkel nicht vorgesehen, was die korrekte Übungsausführung erschwert.

Varianten Beinrückheben:

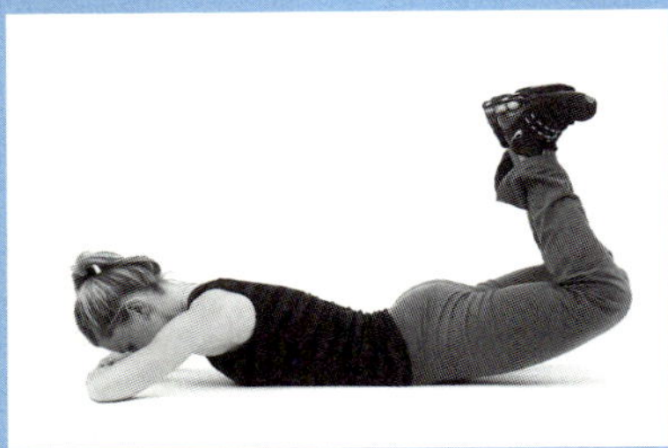

Beinrückheben beidbeinig gebeugt am Boden

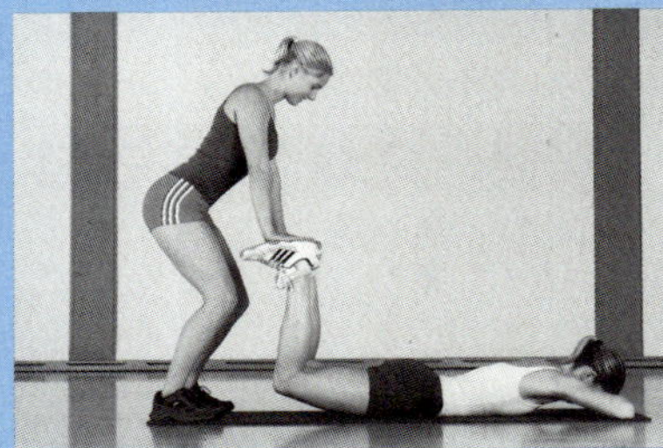

Beinrückheben beidbeinig gebeugt am Boden gegen den Partnerwiderstand

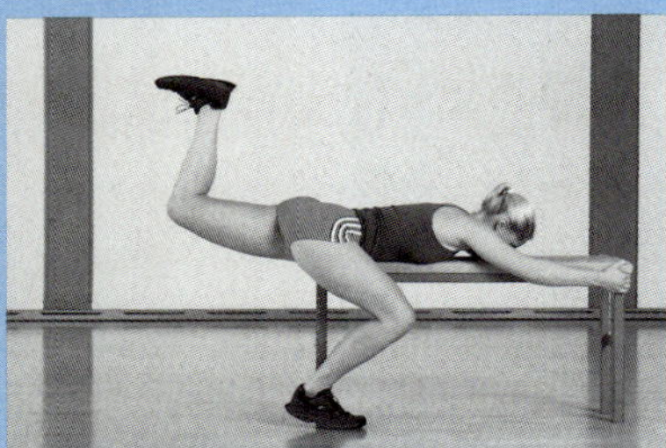

Beinrückheben einbeinig gebeugt auf der Bank

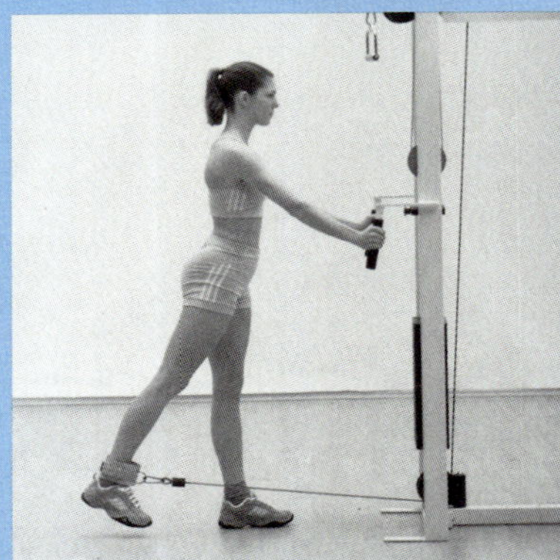

Beinrückheben einbeinig gestreckt am Kabelzug

Das Aufrichten und Halten des Rumpfes mit 90° gebeugtem Hüftgelenk ist eine intensive Isolationsübung für den unteren Anteil des Rückenstreckers. Durch Strecken der Arme nach vorne wird der Hebelarm verlängert und die Intensität ebenso erhöht wie durch ein Zusatzgewicht, das vor der Brust gehalten wird.

Varianten Rumpfheben:

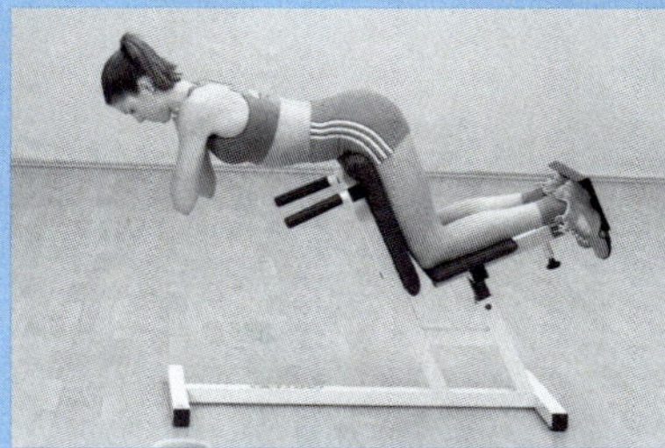

Erektoren Crunch

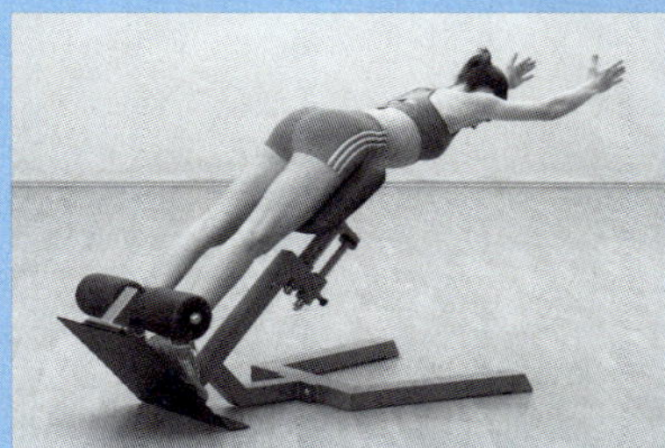

Rumpfheben in Schräglage am Gerät

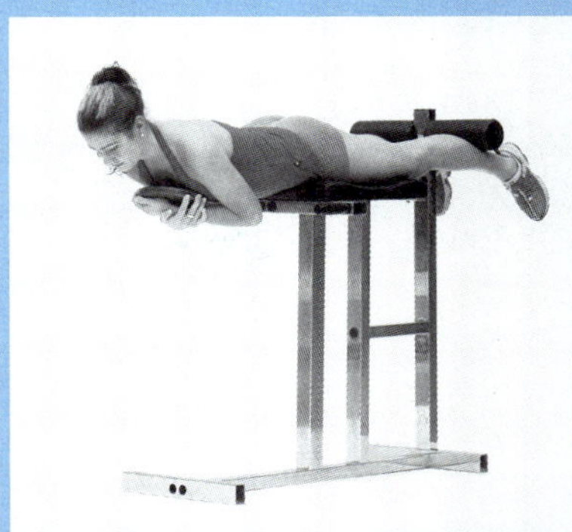

Rumpfheben horizontal am Gerät mit Zusatzgewicht

Stabilisierungsübungen

Varianten der Übungen Kreuzheben, Kniebeuge, Beinpressen bilden die zweite Gruppe wirksamer Übungen für den unteren Teil des Rückenstreckers.

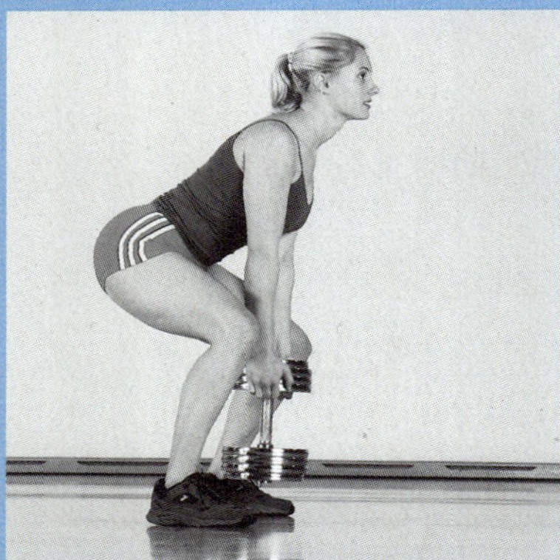

Kreuzheben mit der Kurzhantel

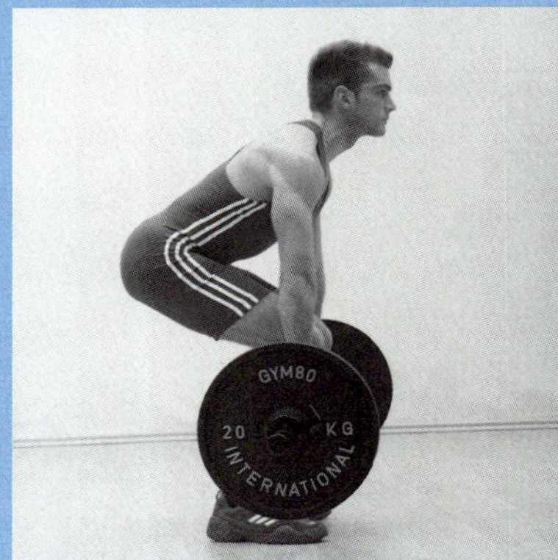

Kreuzheben mit der Langhantel

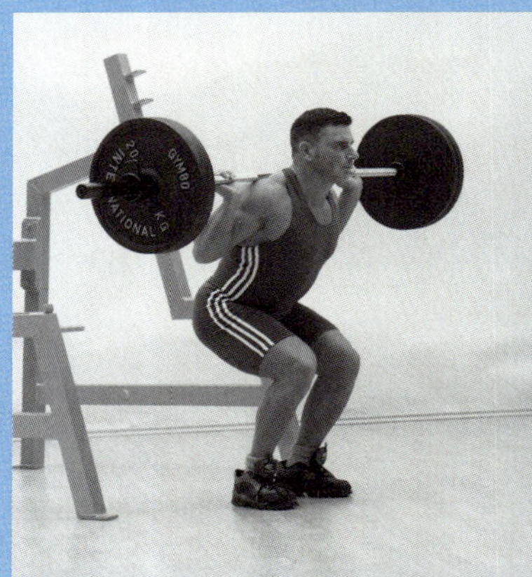

Kniebeuge mit der Langhantel

Fassen Sie die Kurzhantel an den Hantelscheiben mit gestreckten Armen. Senken Sie das Gesäß ab, kippen Sie das Becken und heben Sie das Gewicht mit der Kraft der Beine mit geradem Rücken. Korrektes, rückengerechtes Heben ist auch im Alltagsleben (z.B. Getränkekasten) sehr wichtig. Das Kurzhantel-Kreuzheben ist sehr gut geeignet, um die korrekte Technik der schwierigen Übung Kreuzheben zu lernen.

Die beiden Übungen besitzen in der Trainingspraxis von leistungsorientierten Athleten vieler Sportarten einen hohen Stellenwert, weil sie hervorragende Komplexübungen sind, die zusätzlich zahlreiche Muskeln intensiv trainieren.

Wichtige Tipps für den Alltag

Beim falschen Heben von schweren Gegenständen (z. B. volle Getränkekästen oder schwere Hantelscheiben im Fitnessraum) kann es zu Verletzungen (z. B. Bandscheibenvorfall) oder Beschwerden im Rücken kommen. Beachten Sie deshalb folgende Tipps zum Heben und Tragen:

- Treten Sie ganz nah an das Gewicht heran; heben und tragen Sie es körpernah (mit Körperkontakt).
- Heben Sie schwere Gegenstände immer aus den Beinen heraus mit geradem Rücken (Tendenz Hohlkreuz).
- Vermeiden Sie Verwringungen (Verdrehungen) in der Wirbelsäule in gebeugter Haltung mit schwerem Gewicht (z. B. Heben eines Getränkekastens aus dem Einkaufswagen in den Kofferraum). Heben Sie das Gewicht immer mit geradem Rücken und drehen Sie sich «en bloc», d. h. sich selbst gemeinsam mit dem Gewicht. So schonen Sie Ihren Rücken.
- Beim Heben schwerer Gegenstände (z. B. Einkaufstaschen, Koffer) sollten Sie möglichst das Gewicht gleichmäßig verteilen (links und rechts tragen) oder einen Rucksack verwenden.

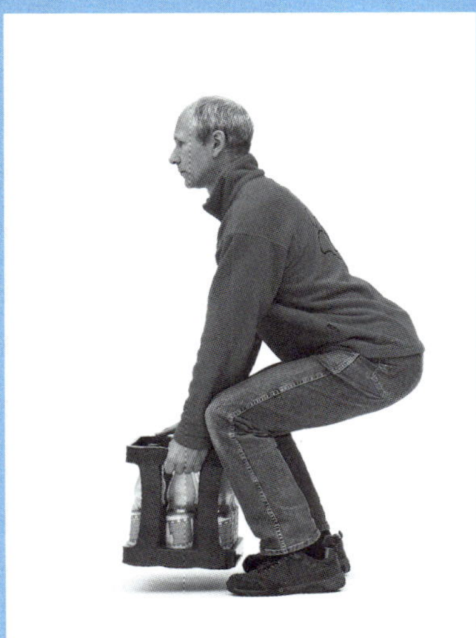

Heben schwerer Gegenstände

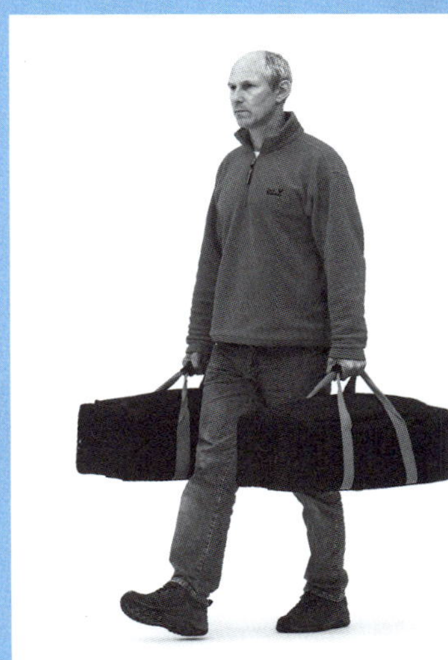

Tragen von schweren Koffern oder Taschen

Kapuzenmuskel

Anatomische Aspekte des Kapuzenmuskels und der Rautenmuskeln

Kapuzenmuskel (M. trapezius)

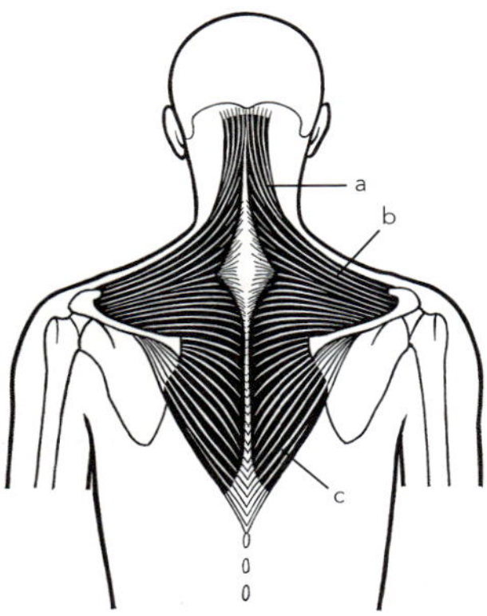

Pars descendens (a), (oberer, absteigender Anteil)

Ursprung:
- Halswirbel

Ansatz:
- Schlüsselbein (clavicula) und Schulterhöhe (acromion)

Funktion:
- Schultern nach oben ziehen (Elevation)
- Hilft bei Drehung des Schulterblattes, um den Arm über 90° zu heben
- Neigen des Kopfes zur Seite

Pars transversa (b), (mittlerer, quer verlaufender Anteil)

Ursprung:
- Obere Brustwirbel

Ansatz:
- Schulterhöhe (acromion)

Funktion:
- Schultern nach hinten ziehen (Retraktion)

Pars ascendens (c), (unterer, aufsteigender Teil)

Ursprung:
- 3.–12. Brustwirbel

Ansatz:
- Schulterblattgräte (spina scapulae)

Funktion:
- Schultern nach unten ziehen (Depression)
- Hilft bei Drehung des Schulterblattes, um den Arm über 90° zu heben

Kapuzenmuskel (modifiziert nach Rohen 1998)

Rautenmuskeln (Mm. rhomboidei)

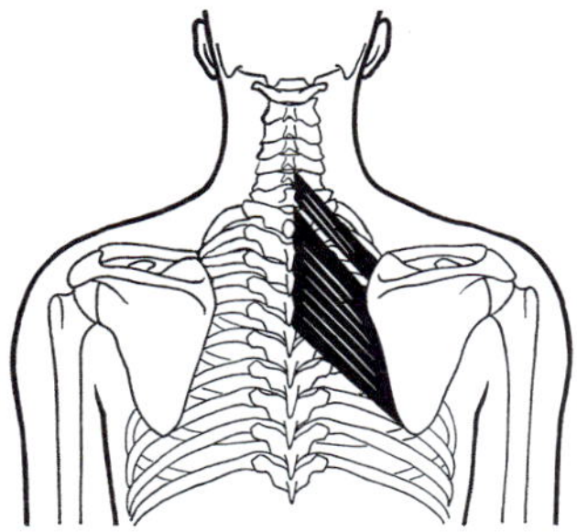

Ursprung:
- 6. Halswirbel bis 4. Brustwirbel

Ansatz:
- Innerer (medialer) Rand des Schulterblattes (scapula)

Funktion:
- Schultern nach hinten-oben ziehen
- Fixation des Schultergürtels

Rautenmuskeln (modifiziert nach Rohen 1998)

Der Kapuzenmuskel (M. trapezius) und die Rautenmuskeln (Mm. rhomboidei) gehören zur Muskulatur des Schultergürtels. Der trapezförmige Kapuzenmuskel bedeckt den oberen Teil des Rückens. Seine langgezogene Ursprungslinie reicht vom Hinterhaupt bis zum 12. Brustwirbel. Der obere, absteigende Anteil (pars descendens) des Muskels setzt am Schlüsselbein an, der quer verlaufende Anteil (pars transversa) an der Schulterhöhe und der untere aufsteigende Anteil (pars ascendens) an der Schulterblattgräte. Die rautenförmigen Rhomboideen liegen unter dem Kapuzenmuskel und verlaufen von der Wirbelsäule zum Schulterblatt.

Besonderheiten

Dem Kapuzenmuskel und den Rautenmuskeln kommt vor allem im Hinblick auf die Vermeidung und Linderung von Rückenbeschwerden und für die Körperhaltung (Haltungsaufbau) eine besondere Bedeutung zu, da sie die Schulterblätter nach hinten ziehen und ausgleichend auf eine zu starke Brustkyphose (Rundrücken) wirken. Neben dem unteren Rücken sind der obere Rücken und die Halswirbelsäule die größten Schwachstellen und die häufigsten Ausgangspunkte für Rückenbeschwerden, unter denen so viele Menschen leiden (Rundrücken und Beschwerden der Halswirbelsäule).

Merke: In jeden Trainingsplan gehören mindestens zwei Übungen zur Kräftigung des oberen Rückens.

Die effektivsten Übungen für den Kapuzenmuskel

Entsprechend den drei unterschiedlichen Verlaufsrichtungen der Muskelfasern des Kapuzenmuskels unterscheiden wir Übungen für den oberen absteigenden, den quer verlaufenden und den unteren aufsteigenden Anteil.

Varianten der Übung Reverse-Flys sind hervorragende Komplexübungen für alle drei Anteile des Trapezmuskels. Sie stellen unverzichtbare Trainingsschwerpunkte für die gesamte Muskulatur des oberen Rückens dar, weil sie auch den Deltamuskel und den Rückenstrecker im Bereich der Brustwirbelsäule optimal trainieren. Sie können durch einige wenige Spezialübungen ergänzt werden, die jeweils nur für einen Anteil des Trapezmuskels effektiv sind.

Reverse-Flys, Oberarme außenrotiert und 135° abgespreizt

Variante 1:

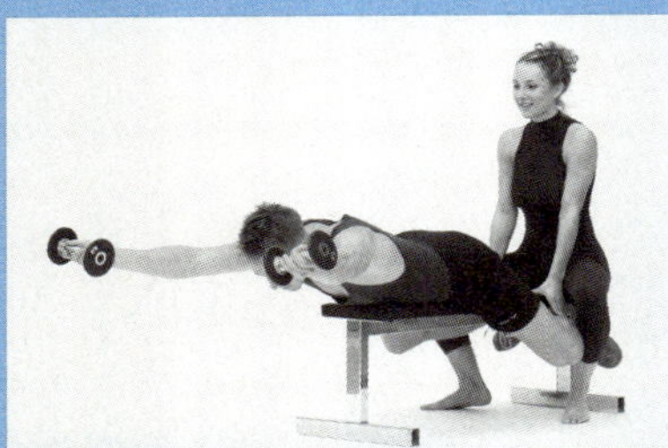

Reverse-Flys in Bauchlage auf der Flachbank

Diese Reverse-Fly-Variante ist die Topübung für den unteren und mittleren Anteil des Kapuzenmuskels und ist auch für den oberen Anteil sehr effektiv. Zudem ist sie eine hochintensive Trainingsübung für den gesamten Rückenstrecker und den Deltamuskel.
Legen Sie sich in Bauchlage auf eine Bank, wobei der Rumpf nach vorne frei schwebend überragen kann, und fixieren Sie die Beine unter der Bank. Kippen Sie das Becken und heben Sie die nahezu gestreckten Arme maximal vor-hoch an. Die Daumen zeigen nach oben (Außenrotation im Schultergelenk). Leichte Kurzhanteln und permanente Endkontraktionen intensivieren die Übung deutlich.

Variante 2:

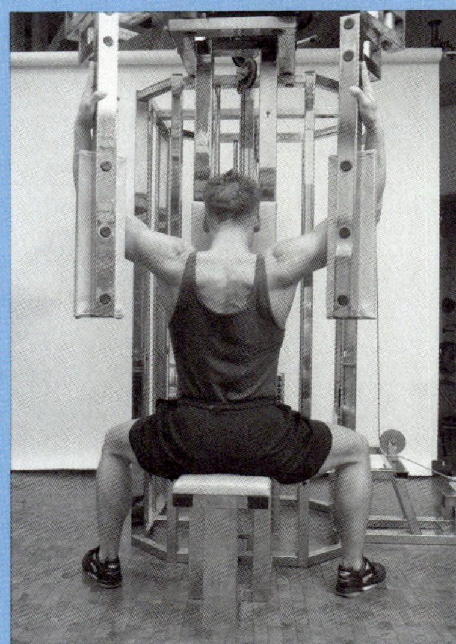

Reverse-Flys im Sitz an der Maschine

Variante 3:

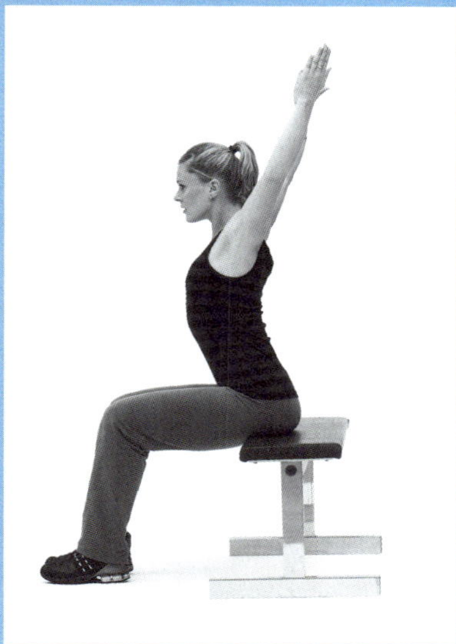

«Großer Adler» im Sitz

Variante 4:

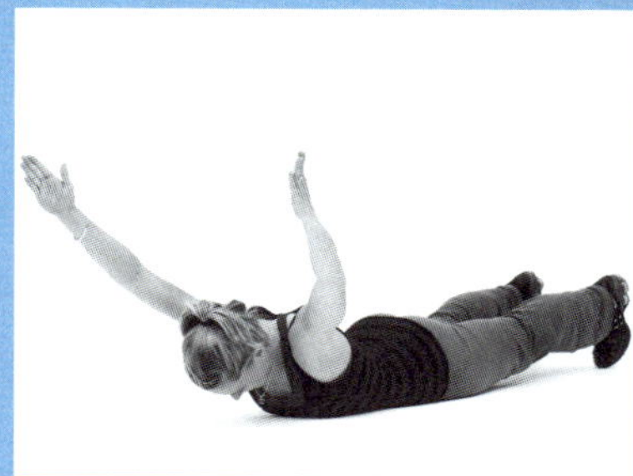

Reverse-Flys in Bauchlage auf dem Boden, Oberarme außenrotiert und 135° abgespreizt

Reverse-Flys, Oberarme innenrotiert und 90° abgespreizt

Diese Reverse-Fly-Übung ist ebenfalls eine sehr gute Komplexübung für den Trapezmuskel und die optimale Übung für den Rückenstrecker im Bereich der Brustwirbelsäule und den hinteren Anteil des Deltamuskels.

Variante 1:

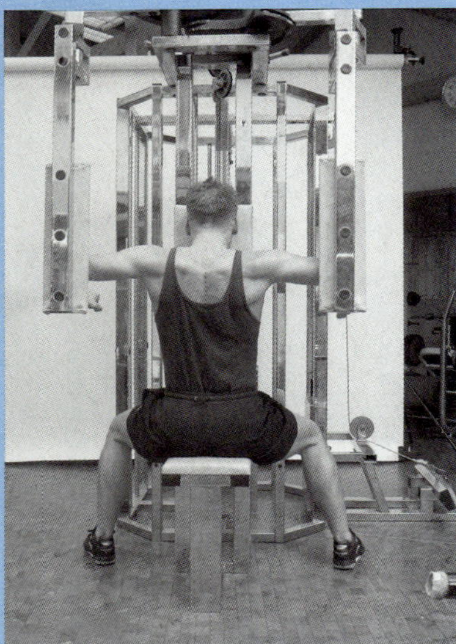

Reverse-Flys im Sitz an der Maschine

Heben Sie im Sitz die Oberarme 90° an und drehen Sie die Oberarme so, dass die Handrücken nach oben und die Daumen nach unten zeigen (Innenrotation). Drücken Sie den Widerstand maximal weit nach hinten. Ziehen Sie die Schulterblätter zur Wirbelsäule und werden Sie «stolz». Mit Endkontraktionen erreichen Sie eine deutliche Intensitätssteigerung.

Variante 2:

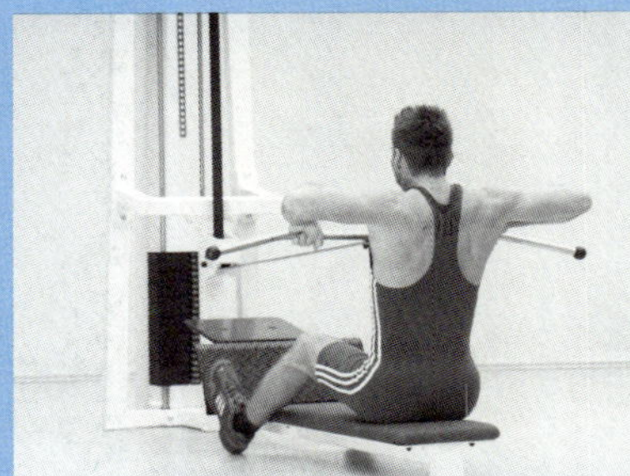

Reverse-Flys am Kabelzug

Variante 3:

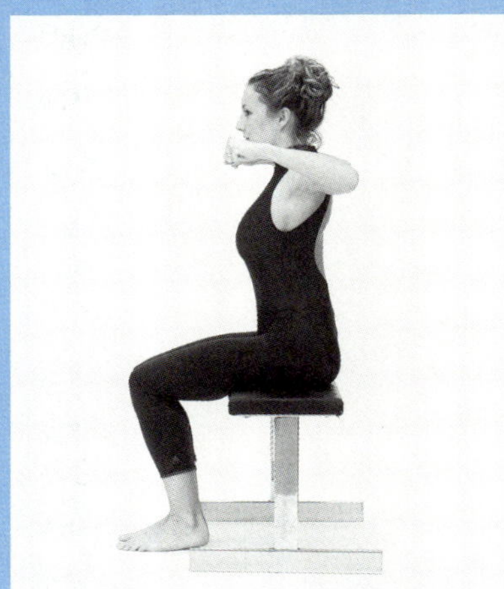

«Kleiner Adler» im Sitz

Variante 4:

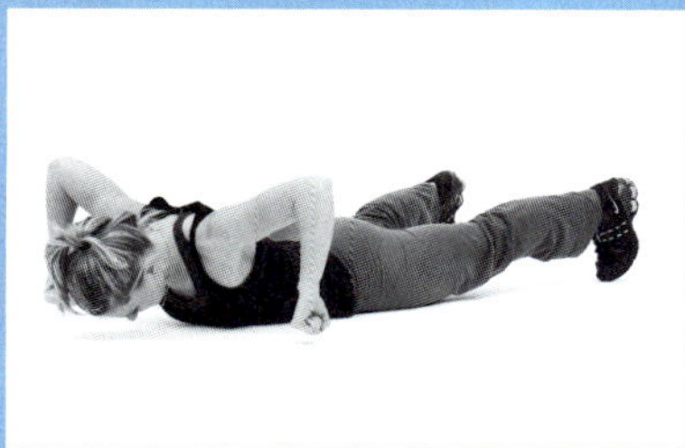

Reverse-Flys in Bauchlage am Boden, Oberarme innenrotiert und 90° abgespreizt

Spreizen Sie in Bauchlage am Boden die gebeugten Arme 90° ab. Setzen Sie die Fäuste so auf, dass die Unterarme senkrecht stehen, drehen Sie die Handflächen nach außen. Heben Sie die Fäuste vom Boden ab und ziehen Sie die Schulterblätter zur Wirbelsäule und halten Sie die Fäuste möglichst lange schwebend.

Variante 5:

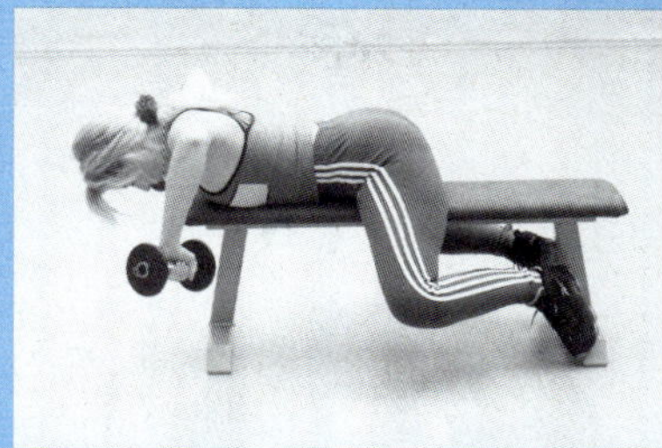

Reverse-Flys in Bauchlage auf der Bank mit Kurzhanteln, Oberarme 90° abgespreizt

Spezialübungen für den oberen Anteil des Kapuzenmuskels

Die anatomische Hauptfunktion dieses Muskelanteils ist das Anheben bzw. Stabilisieren der Schultern. Dies ist bei allen Übungen mit hohen Gewichten wie Frontziehen mit SZ-Hantel, Kreuzheben, Rudern vorgebeugt, Good Morning, Schulterheben mit Kurz- oder Langhantel optimal der Fall. Auch alle Reverse-Fly-Varianten und Übungen wie das Nackendrücken an der Multipresse und der Kurzhantel-Trizeps-Kickback mit Retroversion erzeugen noch eine hohe Muskelspannung.

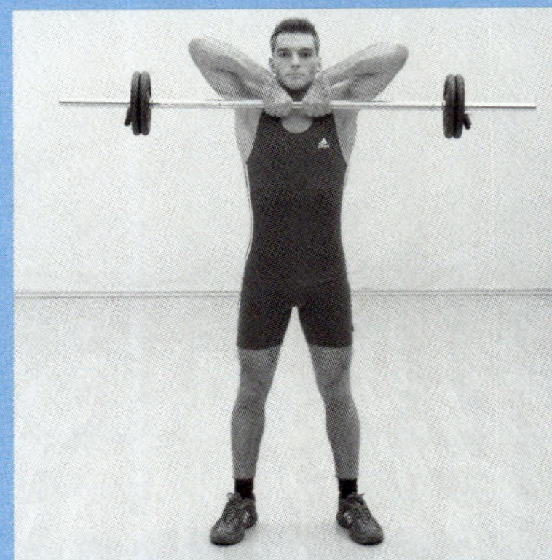

Frontziehen mit der Lang- oder SZ-Hantel

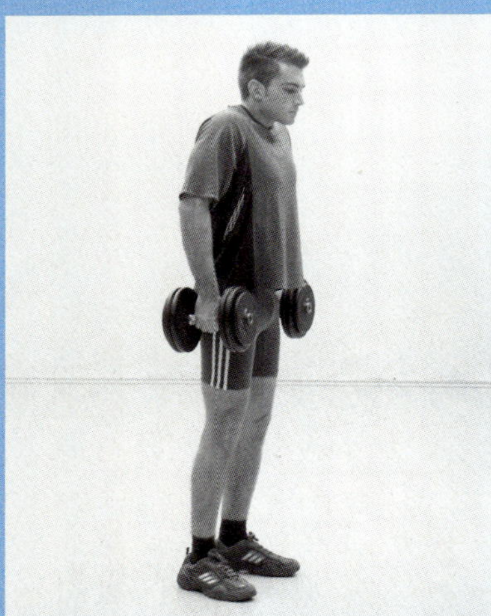

Schulterheben / Schulterrollen mit Kurzhantel

Spezialübung für den mittleren Anteil des Kapuzenmuskels

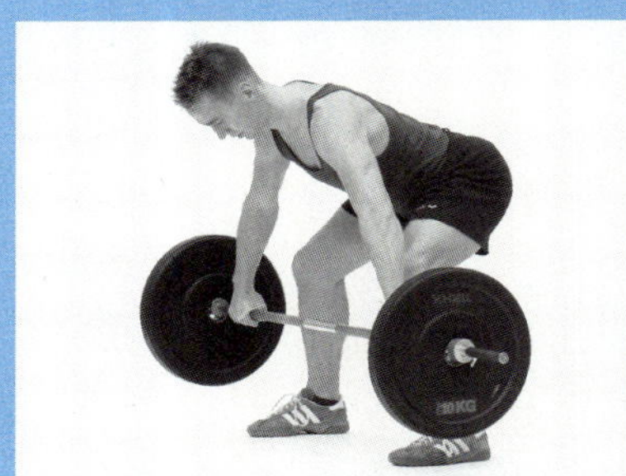

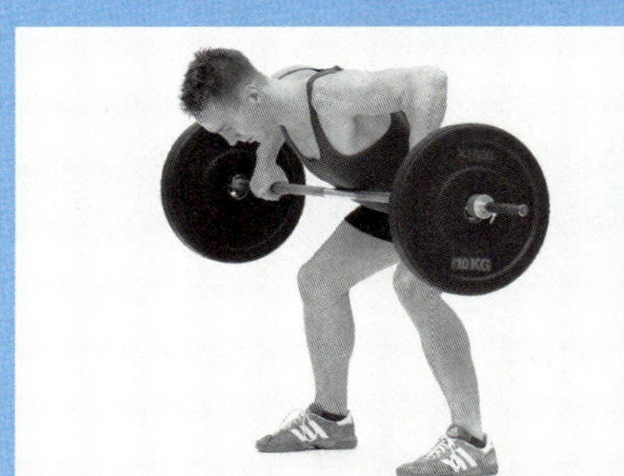

Rudern im Stand vorgebeugt mit Langhantel (Reverse-Fly-Ausführung)

Breiter Rückenmuskel

Anatomische Aspekte

Breiter Rückenmuskel (M. latissimus dorsi)

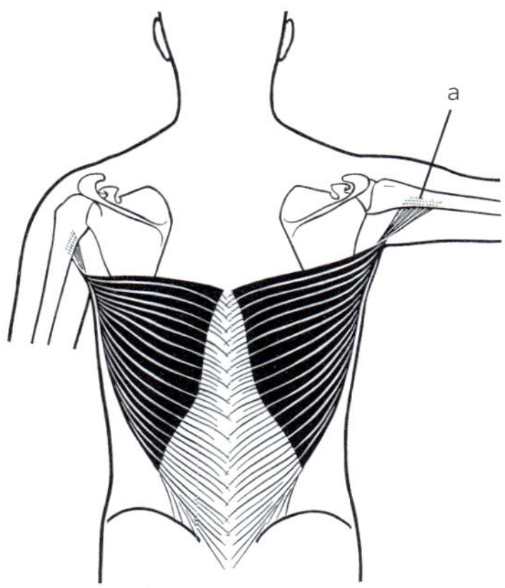

Ursprung:
- 6. Brust- bis 5. Lendenwirbel
- Kreuzbein, Beckenkamm, untere Rippen

Ansatz:
- Kleinhöckerleiste (crista tuberculi minoris, a) an der Vorderseite des Oberarmknochens

Funktion:
- Rückführung (Retroversion) des Armes; senkt auch den erhobenen Arm nach unten
- Heranführen (Adduktion) des Armes zum Körper
- Innenrotation

Breiter Rückenmuskel (modifiziert nach Rohen 1998)

Der Breite Rückenmuskel (M. latissimus dorsi) ist einer der größten Muskeln des Körpers. Er verleiht dem Rücken die typische V-Form und trägt entscheidend zum athletischen Körperbild bei. Er bedeckt ausgehend von seinem langgezogenen Ursprung (6. Brust- bis 5. Lendenwirbel, Kreuzbein, Beckenkamm) breitflächig die Mitte des Rückens. Seine Fasern bündeln sich zu einem deutlichen Wulst an der hinteren Achselhöhle und setzen am Oberarmknochen an. Der Latissimus zieht den Oberarm an und hinter den Körper (Ruderbewegung), senkt den erhobenen Arm (Wurf- und Klimmzugbewegung) und unterstützt die Innenrotation.

Besonderheiten

- Abhängigkeit des Breiten Rückenmuskels vom Bizeps
  Bei nahezu allen Übungen für den Breiten Rückenmuskel wird gleichzeitig das Ellbogengelenk gebeugt und der Bizeps mit beansprucht. Es besteht also eine gegenseitige Abhängigkeit der beiden Muskeln. Wenn der Bizeps, z.B. beim Klimmziehen, Lat-Ziehen oder Rudern ermüdet ist, müssen wir den Satz abbrechen, obwohl der stärkere Latissimus noch keineswegs erschöpft ist. Bei den meisten Menschen ist der Bizeps deutlich schwächer als der Breite Rückenmuskel und begrenzt deshalb die Möglichkeit, diesen auszubelasten. Nur bei Übungen bei denen der Widerstand am Oberarm ansetzt und die Beugung im Ellbogen-

gelenk und damit der Bizeps keine Rolle spielen, kann der Latissimus bis zur muskulären Erschöpfung ausbelastet werden. Dies ist bei den effektivsten Übungen für den Breiten Rückenmuskel, das «Bodenrudern» in Rückenlage am Boden der Fall.

- Endkontraktionen
  Eigene Messungen haben ergeben, dass die Muskeln bei zahlreichen Übungen bei maximaler Verkürzung die höchste Spannung entwickeln. Dies gilt z.B. bei Beinrückhebeübungen für den Großen Gesäßmuskel und den unteren Teil des Rückenstreckers, beim Kabelziehen über Kreuz für den Großen Brustmuskel, bei Beinbeugeübungen für die Muskeln der Oberschenkelrückseite und bei Ruderübungen für den Breiten Rückenmuskel. Die Betonung der maximalen Kontraktionsposition – hier maximales Ziehen der Oberarme hinter den Körper – intensiviert das Training erheblich und macht es deutlich effektiver. Diese spezielle Art der maximalen Muskelverkürzung wird als Endkontraktion bezeichnet. Ein Training mit Endkontraktionen hat sich auch für den Latissimus als höchst effektiv erwiesen.

Die effektivsten Übungen

Alle Übungen für den Latissimus sind Varianten von Zugübungen. Wir teilen sie in folgende Übungsgruppen ein:

Bodenrudern in Rückenlage, Ruderübungen, Klimmzugübungen und Lat-Zug-Übungen.

Bodenrudern

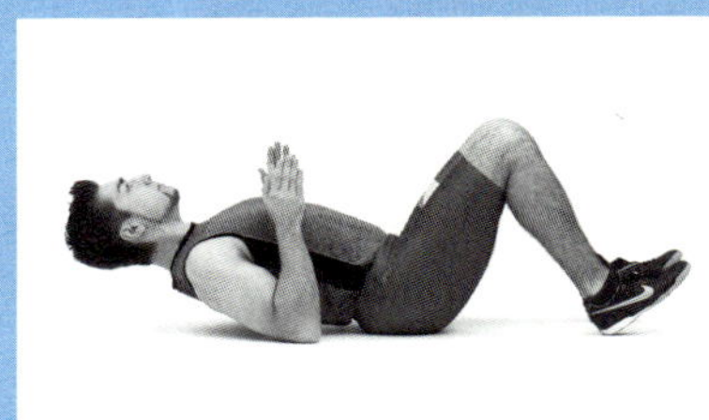

Bodenrudern mit aufgesetzten Fersen (leicht)

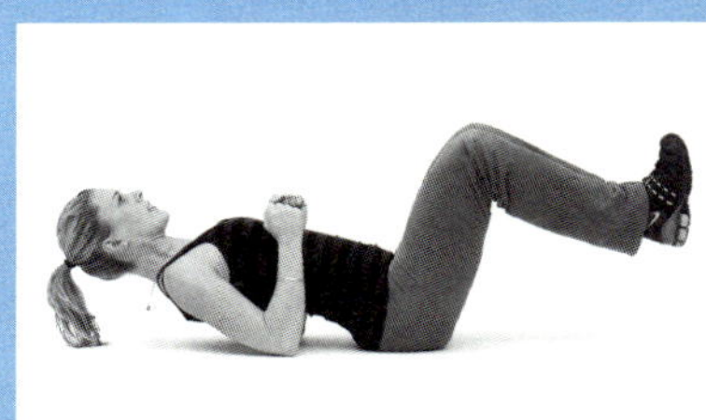

Bodenrudern mit angehobenen, gebeugten Beinen (mittel)

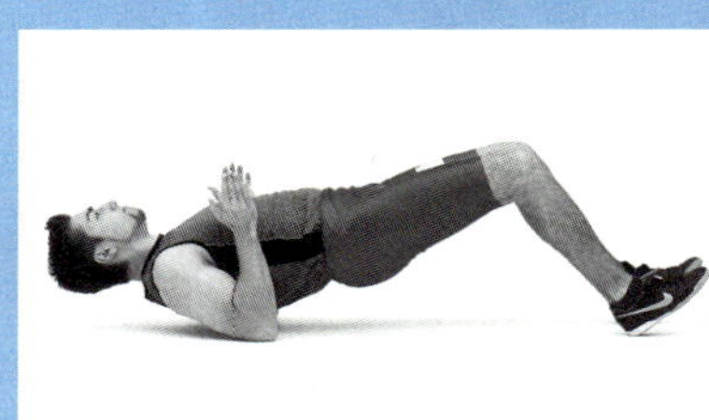

Bodenrudern mit Anheben des Beckens (schwer)

Das Boden- oder Lat-Rudern ist von allen Übungen mit und ohne Gerät mit großem Abstand die intensivste Übung für den Breiten Rückenmuskel. Diese Übung ist erst 2002 im Rahmen des Projekts «Optimierung des Krafttrainings» an der Universität Bayreuth entwickelt und evaluiert worden. Die hohe Effektivität wird zum einen durch das Ausschalten des Bizeps erreicht, zum anderen lässt die Ausgangsstellung in Rückenlage nur eine sehr kleine Bewegungsamplitude mit hochwirksamen Endkontraktionen zu.

Wichtige Kriterien für eine korrekte Übungsausführung:

- Setzen Sie in Rückenlage die Fersen der gebeugten Beine auf und kippen Sie das Becken (Hohlkreuz).
- Heben Sie den Oberkörper durch Druck der Oberarme und Ellbogen gegen den Boden und imitieren Sie die Endphase einer Ruderbewegung. Der Blick ist dabei senkrecht nach oben gerichtet. Hohlkreuz beibehalten.
- Die Variante mit aufgesetzten Fersen ist die leichteste Übung und für jedermann geeignet.
- Die Variante mit angezogenen, schwebenden Beinen ist die mittelschwere Ausführung.
- Die Variante mit abgehobenem Becken und Anheben des gesamten Körpers benötigt sehr viel Kraft und bleibt gut trainierten Athleten vorbehalten.

Ruderübungen

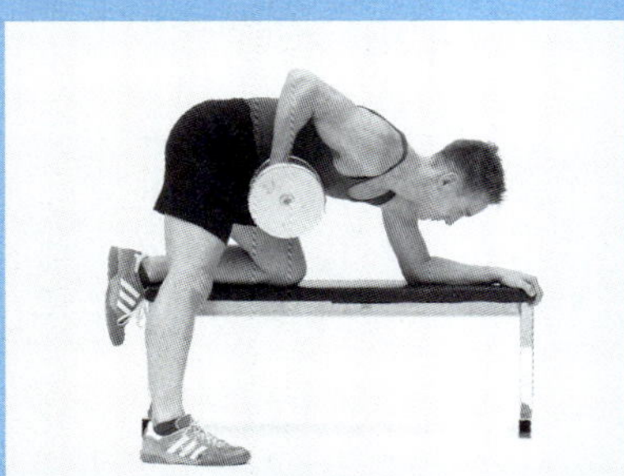

Rudern einarmig vorgebeugt mit Kammgriff mit Kurzhantel

Diese Übung ist die effektivste Rudervariante. Der auf der Bank aufgesetzte Unterschenkel sowie der Unterarm und das nach außen gesetzte Stützbein bilden ein Dreieck und stabilisieren den Körper optimal. Die Kurzhantel wird im Kammgriff (Handfläche zeigt nach vorne) gefasst und der Ellbogen eng am Körper maximal nach oben gezogen. Die Kammgriffvariante hat sich in eigenen Messungen als etwas effektiver erwiesen als eine Übungsausführung mit Rist- oder Hammergriff.

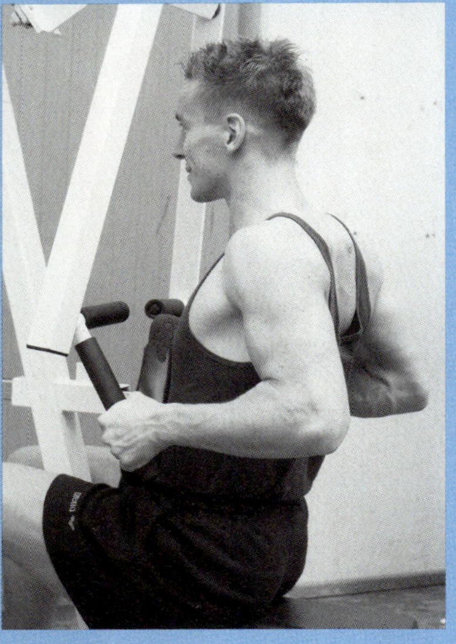

Rudern sitzend an der Maschine mit Bruststütze

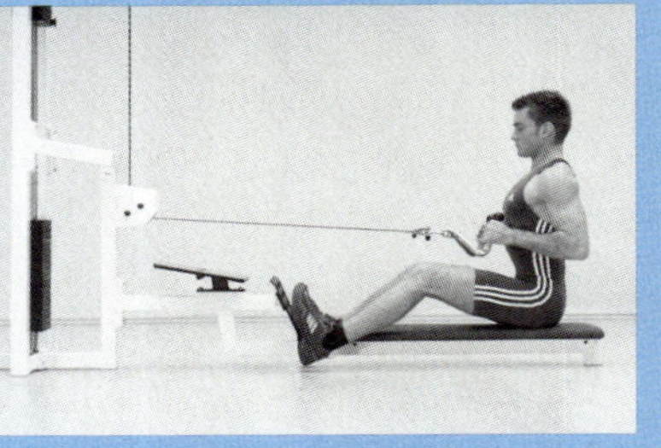

Rudern sitzend am Kabelzug

Bei allen Ruderübungen ist darauf zu achten, dass die Ellbogen maximal hinter den Körper in die Endkontraktionsposition gezogen werden.

Klimmzugübungen

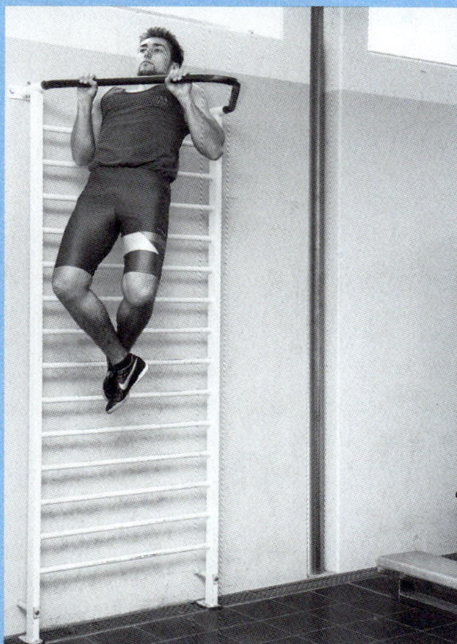

Klimmzug zur Brust mit schulterbreitem Ristgriff

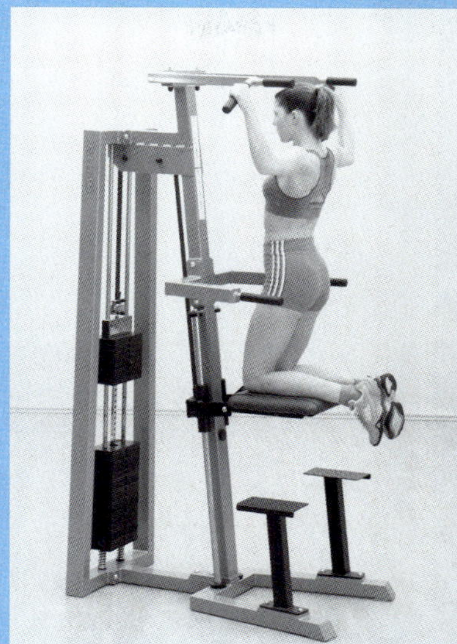

Klimmzug mit Gewichtsreduzierung

Klimmzugvarianten sind effektive Komplexübungen für den Breiten Rückenmuskel und den Bizeps. Die schwerste Variante, der Klimmzug zum Nacken mit breitem Griff, ist nur für gut trainierte Sportler geeignet. Durch Gewichtsreduzierung oder einen Klimmzug in Schräglage sind Klimmzugübungen an jedes Leistungsniveau anpassbar.

Lat-Zugübungen

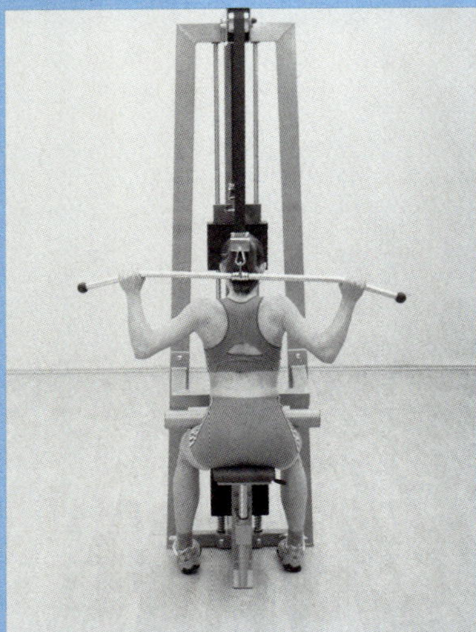

Lat-Ziehen zum Nacken

Die in vielen Fitnessstudios am häufigsten eingesetzte Variante Lat-Ziehen zum Nacken ist gleichzeitig die Übung mit der geringsten Effektivität. Messungen zeigen, dass der Bizeps lange vor dem Latissimus ermüdet und somit kein wirksames Lat-Training möglich ist.

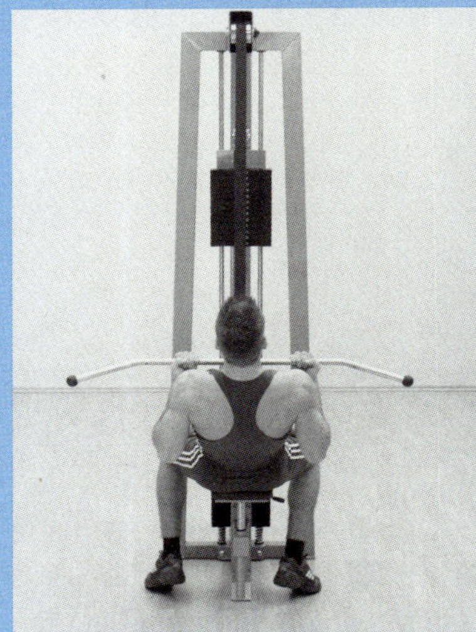

Lat-Ziehen mit Kammgriff und ca. 45° zurückgeneigtem Oberkörper

Das Zurückneigen des Oberkörpers und die Möglichkeit, die Ellbogen hinter den Rumpf zu ziehen (Endkontraktionsposition), macht diese Lat-Zug-Variante deutlich effektiver, vor allem wenn jede Wiederholung durch mehrere Endkontraktionen intensiviert wird.

Brust, Schultern, Arme

Großer Brustmuskel

Anatomische Aspekte

Großer Brustmuskel (M. pectoralis major)

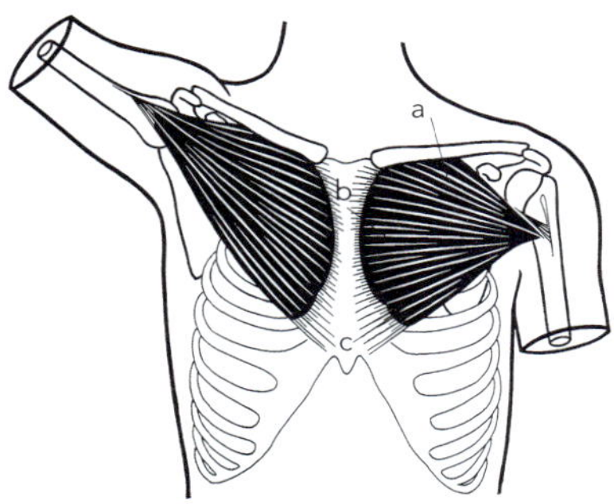

Ursprung:

- **Pars clavicularis** (a) – Schlüsselbein (clavicula), absteigender Faserverlauf
- **Pars sternocostalis** (b) – Brustbein (sternum), quer verlaufender Faserverlauf
- **Pars abdominalis** (c) – Rectusscheide, aufsteigender Faserverlauf

Ansatz:

- Großer Höcker am Oberarmknochen (crista tuberculi majoris)

Funktion:

- Arm an den Körper heranziehen (Adduktion)
- Arm nach vorn führen (Anteversion)
- Innenrotation
- Senkt den erhobenen Arm nach unten

Der Große Brustmuskel (M. pectoralis major) bedeckt nahezu den gesamten Brustkorb. Die drei Muskelanteile werden nach dem jeweiligen Ursprung benannt: oberer (pars clavicularis), mittlerer (pars sternocostalis) und unterer Anteil (pars abdominalis). Der Muskel verläuft über das Schultergelenk und setzt am Oberarmknochen an. Er zieht den Arm kraftvoll an und vor den Körper (Adduktion), dreht ihn nach innen (Innenrotation), führt ihn nach vorne (Anteversion) und senkt den erhobenen Arm nach unten.

Besonderheiten

- Verletzungsgefahr beim Bankdrücken
  Eine nicht unerhebliche Verletzungsgefahr bei der sehr häufig trainierten Brustmuskelübung Bankdrücken liegt im Risiko der Überlastung der vorderen Band- und Kapselstrukturen des Schultergelenks. Beim Bankdrücken wird häufig empfohlen, die Langhantel bis auf die Brust abzusenken. Dabei wird der Kopf des Oberarmknochens nach vorne gegen das Band, das vom Oberarm zum Rabenschnabelfortsatz am Schulterblatt führt (lig. coraco-humerale), und gegen das Bindegewebe der Gelenkkapsel gedrückt. Hohe Gewichte können dabei ein Verletzungsrisiko für diese Bindegewebsstrukturen darstellen. Eine Überdehnung kommt relativ häufig vor und kann lang andauernde Beschwerden nach sich zie-

hen. Die Hantel sollte nur so tief abgesenkt werden, dass die Oberarme knapp unterhalb der Schulterachse liegen. Je nach der Größe des Brustkorbs des Trainierenden wird die Hantel einige Zentimeter über der Brust gestoppt. Athleten mit einem großen Brustkorb können die Hantel ohne Risiko bis auf die Brust absenken. EMG-Messungen haben gezeigt, dass bei gleichem Gewicht, auch bei nicht maximalem Absenken der Hantel, keine Effektivitätsverluste zu befürchten sind, sodass auf die sehr tiefe Bewegungsausführung durchaus verzichtet werden kann. Ein ähnliches Verletzungsrisiko besteht auch in den maximalen Dehnpositionen bei den Übungen Brustpressen an Maschinen, Stützbeugen (Dips), Fliegenden Bewegungen (Flys) und Butterflys, auf die deswegen verzichtet werden sollte.

Die effektivsten Übungen

Es lassen sich für das Training des Großen Brustmuskels zwei Übungsgruppen unterscheiden: Fliegende Bewegungen, z.B. Kabelziehen über Kreuz, Butterflys und Flys in Rückenlage auf der Flachbank mit Kurzhanteln und Drückübungen, z.B. alle Varianten des Bankdrückens, Stützbeugen (Dips) und Liegestütze (vgl. Übungsrangliste S. 65).

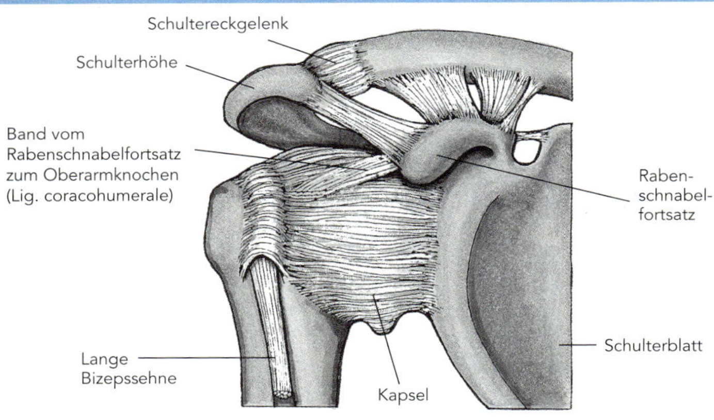

Schultergelenk (Gehrke 1999)

Fliegende Bewegungen (Flys)

Die Vorteile der Fliegenden Bewegungen sind, bei optimaler Übungsausführung, die vollständige Erfüllung der anatomischen Funktionen des Großen Brustmuskels: Adduktion, Innenrotation und Anteversion. In eigenen Messungen haben sich die Kabelzugübungen über Kreuz als die intensivsten und effektivsten Übungen für den Großen Brustmuskel erwiesen, obwohl nicht so viel Gewicht bewältigt werden kann wie beim Bankdrücken.

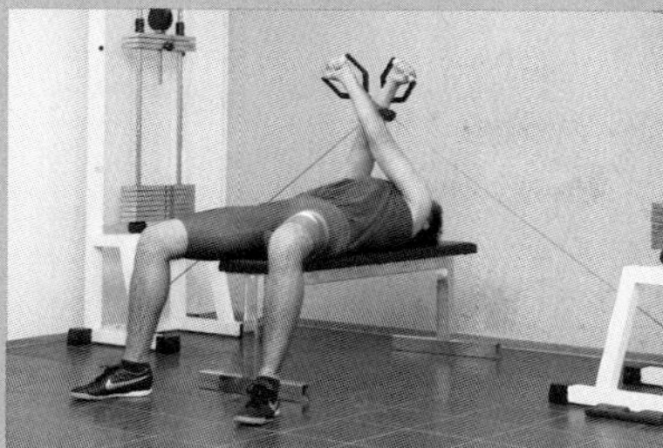

Kabelziehen über Kreuz in Rückenlage auf der Flachbank

Diese Top-Übung für den Großen Brustmuskel beginnt mit bereits stärker als 90° gebeugten Ellbogengelenken, weil andernfalls weniger Gewicht bewältigt werden kann. Überkreuzen Sie die Arme vor der Brust und strecken Sie in der Endposition die Ellbogengelenke (wichtig für die maximale Adduktion). Gleichzeitig drehen Sie die Oberarme so, dass die Handflächen zu den Beinen zeigen (Innenrotation).

Varianten

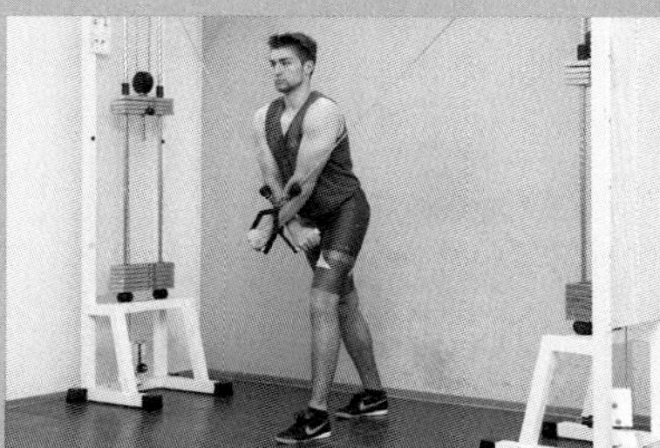

Kabelziehen über Kreuz im Stand

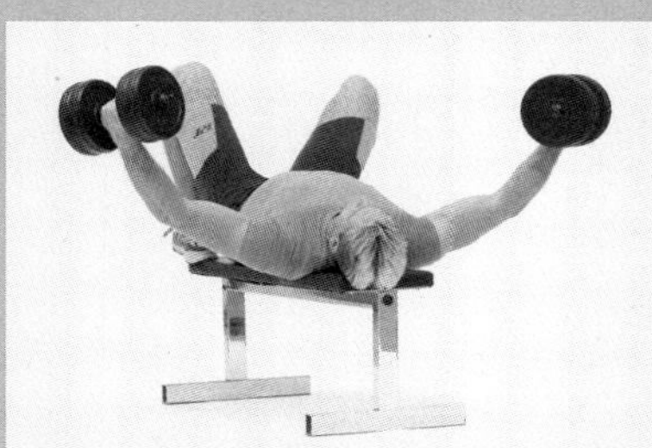

Flys mit Kurzhanteln auf der Flachbank

Die Übung ist bei Normalausführung deutlich weniger effektiv, weil sich beim Anheben der Arme der Lastarm zunehmend verkürzt und sich deshalb eine gute Effektivität nur bei etwa 180° ausgebreiteten Armen ergibt.

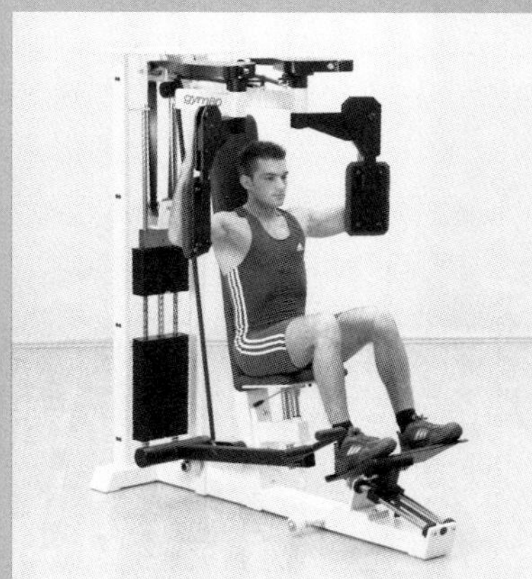

Butterfly an der Maschine

Die Effektivität dieser Übung ist ähnlich hoch wie das Bankdrücken. Die Hauptwirkung ergibt sich für den oberen Anteil des Brustmuskels.

Druckübungen

Die Vorteile der Druckübungen liegen in der Komplexwirkung für den Großen Brustmuskel, den Trizeps und den vorderen Anteil des Deltamuskels sowie den, im Vergleich zu den Fliegenden Bewegungen großen Gewichten, die bewältigt werden können. Die Nachteile liegen in dem nicht optimalen Erfüllen der anatomischen Funktionen (Adduktion und zum Teil der Innenrotation) des Großen Brustmuskels. Die Aktivierung des Großen Brustmuskels ist abhängig vom gewählten Gewicht und von dem Winkel zwischen Oberarm und Rumpf und somit von der Bankneigung. Bei negativer Bankneigung und einem Oberarm-Rumpf-Winkel kleiner als 90° kann das höchste Gewicht bewältigt und damit mit großer Intensität trainiert werden. Vorsicht: Der auftretende Blutstau im Kopfbereich wird häufig als unangenehm empfunden. Diese Übungsvariante ist deshalb für Risikogruppen, z.B. Personen mit Bluthochdruck, nicht angebracht. Je steiler die Bank positiv aufgerichtet ist, desto geringer ist das zu bewältigende Gewicht und desto mehr nimmt die Aktivierung des Großen Brustmuskels ab, während die des vorderen Anteils des Deltamuskels zunimmt.

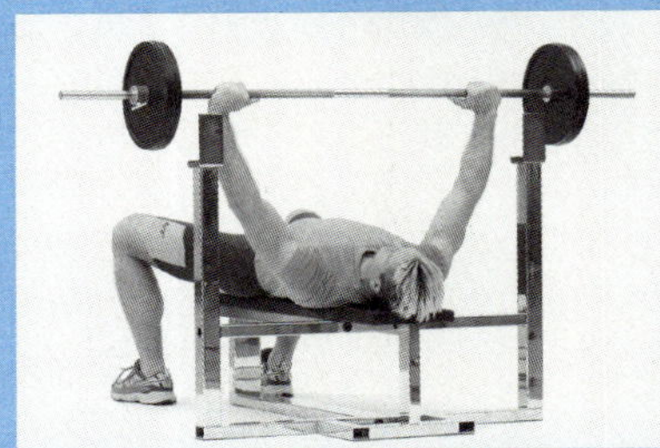

Bankdrücken auf der Flachbank mit Langhantel

Das Bankdrücken aktiviert den Großen Brustmuskel nur etwa 10 % weniger als das Kabelziehen über Kreuz. Legen Sie sich so auf die Bank, dass sich Ihre Augen direkt unter der Stange befinden, und setzen Sie die Füße breit am Boden auf oder heben Sie die Beine an. Senken Sie das Gewicht auf die Brust, wobei die Oberarme nur bis leicht unter Schulterhöhe abgesenkt werden sollen. Drücken Sie nun die Hantel nach oben.

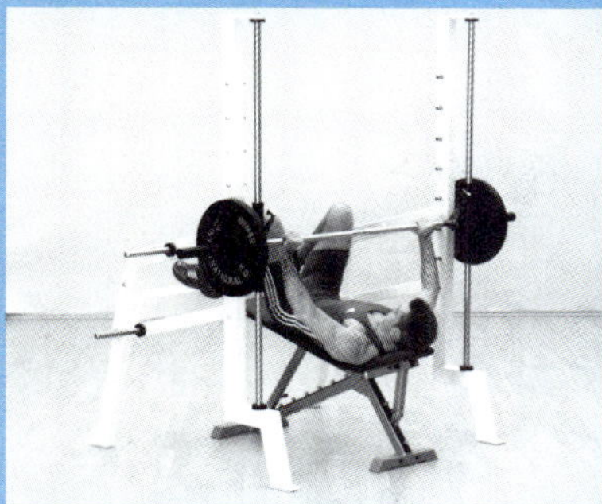
Bankdrücken negativ

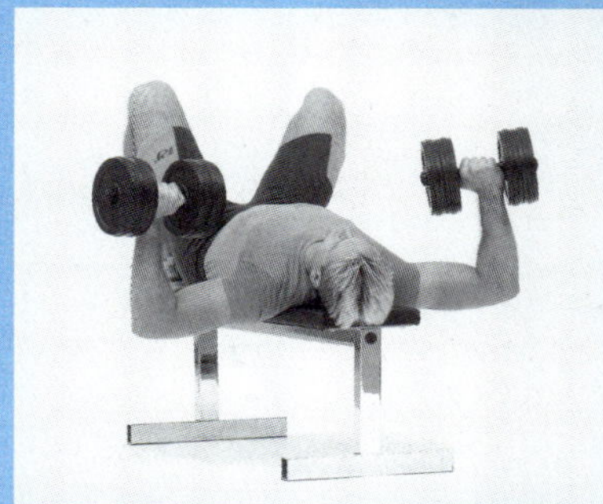
Kurzhanteldrücken

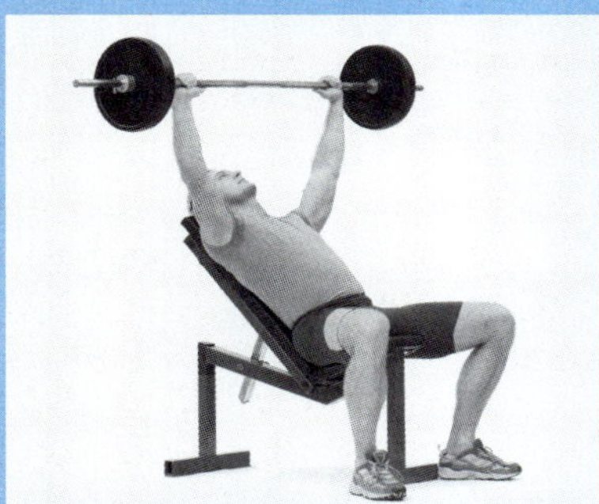
Bankdrücken auf der Schrägbank

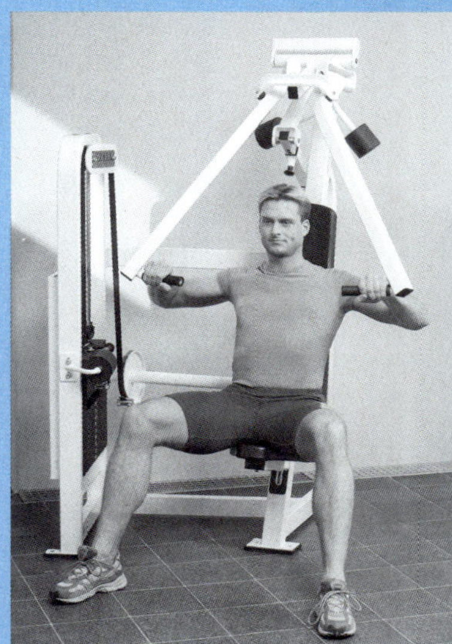
Bankdrücken im Sitz an der Brustpresse

Deltamuskel und Rotatorenmanschette

Anatomische Aspekte des Deltamuskels

Deltamuskel (M. deltoideus)

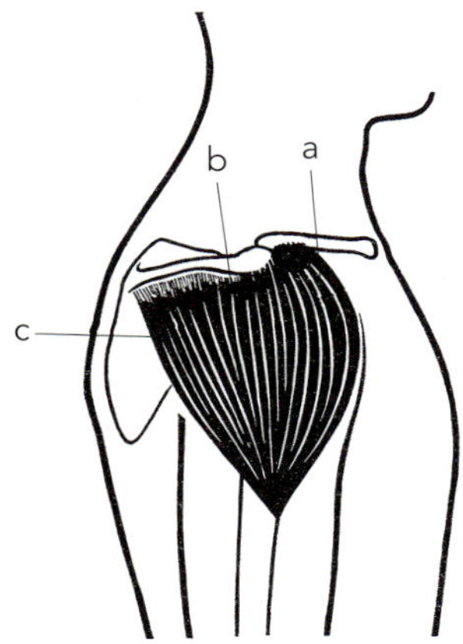

Ansicht: Rumpf von der Seite

Ursprung:

- (a) **Pars clavicularis** (vorn) – Schlüsselbein (clavicula)
- (b) **Pars acromialis** (Mitte) – Schulterhöhe (acromion)
- (c) **Pars spinalis** (hinten) – Schulterblattgräte (spina scapulae)

Ansatz:

- Oberarmknochen oben/außen (tuberositas deltoidea)

Funktion:

- **Pars clavicularis** – Arm nach vorn führen (Anteversion), Arm an den Körper heranziehen (Adduktion) und Innenrotation
- **Pars acromialis** – Arm vom Körper abspreizen (Abduktion). Bei zunehmender Abduktion sind auch die beiden anderen Teile beteiligt.
- **Pars spinalis** – Arm nach hinten führen (Retroversion), Adduktion und Außenrotation

Deltamuskel (modifiziert nach Rohen 1998)

Der Deltamuskel (M. deltoideus) umschließt das Schultergelenk kappenartig und verleiht der Schulter ihre runde Form. Er ist fast an allen Bewegungen im Schultergelenk beteiligt, insbesondere hebt er den Arm in alle Richtungen an. Seiner anatomischen Dreiteilung entsprechend, hebt der vordere Anteil (pars clavicularis) den Arm nach vorne oben (Anteversion), dreht ihn nach innen (Innenrotation) und zieht ihn zum Körper (Adduktion), der mittlere Teil (pars acromialis) hebt den Arm seitlich an (Abduktion) und der hintere Teil (pars spinalis) nach hinten oben (Retroversion) und dreht ihn nach außen (Außenrotation).

Anatomische Aspekte der Muskeln der Rotatorenmanschette

Rotatorenmanschette

Außenrotation

Untergrätenmuskel (M. infraspinatus), Obergrätenmuskel (M. supraspinatus), Kleiner Rundmuskel (M. teres minor)

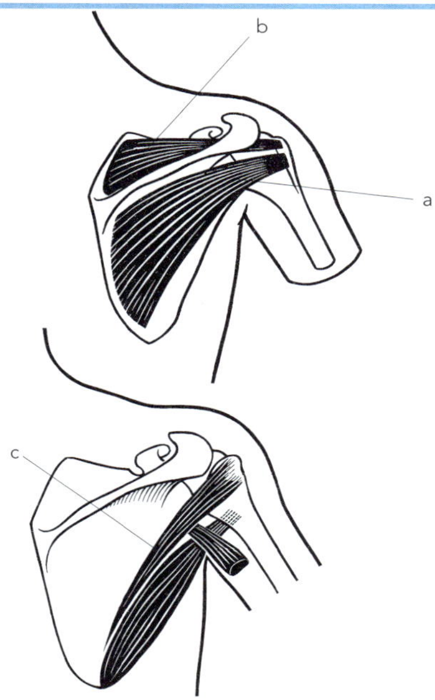

Ursprung:
- (a) **M. infraspinatus** – Schulterblatt unterhalb der Schulterblattgräte (fossa infraspinata scapulae)
- (b) **M. supraspinatus** – Schulterblatt oberhalb der Schulterblattgräte (fossa supraspinata scapulae)
- (c) **M. teres minor** – seitlicher Schulterblattrand (margo lateralis scapulae)

Ansatz:
- Die Muskeln setzen am großen Oberarmbeinhöcker des Oberarmknochens außen oben an (tuberculum majus)

Funktion:
- Außenrotation
- M. teres minor – Adduktion (Arm seitlich heranführen)
- M. supraspinatus – Abduktion (Arm seitlich abspreizen)

Innenrotation

Unterschulterblattmuskel (M. subscapularis)

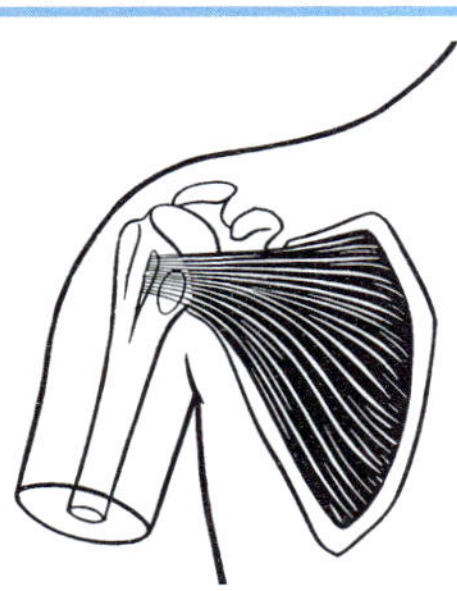

Ursprung:
- Innenseite des Schulterblatts (scapula)

Ansatz:
- Kleinhöckerleiste am Oberarmknochen oben innen (tuberculum minus humeri)

Funktion:
- Innenrotation und je nach Faseranteil Abduktion und Adduktion

Außen- und Innenrotatoren (modifiziert nach Rohen 1998)

Zur Schultergelenkmuskulatur können auch die Muskeln der Rotatorenmanschette gezählt werden, die zusammen mit dem Deltamuskel, dem Großen Brustmuskel, dem Breiten Rückenmuskel und weiteren Muskeln die Innen- und Außenrotation im Schultergelenk ausführen. Die Muskeln der Rotatorenmanschette liegen auf dem Schulterblatt wie der Untergrätenmuskel (M. infraspinatus), der Obergrätenmuskel (M. supraspinatus) und der kleine Rundmuskel (M. teres minor) und unter dem Schulterblatt, wie der Unterschulterblattmuskel (M. subscapularis). Alle ziehen über das Schultergelenk und setzen am Oberarmknochen an.

Besonderheiten des Deltamuskels und der Rotatorenmanschette

- Die muskuläre Sicherung des Schultergelenks
  Das Schultergelenk hat aufgrund seiner flachen Gelenkpfanne nur eine geringe knöcherne Führung und benötigt deshalb eine ausgeprägte muskuläre Stabilisation. Zwei Anteile des Deltamuskels und die Muskeln der Rotatorenmanschette haben ihren Ursprung am Schulterblatt und ihren Ansatz am Oberarmknochen. Deshalb spielen sie bei der muskulären Sicherung des Gelenks eine wichtige Rolle.
- Die Bedeutung der Schulterblattdrehung
  Wird der Arm weiter als ca. 90° vom Körper abgespreizt, beginnt sich das Schulterblatt zu drehen, um das Anheben des Armes zu ermöglichen. Dies ist bei Armseithebeübungen für das Training des Deltamuskels zu beachten. Bei Übungsvarianten mit einem Armabspreizwinkel < 90°, z.B. bei Übungen in Schräglage, muss der Delta den Widerstand alleine bewältigen und wird deshalb isoliert und sehr intensiv beansprucht. Bei Armseithebeübungen von 90° oder größer arbeiten die Muskeln, die die Schulterblattdrehung bewirken, kräftig mit, sodass zwar ein höherer Widerstand bewältigt werden kann, die Aktivierung des Delta jedoch etwas geringer ausfällt.

Die effektivsten Übungen für den Deltamuskel

Jeder der drei Anteile des Deltamuskels benötigt für ein optimales Training jeweils spezielle Übungen.

Der **vordere Anteil** (pars clavicularis) wird am besten durch Druckübungen erfasst, bei denen der Widerstand nach oben oder nach vorne gedrückt wird.

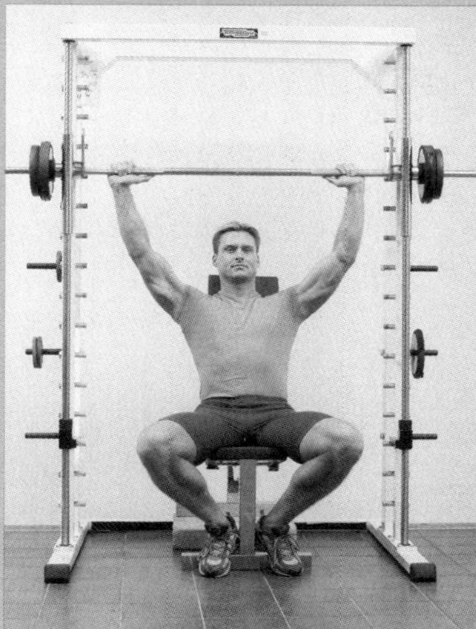

Frontdrücken an der Multipresse

Die Übung ist unangefochten die Top-Übung für den vorderen Anteil des Deltamuskels. Bei allen Druckübungen wird das Gewicht zur Vermeidung von Verletzungen im Schultergelenk nur so weit abgesenkt, bis die Oberarme auf Höhe der Schultern sind. Ein Aktivierungsverlust entsteht dabei nicht.

Varianten

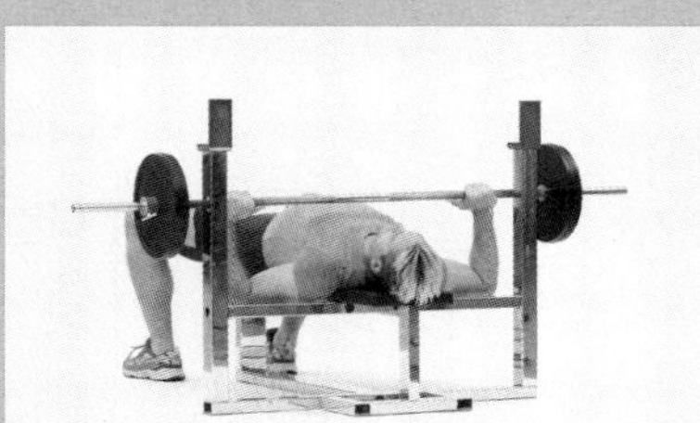

Bankdrücken

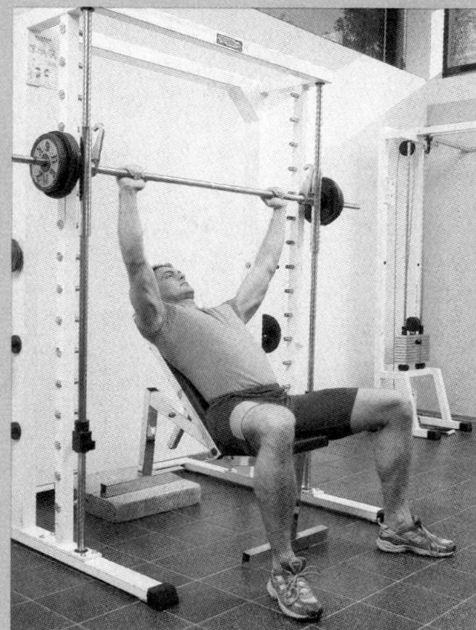

Bankdrücken an der Multipresse, Schrägbank 45°

Je steiler die Bank aufgestellt wird, desto größer wird der Winkel zwischen Oberarm und Rumpf und desto besser wird die anatomische Funktion des vorderen Deltaanteils erfüllt. Gleichzeitig nimmt jedoch das Gewicht, das bewältigt werden kann, mit zunehmendem Oberarm-Rumpf-Winkel ab. Die beiden Faktoren Oberarm-Rumpf-Winkel und Gewicht heben sich gegenseitig auf, sodass das Bankdrücken auf der Flachbank sowie auf der Schrägbank für den vorderen Anteil des Deltamuskels gleichermaßen effektiv sind.

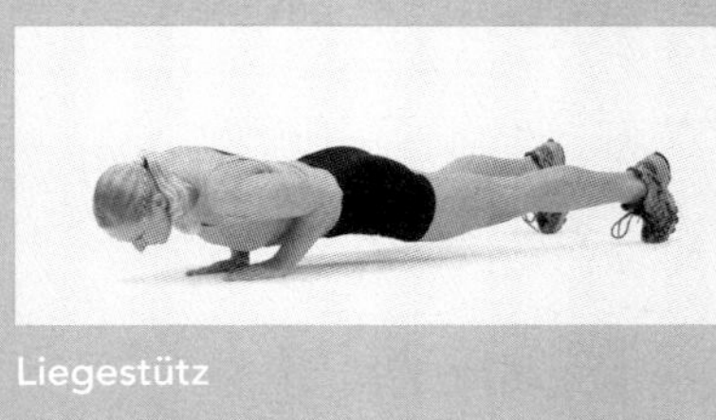

Liegestütz

Die Intensität der Liegestütze ist in hohem Maße körpergewichtsabhängig.

Der **mittlere Anteil des Deltamuskels** (pars acromialis) wird mit Armseithebeübungen und Reverse-Flys optimal trainiert.

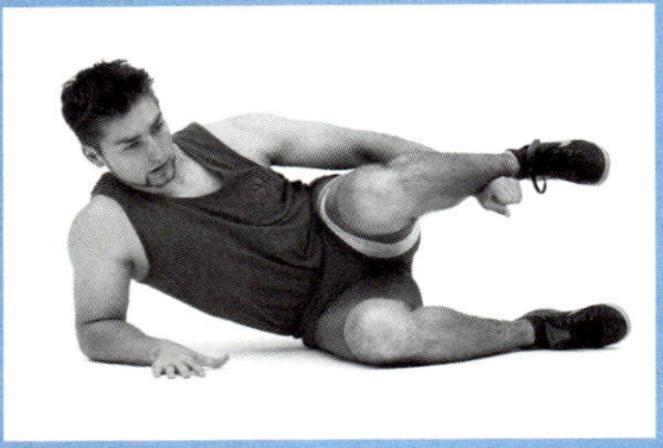

Armseitheben einarmig im Unterarmstütz am Boden gegen den Beinwiderstand

Das Armseitheben gegen den Beinwiderstand ist eine Übung aus dem maxxF-Kräftigungsprogramm ohne Geräte (vgl. maxxF – Das Superkrafttraining, 2008). Die Möglichkeit, in jeder Phase der Bewegung maximale Widerstände zu setzen und dabei vor allem in der exzentrischen (nachgebenden, bremsenden) Phase der Bewegung supra-maximale Widerstände zu nutzen, macht diese Übung zur intensivsten Variante für den seitlichen Deltamuskel.

Varianten

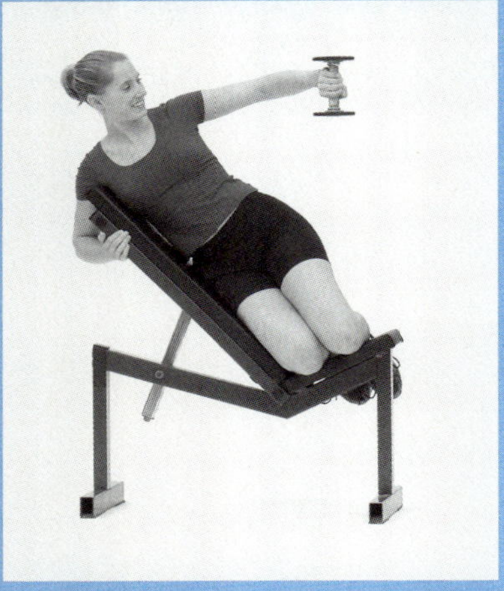

Armseitheben einarmig in Seitlage auf der Schrägbank mit Kurzhantel und innenrotiertem Oberarm

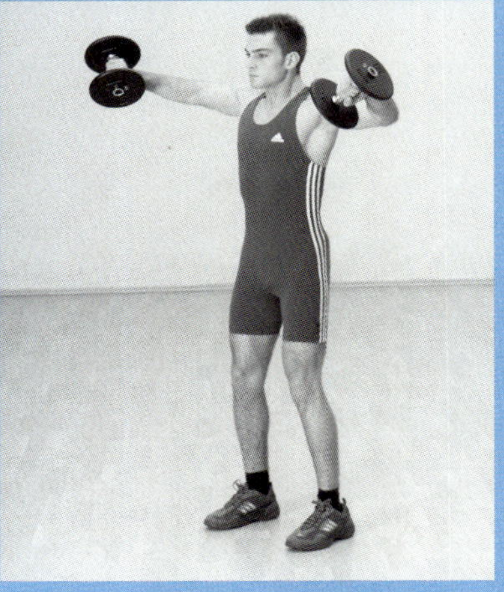

Armseitheben beidarmig im Stand mit Kurzhanteln und innenrotierten, fast gestreckten Armen

Die beiden Armseithebevarianten mit Kurzhanteln sind bereits deutlich weniger intensiv für den mittleren Deltamuskel als das Armseitheben gegen den Beinwiderstand.

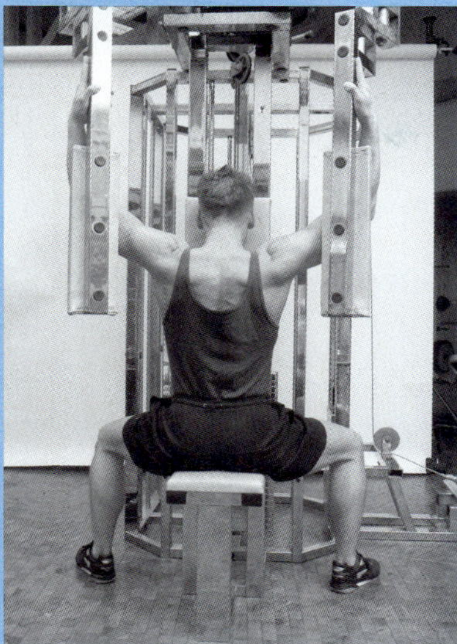

Reverse-Flys im Sitz an der Maschine, Oberarme außenrotiert und 120° abgespreizt

Diese Variante der Übung Reverse-Flys, die in erster Linie den Trapezmuskel, die Rhomboideen und den Rückenstrecker aktiviert, trainiert überraschenderweise, wie unsere Messungen zeigen, auch den mittleren Anteil des Deltamuskels sehr effektiv. Dasselbe gilt für die Reverse-Fly-Variante im Sitz an der Maschine, Oberarme innenrotiert und 90° abgespreizt. Beide Reverse-Fly-Übungen sind die besten Komplexübungen für den gesamten oberen Rücken und den Deltamuskel.

Der **hintere Anteil des Deltamuskels** (pars spinalis), der das Rückhochheben der Arme bewirkt, wird durch Reverse-Flys, Oberarm-Rumpf-Winkel 90 °, optimal gekräftigt.

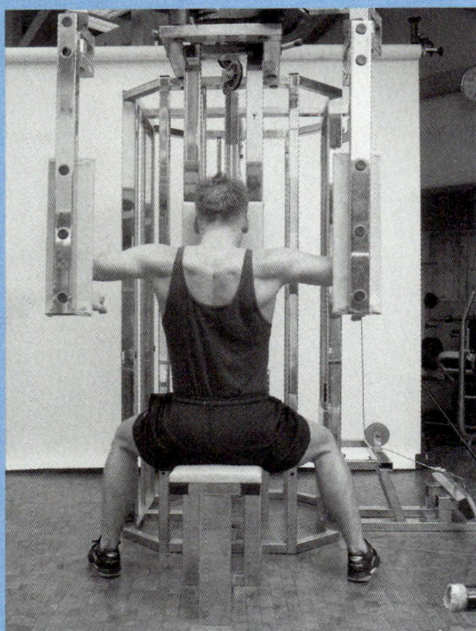

Reverse-Flys im Sitz an der Maschine, Oberarme innenrotiert und 90° abgespreizt

Varianten

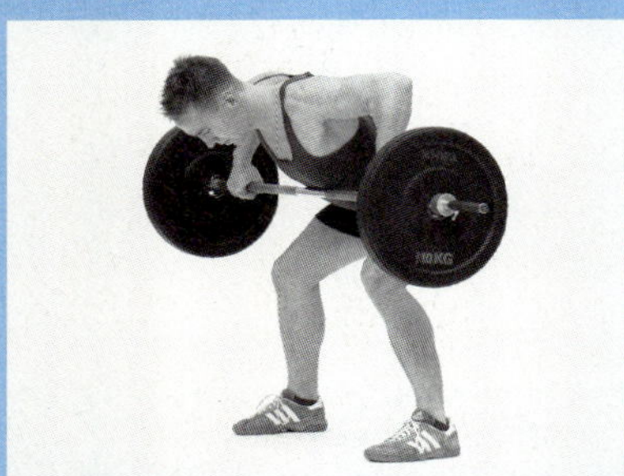

Rudern vorgebeugt mit Langhantel und Endkontraktionen (Reverse-Fly-Ausführung)

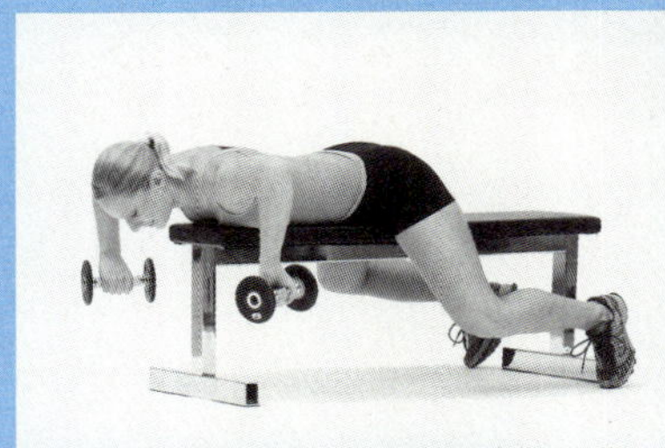

Reverse-Flys in Bauchlage auf der Bank mit Kurzhanteln, Oberarme innenrotiert und 90° abgespreizt

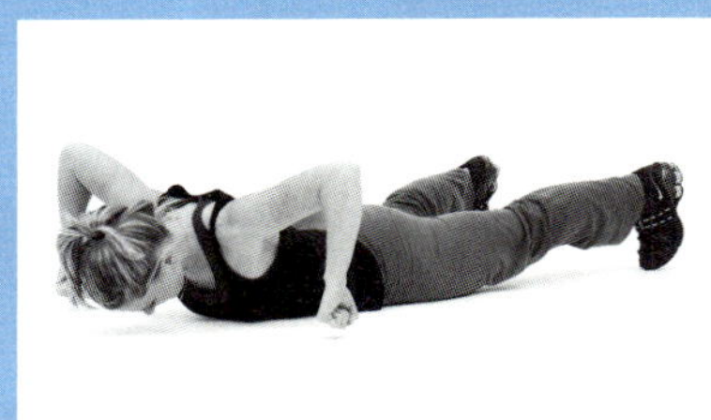

Reverse-Flys in Bauchlage am Boden, Oberarme innenrotiert und 90° abgespreizt

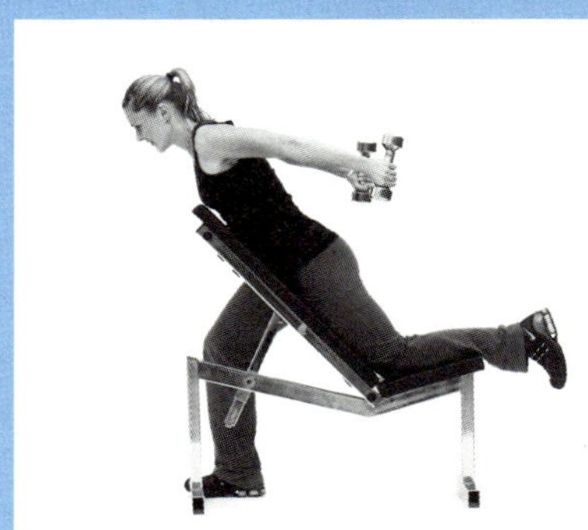

Trizeps-Kickback beidarmig gestreckt auf der Schrägbank mit Kurzhanteln und Endkontraktionen

Die effektivsten Übungen für die Rotatorenmanschette

Im Hinblick auf die Vorbeugung von Verletzungen und eine harmonische Kraftentwicklung der Muskeln im Schulterbereich ist ein gezieltes Krafttraining der Außen- und Innenrotatoren sinnvoll und empfehlenswert (vgl. Supertrainer Schultern, Arme, Brust, 2005). Den Außenrotatoren, die im Training meistens vernachlässigt werden, kommt dabei besondere Bedeutung zu.

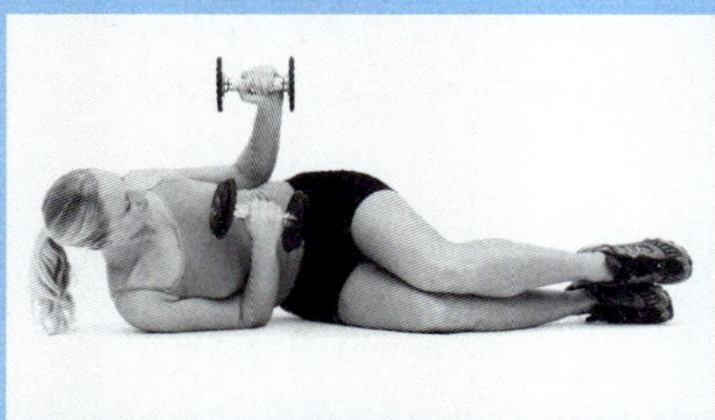

Außen- und Innenrotation der Oberarme in Seitlage mit Kurzhanteln

Wählen Sie für den untenliegenden Arm ein schwereres Gewicht als für den obenliegenden Arm, weil die Innenrotatoren deutlich stärker sind als die Außenrotatoren.

Varianten Außenrotation

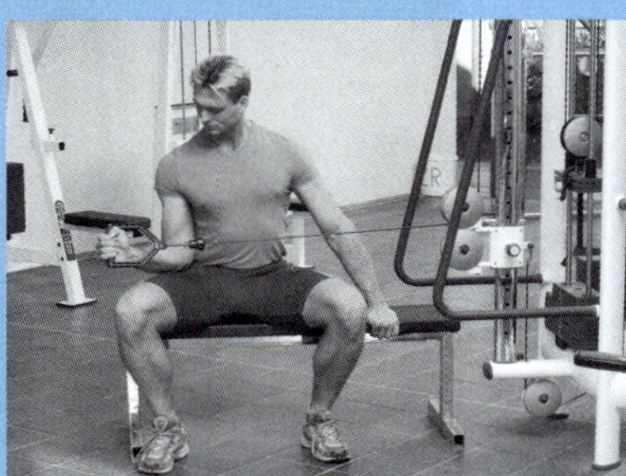

Außenrotation am Kabelzug mit angelegtem Oberarm

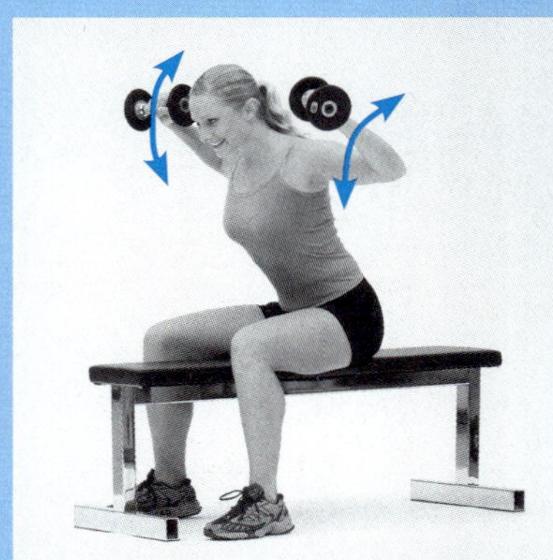

Außenrotation beider Oberarme im Sitz mit Kurzhanteln, Arme angehoben, Oberkörper vorgeneigt

Varianten Innenrotation

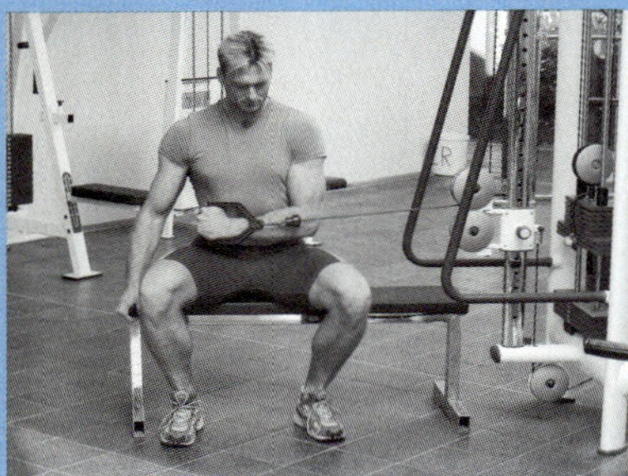

Innenrotation des Oberarms am Kabelzug im Sitz, Oberarm angelegt

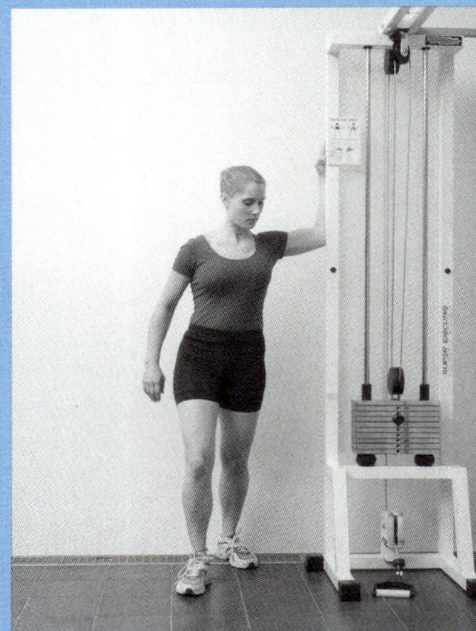

«Türsteher»

Bei der isometrischen Übung «Türsteher» können sehr hohe Muskelspannungen erzeugt werden. Der Arm ist 90° gebeugt, der Oberarm waagrecht angehoben, und der Unterarm liegt flächig an einem unüberwindlichen Widerstand an (Türstock, Gerät). Erzeugen Sie mit dem Unterarm einen maximalen Innenrotationsdruck.

Bizeps und Trizeps

Anatomische Aspekte von Bizeps und Trizeps

Zweiköpfiger Oberarmmuskel (M. biceps brachii)

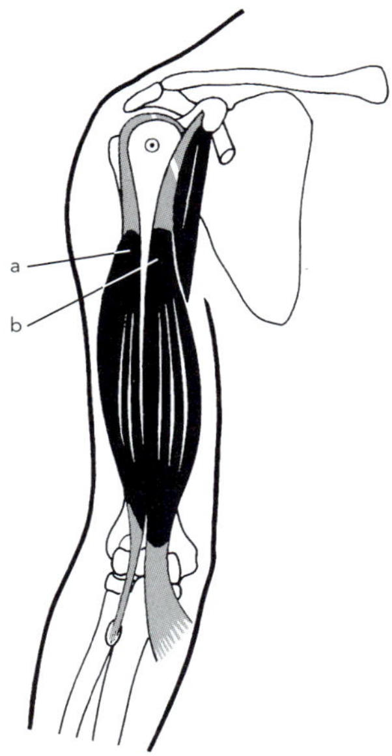

Ursprung:
- (a) Langer Kopf (caput longum) – Oberrand der Schultergelenkpfanne am Schulterblatt (tuberculum supraglenoidale scapulae)
- (b) Kurzer Kopf (caput breve) – Rabenschnabelfortsatz (processus coracoideus)

Ansatz:
- Knöcherne Rauigkeit an der Speiche (tuberositas radii)

Funktion:
- Beugung im Ellbogengelenk
- Supination (Handfläche nach oben drehen)
- Caput longum – Arm vom Körper abspreizen (Abduktion) und Innenrotation
- Caput breve – Arm an den Körper heranziehen (Adduktion) und Arm nach vorn bringen (Anteversion)

Zweiköpfiger Oberarmmuskel (modifiziert nach Rohen 1998)

Beim Training der Armmuskulatur stehen vor allem der Bizeps und der Trizeps im Mittelpunkt. Kein anderer Muskel wird so eng mit Kraft und Athletik in Verbindung gebracht wie der Bizeps. Der an der Oberarmvorderseite gelegene zweigelenkige Bizeps wirkt auf das Ellbogen- und Schultergelenk ein. Seine Hauptfunktionen sind die Beugung im Ellbogengelenk (Flexion), die durch den Armbeuger (M. brachialis) und den Oberarmspeichenmuskel (M. brachioradialis) unterstützt wird, sowie die Drehung des Unterarms, sodass die Handfläche nach oben zeigt (Supination).

Dreiköpfiger Oberarmmuskel (M. triceps brachii)

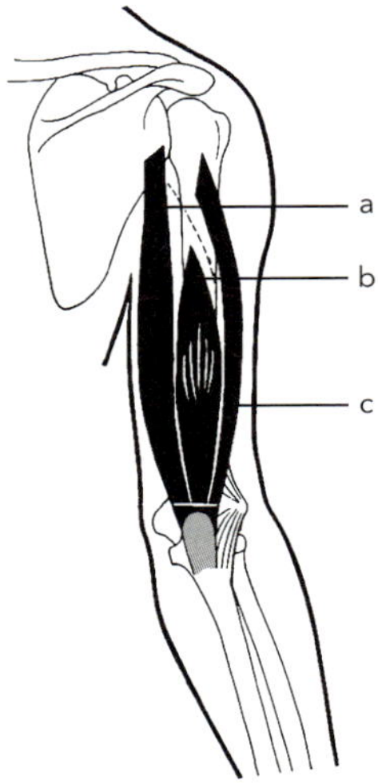

Ursprung:

- **Langer Kopf** (caput longum, a) – Höckerchen unterhalb der Schultergelenkpfanne am Schulterblatt (tuberculum infraglenoidale scapulae)
- **Kurze Köpfe** (caput mediale, b, und laterale, c) – Hinterfläche des Oberarmknochens

Ansatz:

- Ellbogen (olecranon)

Funktion:

- Streckung im Ellbogengelenk (Extension)
- Nur caput longum – den Arm an den Körper ziehen (Adduktion) und nach hinten führen (Retroversion)

Dreiköpfiger Oberarmmuskel (modfiziert nach Rohen 1998)

Der Trizeps liegt an der Oberarmrückseite und ist der einzige Strecker (Extension) des Ellbogengelenks. Der lange Kopf (caput longum) des dreiteiligen Trizeps zieht auch über das Schultergelenk und unterstützt die Armrückführung (Retroversion) und das Heranziehen des Armes an den Körper (Adduktion).

Die effektivsten Übungen für den Bizeps

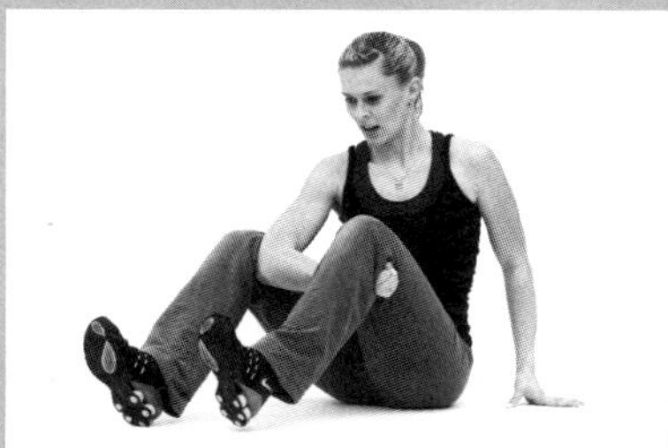

Konzentrations-Curl im Sitz gegen den Beinwiderstand

Diese Übung bildet zusammen mit den Scott-Curl-Varianten die intensivste und effektivste Gruppe der Bizeps-Übungen. Die Möglichkeit, insbesondere im exzentrischen (nachgebenden) Teil sowie bei jeder Winkelstellung des Ellenbogengelenks und bei fortschreitender Ermüdung immer maximale Widerstände setzen zu können, macht diese Curl-Variante zur Bizeps-Top-Übung (vgl. maxxF – Das Superkrafttraining, 2008).
Fixieren Sie den Oberarm an der Oberschenkelinnenseite. Die Hand fasst so unter das Gegenbein knapp oberhalb des Kniegelenks, dass das Handgelenk aufliegt. Das Gewicht des Beines wird durch Beugen im Ellbogengelenk nach oben angehoben und bei der Streckung nach unten gebremst. Durch zusätzlichen Druck des Beines nach unten kann der Bizeps in der nachgebenden, exzentrischen Phase der Bewegung sehr intensiv trainiert werden.

Varianten

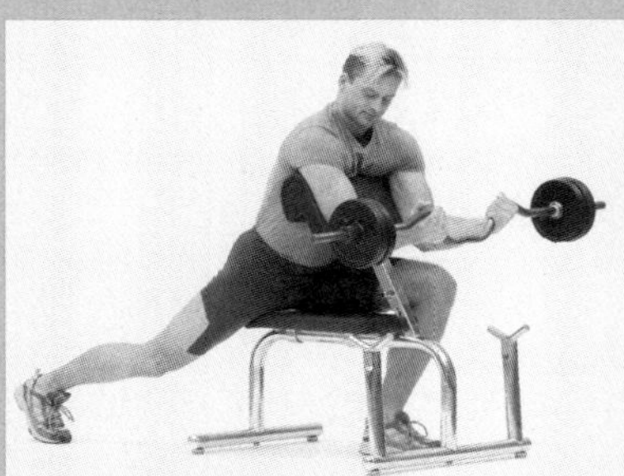

Beidarmiger Scott-Curl mit SZ-Hantel

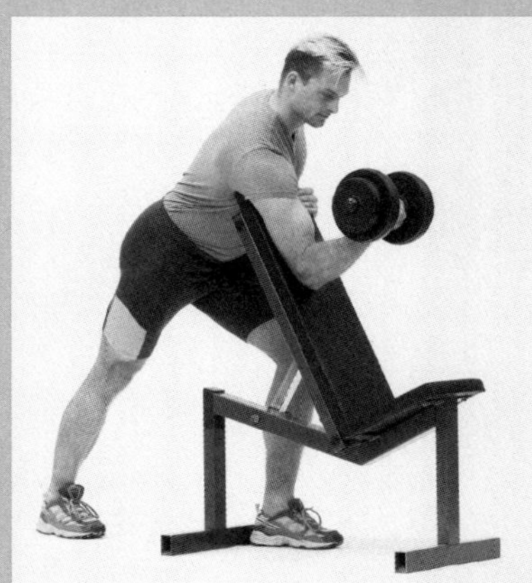

Einarmiger Scott-Curl an der Schrägbank mit Kurzhantel

Scott-Curls sind aufgrund der sehr guten Stabilisierung der Oberarme ebenfalls sehr effektiv. In der Beugephase sollen die Ellbogengelenke nur so weit gebeugt werden, dass die Unterarme nur geringfügig über die Waagerechte gebracht werden (langen Hebel beachten), und in der Streckphase werden die Arme nicht völlig gestreckt (Verletzungsprophylaxe).

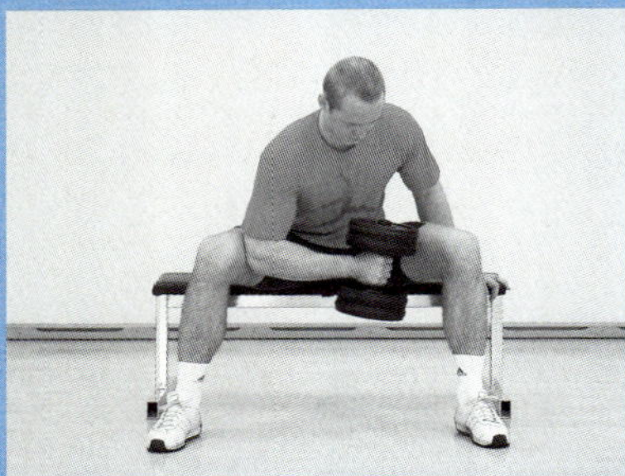

Konzentrations-Curl mit Hammergriff mit Kurzhantel

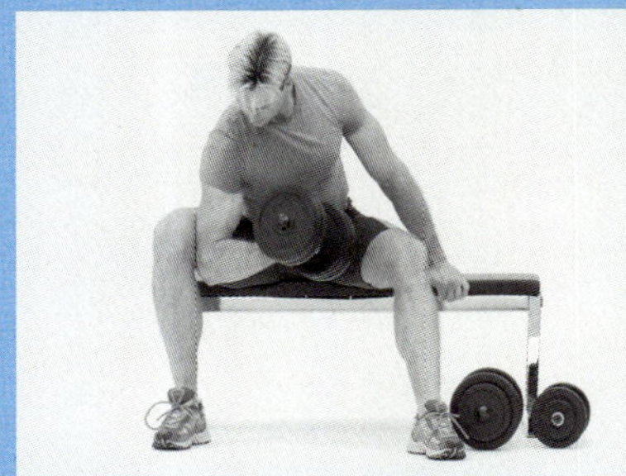

Konzentrations-Curl mit Supinationsgriff mit Kurzhantel

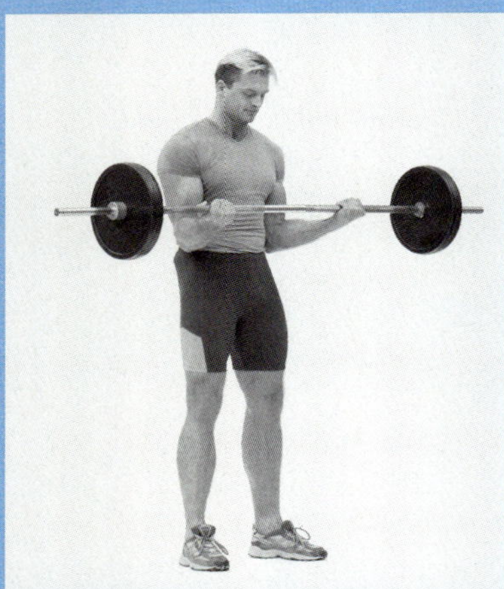

Langhantel-Curl im Stand

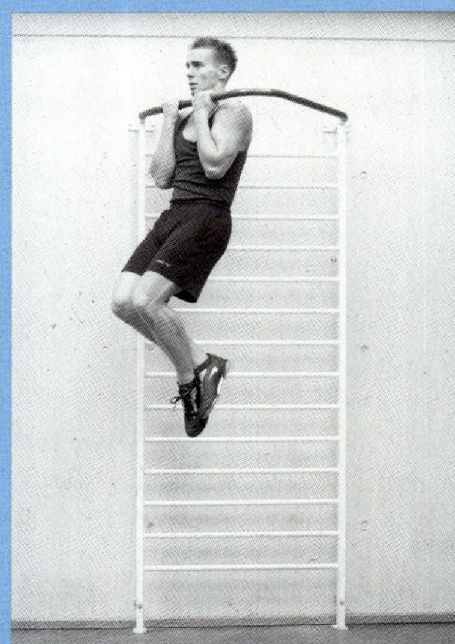

Klimmzug mit Kammgriff

Die Intensität dieser Übung ist stark körpergewichtsabhängig.

Die häufig trainierten Curl-Übungen mit Kurz-, Lang- oder SZ-Hantel aktivieren den Bizeps bereits ca. 20 % weniger intensiv als die Übungen der ersten Gruppe. Die Hammergriff-Variante ermöglicht die Bewältigung etwas schwererer Gewichte und steht deshalb an erster Stelle dieser Übungsgruppe.

Die effektivsten Übungen für den Trizeps

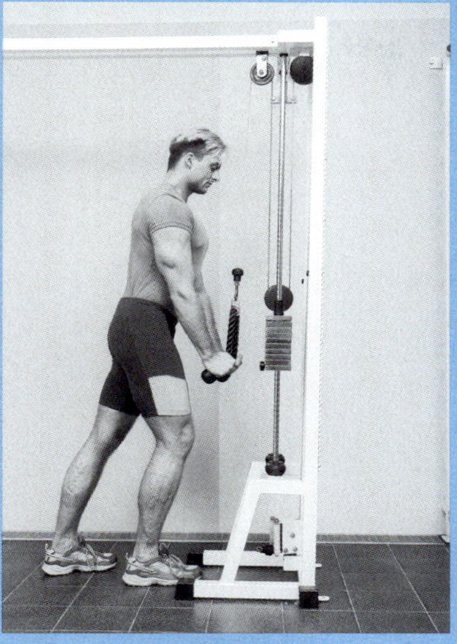

Trizepsdrücken im Stand am Kabelzug mit Seil

Bei dieser optimalen Komplexübung für alle drei Trizepsanteile muss auf folgende Ausführungskriterien geachtet werden: ein gerätenaher, aufrechter, nicht vorgebeugter Stand, ein senkrechter Kabelverlauf, ein Auseinanderziehen der Seilenden bis zu den Oberschenkeln am Bewegungsende und ein Beugen der Arme nur bis 90° Ellbogengelenkwinkel.

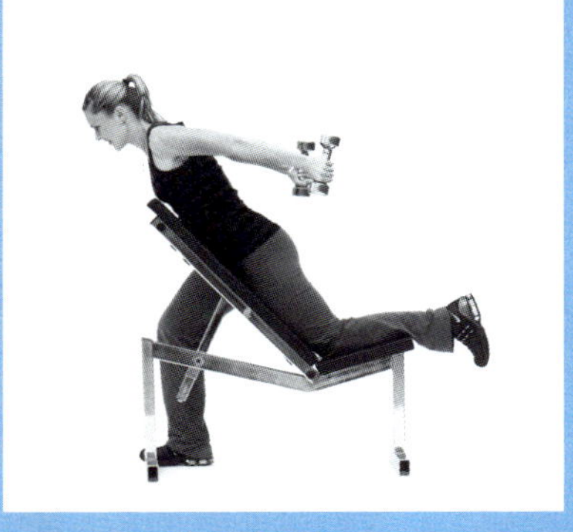

Trizeps-Kickback beidarmig gestreckt mit Kurzhanteln auf einer Schrägbank mit Retroversion, Adduktion und Endkontraktionen

Mit dieser zweiten Top-Übung für den Trizeps wird ein perfektes, komplettes Trizepstraining sichergestellt.

Varianten

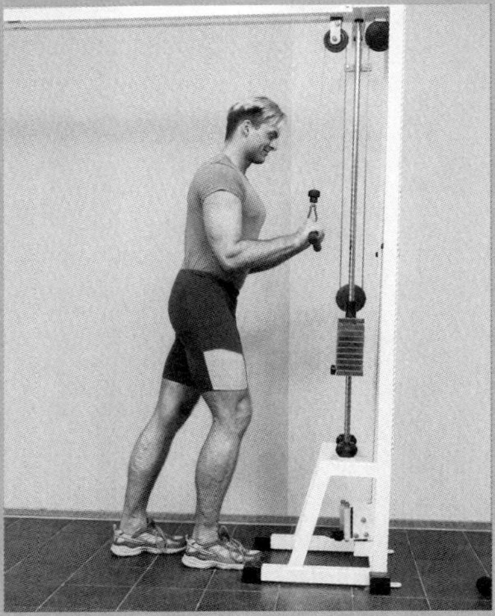

Trizepsdrücken im Stand am Kabelzug mit gerader oder gewinkelter Griffstange, Teilbewegungen ab 90° Ellbogenwinkel

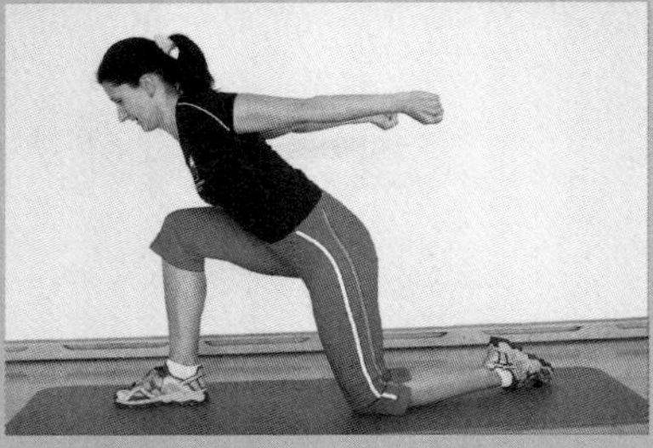

Trizeps-Kickback beidarmig gestreckt im Knieausfallschritt mit Retroversion, Adduktion und Endkontraktion

Der Oberkörper muss so weit vorgebeugt werden, dass die Arme bei maximaler Anstrengung waagerecht sind. Die Ellbogen sollen isometrisch kraftvoll durchgestreckt werden und die maximal hohe Rückhebeposition ununterbrochen mit Endkontraktionen gehalten werden.

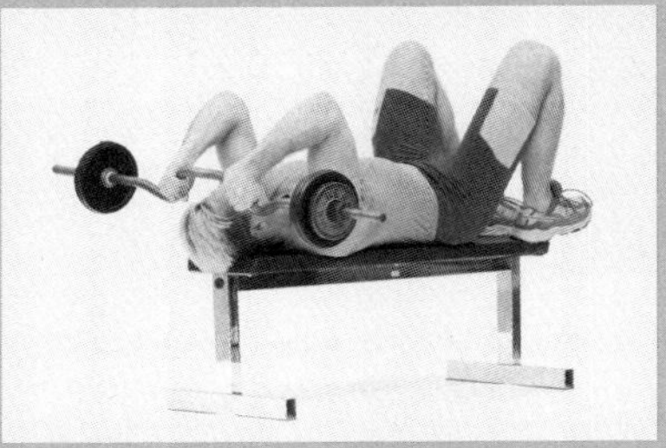

Trizepsdrücken in Rückenlage auf der Bank mit SZ-Stange, Oberarme senkrecht (french-presses)

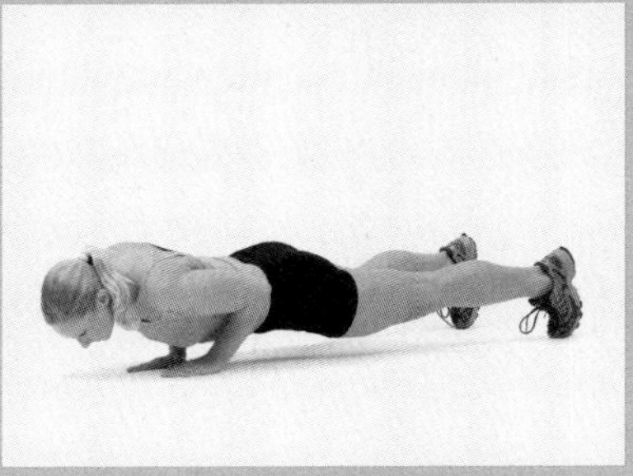

maxxF-Liegestütz

Die maxxF-Variante des Liegestützes mit maximal, enger, gerader Handstellung, körpernaher Oberarmführung und Berührung des Bodens mit der Nase ca. 20 cm vor den Fingerspitzen hat sich in Messungen als die intensivste Liegstützvariante herausgestellt. Diese gute Komplexübung für den großen Brustmuskel, den Trizeps und den vorderen Anteil des Deltamuskels kann durch das Aufsetzen der Knie (Knieliegestütz) und immer stärkerem Beugen des Hüftgelenks erleichtert werden.

Beine, Gesäß

Vierköpfiger Oberschenkelmuskel

Anatomische Aspekte

Vierköpfiger Oberschenkelmuskel (M. quadriceps femoris)

Gerader Schenkelmuskel (M. rectus femoris), Äußerer Schenkelmuskel (M. vastus lateralis), Innerer Schenkelmuskel (M. vastus medialis), Mittlerer Schenkelmuskel (M. vastus intermedius)

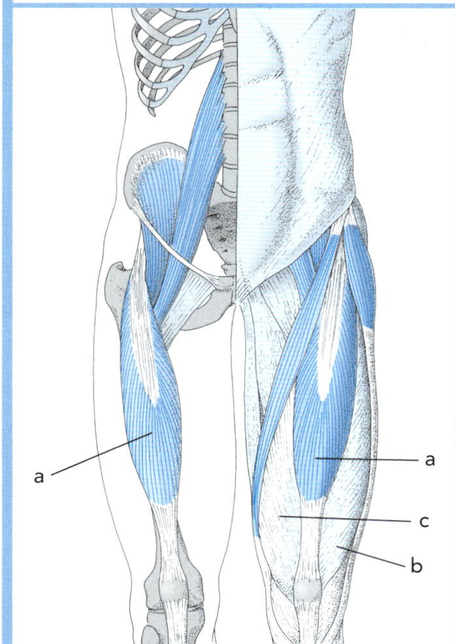

Ursprung:

- **M. rectus femoris** (a) – unterer vorderer Darmbeinstachel (spina iliaca anterior inferior)
- Die drei anderen Teile, **M. vastus lateralis**, b; **M. vastus medialis**, c; **M. vastus intermedius** – liegt unter dem M. rectus femoris, haben ihren Ursprung am Oberschenkelknochen vorn, medial und lateral.

Ansatz:

- Über die Patellasehne am oberen Teil des Schienbeins vorn (tuberositas tibiae)

Funktion:

- Streckung im Kniegelenk
- Beugung im Hüftgelenk (nur M. rectus femoris)
- Beckenkippung (nur M. rectus femoris)

Vierköpfiger Oberschenkelmuskel

Der auf der Vorderseite des Oberschenkels liegende vierköpfige Oberschenkelmuskel (M. quadriceps femoris) ist der kräftigste Muskel des Körpers. Er setzt sich aus vier Muskelanteilen zusammen, die alle oberhalb des Knies zusammenlaufen, über das Kniegelenk (Kniescheibe) ziehen und über die Patellasehne an der Vorderseite des Schienbeins (tibia) ansetzen. Nur ein Teil des Quadrizeps, der gerade Schenkelmuskel (M. rectus femoris) ist zweigelenkig und zieht über das Knie- und das Hüftgelenk. Zusammen mit den drei eingelenkigen Muskelanteilen streckt er das Kniegelenk und beugt zusätzlich das Hüftgelenk gemeinsam mit dem Hüft-Lenden-Muskel (M. iliopsoas). Die drei eingelenkigen Muskelstränge des inneren (M. vastus medialis), des mittleren (M. vastus intermedius) und des äußeren Schenkelmuskels (M. vastus lateralis) strecken nur das Kniegelenk.

Besonderheiten

- Wichtige Hinweise für die zentralen Übungen Kniebeugen, Beinpressen und Kreuzheben

1. Bei allen Kniebeuge- und Beinpressübungen muss auf die korrekte Hüft-, Knie- und Fußstellung geachtet werden, um Fehlbelastungen zu vermeiden. Wichtig ist eine etwa schulterbreite, parallele oder leicht nach außen zeigende Fußstellung; Hüft-, Knie- und oberes Sprunggelenk sollten eine Linie bilden, und das Knie sollte genau über dem Vorderfuß stehen (Knie-Fuß-Einstellung).
2. Der Körperschwerpunkt ruht über der Mitte des Fußes, die ganze Sohle ist belastet, und die Ferse darf nicht angehoben werden. Dadurch wird beim Tiefgehen ein zu weites Schieben der Knie nach vorne verhindert. Falls die Fersen mit einem dünnen Brett oder Hantelscheiben unterlegt werden müssen, um eine tiefe Kniebeuge ohne Abheben der Fersen ausführen zu können, werden die Knie weiter nach vorne geschoben, was die Kniebelastung erhöht.
3. Bei den Kniebeugeübungen sollte in den Umkehrpunkten der Bewegung die muskuläre Spannung aufrechterhalten werden. Ein «In-die-Bänder-Hängen» in der tiefsten Kniebeugestellung muss vermieden werden, weil in diesem Fall die Last allein vom passiven Bewegungsapparat getragen wird.
4. Die Muskeln der Oberschenkelvorderseite benötigen für ein effektives Training in der Regel hohe Zusatzgewichte. Ein hohes Gewicht stellt immer auch für die Wirbelsäule eine große Belastung und ein erhöhtes Verletzungsrisiko dar. Bei Übungen mit Gewichten muss deshalb die technisch korrekte Ausführung mit geradem Rücken beachtet werden. Die Übung Einbeinkniebeuge stellt eine gute Möglichkeit dar, um die Beinmuskulatur effektiv zu trainieren, ohne den Rücken zu belasten.
5. Halbe oder tiefe Kniebeuge:
   Je stärker das Kniegelenk gebeugt wird, desto stärker wird der große Gesäßmuskel aktiviert, desto intensiver und effektiver ist also das Training für diesen Muskel. Allerdings erhöhen sich mit der Verringerung des Kniegelenkwinkels zunehmend die auf das Kniegelenk einwirkenden Druck-, Zug- und Scherkräfte (Nisell/Eckholm 1986). Auf der anderen Seite sprechen eine ganze Reihe von Argumenten für eine Kompensation dieser Kräfte und für die tiefe Kniebeuge.
   - Beim Absenken in die tiefe Kniebeuge wird ab etwa 80° Knieinnenwinkel die Quadrizepssehne zunehmend um die Gelenkknorren des Oberschenkelknochens (Femurkondylen) umgelenkt. Der Druck verteilt sich auf eine größere Fläche, und der Druck der Sehne auf den Oberschenkelknochen (femoro-tendinöser Druck) trägt wesentlich zur Entlastung des Patellar-

gelenks in tiefen Beugestellungen bei (Brandi 1983).

- Der Auflagepunkt und die Auflagefläche der Kniescheibe (Patella) verändern sich in verschiedenen Winkelstellungen des Kniegelenks. Bei tiefer Beugung ergibt sich eine große zweigeteilte Auflagefläche; dies bedeutet eine verbesserte Druckverteilung und Druckminderung (Müller 1982).
- Erfahrungen aus der Praxis des Hochleistungssports und des gesundheitsorientierten Fitnesstrainings zeigen, dass ein Training der tiefen Kniebeugen bei korrekter technischer Ausführung und allmählicher Gewöhnung an tiefe Kniegelenkwinkel kein größeres Gesundheitsrisiko beinhalten als ein Training von Teilkniebeugevarianten.
- Ebenso wie bei allen anderen Trainingsübungen gilt auch bei Kniebeugevarianten der Grundsatz, dass bei auftretenden Schmerzen oder Beschwerden eine Veränderung der Übung vorgenommen werden muss oder auf eine andere Übung zurückgegriffen wird.

■ Das optimale Krafttraining zweigelenkiger Muskeln
Bei zweigelenkigen Muskeln, wie z.B. dem geraden Schenkelmuskel oder der Muskulatur der Oberschenkelrückseite, müssen für ein optimales Krafttraining immer die anatomischen Funktionen des Muskels bezüglich beider beteiligter Gelenke berücksichtigt werden. Dies bedeutet beim Training des geraden Schenkelmuskels, dass eine optimale Kraftübung die Streckung des Kniegelenks mit der Beugung des Hüftgelenks kombinieren muss. Bei den üblichen Kraftmaschinen werden diese beiden Bewegungen in der Regel nicht kombiniert. Bei allen Varianten der Übungen Kniebeugen oder Beinpressen wird zwar das Kniegelenk gestreckt, das Hüftgelenk aber nicht gegen Widerstand gebeugt, sondern ebenfalls gestreckt. Also trainiert diese Übung zwar die drei eingelenkigen Anteile des vierköpfigen Oberschenkelmuskels optimal (Streckung im Kniegelenk), nicht aber den zweigelenkigen geraden Schenkelmuskel.

Die effektivsten Übungen

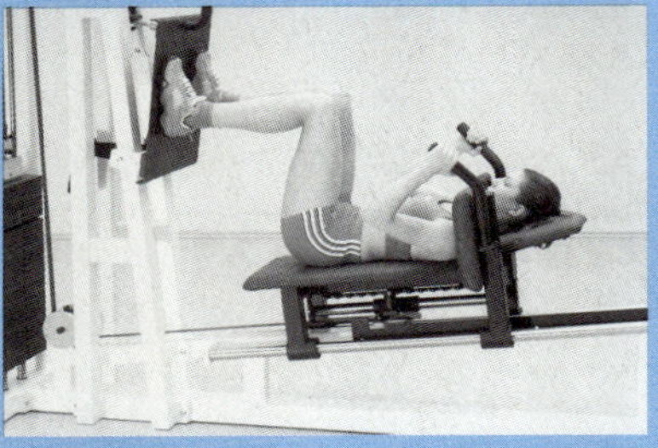

Beinpressen horizontal

Das horizontale Beinpressen aktiviert den vierköpfigen Oberschenkelmuskel sehr stark und ist die intensivste und effektivste Übung für diesen Muskel.

Varianten:

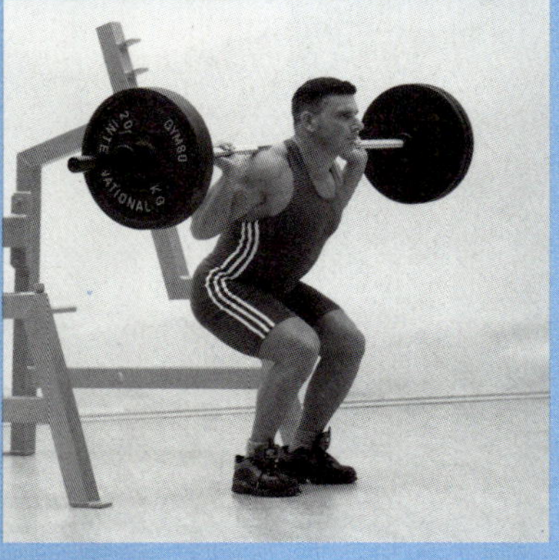

Kniebeuge mit der Langhantel

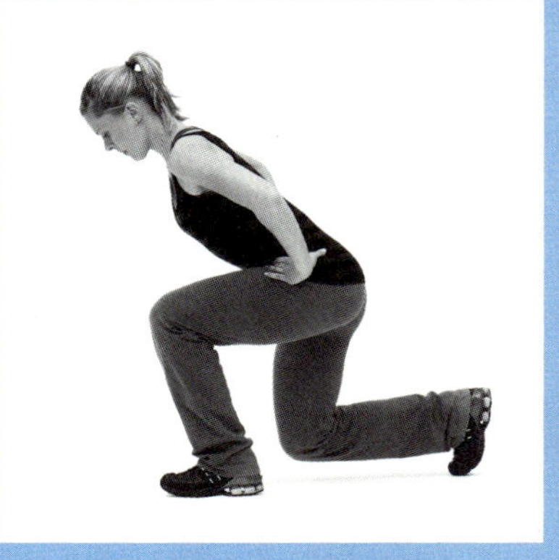

Einbeinkniebeuge

Die Einbeinkniebeuge ist eine gute Möglichkeit, die Bein- und Hüftstreckmuskulatur effektiv zu kräftigen, ohne Zusatzgewichte zu benutzen. Da der größere Teil des Körpergewichts auf einem Bein lastet, werden der Quadrizeps und der große Gesäßmuskel intensiv trainiert. Dabei gilt, je schwerer der Körper, desto größer die Belastung.

Der untere Rücken, der bei allen beidbeinigen Kniebeugevarianten mit Hanteln oder an Maschinen hochbeansprucht wird, wird bei der Einbeinkniebeuge nur sehr wenig belastet. Dadurch entfällt jegliches Verletzungs- und Überlastungsrisiko für den unteren Rücken.

Die häufig auftretenden Verschleißbeschwerden im Kniegelenk lassen sich durch einen sinnvollen Einsatz der Einbeinkniebeuge sowohl präventiv als auch rehabilitativ positiv beeinflussen. Voraussetzung sind eine ärztliche Diagnose, die das Training empfiehlt und die Wahl einer Übungsvariante, die ein schmerzfreies Training ermöglicht. Die Teilkniebeuge ein- oder beidbeinig erlaubt eine sehr feine Dosierung der Beanspruchung, sodass jeder Übende die für ihn geeignete Intensität wählen kann. Als Auswahlkriterium sollte immer die Beschwerdefreiheit gelten.

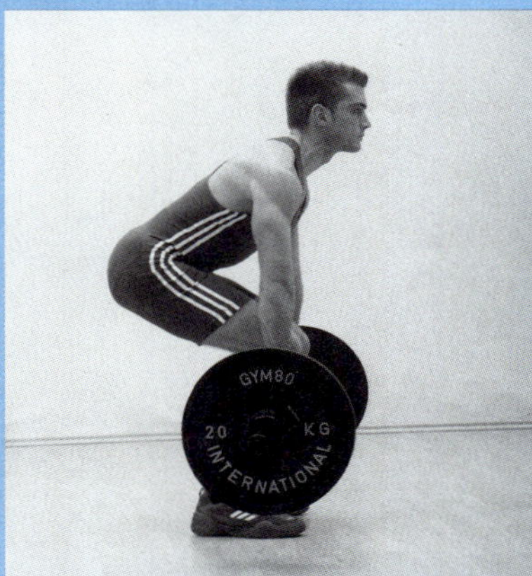

Kreuzheben mit der Langhantel

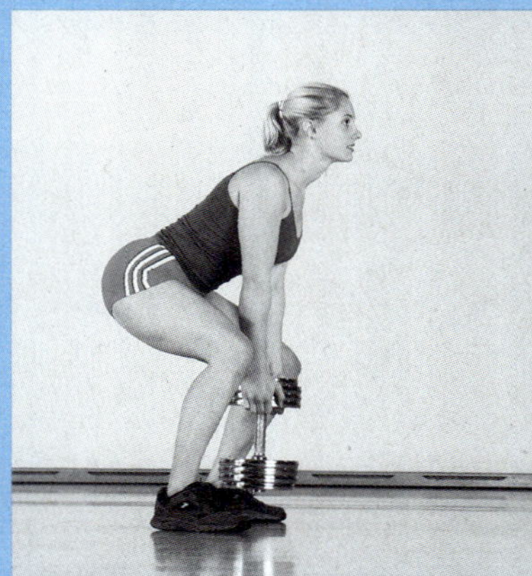

Kreuzheben mit einer Kurzhantel

Das Kreuzheben ist eine sehr gute Komplexübung, die zusätzlich den unteren Rücken, die Gesäßmuskulatur und den oberen Anteil des Trapezmuskels erfasst. Technisch korrektes Heben mit einem angepassten Gewicht ist eine Grundübung, auf die nicht verzichtet werden sollte.

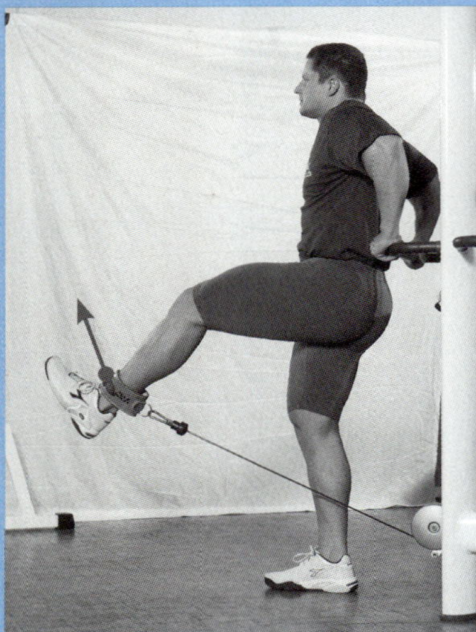

Leg-kick kombiniert mit Hüftbeugen am Kabelzug

Mit dieser Spezialübung für Fußballspieler wird der «Fußballschussmuskel», der zweigelenkige gerade Schenkelmuskel, optimal trainiert (Dehnübung vgl. S. 252).

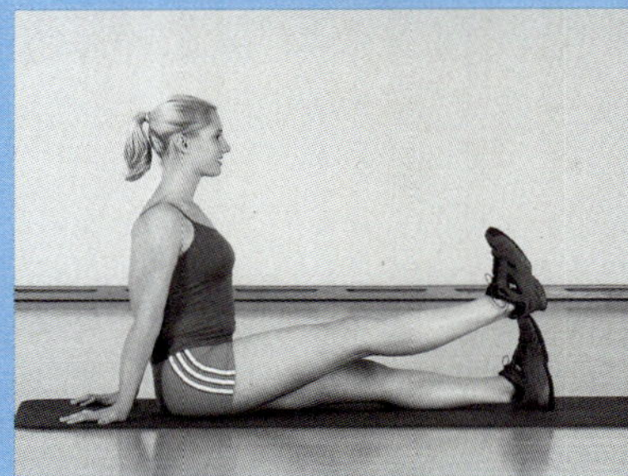

Beinheben einbeinig gestreckt im Sitzen am Boden mit Endkontraktionen

Beim Beinheben einbeinig gestreckt werden alle anatomischen Funktionen des geraden Schenkelmuskels, die Streckung im Kniegelenk (isometrische Spannung), die Beugung im Hüftgelenk (dynamische Bewegung) und die Beckenkippung (Tendenz Hohlkreuz) erfüllt. Die ununterbrochenen Endkontraktionen sind ein weiterer Grund für die hohe Muskelspannung, die leicht zu einem Muskelkrampf führen kann. Dieser kann durch ein leichtes Zurücklehnen des Oberkörpers vermieden werden.

Die Muskulatur der Oberschenkelrückseite

Anatomische Aspekte

Oberschenkelrückseite (Mm. ischiocrurales)

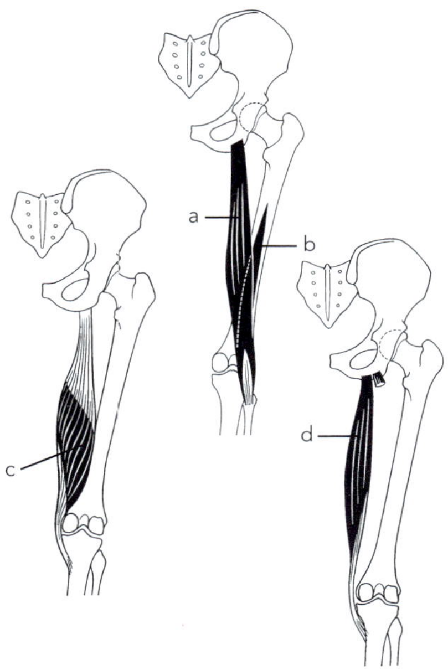

Ursprung:
- Für alle drei Muskeln der Sitzbeinhöcker (tuber ischiadicum); für den kurzen Kopf des M. biceps femoris (b) zusätzlich am Oberschenkelknochen (femur)

Ansatz:
- Schienbein (pes anserinus) – M. semitendinosus (d)
- Schienbein (medialer condylus) – M. semimembranosus (c)
- Wadenbeinköpfchen (caput fibulae) – M. biceps femoris (a, b)

Funktion:
- Streckung im Hüftgelenk (alle drei Muskeln)
- Beugung im Kniegelenk (alle drei Muskeln)
- Aufrichten des Beckens (alle drei Muskeln)
- Innenrotation im gebeugten Kniegelenk – M. semimembranosus, M. semitendinosus
- Außenrotation im gebeugten Kniegelenk – M. biceps femoris

Ischiocrurale Muskulatur (modifiziert nach Rohen 1998)

An der Oberschenkelrückseite befinden sich drei zweigelenkige Muskeln, die aus anatomischer und funktioneller Sicht gemeinsam betrachtet werden können: der zweiköpfige Schenkelmuskel (M. biceps femoris), der Halbsehnenmuskel (M. semitendinosus) und der Plattsehnenmuskel (M. semimembranosus). Alle drei Muskeln werden auch als ischiocrurale Muskulatur (Mm. ischiocrurales) bzw. im englischsprachigen Raum als Hamstrings bezeichnet. Die Muskeln der Oberschenkelrückseite ziehen vom Sitzbein (Becken) zum Schien- bzw. Wadenbein, wobei der M. biceps femoris an der Außenseite, die beiden anderen an der Innenseite des Unterschenkels ansetzen.

In ihrer Hauptfunktion beugt die ischiocrurale Muskulatur im Kniegelenk und sichert das Kniegelenk in der Endphase der Beinstreckung. In ihren Nebenfunktionen streckt sie im Hüftgelenk und hilft bei der Beckenaufrichtung.

Besonderheiten

- Der zweigelenkigen ischiocruralen Muskulatur kommt sowohl unter sportlichen als auch gesundheitlichen Aspekten eine bedeutende Rolle zu. So stellen die Mm. ischiocrurales beispielsweise eine leistungsbestimmende Muskelgruppe bei allen Sprint- und Absprungbewegungen dar. Während die Muskeln der Oberschenkelvorderseite im Sport intensiv trainiert werden, wird das Training der Oberschenkelrückseite (Antagonisten) oft stark vernachlässigt. Dies führt häufig zu einem deutlichen Missverhältnis zwischen der Kraft der Kniestrecker (Oberschenkelvorderseite) und der Kraft der Kniebeuger. Zudem sind die Mm. ischiocrurales oftmals schlecht gedehnt, da kein ausreichendes Dehntraining durchgeführt wird.
- Nur eine Kombination der Bewegungen Beinbeugen und Beinrückheben erfüllt beide Hauptfunktionen der ischiocruralen Muskulatur und bewirkt eine optimale Aktivierung der Muskulatur der Oberschenkelrückseite. Als Top-Übung für den unteren Teil des Rückenstreckers und des Großen Gesäßmuskels ist sie gleichzeitig eine optimale Komplexübung.

Die Forderung nach der Berücksichtigung aller anatomischen Funktionen der Muskulatur der Oberschenkelrückseite wird auch von der Übung Beckenlift erfüllt, nicht dagegen von dem üblichen Beinbeugen an Maschinen im Liegen oder im Sitz mit aufgelegten Oberschenkeln. Die Aktivierung der Muskulatur der Oberschenkelrückseite ist zwar bei den herkömmlichen Maschinen durchaus effektiv, die weiteren Funktionen, die Streckung im Hüftgelenk und das Aufrichten des Beckens werden durch diese Übungsvarianten jedoch nicht umgesetzt. Es ist vielmehr das Gegenteil der Fall. Durch den Druck der Oberschenkel gegen die Unterlage wird die Hüftbeugemuskulatur, der M. iliopsoas und der M. rectus femoris, stark aktiviert, was zu einer Kippung des Beckens, einem Anheben des Gesäßes und einer Verstärkung der passiven Lordose der Lendenwirbelsäule führt. Dies ist ein gravierender Nachteil des Beinbeugens mit aufgelegten Oberschenkeln. Manche Trainierende klagen deshalb über Beschwerden im unteren Rücken.

Die effektivsten Übungen

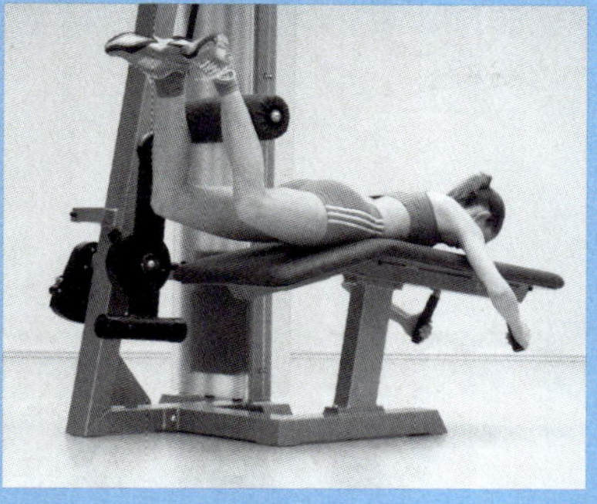

Beinbeugen kombiniert mit Beinrückheben beidbeinig an Maschinen im Liegen

Das Beinbeugen kombiniert mit dem Beinrückheben ist die Top-Übung für die Muskulatur der Oberschenkelrückseite. Sie berücksichtigt beide anatomischen Funktionen dieser Muskelgruppe, das Beinbeugen und das Strecken des Hüftgelenks. Die Übung ist unverzichtbar für ein optimales Training der Muskulatur der Körperrückseite, weil sie gleichzeitig die Top-Übung für den Großen Gesäßmuskel und den unteren Teil des Rückenstreckers ist.

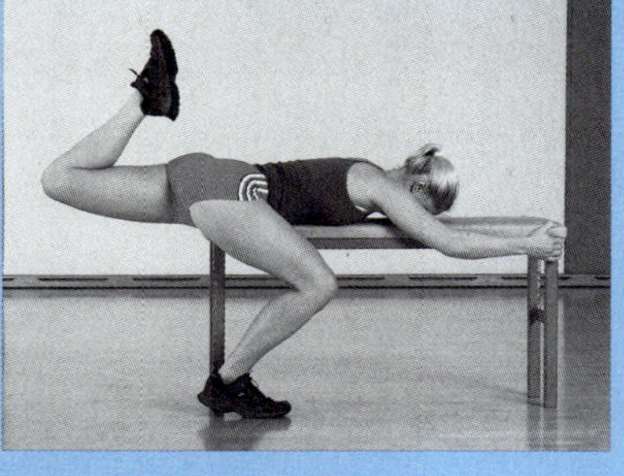

Beinbeugen kombiniert mit Beinrückheben in Bauchlage auf der Bank

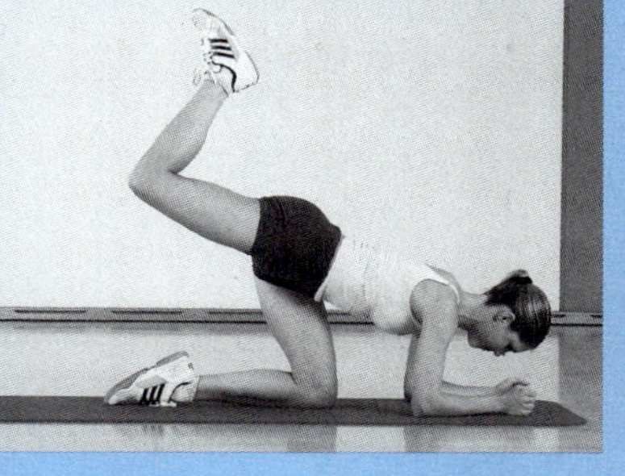

Beinbeugen kombiniert mit Beinrückheben im Unterarmstütz

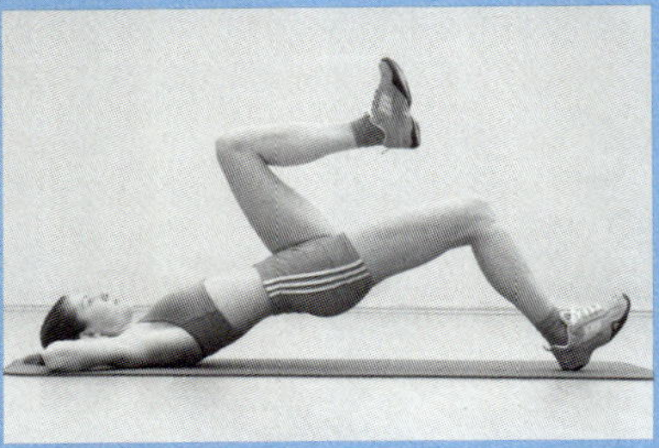

Beckenlift

Der Beckenlift ist die effektivste Übung ohne Geräte zur Kräftigung der Muskulatur der Oberschenkelrückseite. Zusätzlich werden der große Gesäßmuskel und der untere Rückenstrecker trainiert.
Ziehen Sie in Rückenlage ein Bein maximal zur Brust, um das Becken aufzurichten Setzen Sie das andere Bein mit der Ferse auf und ziehen Sie die Fußspitze an. Drücken Sie die Ferse in den Boden, heben Sie das Becken möglichst hoch an und verstärken Sie die Kontraktion durch kontinuierliche kleine Schubbewegungen der Hüfte nach oben (Endkontraktionen). Eine zusätzliche starke Aktivierung kann durch Fersenzug erreicht werden (Krampfgefahr!).

Varianten

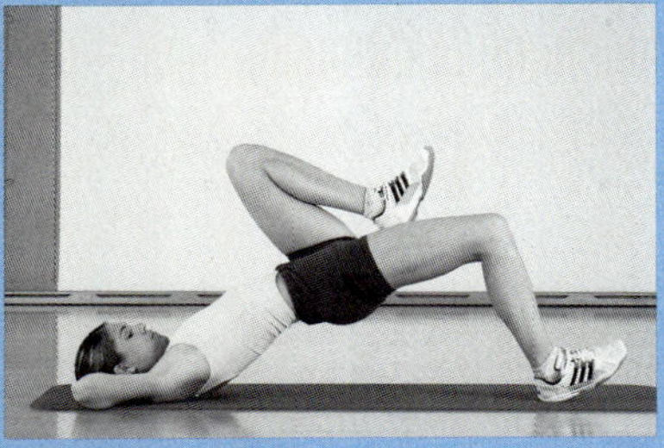

Beckenlift, Ferse näher am Gesäß, leichtere Variante

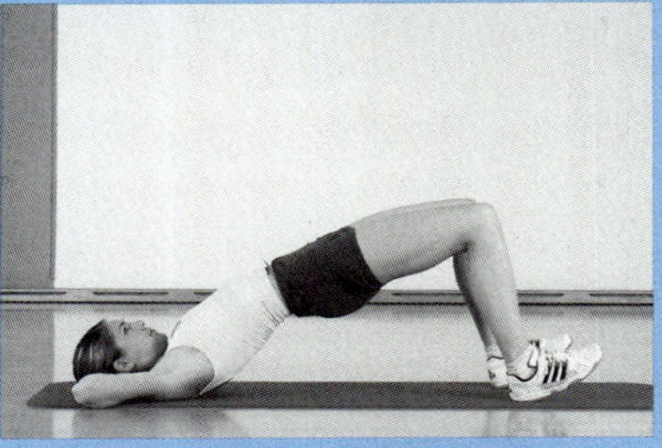

Beckenlift beidbeinig

Großer Gesäßmuskel

Anatomische Aspekte

Großer Gesäßmuskel (M. glutaeus maximus)

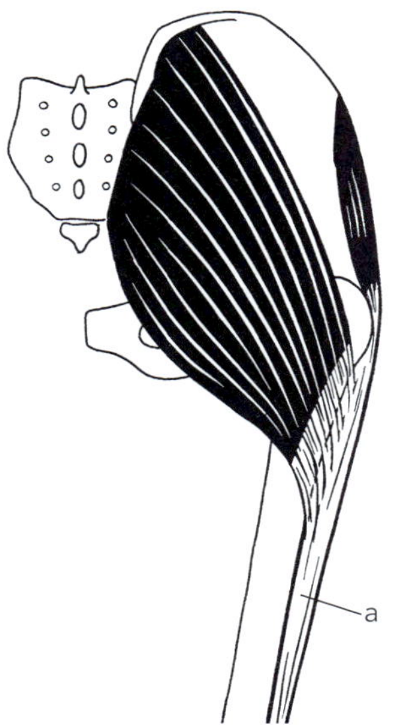

Ursprung:
- Kreuzbein (os sacrum), Darmbeinschaufel (os ilium), Kreuzbein-Sitzbeinhöckerband (lig. sacrotuberale)

Ansatz:
- Unterhalb des großen Rollhügels (trochanter major) am Oberschenkelknochen seitlich, Tractus iliotibialis (a)

Funktion:
- Streckung im Hüftgelenk
- Außenrotation im Hüftgelenk
- Ab- und Adduktion im Hüftgelenk je nach Muskelanteil
- Verhindert das Vornüberfallen, wenn sich der Körperschwerpunkt vor die Hüfte verlagert
- Aufrichten des Beckens (übungsspezifisch) im «geschlossenen System», d. h. z. B. im beidbeinigen Stand
- Kippen des Beckens (übungsspezifisch) im «offenen System» d. h. z. B. beim Überstrecken des Hüftgelenks im Spielbein

Großer Gesäßmuskel (modifiziert nach Rohen 1998)

Der Große Gesäßmuskel (M. glutaeus maximus) ist einer der größten Muskel des Menschen und zusammen mit dem Quadrizeps an den meisten Bewegungen wie z. B. Laufen, Springen, Treppensteigen, Kniebeugen maßgeblich beteiligt. Er ist der kräftigste Strecker des Hüftgelenks, wobei eine Überstreckung hinter die Senkrechte von 10° möglich ist. Darüber hinaus stabilisiert er die Beckenstellung und verhindert das Nachvornekippen des Oberkörpers im Stand. Einige Anteile des Großen Gesäßmuskels sind an der Außenrotation und dem Abspreizen des Beines (Abduktion) beteiligt, andere am Heranführen (Adduktion). Da der Muskel dem Gesäß die Kontur verleiht, kommt ihm auch für die Körperformung eine besondere Bedeutung zu.

Die sogenannten kleinen Glutaeen (M. glutaeus medius und M. glutaeus minimus) und der Schenkelbindenspanner (M. tensor fasciae latae) werden als Abduktoren bezeichnet (vgl. S. 157). Sie werden beim Abspreizen des Beines u. a. durch den Geraden Schenkelmuskel und den Großen Gesäßmuskel unterstützt.

Die effektivsten Übungen

Beinrückhebevarianten bis in die Endkontraktionsposition (maximale Kontraktion/Muskelverkürzung) der Bewegung sind allen anderen Übungen überlegen, wobei eine Übungsausführung mit Endkontraktionen die Effektivität zusätzlich erhöht.

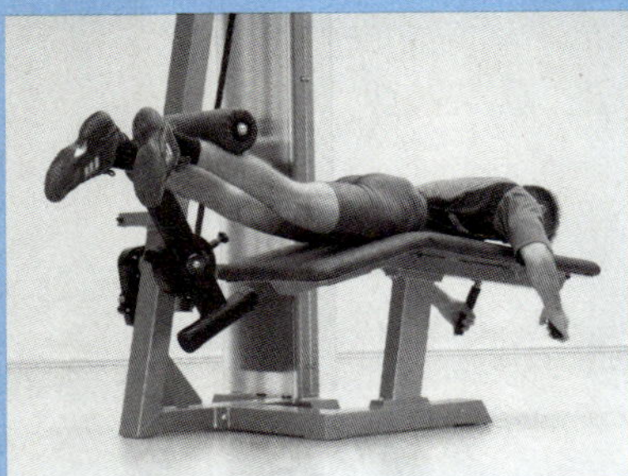

Beinrückheben beidbeinig gestreckt mit Endkontraktionen an der Beinbeugemaschine

Wenn diese Übung mit dem Beinbeugen kombiniert wird, ist sie gleichzeitig die beste Übung für den unteren Rückenstrecker und die Muskulatur der Oberschenkelrückseite.

Varianten

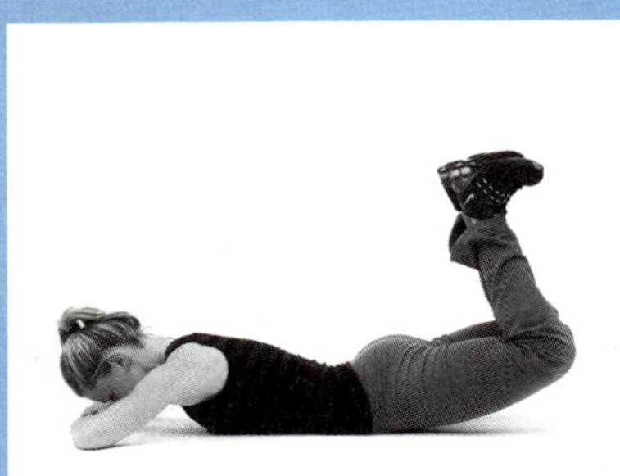

Beinrückheben beidbeinig gebeugt

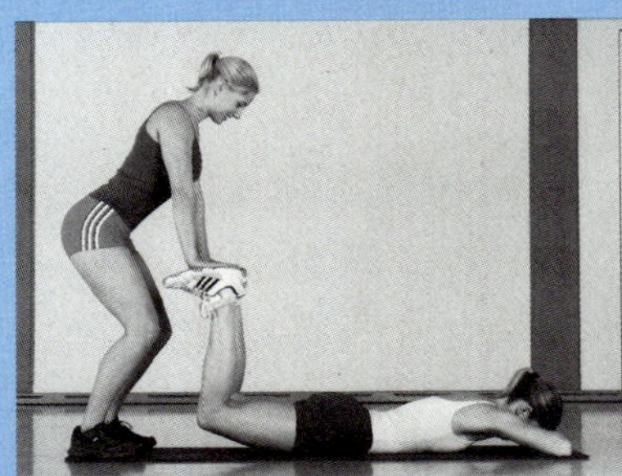

Beinrückheben beidbeinig gebeugt mit Partnerwiderstand

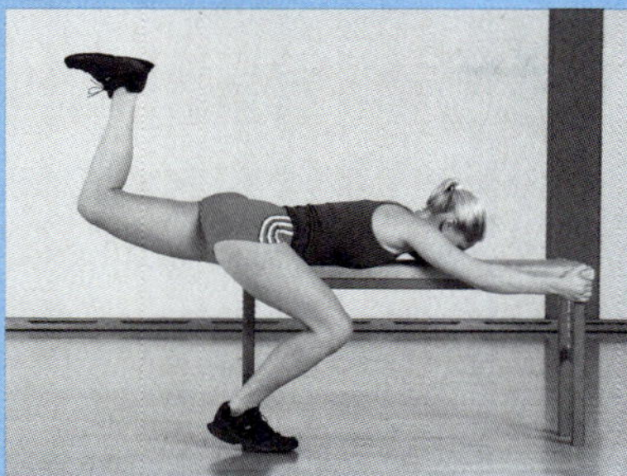

Beinrückheben einbeinig gebeugt auf der Bank

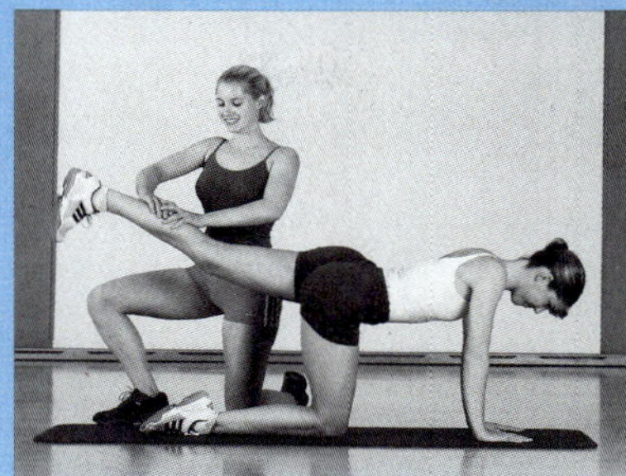

Beinrückheben einbeinig gestreckt in der Bankstellung mit Partnerwiderstand

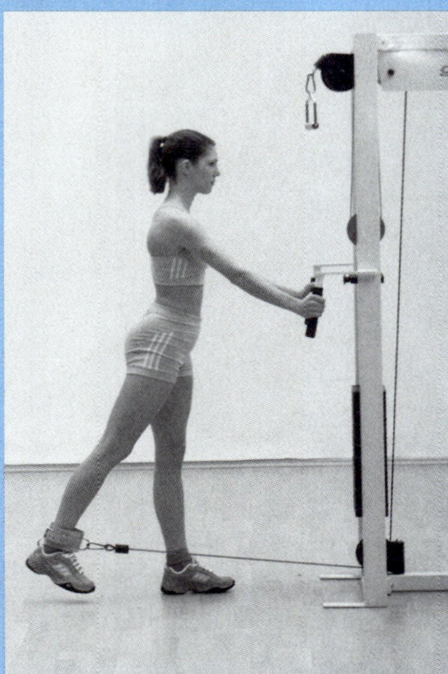

Beinrückheben am Kabelzug

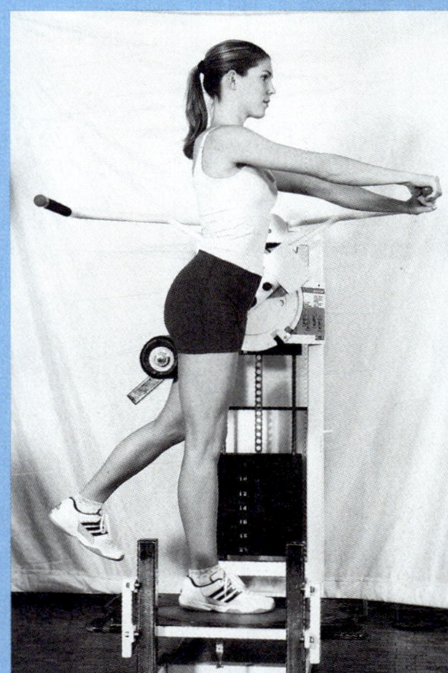

Beinrückheben gestreckt an der Hüftpendelmaschine

Adduktoren

Anatomische Aspekte

Adduktorengruppe: Kurzer, langer, großer Schenkelanzieher (M. adductor brevis, longus, magnus), Kammmuskel (M. pectineus), schlanker Muskel (M. gracilis)

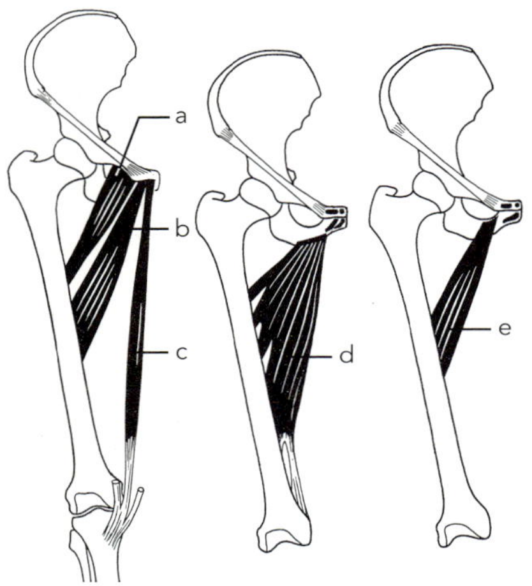

Ursprung:
- Schambein (os pubis)
- M. adductor magnus (d) – Sitzbeinhöcker (tuber ischiadicum), Sitzbein (os ischii)

Ansatz:
- Innenseite/Rückseite des Oberschenkelknochens (femur)
- M. gracilis (c) – oben am Schienbein

Funktion:
- Bein an den Körper ziehen (Adduktion)
- Beugung (Flexion im Hüftgelenk) – M. pectineus (a), M. adductor longus (b), M. gracilis (c)
- Streckung (Extension im Hüftgelenk) – M. adductor brevis (e) und M. adductor magnus (d)
- Außenrotation im Hüftgelenk – M. pectineus und M. adductor brevis
- Innenrotation im Hüftgelenk – M. adductor magnus (d)
- Beugung und Innenrotation im Kniegelenk – M. gracilis (c)

Adduktorengruppe (modifiziert nach Rohen 1998)

Zu den Adduktoren oder Schenkelanziehern gehören fünf unterschiedlich lange Muskeln, die alle an der Innenseite des Oberschenkels liegen: der kurze, lange und große Schenkelanzieher (M. adductor brevis, longus, magnus), der Kammmuskel (M. pectineus) und der zweigelenkige schlanke Muskel (M. gracilis), der als Einziger am Unterschenkel ansetzt.

Die Hauptfunktion dieser Muskeln, die ihren Ursprung am Becken haben, ist das Heranziehen des abgespreizten Beines. Darüber hinaus stabilisieren sie das Becken. Die Adduktoren neigen zur Verkürzung und müssen regelmäßig gedehnt werden.

Die effektivsten Übungen

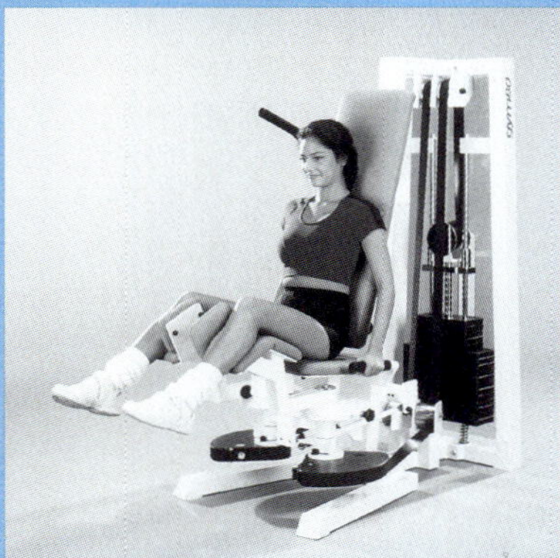

Beine schließen an der Adduktorenmaschine

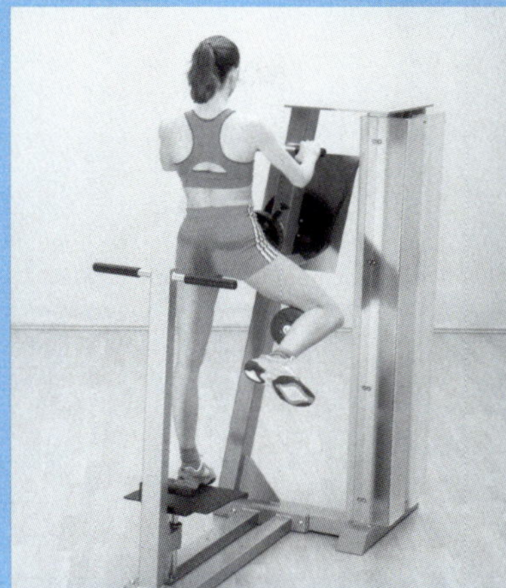

Beine schließen an der Hüftpendelmaschine

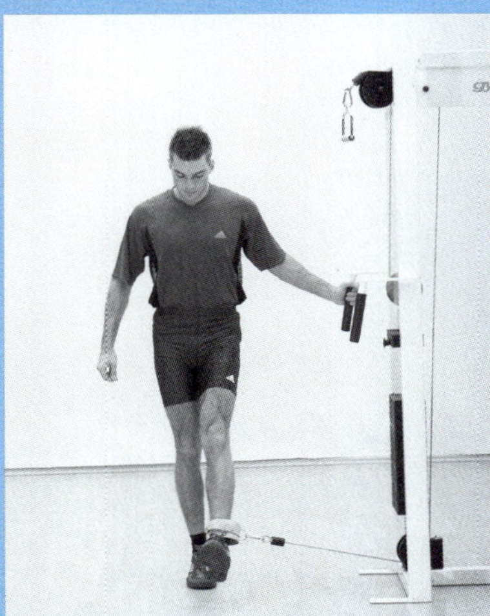

Beine schließen am Kabelzug

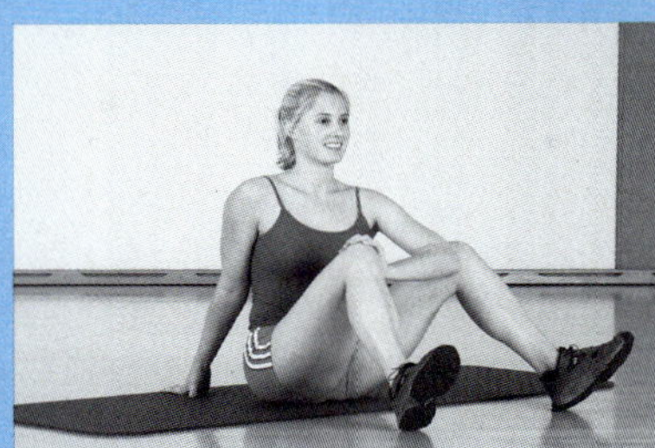

Unterarmklemme im Sitz am Boden

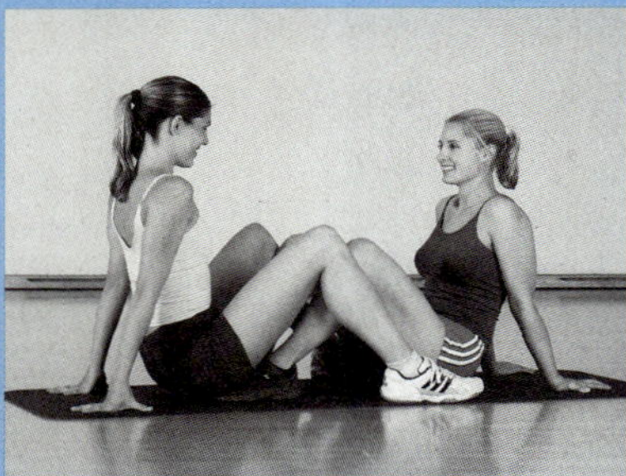

Beine schließen gegen den Partnerwiderstand

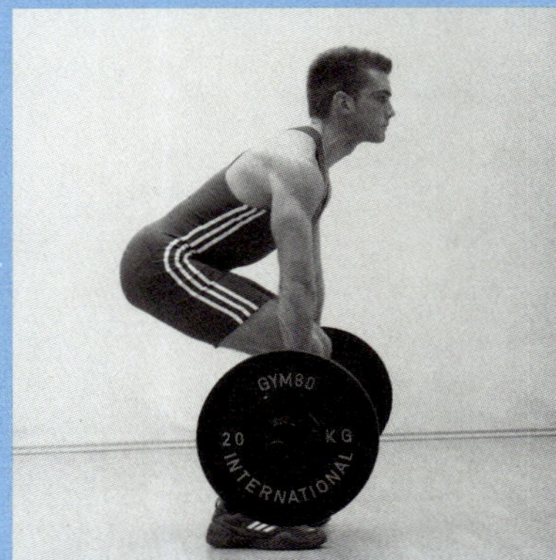

Kreuzheben

Alle Kniebeugeübungen, vor allem mit breiter, außenrotierter Fußstellung, aktivieren auch die Adduktoren zumindest mit mittlerer Intensität.

Abduktoren

Anatomische Aspekte

Abduktorengruppe: Mittlerer und kleiner Gesäßmuskel (M. glutaeus medius und minimus), Schenkelbindenspanner (M. tensor faciae latae)

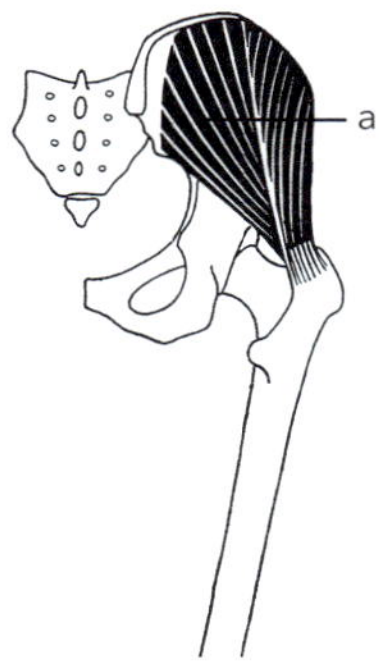

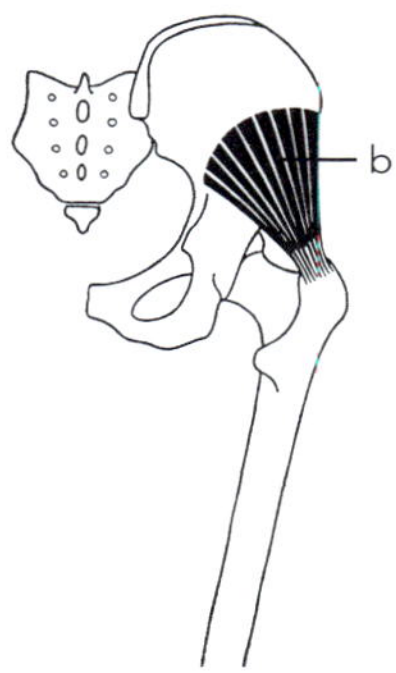

M. glutaeus medius (a) und minimus (b)

Ursprung:

- Darmbeinaußenseite (os ilium)

Ansatz:

- Großer Rollhügel (trochanter major) am Oberschenkelknochen oben außen

Funktion:

- Bein abspreizen (Abduktion)
- Innenrotation – M. glutaeus medius, vorderer Anteil, M. glutaeus minimus
- Außenrotation – M. glutaeus medius, hinterer Anteil

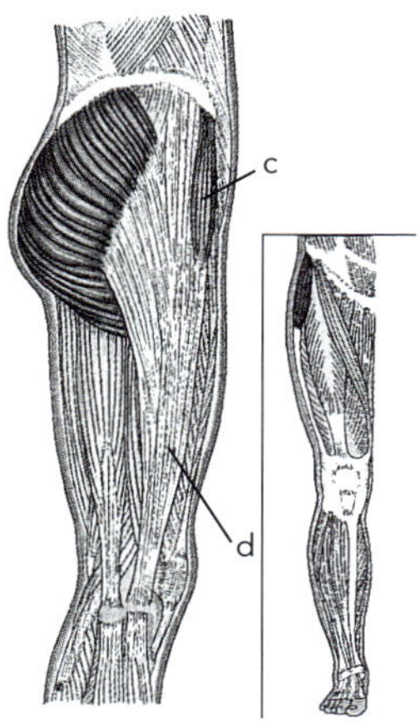

M. tensor fasciae latae (c)

Ursprung:

- Vorderer oberer Darmbeinstachel (spina iliaca anterior superior)

Ansatz:

- An der Schenkelbinde (tractus iliotibialis, d), die bis an die Außenseite des Schienbeinkopfes (caput tibiae) reicht.

Funktion:

- Beugung (Flexion) und Bein abspreizen (Abduktion)

Abduktorengruppe (modifiziert nach Rohen 1998, oben, und Kleinschmidt 1999, unten)

Die Abduktoren oder Schenkelabspreizer sind die Gegenspieler der Adduktoren. Der wichtigste Abduktor, der mittlere Gesäßmuskel (M. glutaeus medius), wird mit dem kleinen Gesäßmuskel (M. glutaeus minimus) unter dem Begriff der «kleinen Glutaeen» zusammengefasst. Diese beiden Muskeln liegen außen am Becken und ziehen zur Oberschenkelaußenseite.

An der Abduktionsbewegung, die nur etwa halb so stark ist wie die Adduktion, sind außer den kleinen Glutaeen u.a. auch der Gerade Schenkelmuskel, der Große Gesäßmuskel und der Schenkelbindenspanner (M. tensor fasciae latae) beteiligt.

Neben dem Abspreizen des Beines wirken die Abduktoren maßgeblich an der Stabilisierung des Beckens beim Gehen und Laufen mit. Die Kräftigung der Abduktoren ist besonders wichtig, weil sie zur Abschwächung neigen.

Die effektivsten Übungen

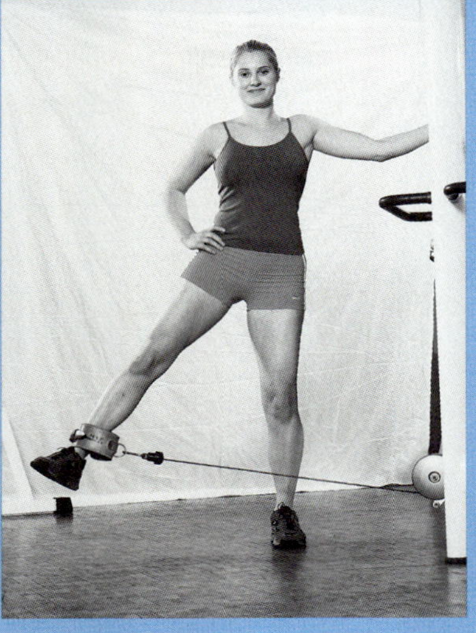

Bein abspreizen am Kabelzug

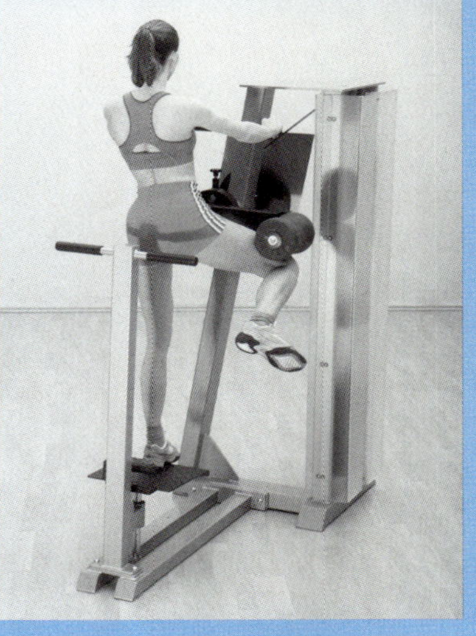

Bein abspreizen an der Hüftpendelmaschine

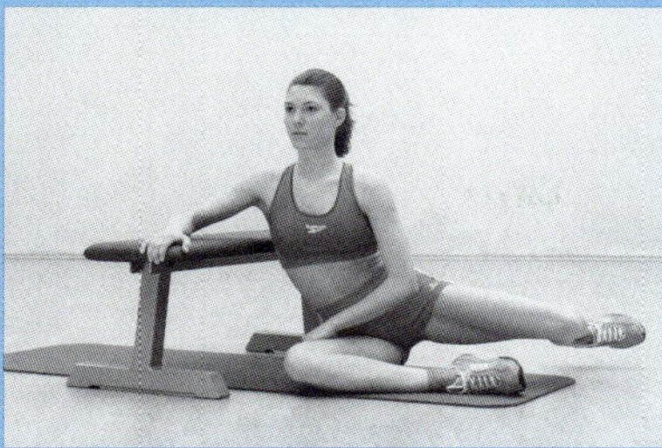

Bein abspreizen im Sitz (Callanetics)

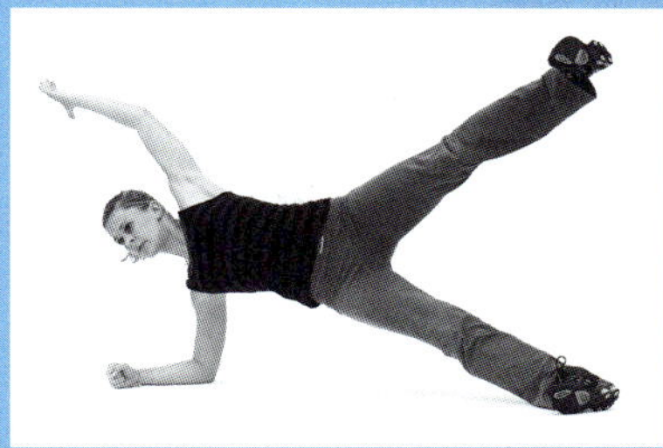

Seitlicher Unterarmstütz

Die Übung ist effektiv für die Abduktoren sowie die schräge und seitliche Bauchmuskulatur der untenliegenden Seite. Messungen haben gezeigt, dass bei der Haltearbeit des Standbeins ebenso hohe Muskelspannungen entstehen wie im dynamisch arbeitenden, abgespreizten Bein. Aufgrund der intensiven Körperspannung und Rumpfstabilisierung ist die Übung sehr wirkungsvoll, um Rückenschmerzen vorzubeugen oder zu lindern.

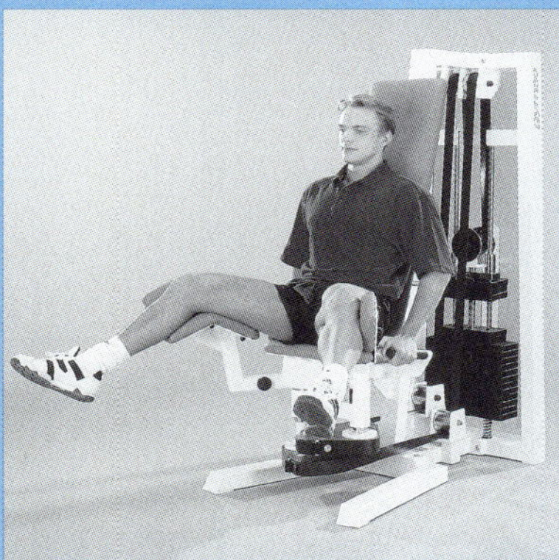

Beine spreizen an der Abduktorenmaschine

Die Wadenmuskulatur

Anatomische Aspekte

Zwillingswadenmuskel (M. gastrocnemius), Schollenmuskel (M. soleus)

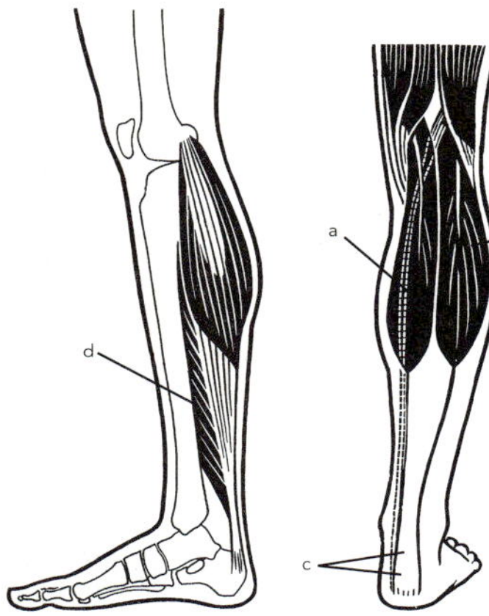

Ursprung:
- M. gastrocnemius – innere (caput mediale, a) und äußere (caput laterale, b) Oberschenkelknochenrolle (epicondylus medialis und lateralis femoris)
- M. soleus (d) – Hinterfläche von Waden- und Schienbein (fibula und tibia) und Wadenbeinköpfchen (caput fibulae)

Ansatz:
- Über die Achillessehne (c) am Fersenbeinhöcker (tuber calcanei)

Funktion:
- Plantarflexion (Ferse anheben)
- Supination (Fußinnenrand heben)
- Beugung im Kniegelenk (nur M. gastrocnemius)

Wadenmuskulatur (modifiziert nach Rohen 1998)

Die Wade besteht aus zwei Muskeln, dem zweigelenkigen Zwillingswadenmuskel (M. gastrocnemius) und dem eingelenkigen Schollenmuskel (M. soleus). Beide Wadenmuskeln setzen gemeinsam über die Achillessehne am Fersenbein an. Die Hauptfunktion der Wadenmuskulatur ist das Heben des Körpers in den hohen Ballenstand. Der Abdruck aus dem oberen Sprunggelenk ist bei allen Geh-, Lauf- und Sprungbewegungen sehr wichtig. Zusätzlich heben sie den Fußinnenrand an (Supination) und unterstützen das Ausbalancieren des Körpers im Stand. Der zweigelenkige Zwillingswadenmuskel hat seinen Ursprung am Oberschenkelknochen und beugt deshalb zusätzlich das Kniegelenk.

Die Wadenmuskulatur ist sehr kräftig und benötigt für ein effektives Training große Widerstände. Da sie zur Verkürzung neigt, sollte sie regelmäßig gedehnt werden.

Die effektivsten Übungen

Der zweigelenkige Zwillingsmuskel und der eingelenkige Schollenmuskel reagieren sehr unterschiedlich auf die Basisübungen. Deshalb sind für ein komplettes Wadentraining zumindest zwei unterschiedliche Übungen erforderlich.

Übungen für den Zwillingswadenmuskel

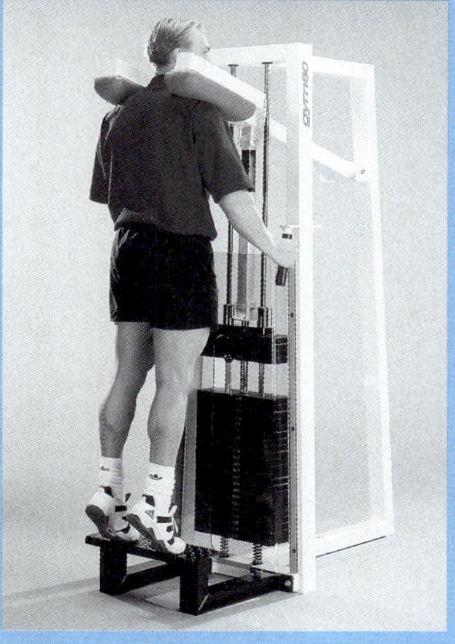

Fersenheben im Stand an der Wadenmaschine

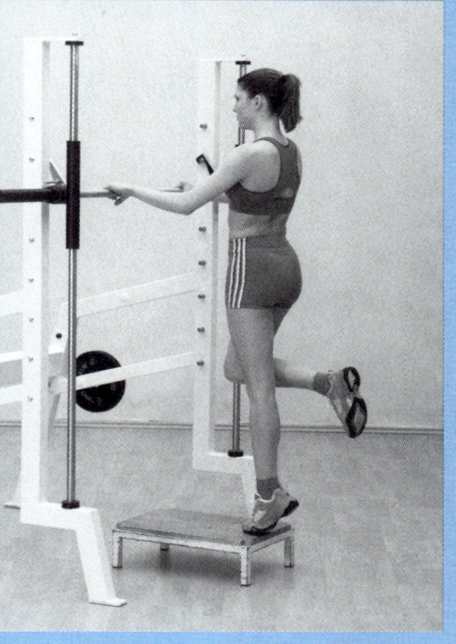

Fersenheben einbeinig im Stand mit Endkontraktionen ohne Zusatzgewicht

Bei Übungen im Stand werden sehr hohe Gewichte für ein effektives Training benötigt. Dadurch entsteht ein hoher Kompressionsdruck auf die Wirbelsäule. Eine einbeinige Ausführung an der Maschine reduziert die Gewichts- und somit die Wirbelsäulenbelastung, verringert allerdings die Stabilität. Für die meisten Personen stellt bereits eine einbeinige Übungsausführung im Stand mit Endkontraktionen ohne Zusatzgewicht eine ausreichende Intensität sicher.

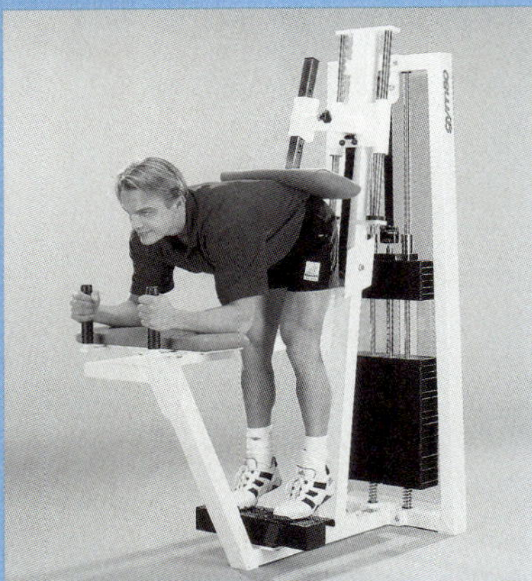

Fersenheben mit vorgebeugtem Oberkörper

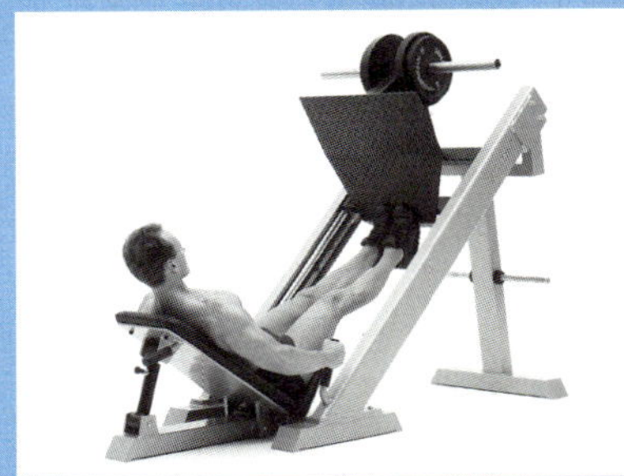

Fersenheben an der 45° Beinpresse

Eine Übungsausführung mit gebeugtem Hüftgelenk verringert die Wirbelsäulenbelastung deutlich und stellt deshalb eine empfehlenswerte Alternative dar.

Übungen für den Schollenmuskel

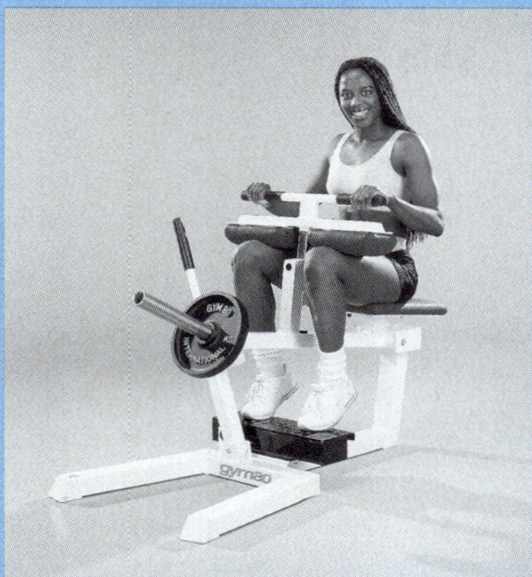

Fersenheben im Sitz an der Soleusmaschine

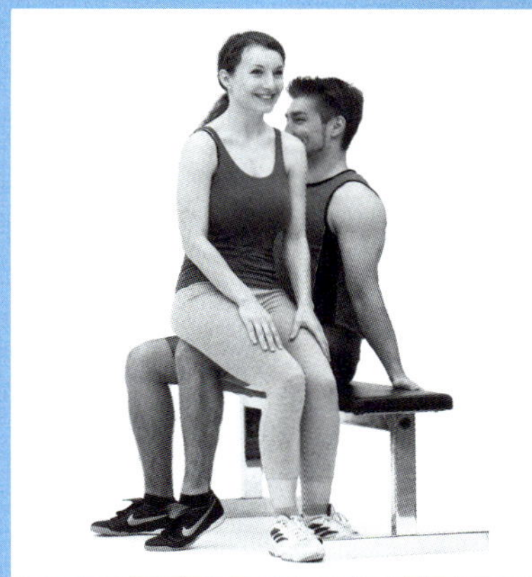

Fersenheben einbeinig im Sitz mit Partner

Wie eigene Messungen zeigen, ist das Fersenheben im Sitz an der Wadenmaschine die mit Abstand effektivste Übung für den eingelenkigen Schollenmuskel. Für den zweigelenkigen Zwillingswadenmuskel ist sie hingegen deutlich weniger wirkungsvoll.

Trainingsprogramme

Wählen Sie das passende Programm

Die folgenden sechs Programme setzen sich aus den besten Kräftigungsübungen zusammen, die im vorangehenden Kapitel ausführlich dargestellt sind. Entsprechend Ihren Voraussetzungen, Ihren Zielen und Ihrem Zeitbudget können Sie sich das geeignete Programm wählen:

- Vier Kurzprogramme, ca. 10–15 Minuten mit je 6 Übungen
  Kurzprogramm 1: Für Einsteiger ohne Geräte
  Kurzprogramm 2: Für Fortgeschrittene ohne Geräte
  Kurzprogramm 3: Für Einsteiger mit Geräten
  Kurzprogramm 4: Für Fortgeschrittene mit Geräten
- Zwei Langprogramme, ca. 30–40 Minuten mit je 15 Übungen
  Langprogramm 1: Ohne Geräte für Einsteiger und Fortgeschrittene
  Langprogramm 2: Mit Geräten für Einsteiger und Fortgeschrittene

Ihre Voraussetzungen

Sind Sie Trainingsanfänger oder haben Sie längere Zeit nicht trainiert, beginnen Sie mit den Einsteigerprogrammen. Erlernen Sie zunächst die technisch korrekte Ausführung der Übungen und wählen Sie am Anfang geringere Widerstände. Eine fachlich kompetente Einweisung, z.B. in einem guten Fitnessstudio ist empfehlenswert. Als Geübter nutzen Sie die anspruchsvolleren Programme für Fortgeschrittene.

Ihre persönlichen Ziele

Körperformung und Fettabbau erzielen Sie, wenn Sie ein kalorisches Defizit erzeugen, indem Sie die Kalorienaufnahme einschränken und möglichst viele Kalorien verbrennen. Dies gelingt Ihnen durch eine quantitative (weniger essen!) und qualitative (Kalorienbomben meiden, gesunde Vollwertkost wählen) Ernährungsumstellung und regelmäßiges Training der Langzeitprogramme bei 2–3-maligem Training pro Woche, mit 1–2 Programmdurchgängen, ergänzt durch Ausdauertraining.

Muskelaufbau fördern Sie durch ein intensives Muskeltraining. Dazu wählen Sie Gewichte, die Sie nur 8–12-mal pro Satz bewältigen können, trainieren 2–3-mal pro Woche und bevorzugen eine eiweißreiche, leicht überkalorische Ernährung.

Bei dem Hauptziel Beschwerdereduzierung stehen Ihnen die Rückenprogramme (siehe S. 268–271) oder zunächst die Einsteigerprogramme zur Verfügung.

Vorsicht!

Beschwerden und Schmerzen, die beim Üben auftreten und während der Belastung nicht verschwinden, sind Warnzeichen, die Sie nicht übergehen dürfen. Wählen Sie eine weniger intensive Übungsvariante und lassen Sie, wenn das nicht Abhilfe schafft, diese Übung weg. Nicht gemeint sind damit Muskelkaterschmerzen, die nach intensivem Training häufig auftreten, aber folgenlos nach wenigen Tagen wieder verschwinden. Bei regelmäßigem Training bleibt nicht nur der Muskelkater aus, sondern Beschwerden (z.B. Rückenschmerzen) werden verringert oder verschwinden ganz. Die Programme können sehr gut auch als Präventions- und Rehaprogramme genutzt werden.

Ihr Zeitbudget

Wählen Sie nach Ihren zeitlichen und örtlichen Möglichkeiten die Kurz- oder Langprogramme bzw. die Programmvarianten mit oder ohne Geräte.

Erfolgsfaktoren aller Programme

Alle Übungen wurden auf der Basis wissenschaftlicher elektromyographischer Messungen ausgewählt. Es sind intensive und sehr effektive Übungen für jede Muskelgruppe. Alle Programme können mit der **Methode des Zirkeltrainings** durchgeführt werden. Dabei werden die Belastungs- und die Pausendauer festgelegt. In diesem Fall werden keine Wiederholungen gezählt. Zirkeltrainingsprogramme sind sehr effektiv, weil das Verhältnis von (geringem) zeitlichem Aufwand und (großem) Trainingserfolg optimal ist.

Alle Programme sind sogenannte Einsatzprogramme. Das bedeutet, dass von jeder Übung bei der Methode des Zirkeltrainings nur ein Satz mit einer festgelegten Dauer von 30 oder 45 oder 60 Sekunden Dauer ausgeführt wird. Trainingsstudien der Universität Bayreuth belegen, dass ein Einsatztraining, zweimal pro Woche sehr hohe Kraftsteigerungen, zumindest in den ersten 6 Monaten, hervorruft und die Unterschiede zu einem Dreisatztraining überraschend gering ausfallen.

Fortgeschrittene können selbstverständlich von den Zirkeltrainingsprogrammen auch 2 oder 3 Durchgänge absolvieren, um den Trainingsumfang zu erhöhen.

Alternativ zum Zirkeltrainingsprinzip können die Programme ohne Vorgaben für die Belastungs- und Pausendauer durchführt werden. Auch in diesem Fall ist für Anfänger ein Einsatztraining und für Fortgeschrittene ein Mehrsatztraining mit 2, 3 oder mehr Sätzen pro Übung zu empfehlen. Dabei wird die Intensität durch die maximal mögliche Anzahl an Wiederholungen (RM = repetition maximum) festgelegt. Bei der Muskelaufbaumethode werden (6)8–12(15) und bei der Kraftausdauermethode 15–25(30) Wiederholungen empfohlen.

Die Übungsreihenfolge berücksichtigt bei allen Programmen das **Prinzip Agonist – Antagonist.** Das bedeutet, dass auf einen Satz für eine Muskelgruppe (Agonist, z.B. Bauchmuskulatur) unmittelbar anschließend ein Satz für den Gegenspieler (Antagonist, z.B. untere Rückenmuskulatur) folgt. Ein Belastungswechsel von Muskeln mit entgegengesetzter Funktion führt zu einer intensiveren Durchblutung der trainierten Körperpartie. Darüber hinaus wird bei einer Kraftbelastung des Agonisten automatisch der Gegenspieler gedehnt, sodass auf die Anspannung eines Muskels unmittelbar eine aktive Dehnung durch die Anspannung des Gegenspielers folgt.

Programme für Einsteiger und Fortgeschrittene

Die Programmdarstellungen im Bild sollen Ihnen als Trainingsvorlage und -hilfe dienen. Eine kurze Programmcharakteristik mit Angaben zum Trainingsumfang machen Ihnen die Auswahl des passenden Programms leicht. Spezielle Rückenprogramme finden Sie im Kapitel Rückentraining (Seite 268–271).

Kurzprogramm 1 (maxxF)
10 Minuten ohne Geräte für Einsteiger

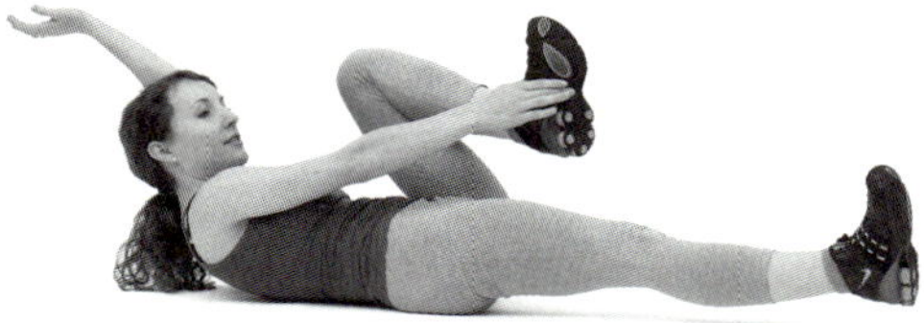

Käfer (Bauch)

Motto: 2-mal 10 Minuten pro Woche, das ist immer drin!

Programmcharakteristik: Mit den 6 effektiven maxxF-Übungen ohne Geräte trainieren Sie alle wichtigen Muskelgruppen des Körpers, an jedem beliebigen Ort in kürzester Zeit.

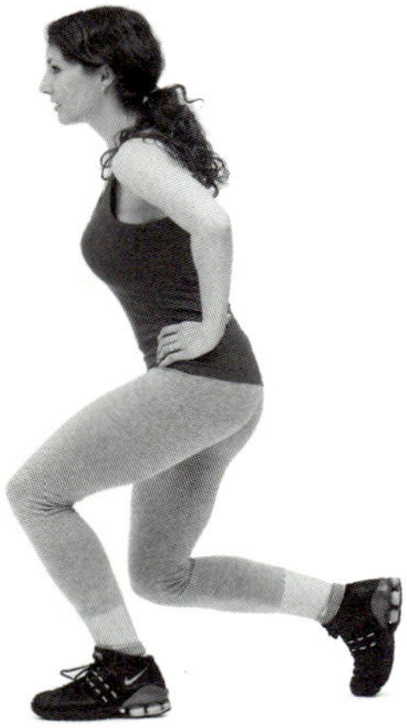

Einbeinkniebeuge (Oberschenkelvorderseite, Gesäß)

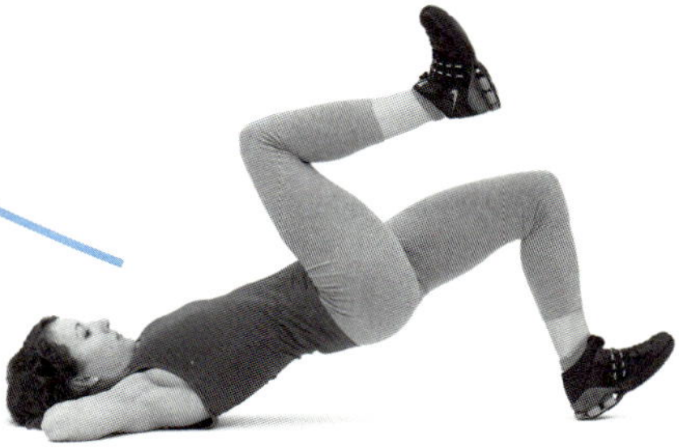

Beckenlift ohne Fersenzug (Oberschenkelrückseite, Gesäß, unterer Rücken)

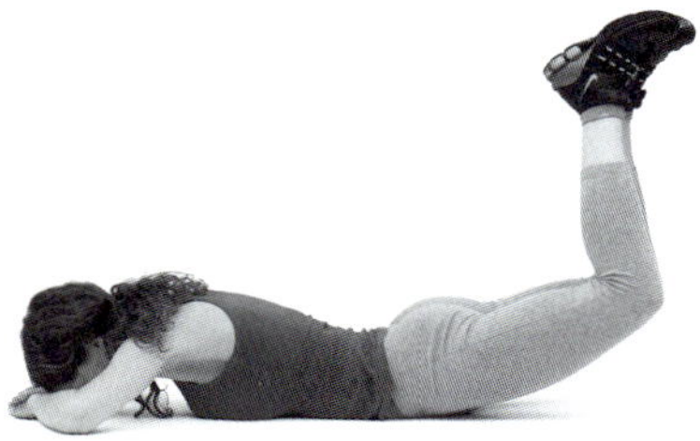

Beinrückheben (unterer Rücken, Gesäß)

Trainingsumfang: 6 Übungen, 8 Sätze (Übungen Beckenlift und Einbeinkniebeuge rechts und links), 1 oder 2 Zirkel-Durchgänge, 2–3-mal pro Woche

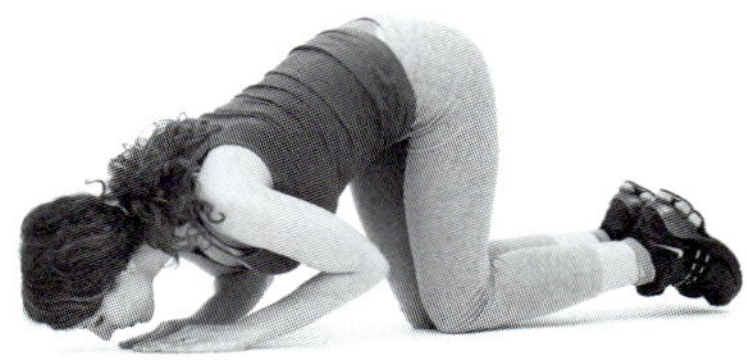

maxxF-Liegestütz, leichte Variante (Brust, Trizeps, Schulter)

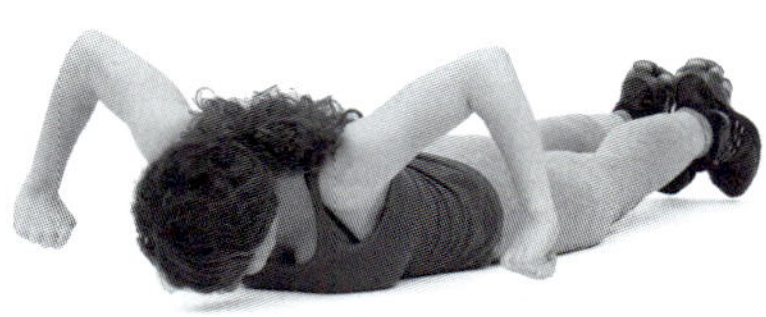

Reverse-Flys 90° innenrotiert (oberer Rücken)

Kurzprogramm 2 (maxxF)
10 Minuten ohne Geräte für Fortgeschrittene

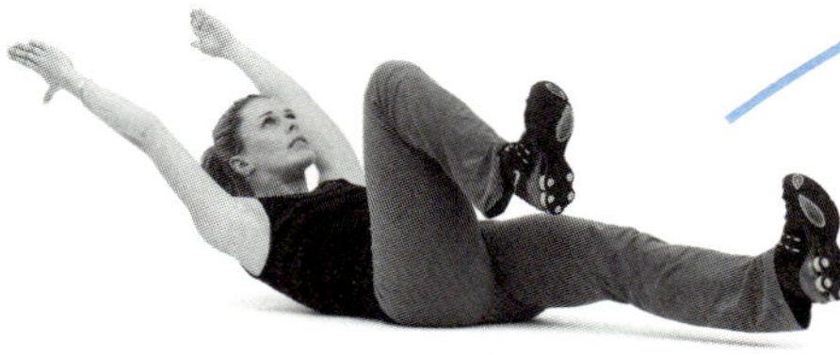

Käfer-Crunch (Bauch)

Motto: Kurz, intensiv, effektiv!
Programmcharakteristik: Die schweren Varianten der gleichen Übungen wie in Programm 1 machen das Programm 2 zu einem anspruchsvollen Training an jedem beliebigen Ort und ohne Geräte.

Trainingsumfang: 6 Übungen, 8 Sätze (Übungen Beckenlift und Einbeinkniebeuge rechts und links), 1 oder 2–3 Zirkel-Durchgänge, 1- oder 2–3-mal pro Woche.

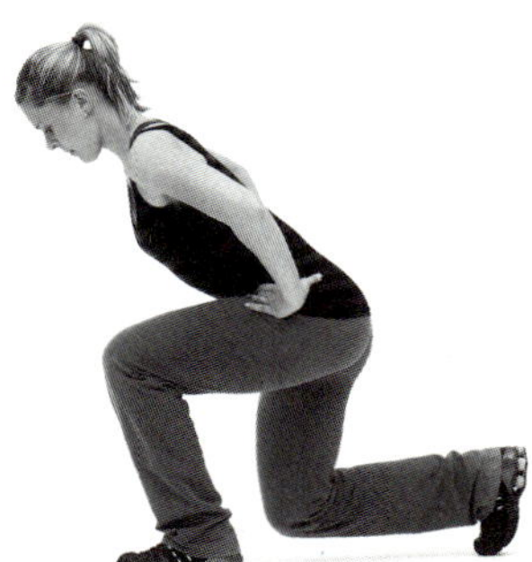

Einbeinkniebeuge (Oberschenkelvorderseite, Gesäß)

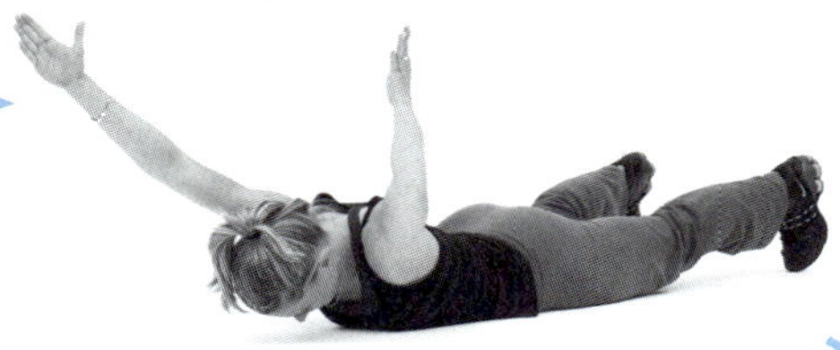

Reverse-Flys 135° außenrotiert (oberer Rücken)

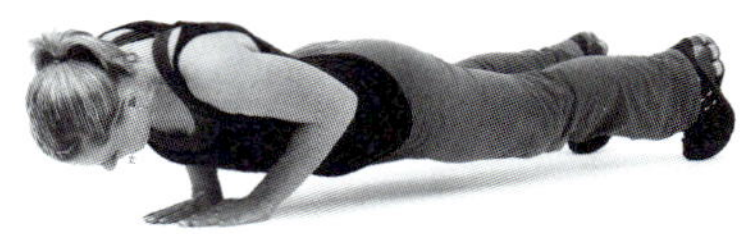

maxxF-Liegestütz, individuell schwere Variante (Brust, Trizeps, Schulter)

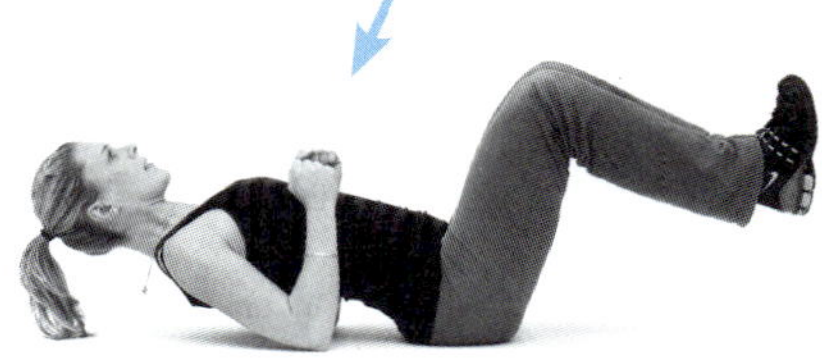

Bodenrudern, mittelschwere Variante (Breiter Rückenmuskel)

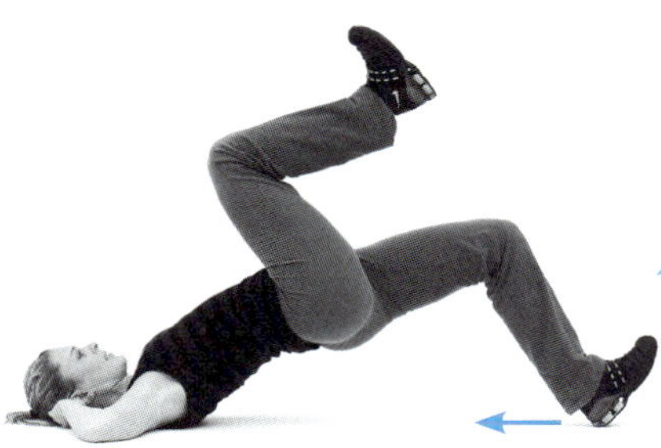

Beckenlift mit Fersenzug (Oberschenkelrückseite, Gesäß, unterer Rücken)

Kurzprogramm 3
15 Minuten mit Geräten für Einsteiger

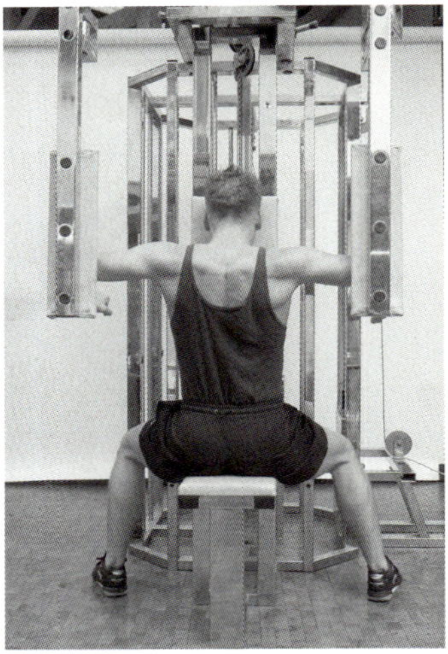

Reverse-Flys 90° innenrotiert an der Maschine (oberer Rücken)

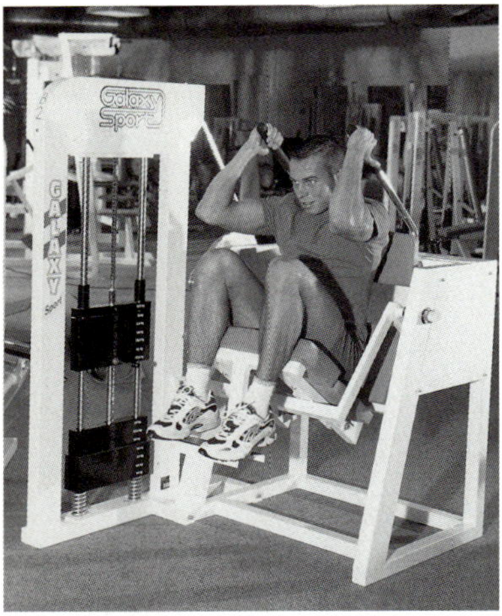

Crunch an der Bauchmuskelmaschine (Bauch)

Motto: Aller Anfang ist «leicht»

Programmcharakteristik: Die sechs einfachen Basisübungen bieten einen perfekten Einstieg in das Fitnesstraining im Studio. Das kurze Programm lässt noch Zeit für ein anschließendes Ausdauertraining.

Trainingsumfang: 6 Übungen, 6 Sätze, 1 oder 2 Zirkel-Durchgänge, 2-mal pro Woche.

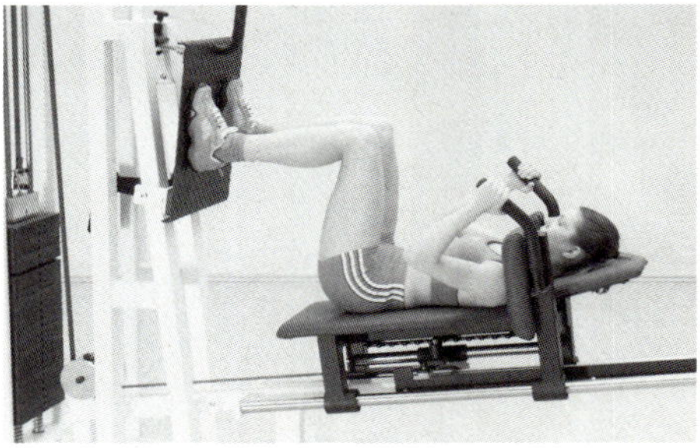

Beinpressen (Oberschenkelvorderseite, Gesäß)

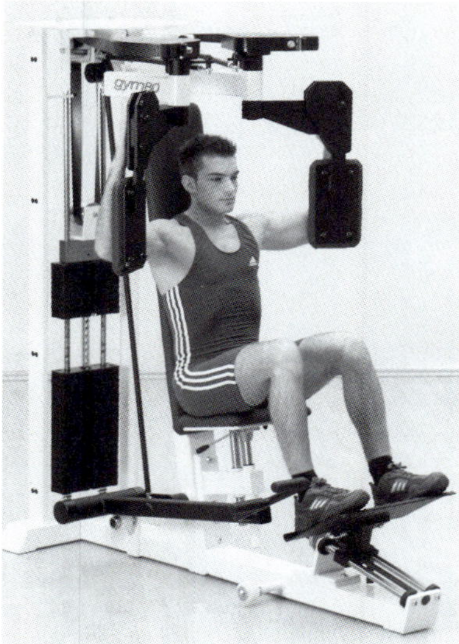

Butterfly (Brust)

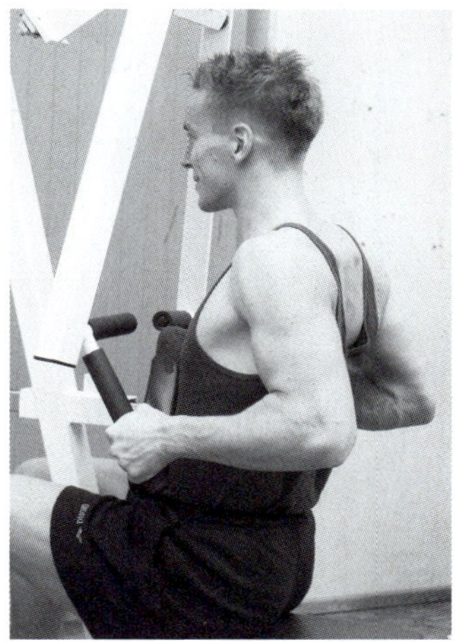

Lat-Rudern an der Maschine (Breiter Rückenmuskel)

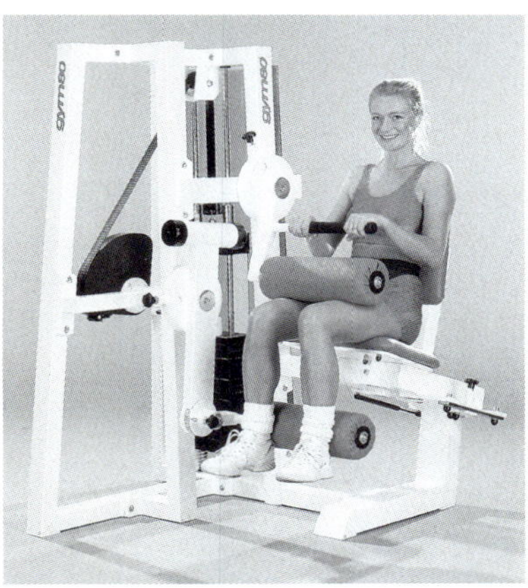

Beinbeugen an der Maschine im Sitz (Oberschenkelrückseite)

Kurzprogramm 4
15 Minuten mit Geräten für Fortgeschrittene

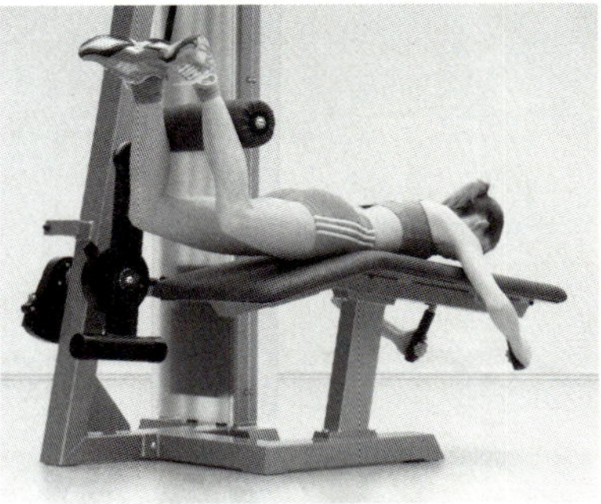

Beinrückheben kombiniert mit Beinbeugen an der Maschine (unterer Rücken, Gesäß, Oberschenkelrückseite)

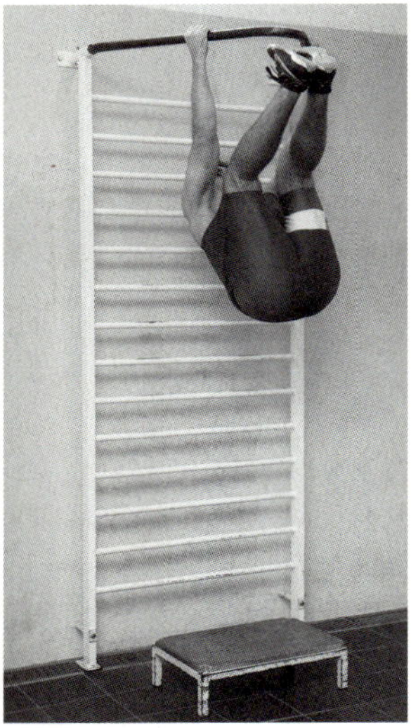

Beine heben im Hang (Bauch, Hüftbeuger)

Motto: Wenig hilft viel

Programmcharakteristik: Ein kurzes, dennoch vollwertiges und hocheffektives Programm mit den besten Komplexübungen

Trainingsumfang: 6 Übungen, 8 Sätze (Lat-Rudern und Einbeinkniebeuge rechts und links), 1–3 Zirkel-Durchgänge, 2–3-mal pro Woche.

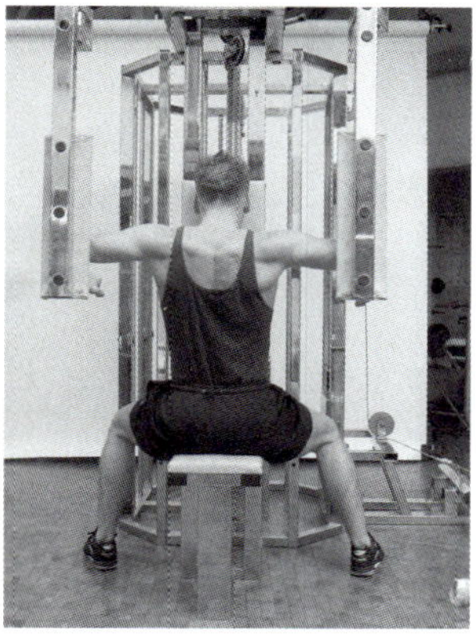

Reverse-Flys 90° innenrotiert an der Maschine (oberer Rücken)

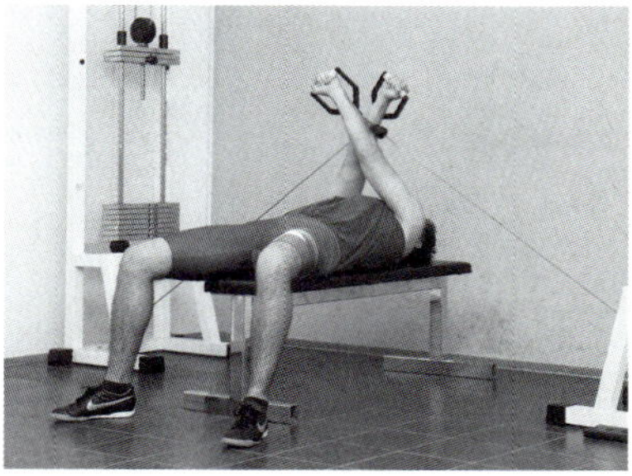

Kabelziehen über Kreuz in Rückenlage auf der Flachbank (Brust)

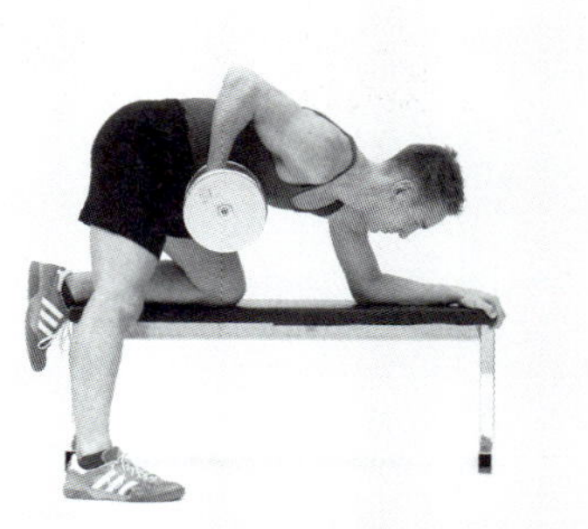

Lat-Rudern einarmig vorgebeugt mit Kurzhantel (Breiter Rückenmuskel)

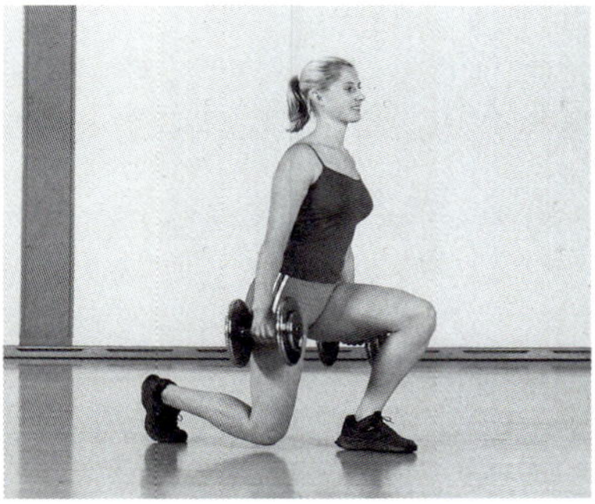

Einbeinkniebeuge mit 2 Kurzhanteln (Oberschenkelvorderseite, Gesäß)

Langprogramm 1 (maxxF)
30 Minuten ohne Geräte für Einsteiger und Fortgeschrittene

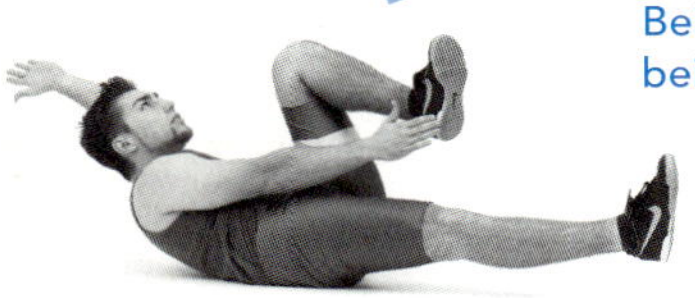

Käfer (Bauch)

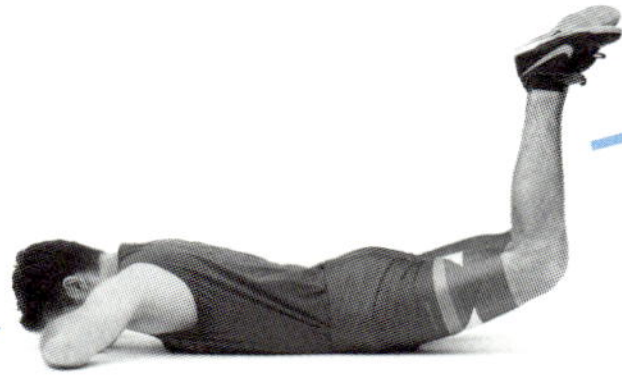

Beinrückheben gebeugt, beidbeinig (unterer Rücken, Gesäß)

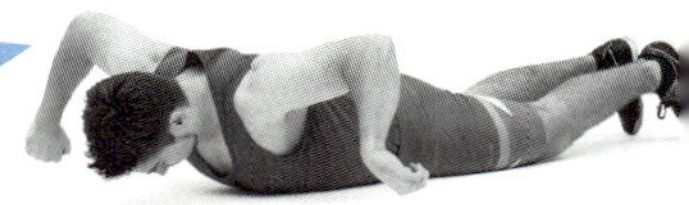

Reverse-Flys 90° innenrotiert (oberer Rücken)

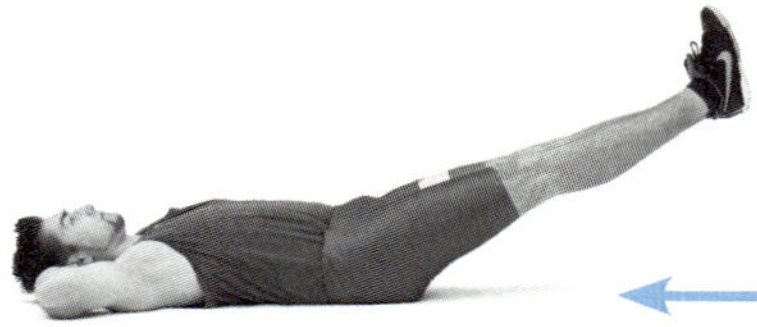

Beine senken in Rückenlage (Bauch)

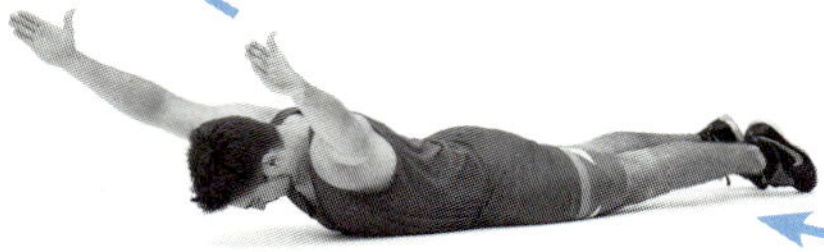

Reverse-Flys 135° außenrotiert (oberer und unterer Rücken)

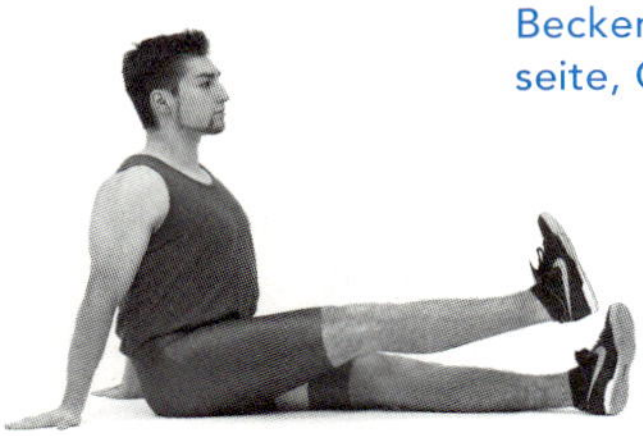

Beinheben gestreckt im Langsitz (Oberschenkelvorderseite, Gerader Schenkelmuskel)

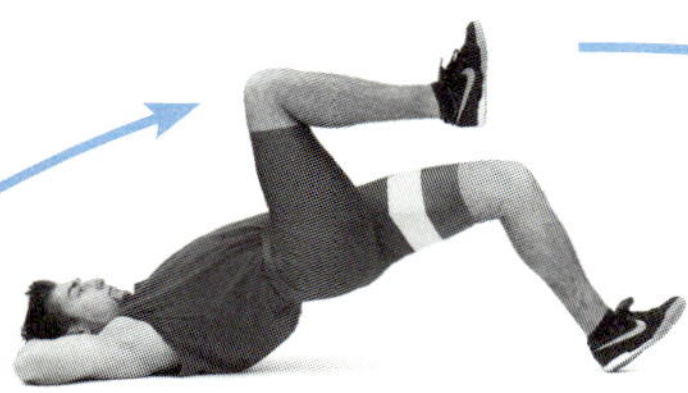

Beckenlift (Oberschenkelrückseite, Gesäß, unterer Rücken)

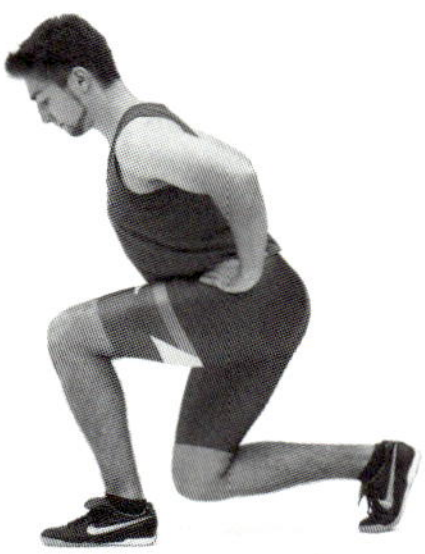

Einbeinkniebeuge (Oberschenkelvorderseite, Gesäß)

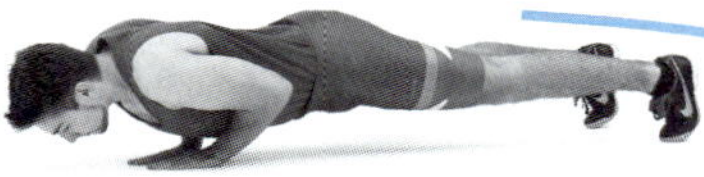

Liegestütz (Brust, Trizeps, Schulter)

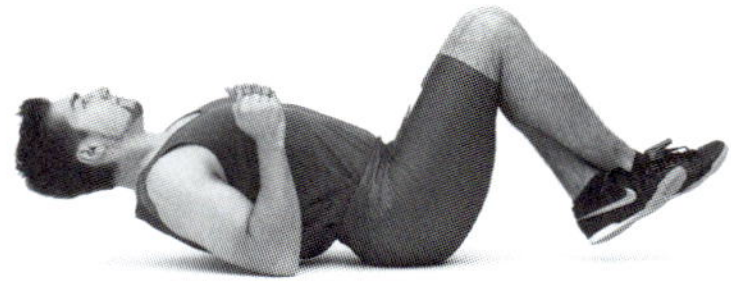

Bodenrudern (Breiter Rückenmuskel)

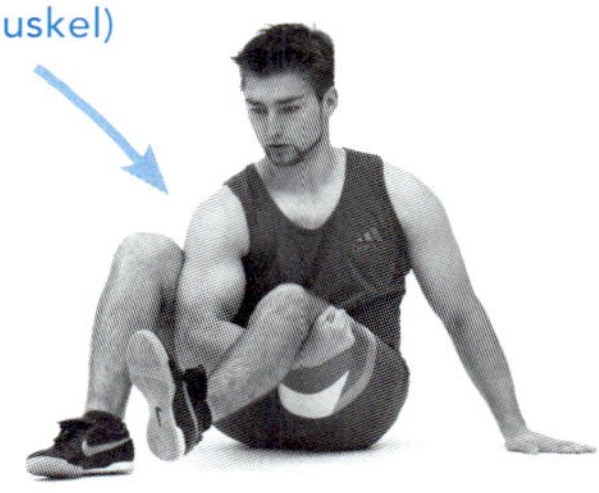

Bizeps-Curl gegen den Beinwiderstand (Bizeps)

Motto: maxxF bedeutet maximale Fitness, Effektivität, Force und Fun

Programmcharakteristik: Die wissenschaftliche Evaluation an der Universität Bayreuth hat die hohe Effektivität des maxxF-Kernprogramms nachgewiesen (vgl. Boeckh-Behrens, maxxF – Das Superkrafttraining, 2008)

Trainingsumfang: 15 Übungen, 21 Sätze (mehrere Übungen rechts und links), für Einsteiger und Fortgeschrittene 1 Zirkel-Durchgang, 2 Zirkel-Durchgänge für Athleten und Fortgeschrittene.

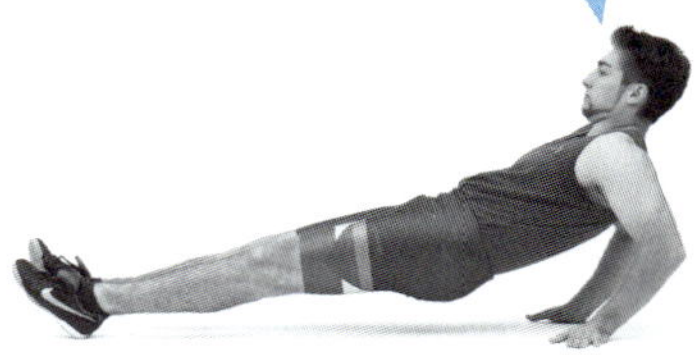

Beugestütz-Dips (Trizeps)

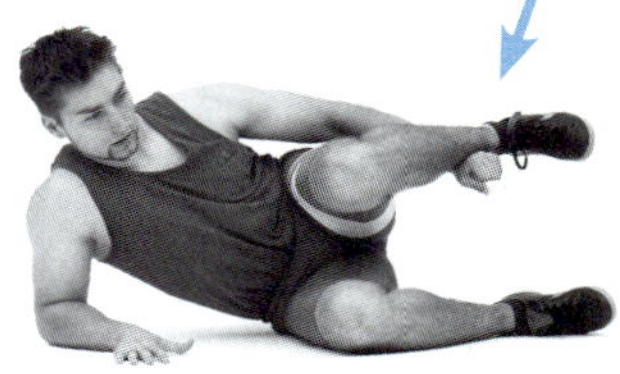

Armseitheben gegen den Beinwiderstand (Schulter)

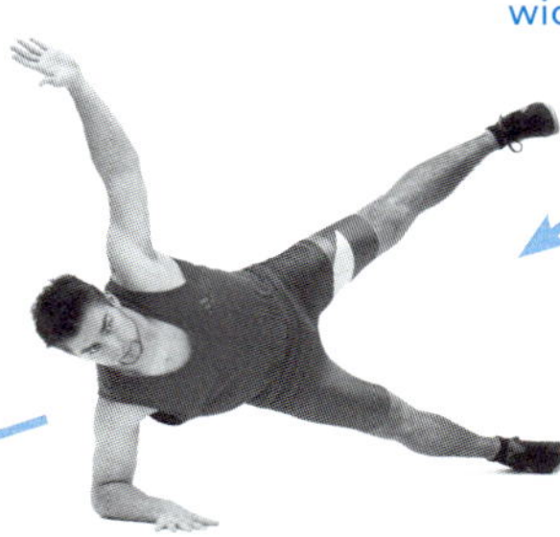

Seitlicher Unterarmstütz (Abduktoren, seitliche und schräge Bauchmuskulatur)

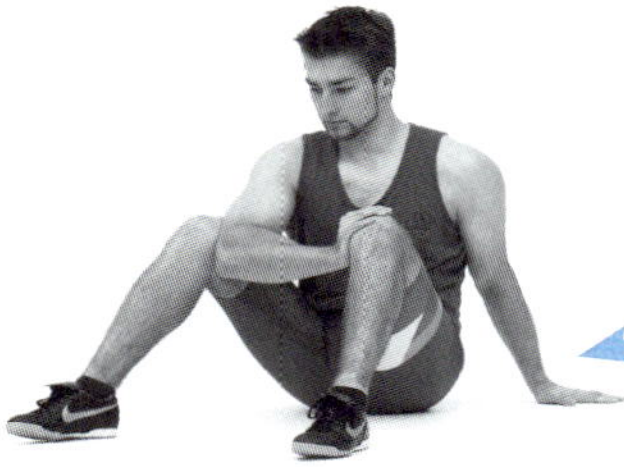

Unterarmklemme (Adduktoren)

Langprogramm 2
30–40 Minuten mit Geräten
für Einsteiger und Fortgeschrittene

Motto: Simply the best

Programmcharakteristik: Die Top-Übung für jede Muskelgruppe ergibt das optimale Studioprogramm.

Trainingsumfang: 16 Übungen, 17 Sätze (eine Übung rechts und links), für Einsteiger und Fortgeschrittene 1 Zirkel-Durchgang, 2 Zirkel-Durchgänge für Fortgeschrittene und Athleten.

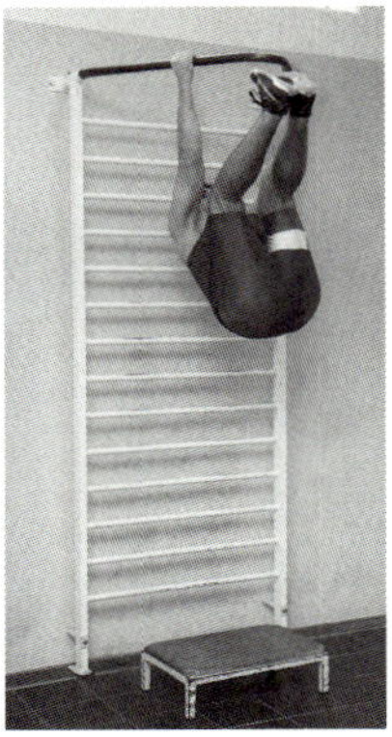

Beine heben im Hang (Bauch)

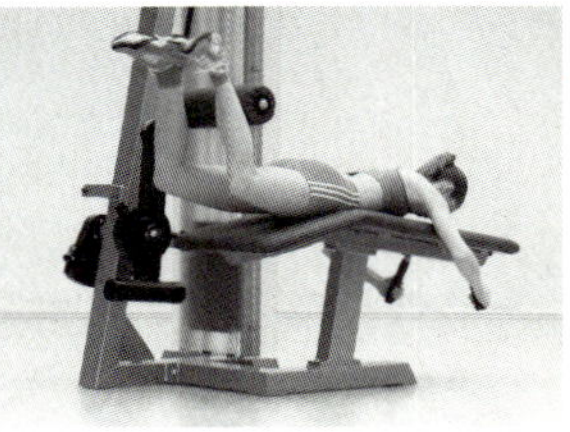

Beinrückheben kombiniert mit Beinbeugen in Bauchlage an der Maschine (Oberschenkelrückseite, unterer Rücken, Gesäß)

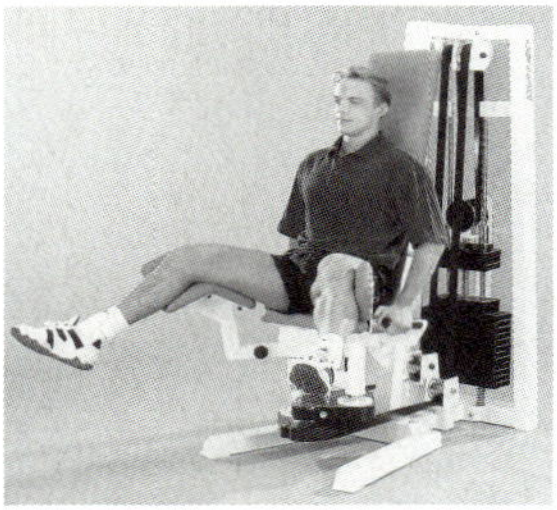

Beine spreizen an der Abduktorenmaschine (Abduktoren)

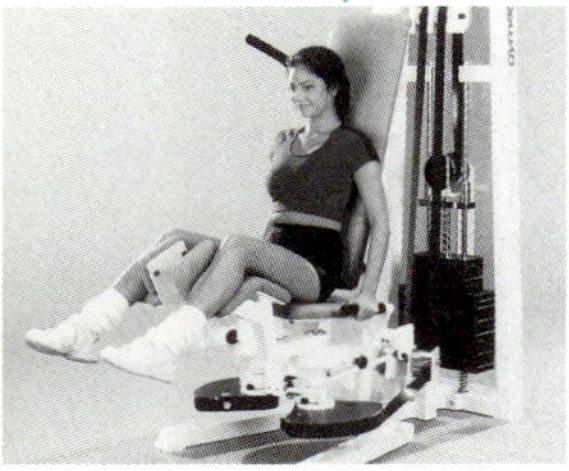

Beine schließen an der Adduktorenmaschine (Adduktoren)

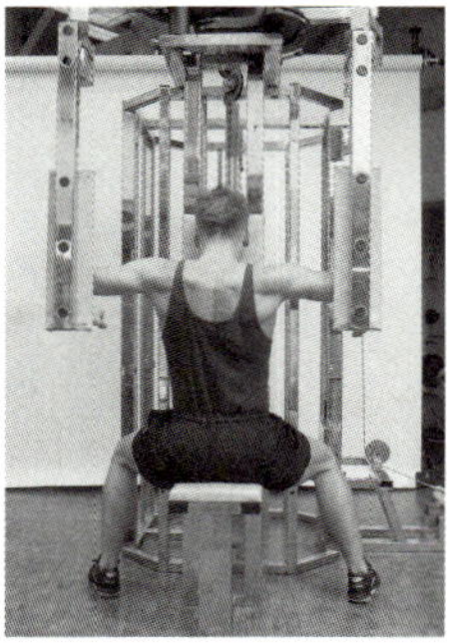

Reverse-Flys 90° innenrotiert im Sitz an der Maschine (oberer Rücken Delta hinterer Anteil)

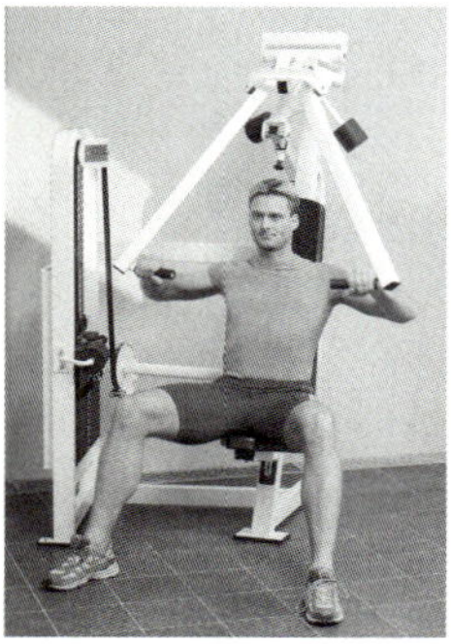

Brustpressen an der Maschine (Brust, Trizeps, Delta vorderer Anteil)

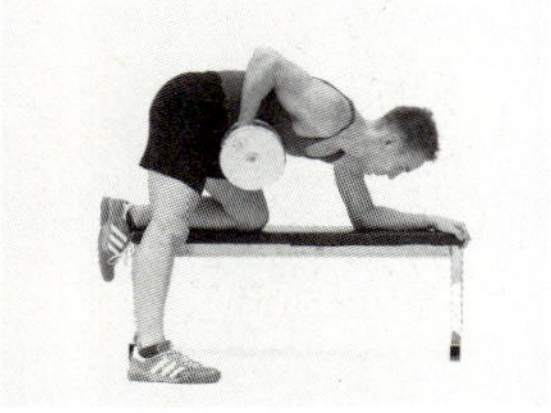

Rudern einarmig vorgebeugt mit Kurzhantel (Breiter Rückenmuskel, Bizeps)

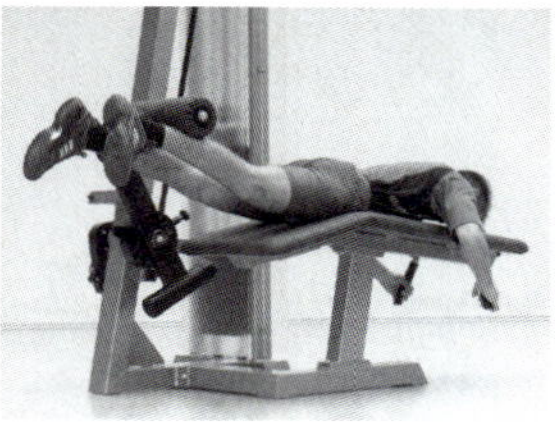

Beinrückheben an der Beinbeugemaschine in Bauchlage, Beine gestreckt (unterer Rücken und Gesäß)

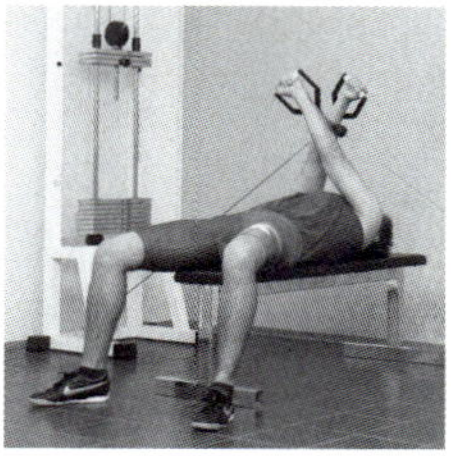

Kabelziehen über Kreuz in Rückenlage auf der Flachbank (Brust)

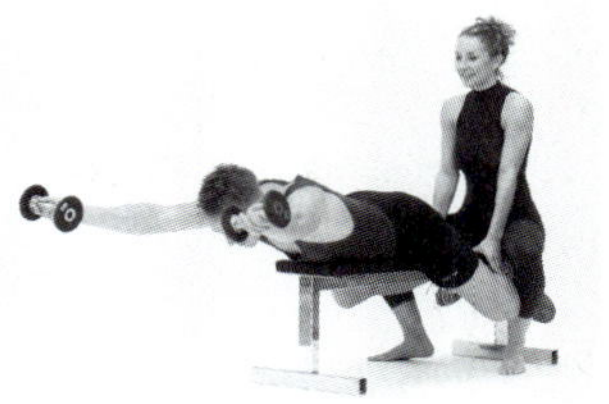

Reverse-Flys lang in Bauchlage auf der Langbank mit Kurzhanteln (oberer Rücken, unterer Rücken, Schultern)

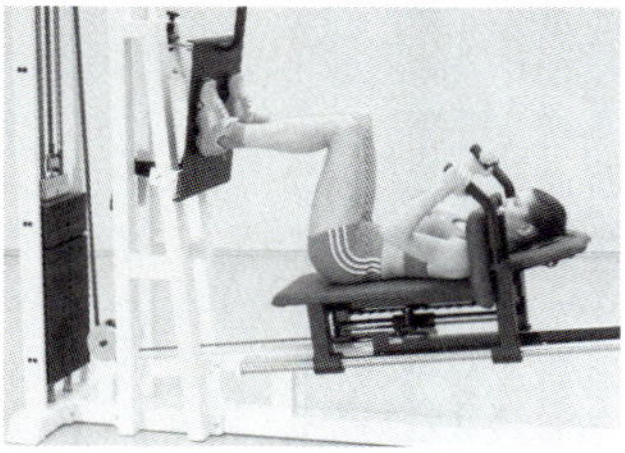

Beinpressen an der Maschine (Oberschenkelvorderseite, Gesäß)

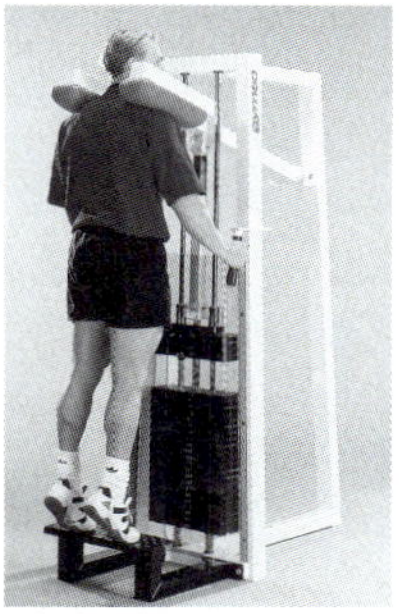

Fersenheben im Stand an der Wadenmaschine (Waden)

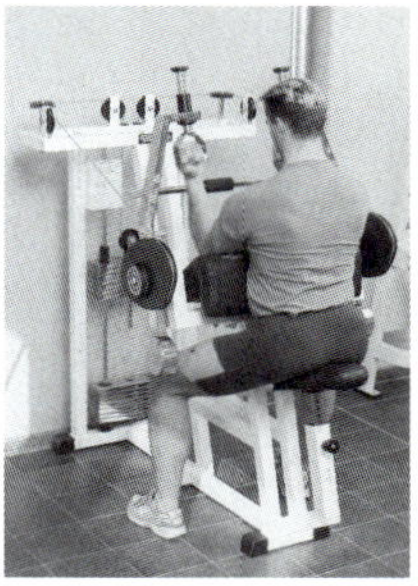

Scott-Curls beidarmig an der Maschine (Bizeps)

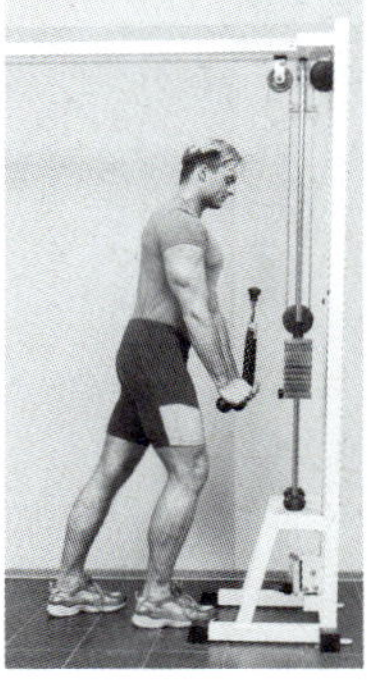

Trizeps-Drücken am Kabelzug mit dem Seil (Trizeps)

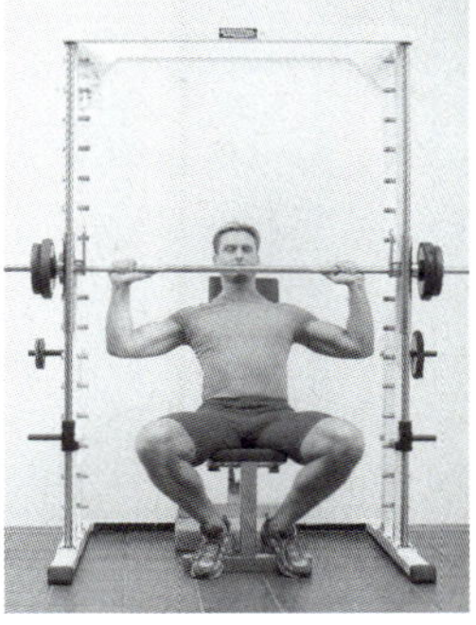

Frontdrücken an der Multipresse (Schulter, vorderer Anteil)

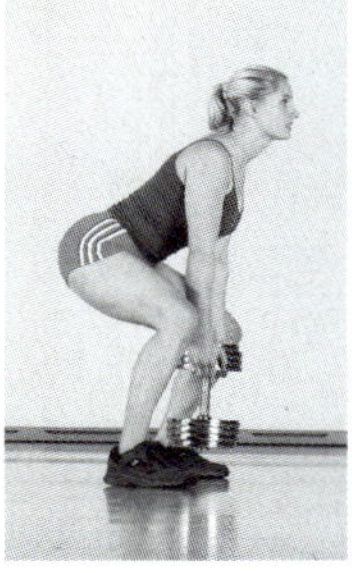

Kreuzheben mit Kurzhantel (Rücken, Trapezmuskel oberer Anteil, Oberschenkelvorderseite, Gesäß)

Trainingsplan / Trainingstagebuch

Ein Trainingsplan, der entsprechend Ihren Zielen und Trainingsfortschritten aktuell angepasst wird, ist eine große Hilfe bei der Trainingsdurchführung. Ein Plan macht das Training effektiver und spart Ihnen Zeit. Er führt Sie durch das Trainingsprogramm und fordert Sie dazu auf, wirklich alle geplanten Übungen durchzuführen. Sie brauchen vor dem Training nicht mehr zu überlegen, welche Übungen Sie heute trainieren und welches Gewicht Sie das letzte Mal gewählt haben. Der Plan kann Ihnen gleichzeitig als Trainingstagebuch dienen, das alle Informationen speichert und Ihre Leistungsentwicklung dokumentiert. Anhand des Trainingstagebuchs können Sie unzureichende Leistungssteigerungen erkennen und darauf hin den Trainingsplan ändern.

Die folgenden Beispiele leerer Trainingsplanformulare können Ihnen als Kopiervorlage für Ihre individuellen Trainingspläne dienen.

Kurzprogramm **Trainingsplan für Einsteiger**			**Datum:**														
Muskeln Übungen	Geräte-Nr.:	Geräte-einstellung	Belastungs-parameter	Nach jeder 2. Trainingseinheit erfolgt eine leichte Steigerung der Gewichte, sofern möglich													
1) Bauchmuskulatur			**Gewicht**														
Crunch an der Bauchmuskelmaschine			Sätze/Wdh.	1x15													
2) Kapuzenmuskel			**Gewicht**														
Reverse-Flys			Sätze/Wdh.	1x15													
3) Großer Brustmuskel			**Gewicht**														
Butterfly			Sätze/Wdh.	1x15													
4) Breiter Rückenmuskel			**Gewicht**														
Lat-Rudern an der Maschine			Sätze/Wdh.	1x15													
5) Oberschenkelrückseite			**Gewicht**														
Beinbeugen an der Maschine im Sitz			Sätze/Wdh.	1x15													
6) Oberschenkelvorderseite; Gesäß			**Gewicht**														
Beinpressen			Sätze/Wdh.	1x15													

Langprogramm Trainingsplan für Einsteiger und Fortgeschrittene			Datum:													
Muskeln Übungen	Geräte-Nr.:	Geräte-einstellung	Belastungs-parameter	Nach jeder 4. Trainingseinheit wird eine Anpassung der Gewichte versucht!												
1) Bauchmuskulatur			**Gewicht**													
Beine heben im Hang			Sätze/Wdh.													
2) Großer Gesäßmuskel/Rückenstrecker			**Gewicht**													
Beinrückheben gestreckt an der Beinbeuge-maschine			Sätze/Wdh.													
3) Großer Brustmuskel			**Gewicht**													
Kabelziehen über Kreuz in Rückenlage auf der Flachbank			Sätze/Wdh.													
4) Kapuzenmuskel			**Gewicht**													
Reverse-Flys 135° außenrotiert in Bauchlage auf der Flachbank mit Kurzhanteln			Sätze/Wdh.													
5) Armbeuger/Bizeps			**Gewicht**													
Scott-Curls an der Maschine			Sätze/Wdh.													
6) Armstrecker/Trizeps			**Gewicht**													
Trizepsdrücken am Kabelzug mit dem Seil			Sätze/Wdh.													
7) Deltamuskel, vorderer Anteil			**Gewicht**													
Frontdrücken an der Multipresse			Sätze/Wdh.													
8) Rücken, Gesäß, Oberschenkelvorderseite			**Gewicht**													
Kreuzheben mit einer schweren Kurzhantel			Sätze/Wdh.													
9) Oberer Rücken, Deltamuskel, hinterer Anteil			**Gewicht**													
Reverse-Flys 90° im Sitz an der Maschine			Sätze/Wdh.													

Langprogramm Trainingsplan für Einsteiger und Fortgeschrittene			Datum:													
Muskeln Übungen	Geräte-Nr.:	Geräteeinstellung	Belastungsparameter	Nach jeder 4. Trainingseinheit wird eine Anpassung der Gewichte versucht!												
10) Brust, Trizeps, Deltamuskel			**Gewicht**													
Brustpressen an der Maschine			Sätze/Wdh.													
11) Breiter Rückenmuskel			**Gewicht**													
Rudern einarmig vorgebeugt mit Kurzhantel			Sätze/Wdh.													
12) Adduktoren			**Gewicht**													
Beine schließen an der Adduktorenmaschine			Sätze/Wdh.													
13) Abduktoren			**Gewicht**													
Beine spreizen an der Abduktorenmaschine			Sätze/Wdh.													
14) Oberschenkelrückseite, unterer Rücken, Gesäß			**Gewicht**													
Beinrückheben kombiniert mit Beinbeugen in Bauchlage an der Maschine			Sätze/Wdh.													
15) Oberschenkelvorderseite, Gesäß			**Gewicht**													
Beinpressen an der Maschine			Sätze/Wdh.													
16) Waden			**Gewicht**													
Fersenheben im Stand an der Wadenmaschine			Sätze/Wdh.													

So testen Sie Ihre Fortschritte

Die Bedeutung von Krafttests

Tests dienen dazu, zu checken, ob Sie Ihre Ziele erreicht haben. Die Überprüfung Ihrer Kraftleistungen gibt Ihnen Auskunft darüber, ob das Trainingsprogramm, das Sie in den letzten Wochen und Monaten absolviert haben, Ihre Kraft, wie geplant, verbessert hat. Erfolge motivieren die Menschen am meisten. Deshalb helfen uns positive Testergebnisse, das Training regelmäßig fortzusetzen. Die gemessenen Leistungsveränderungen dienen dabei als Grundlage für die Erstellung des nächsten Trainingsplans. Auch in der Wissenschaft sind Tests unverzichtbare Voraussetzungen für experimentelles Arbeiten und die Bewertung von Trainingsübungen und Trainingsprogrammen.

Allgemeine Testkriterien

Wir unterscheiden die Überprüfung der Maximalkraft und der Kraftausdauer.

Trainingsanfängern sollen vor dem Eingangstest (Test 1) drei bis fünf Trainingseinheiten als Lern- und Gewöhnungstraining vorschalten. Der Anfänger muss zunächst die korrekte technische Ausführung der Übungen und die Widerstandsführung erlernen sowie unterschiedliche Gewichte erleben, bevor es sinnvoll ist, einen Krafttest zu absolvieren.

Schaffen Sie für alle Tests gleiche Bedingungen, z.B. vor dem Test keine größeren Vorbelastungen; kein Test unmittelbar nach dem Essen.

Es ist sinnvoll, den ersten Retest (Test 2) bereits nach vier Wochen durchzuführen, weil bei Trainingsbeginn die Fortschritte am größten sind. Später ist es in der Regel ausreichend, ca. alle drei Monate bzw. nach etwa 20 Trainingseinheiten Folgetests durchzuführen. Wenn Sie alle Ihre Ergebnisse in einer Testkarte festhalten, können Sie Ihre Leistungsentwicklung optimal verfolgen.

Maximalkrafttest

1. **Vorsicht**: Im gesundheitsorientierten Training sollte auf Tests der Maximalkraft verzichtet werden, weil das gesundheitliche Risiko erheblich ist: z. B. Pressatmung, erhöhter Blutdruck, hohe mechanische Belastung, Verletzungsgefahr.
2. Vermerken Sie die Maschineneinstellungen auf einer Testkarte, damit Sie beim Retest die gleichen Ausgangsbedingungen schaffen können.
3. Wenn sie dennoch Ihre Maximalkraft ermitteln wollen, führen Sie am Testgerät einen oder, bei höheren Gewichten, mehrere, kurze Aufwärmsätze durch, um Muskeln und Gelenke auf die folgende Maximalbelastung vorzubereiten.
4. Führen Sie jeweils nur eine Wiederholung aus. Steigern Sie das Gewicht, bis ein Fehlversuch eintritt. Das Gewicht, das Sie vorher gerade noch korrekt bewältigt haben, stellt Ihre momentane Maximalleistung dar und ist Ihr Testergebnis.
   - Zwischen den einzelnen Steigerungsversuchen müssen Sie ausreichend lange Pausen von ca. drei Minuten einlegen.
   - Beachten Sie, dass Maximalkaftleistungen stark von der Motivation abhängig sind und deshalb schwer zu reproduzieren sind.

Kraftausdauertest

1. Vermerken Sie die Maschineneinstellungen auf einer Testkarte, damit sie beim Retest die gleichen Ausgangsbedingungen schaffen können.
2. Führen Sie am Testgerät einen Aufwärmsatz durch, um Muskeln und Gelenke auf die folgende Kraftausdauerbelastung vorzubereiten.
3. Wählen Sie (auf Schätzbasis oder durch Vorversuche) ein Gewicht, mit dem Sie ca. 10 Wiederholungen schaffen. Da Sie im Retest mit Kraftsteigerungen von bis zu 100 % rechnen müssen, ist es sinnvoll, die Wiederholungsanzahl im Eingangstest relativ niedrig zu halten, weil andernfalls im Retest eine unerwünscht hohe Anzahl an Wiederholungen zustande kommen kann (z. B. Test 1: 20 Wh., Test 2: 40 Wh.!).
4. Führen Sie so viele Wiederholungen aus, bis es wegen Muskelerschöpfung zu einem ungültigen Fehlversuch kommt. Die Anzahl der korrekten Wiederholungen ist Ihr Testergebnis, das in der Testkarte vermerkt wird. Anfänger brechen den Eingangstest häufig vorzeitig ab, weil sie wenig Erfahrung mit muskulärer Ausbelastung haben.
5. Die Wiederholungen erfolgen kontinuierlich ohne Stopps. Das Bewegungstempo ist zügig, nicht schnell.
6. Beim Retest (Test 2) benutzen Sie das gleiche Gewicht (Widerstand) wie beim Eingangstest und vermerken die Anzahl der korrekten Wiederholungen wiederum im Testbogen. Ein Kraftzuwachs oder Kraftverlust ergibt sich aus der Anzahl an Wiederholungen im Vergleich zum Eingangstest (vgl. Auswertung der Tests, S. 189).

Unter Berücksichtigung der allgemeinen und der folgenden speziellen Testkriterien können Sie die Veränderungen Ihrer Kraft bei allen Übungen testen. Beispielhaft sind nachfolgend je zwei häufig eingesetzte Testübungen mit und ohne Studiogeräten detailliert erläutert.

Beinpressen

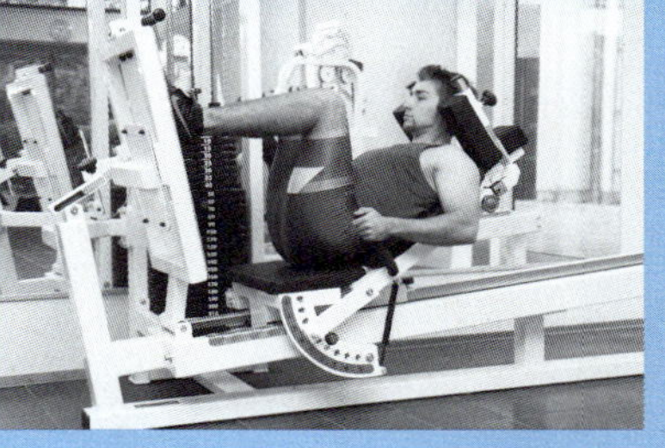

Beinpressen Ausgangsstellung (1)

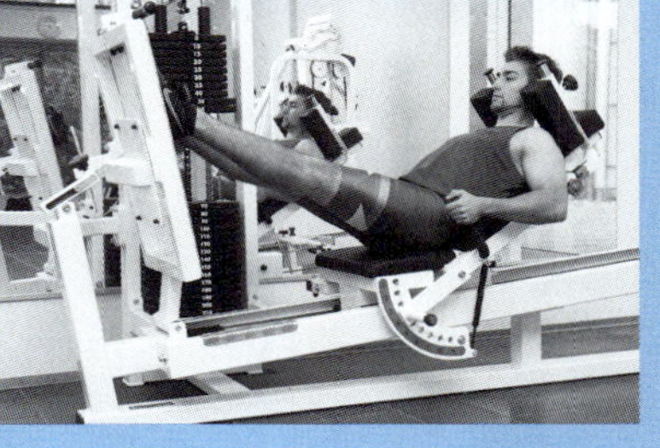

Beinpressen Endstellung (2)

1. *Einstellen der Beinpresse*

- Wählen Sie den Neigungswinkel der Rückenlehne ca. 30° – 45°, wenn möglich.
- Platzieren Sie die Füße auf der Stemmplatte so hoch, dass die Fersen in der tiefsten Position Druck haben und nicht angehoben werden.
- Tragen Sie die Einstellung der Rückenlehne und des Schlittens, die Fußpositi-

on sowie das gewählte Gewicht auf dem Testbogen ein.

2. *Was ist eine korrekte Wiederholung?*

- In der tiefsten Position sollen die gehobenen Platten hörbar auf dem Gewichtsblock aufsetzen (Bild 1).
- In der höchsten Position werden die Kniegelenke vollständig gestreckt. Beachten Sie den Unterschied zum normalen Training, bei dem häufig eine leichte Beugung der Kniegelenke beibehalten wird (Bild 2).

3. *Sicherheitshinweis:* Bleiben Sie nach der Beendigung des Tests noch einige Sekunden auf der Maschine sitzen, bis sich Ihr Kreislauf wieder stabilisiert hat.

Rudern im Sitz an der Maschine

1. *Einstellen der Rudermaschine*

- Stellen Sie die Sitzhöhe so ein, dass die Arme waagerecht nach vorne zeigen, wenn die Handgriffe gefasst werden.
- Stellen Sie das Brustpolster so ein, dass die Handgriffe mit gestreckten Armen gefasst werden können, ohne sich stark nach vorne strecken zu müssen.
- Setzen Sie die Füße breit mit der ganzen Fußsohle auf.

2. *Was ist eine korrekte Wiederholung?*

- Das Gewicht wird bei jeder Wiederholung bis zur völligen Streckung der Ellbogengelenke abgesenkt (Bild 1).
- In der maximalen Zugposition müssen die Ellbogen so weit wie möglich hinter den Rumpf gezogen werden. Diese Position wird durch die Hubhöhe des Gewichtsblocks kontrolliert, der sich bei jeder Wiederholung vor Ihren Augen hebt und senkt. Die Höhe der Gewichtsblockoberkante bei maximaler Zugposition wird vor Testbeginn ermittelt. In

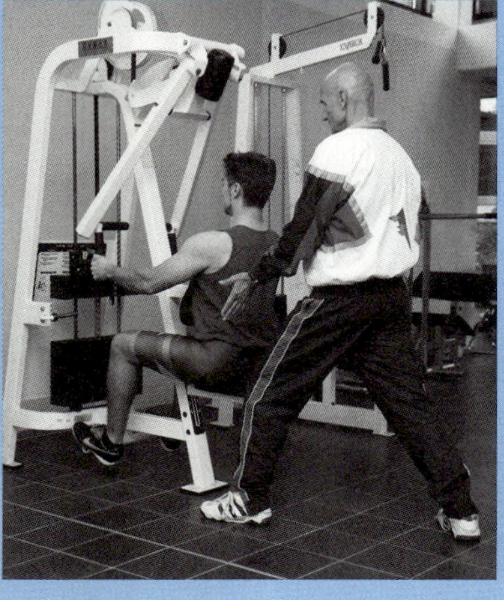

Rudern Ausgangsstellung (1)

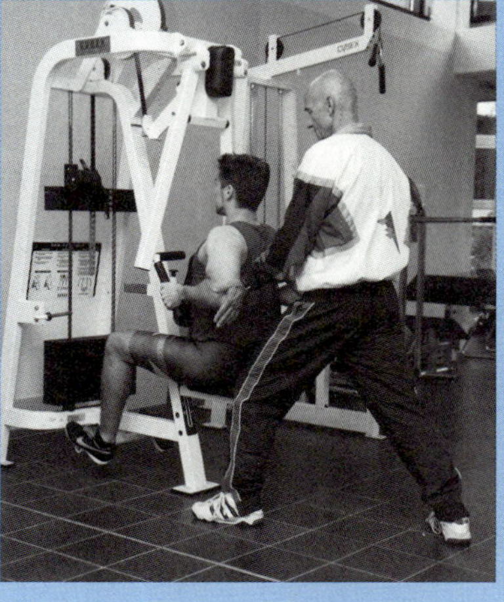

Rudern Endstellung (2)

einem Probeversuch wird die Zielhöhe auf der Maschine neben dem Gewichtsblock markiert (Strich oder Klebestreifen). Während des Tests können Sie nun bei jeder Wiederholung optisch kontrollieren, ob die festgelegte Hubhöhe erreicht wird. Ist dies wegen Muskelermüdung nicht mehr möglich, ist diese Wiederholung ungültig und der Test wird abgebrochen. Alternativ kann die korrekte Hubhöhe des Gewichtsblocks durch Kontakt der Ellbogen an den Handflächen des Testleiters kontrolliert werden (Bild 2).

Liegestütz

Wir bieten Ihnen zwei unterschiedlich schwere Testvarianten der Übung Liegestütz an. Wählen Sie die Variante, bei der Sie am Anfang zumindest zwei korrekte Wiederholungen schaffen. Ihr Testergebnis ist die Anzahl der korrekt ausgeführten Wiederholungen. Registrieren Sie das Ergebnis in der Testkarte (vgl. S. 188).

1. *Langliegestütz – Ausgangsstellung*

- Gehen Sie in die Liegestützposition. Die Arme sind gestreckt, der Körper ist gerade, «wie ein Brett» (Körperspannung), die Beine sind hüftbreit gegrätscht, nur die Hände und die Fußspitzen berühren den Boden (Bild 1).
- Die Handstellung und die Oberarmführung bei der Übung Liegestütz haben auf die Intensität der Muskelspannung des großen Brustmuskels und des Trizeps großen Einfluss.
- Die optimale Handstellung ist maximal eng, die Fingerspitzen zeigen gerade nach vorne, die Daumen liegen parallel und berühren sich.
- Beim Beugen der Arme werden die Oberarme so eng geführt, dass sie in Kontakt mit dem Oberkörper bleiben.

2. *Was ist eine korrekte Wiederholung?*

- Beugen Sie die Arme, bis die Nasenspitze den Markierungspunkt (Linie, Klebepunkt, ...), der sich 15 cm vor den Fingerspitzen befindet, berührt (Bild 2), und strecken Sie die Arme wieder vollständig (Bild 1).
- Brechen Sie den Test ab, wenn die Nasenspitze nicht mehr den Markierungspunkt berührt, Sie die Arme nicht mehr

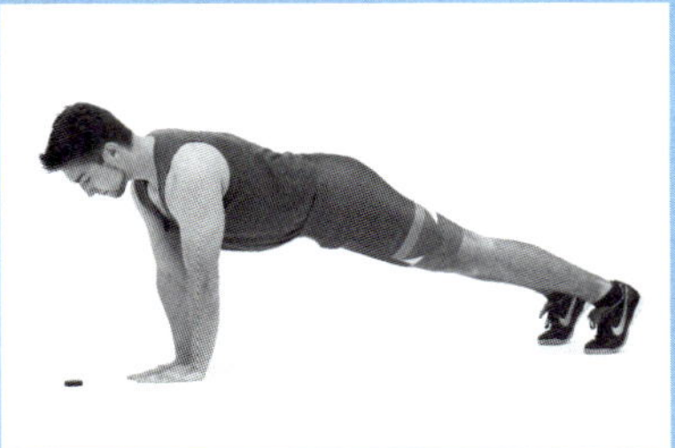

Liegestütz lang, Ausgangsstellung (1)

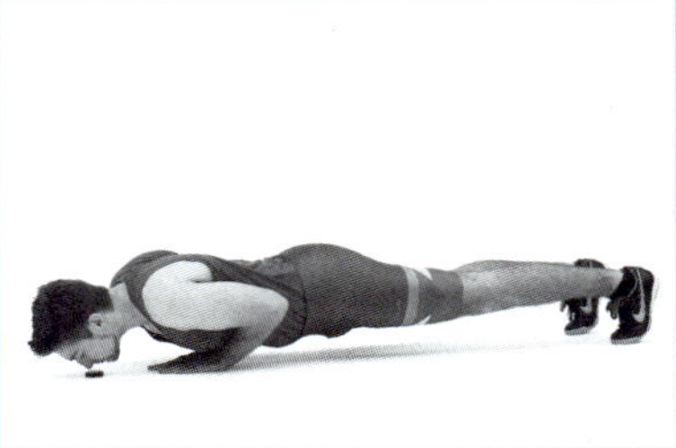

Liegestütz Endstellung (2)

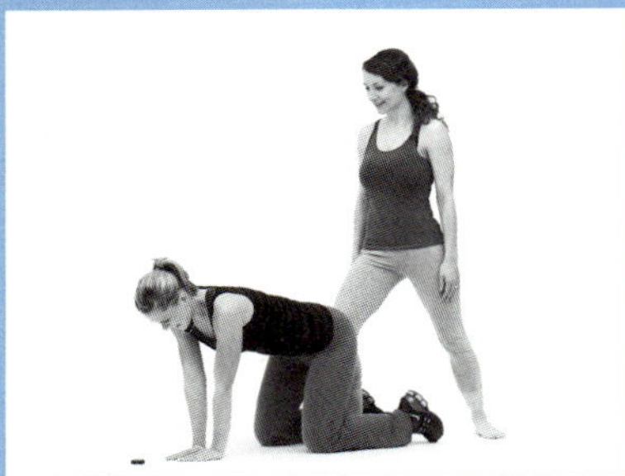

Knieliegestütz, Hüftgelenk gebeugt, Ausgangsstellung (1)

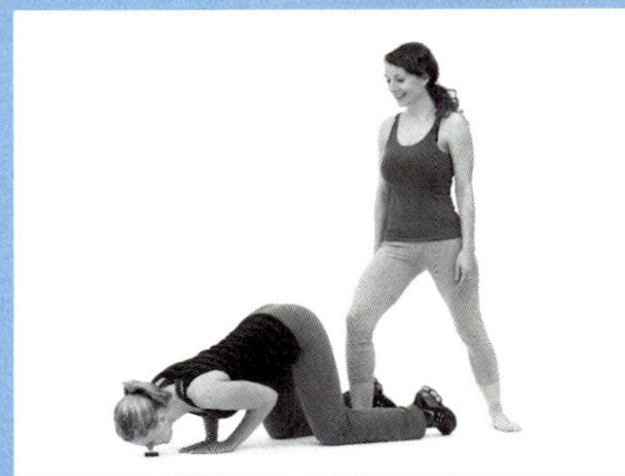

Knieliegestütz, Hüftgelenk gebeugt, Endstellung (2)

strecken können oder Sie Ihre Körperspannung aufgeben müssen.

1. *Knieliegestütz – Ausgangsstellung*
- Die Hände, die Knie und die Fußspitzen berühren den Boden. Das Hüftgelenk ist gebeugt und die Arme stehen in der Ausgangsstellung senkrecht.
- Messen Sie den Abstand von den Knien bis zu den Händen und notieren Sie ihn in der Testkarte. Je kürzer Sie diesen Abstand wählen, desto leichter wird die Übung, je weiter, desto schwerer (Bild 1).

2. *Was ist eine korrekte Wiederholung?*
- Beugen Sie die Arme, bis die Nasenspitze den Markierungspunkt 15 cm vor den Fingerspitzen berührt (Bild 2), und strecken Sie die Arme wieder vollständig.
- Um ein Ausweichen des Körpers nach hinten zu vermeiden, was bei Muskelermüdung häufig der Fall ist, stellt ein Testhelfer sein Bein als «Sperre» von hinten zwischen die Beine des Getesteten. Steht kein Helfer zur Verfügung, muss der Kopf während der gesamten Übung in Kontakt mit einem senkrecht stehenden Gegenstand (Zollstock, Möbelstück, Wand) bleiben.

Beine senken

1. *Ausgangsstellung*
- Legen Sie sich auf den Rücken, verschränken Sie die Hände hinter dem Kopf und heben Sie die gestreckten Beine senkrecht an (90 ° Winkel im Hüftgelenk, Bild 1).

2. *Wie tief können Sie die Beine senken, ohne dass sich die Lendenwirbelsäule vom Boden löst?*
- Senken Sie nun die gestreckten Beine ganz langsam ab, wobei Sie das Becken aufrichten und die Lendenwirbelsäule kraftvoll gegen den Boden pressen, sodass sich kein Finger darunterschieben lässt (Bild 2).

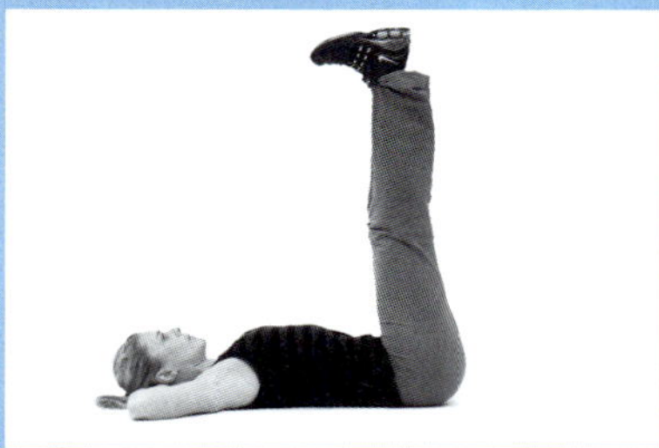

Beine senken in Rückenlage, Ausgangsstellung (1)

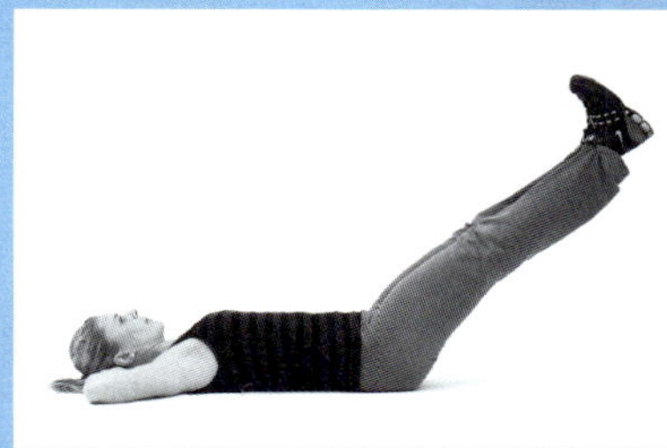

Beine senken in Rückenlage, Endstellung (2)

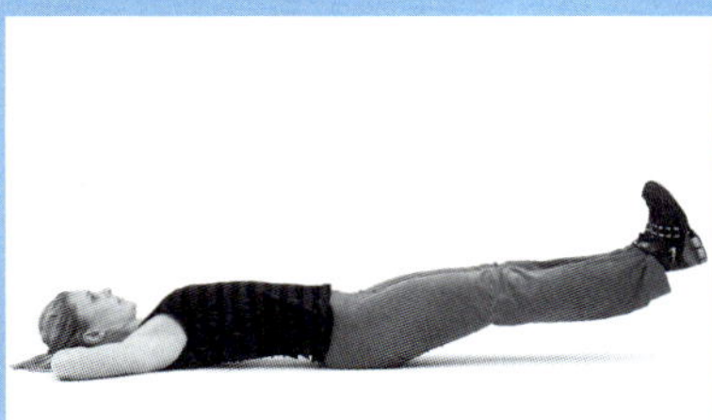

Beine senken in Rückenlage, Hohlkreuzstellung, Testabbruch (3)

- Wenn Sie die Beine so tief senken, dass Sie die Lendenwirbelsäule nicht mehr flach anpressen können, sich die Lendenwirbelsäule vom Boden löst und eine Hohlkreuzstellung (Lendenlordose) entsteht, brechen Sie den Test ab (Bild 3).
- Falls Sie eine Partnerhilfe haben, legen Sie sich ein schmales Tuch unter die Lendenwirbelsäule. Der Partner zieht mit einer konstanten Zugkraft an dem Tuch, das Sie mit der Lendenwirbelsäule an den Boden pressen. Sobald beim Senken der Beine das Tuch herausgezogen wird, weil Ihre Bauchmuskelkraft nicht mehr ausreicht, um das Tuch mit der Lendenwirbelsäule fest an den Boden zu pressen, brechen Sie den Test ab.
- Messen (Winkelmesser) oder schätzen Sie den Winkel im Hüftgelenk, bei dem es Ihnen gerade noch gelingt, die Lendenwirbelsäule flach an den Boden zu pressen, oder messen Sie den Abstand der Fersen zum Boden mit einem Zollstock.
- Falls es Ihnen gelingt, die gestreckten Beine, bei an den Boden gepresster Wirbelsäule, so weit zu senken, dass die Fersen den Boden berühren (180° Winkel im Hüftgelenk), ohne dass sich die Lendenwirbelsäule vom Boden löst, stoppen Sie die Zeit in Sekunden, wie lange Sie diese Position halten können.

Registrieren Sie Ihr Ergebnis in der Testkarte (vgl. S. 188).

Testkarte

Name: ______________________ **Vorname:** ______________________

Körpergewicht: ______________ **Körpergröße (cm):** ________ **Alter:** ________

Trainingsperiode vom ______________ **bis** ______________

Anzahl der absolvierten Trainingseinheiten von Test 1 bis Test 2 ______________

Testübungen an Maschinen	Einstellungen der Maschine	Gewicht (kg oder Anzahl der Scheiben/oder Widerstand)	Test 1		Test 2	
			Datum	Wh.	Datum	Wh.
Rudern im Sitz	Sitzeinstellung, Loch: Bruststütze, Loch: Sonstiges:					
Beinpressen	Schlitten, Loch: Rückenlehne ca. ... Grad ansteigend Sonstiges:					

Testübungen ohne Geräte	Ausgangsstellung	Endstellung	Test 1		Test 2	
			Datum	Wh.	Datum	Wh.
Liegestütz lang	Körper gestreckt, Handstellung maximal eng, Arme senkrecht, gestreckt, Beine leicht gegrätscht	Körper gestreckt, Oberarme körpernah, Nase berührt den Markierungspunkt 15 cm vor den Fingerspitzen				
Knieliegestütz	Handstellung maximal eng, Arme senkrecht, gestreckt, Knie aufgesetzt, Beine leicht gegrätscht, Hüftgelenk gebeugt, Abstand Knie-Hände ... cm	Oberarme körpernah, Unterarme fast senkrecht, Nase berührt den Markierungspunkt 15 cm vor den Fingerspitzen				
			Datum	Ergebnis	Datum	Ergebnis
Beine senken	Rückenlage, Beine gestreckt, senkrecht angehoben	Beine senken, bis die Lendenwirbelsäule gerade noch an den Boden gepresst werden kann		Winkel im Hüftgelenk ... ° oder Abstand Ferse-Boden ... cm		Winkel im Hüftgelenk ... ° oder Abstand Ferse-Boden ... cm

Bei Test 2 müssen die gleichen Bedingungen beachtet werden wie bei Test 1 (z. B. gleiches Testgewicht!)

Testkarte

Die Testkarte dient dazu, die Kriterien der Standardisierung der Tests festzuhalten, damit bei Folgetests die gleichen Testbedingungen sichergestellt werden können. Darüber hinaus werden auf die Testkarte Ihre Leistungen, d.h. die Anzahl der korrekt absolvierten Wiederholungen eingetragen.

Testauswertung

Übertragen Sie Ihre Testergebnisse von Test 1 und Test 2 von der Testkarte in die Tabelle der Testauswertung. Anschließend werten Sie Ihre Ergebnisse aus, indem Sie die Differenz der Wiederholungen von Test 1 und Test 2 in absoluten Zahlen und in Prozent errechnen.

Beispiel: Sie haben bei der Übung Beinpressen an der Maschine mit 120 kg in Test 1 neun korrekte Wiederholungen und im Test 2 wiederum mit 120 kg einundzwanzig korrekte Wiederholungen geschafft. Somit haben Sie im Test 2 zwölf Wiederholungen mehr bewältigt. Dies entspricht einer Leistungssteigerung von 133,33 %.

Testauswertung

Auswertung der Ergebnisse nach einem Krafttraining

vom .... bis .... mit .... Trainingseinheiten

Kraftausdauer					
		Test 1	Test 2	Differenz	
Testübungen an Maschinen	Gewicht kg oder Scheiben	Wh.	Wh.	in absoluten Zahlen (Wdh.)	in Prozent %
Beinpressen					
Rudern im Sitz					
Testübung ohne Geräte		**Wh.**	**Wh.**		**%**
Liegestütz lang					
Knieliegestütz					
		Ergebnis	**Ergebnis**		
Beine senken		Winkel Hüftgelenk ... oder Abstand Ferse-Boden ... cm	Winkel Hüftgelenk ... oder Abstand Ferse-Boden ... cm		

Dehntraining – Stretching

(Wend-Uwe Boeckh-Behrens)

Nach langem Sitzen, vornübergebeugtem Arbeiten und längerem Verharren in einer Körperposition ist es eine Wohltat, sich aufzurichten, sich zu recken und zu strecken. Muskeln, die über lange Zeit niemals auf ihre volle Länge gestreckt werden, passen sich dem reduzierten Bewegungsradius an und verkürzen sich mit der Zeit. Dies ist bei den meisten Alltags- und Arbeitsbewegungen der Fall.

Ohne Dehnen, englisch «Stretching», lässt die Beweglichkeit bereits im Kindesalter nach, und mit zunehmendem Alter schränken uns die Beweglichkeitseinbußen der Wirbelsäule, der Hüft- und Schultergelenke im Alltag und im Sport immer mehr ein. Die häufige Vernachlässigung des Fitnessbausteins «optimale Beweglichkeit» mag daran liegen, dass Dehnen zunächst weniger im Mittelpunkt steht als Kraft- und Ausdauertraining. Der heutige Kenntnisstand der Wissenschaft über das Dehnen ist immer noch defizitär. Dennoch werden immer mehr Geheimnisse des Dehnens entdeckt, wie z. B. die Tatsache, dass intensives Dehnen gleichzeitig ein wirksames Krafttraining darstellt. Beweglichkeitstraining ist schon mehrere tausend Jahre alt, wie es die spektakulären Dehnpositionen asiatischer Tempelbilder und Yogaübungen zeigen. In vielen alten hochentwickelten Kulturen waren Dehnübungen ein wichtiger Teil eines kulturellen Gesamtsystems, das Körperübungen mit der Konzentration auf innere Energiequellen verband und so ein physisches und psychisches Gleichgewicht anstrebte. Nutzen auch Sie die gesundheits- und leistungsfördernden, entspannenden, harmonisierenden und anregenden Wirkungen regelmäßigen Dehnens und machen Sie Stretching zu einem festen Bestandteil Ihres Trainingsprogramms.

Fakten und Trainingseffekte

Es spielt keine Rolle, wie alt, wie leistungsfähig, wie schwer, wie steif, wie kräftig, wie ausdauernd oder wie sportlich begabt Sie sind. Stretching kann jeder von Anfang an. Stretching verlangt keine selbstüberwindenden, quälenden Anstrengungen. Beim richtigen Stretching können Sie sich nicht überanstrengen oder verletzen. Sie kommen nicht außer Atem und geraten kaum ins Schwitzen. Dennoch bietet Ihnen Stretching zahlreiche Vorteile und mehrere überraschende, häufig unbekannte bzw. falsch eingeschätzte Effekte.

Dehnung ist ein komplexer physiologischer Vorgang des Nerv- Muskelsystems, das sowohl die morphologischen Eigenschaften des Muskel- und Bindegewebes als auch die neurophysiologische Steuerungsfähigkeit beinhaltet.

Stretching oder Dehnen?

Bob Anderson veröffentlichte 1980 in den USA seinen Bestseller «Stretching». Die dadurch ausgelöste Stretchingwelle schwappte von den USA nach Deutschland über, und die «moderne» amerikanische Bezeichnung verdrängte den bis dahin gebräuchlichen deutschen Begriff des Dehnens. Heute bezeichnen mehrere Autoren insbesondere die aus der Physiotherapie auf den Sport übertragenen Dehnmethoden als Stretching: Statisches Stretching, Contract-Relax-Stretching, Stretching durch Kontraktionen der Antagonisten. Eine Unterscheidung der Begriffe Dehnen und Stretching erscheint jedoch wenig sinnvoll. Beide Bezeichnungen können gleichbedeutend verwendet werden.

Was wird beim Stretching gedehnt? Die Sehne, mit der die Kraft des Muskels auf den Knochen übertragen wird, ist nur sehr wenig dehnbar. Sie kann jedoch kinetische Energie aufnehmen und diese z.B. bei einem kurzen, reaktiven Dehnungs-Verkürzungs-Zyklus schnellkräftig wieder freisetzen. Bänder sind feste Bindegewebsstreifen, die von Knochen zu Knochen ziehen und die Gelenke stabilisieren. Sie sollen nicht gedehnt werden, damit Ihre Stabilisierungsfunktion nicht beeinträchtigt wird (vgl. Bänderüberdehnungen als häufige Verletzung). Der Muskel ist dagegen hochgradig dehnfähig und das wichtigste Strukturelement der Dehnung. Merke: Bänder stabilisieren Gelenke, Sehnen übertragen die Kraft der Muskulatur, und nur Muskeln können effizient gedehnt werden.

Muskeldehnung und Muskelkontraktion

Kontraktion: Der Muskel wird durch einen Nervenbefehl aktiviert, erzeugt Kraft und entwickelt eine Kontraktionsspannung, die umso stärker ist, je größer der Widerstand (Gewicht) ist, der bewältigt wird. Bei der konzentrischen Muskelarbeit verkürzt sich der Muskel, Ansatz und Ursprung nähern sich einander an. Bei einer Kontraktion z.B. des Bizeps wird das Ellbogengelenk gebeugt. Bei einer exzentrischen Kontraktion wird der Muskel bei bremsender Muskelarbeit verlängert, und in unserem Beispiel streckt sich das Ellbogengelenk. Bei der isometrischen Haltearbeit bleibt die Muskellänge unverändert, und in unserem Beispiel bleibt der Winkel im Ellbogengelenk konstant.

Dehnung: Bei einer dynamischen Dehnung werden Ursprung und Ansatz des Muskels voneinander entfernt. Es entsteht eine Dehnspannung, die umso stärker ist, je größer die einwirkende Zugkraft ist. Bei einer statischen Dehnung, z.B. in Dehn-Endstellung, bleibt die Länge des gedehnten Muskels konstant.

Dehn- und Kontraktionsspannung können vergleichbar hohe Spannungswerte erreichen. Diese Tatsache kann eine Erklärung dafür sein, warum sowohl beim Kraft- als auch beim Dehntraining Muskelkater auftreten kann. Es kann in beiden Fällen zu Mikrotraumen in der Muskulatur und anschließend zu Reparatur- und Superkompensationsprozessen im Muskel und in beiden Fällen zu Kraftzuwachs kommen.

Wird der Muskel durch Dehnen länger?

Bei geringer Dehnfähigkeit wird der Muskel in der Alltagssprache als kurz oder verkürzt bezeichnet. Dehnfähigkeit und Muskellänge sind jedoch zwei verschiedene Sachverhalte. Die Muskellänge wird vorwiegend durch den Gelenkwinkelbereich bestimmt, in dem der Muskel den größten Teil seiner täglichen Tätigkeiten ausführt. Der Muskel passt sich in seiner Länge dem von ihm genutzten Bewegungsspielraum an. Der Grundsatz «use it or loose it» gilt auch hier. Bei einer vorwiegend sitzenden Tätigkeit über mehrere Jahre können sich z.B. die Muskeln der Oberschenkelrückseite und die Hüftbeuger diesem eingeschränkten Bewegungsradius anpassen und ihre Muskellänge verringern. Der Muskel ist bestrebt, in dem am meisten genutzten

Gelenkwinkelbereich eine optimale Kraft bereitzustellen. Die Kraft des Muskels wird durch den Überlappungsgrad von Aktin- und Myosinfilamenten in den Sarkomeren bestimmt. Ein mittlerer Überlappungsgrad ist für die Kraftentwicklung optimal, weil eine maximale Anzahl von kraftübertragenden Querbrücken zwischen Aktin und Myosin gebildet werden kann. Die Anzahl der Querbrücken und damit die Kraft sinken bei zunehmender Dehnung des Muskels und abnehmender Überlappung von Aktin und Myosin. Durch Dehnung kann die Muskellänge nicht beeinflusst werden. Sie wird durch die Alltagsbeanspruchung bestimmt.

Ruhespannung, Dehnspannung, Zugtoleranz

Die Spannung des passiven Muskels in Ruhe wird *Ruhespannung* (Ruhetonus) genannt, die des inaktiven, nicht kontrahierten, gedehnten Muskels *Dehnspannung* und die des aktiv angespannten Muskels *Kontraktionsspannung*. Die maximale aktive Kontraktionsspannung bei Kraftbelastungen und die maximale Dehnspannung bei Dehnübungen können annähernd gleich hoch sein. Dies bedeutet, dass durch intensives Dehnen, ebenso wie durch intensives Krafttraining, Muskelkater ausgelöst werden kann (vgl. Abschnitt Dehnen und Muskelkater, S. 198).

Die Verbesserung der Bewegungsreichweite durch Dehnen geht u.a. mit einer erhöhten Zugtoleranz des Muskels einher. Wenn man die Kräfte misst, die ein Übender beim Dehnen aushält, stellt man fest, dass nach einer Periode regelmäßigen Dehntrainings höhere Kräfte toleriert werden als vorher. Ein wesentlicher Effekt des Dehntrainings ist folglich die Gewöhnung an höhere Dehnspannungen. Die erhöhte Zugtoleranz des Muskels ist somit ein Grund für die verbesserte Beweglichkeit durch Dehntraining.

Es kann derzeit noch nicht beantwortet werden, ob strukturelle Veränderungen im Muskel, eine verbesserte Schmerztoleranz oder beide Mechanismen für diesen Effekt verantwortlich sind.

Durch Dehnen kann die Ruhespannung kurzzeitig gesenkt werden. Durch 4–5 Aufwärmdehnungen kann die Ruhespannung schrittweise um ca. 10 % bis maximal 20 % verringert werden. Dies kann man mit dem viskoelastischen Charakter des Muskelgewebes erklären, und er ist als Aufwärmeffekt anzusehen. Die Spannungsminderung, die von Ullrich und Gollhofer (1994) als Creeping-Phänomen bezeichnet wird, ist nach kurzer Zeit (nach 4 Minuten 20 %, nach 15 Minuten 50 %, nach 60 Minuten vollständig) wieder abgeklungen (vgl. Klee/Wiemann 2002).

Muskeldehnung und Nervensystem

Das Zentralnervensystem kontrolliert u.a. unsere Muskeltätigkeit und unsere Koordination. Für die Dehnung sind insbesondere die Reflexmechanismen von Rückenmark und Muskulatur von Bedeutung. Die für die Dehnung des Muskels wichtigen Rezeptoren sind die Muskelspindeln und die Golgi-Sehnenorgane.

Die **Muskelspindeln** liegen in den Muskelfasern und registrieren sowohl das Ausmaß als auch die Geschwindigkeit der Längenänderung des Muskels. Wenn das Ausmaß der Dehnung und die Dehngeschwindigkeit ansteigen, erhöht sich die Aktivität der Mus-

Umsetzung der neurophysiologischen Grundlagen in die Praxis des Dehntrainings	
Übungshinweise	**Neurophysiologische Grundlagen**
Langsam und kontrolliert dehnen, explosive, ruckartige Dehnung vermeiden	Die Aktivität der Muskelspindel steigt mit zunehmender Dehnungsgeschwindigkeit.
Sanft dehnen, extreme Dehnung in den Schmerzbereich vermeiden	Die Aktivität der Muskelspindel steigt mit zunehmender Dehnungsintensität.
Konzentration auf die Entspannung des gedehnten Muskels	Die Dehnungsempfindlichkeit der Muskelspindel kann über die Gamma-Schleife durch bewusste Entspannung (Einfluss höherer Zentren des Zentralen Nervensystems) herabgesetzt werden. Dadurch kann der Sollwert der Muskelspindel verändert werden.
Unterstützung der Dehnung durch Anspannung des Gegenspielers (Antagonisten)	Bei Kontraktion des Antagonisten wird durch die Muskelspindel eine reflektorische Entspannung (reziproke Hemmung) des gedehnten Muskels bewirkt.
Unterstützung der Dehnung durch Betonung von Ausatmung und Atempause	Bei Ausatmung und Atempause wird die Muskulatur reflektorisch entspannt.
Dehnung längere Zeit (ca. 20 Sek.) aufrechterhalten oder viele Wiederholungen ausführen	Erreichen einer neuen Sollwerteinstellung der Muskelspindel und damit Verringerung des Dehnwiderstands durch Anpassung der Muskelspindel an den gleichbleibenden Dehnreiz (?)*
Kurzzeitig anspannen, entspannen, nachdehnen	Nutzen der autogenen Hemmung durch die Golgi-Sehnenorgane (?) oder der kurzeitigen Anpassungsblockade der Muskelspindel (?)*
Lang andauernde starke Dehnung	Nutzen der autogenen Hemmung durch die Golgi-Sehnenorgane (?)*

* Die noch umstrittenen Nutzungsmöglichkeiten einiger Reflexmechanismen sind mit einem (?) gekennzeichnet.

Umsetzung neurophysiologischer Grundlagen in die Praxis des Dehntrainings

kelspindel und löst den Muskelspindelreflex aus, der eine zunehmende Kontraktion des Muskels bewirkt. Dieser Vorgang kann u. a. als Schutzmechanismus des Muskels vor Verletzungen angesehen werden.

Die Dehnungsempfindlichkeit (Sollwert) der Muskelspindel kann durch Einflüsse des Zentralen Nervensystems herauf- oder herabgesetzt werden (bewusste oder unbewusste Erregung oder Entspannung). Eine Reduzierung des Sollwerts fördert die Entspannung des Muskels und erleichtert den Dehnvorgang. Bei einem bevorstehenden Start eines 100-Meter-Laufs wird dagegen durch den Vorstartzustand die Dehnungsempfindlichkeit heraufgesetzt. Dies ist günstig, um eine explosive Kontraktion der Muskulatur zu unterstützen.

Darüber hinaus hat die Muskelspindel eine hemmende synaptische Verbindung zu der antagonistischen Muskulatur. Bei der Kontraktion des Muskels wird reflektorisch der Antagonist gehemmt (= reziproke Hemmung). Dieser Mechanismus fördert das reibungslose Zusammenspiel der Muskeln.

Die **Golgi-Sehnenorgane** liegen am Übergang von Muskel und Sehne. Sie sind Spannungsmesser und verhindern eine zu starke Kontraktion eines einzelnen Muskels oder der gesamten Muskelgruppe. Muskelspindel und Golgi-Sehnenorgane lösen gegensätzliche Korrekturen von Muskelkraft und Muskellänge aus. Während die Muskelspindelaktivität eine Kontraktion des Muskels bewirkt, lösen die Golgi-Sehnenrezeptoren eine Hemmung des Muskels aus. Bei einer sehr intensiven Muskelspannung kann so die «autogene Hemmung» ausgelöst werden. Dieser Vorgang ist jedoch beim Dehnen umstritten.

Die nebenstehende Tabelle zeigt, wie der Trainierende die dargestellten neurologischen Grundlagen nutzbringend in die Praxis des Dehntrainings umsetzen kann. Die Fragezeichen (?) kennzeichnen bisher nicht eindeutig geklärte Sachverhalte.

Kurzzeit- und Langzeitdehnen

Die Dehnmaßnahmen und Dehneffekte müssen hinsichtlich der zeitlichen Dauer unterschieden werden. Wenn das Dehnprogramm nur wenige Wiederholungen umfasst, spricht man von singulärer Dehnung. Diese kurzen Dehnmaßnahmen werden als Kurzzeitdehnen oder Kurzzeitprogramme bezeichnet. Solche kurzen Dehnungen liegen häufig beim Aufwärmen vor dem Training oder Wettkampf vor. Längere Dehnmaßnahmen, die regelmäßig, z.B. täglich oder alle zwei bis drei Tage, über einen längeren Zeitraum von mehreren Wochen oder Monaten, häufig als gesonderte Trainingseinheiten durchgeführt werden, sind Langzeitdehnprogramme.

Diese zeitliche Unterscheidung ist wichtig, weil die kurzfristigen Effekte, die sich unmittelbar nach wenigen Dehnungen feststellen lassen, nach kurzer Zeit wieder abklingen und z.B. die Leistungsfähigkeit kurzfristig auch negativ beeinflussen können. Die Effekte von Langzeitdehnprogrammen stellen in der Regel stabile, erwünschte Trainingsanpassungen dar.

Dehnen und Beweglichkeit

Die Vergrößerung des maximal erreichbaren Gelenkwinkels und damit der Bewegungsreichweite ist in zahlreichen Studien sowohl bei Kurzzeit- als auch Langzeitdehnungen belegt worden. Somit ist die verbesserte Beweglichkeit ein unstrittiger und wichtiger Effekt des Dehntrainings. Dabei verbessert ein intensives Dehnen die Beweglichkeit stärker als ein sanftes Dehnen. Während die Steigerung der Bewegungsreichweite bereits nach wenigen (4–6) singulären Dehnungen das momentane Maximum erreicht, das allerdings nur kurzfristig besteht, sind langfristige Verbesserungen der Bewegungsamplitude nur durch regelmäßige Dehnprogramme zu erwarten.

Krafttraining ist Dehntraining

Die Kräftigung eines Muskels (Agonist) ist gleichzeitig eine aktive Dehnung für die antagonistische Muskulatur. Wenn auch passive Dehnmethoden zur Verbesserung der Gelenkbeweglichkeit effektiver sind, stellt die aktive Dehnung der Gegenspieler beim Krafttraining durchaus eine wirksame Methode für den Erhalt und die Verbesserung der Beweglichkeit dar. Dies gilt vor allem dann, wenn das Krafttraining mit ununterbrochenen Endkontraktionen durchgeführt wird, weil ein effektiver Dehnreiz in diesem Fall während der Gesamtzeit der Endkontraktionen auf den antagonistischen Muskel einwirkt. Die folgenden Beispiele verdeutlichen den dargestellten Sachverhalt:

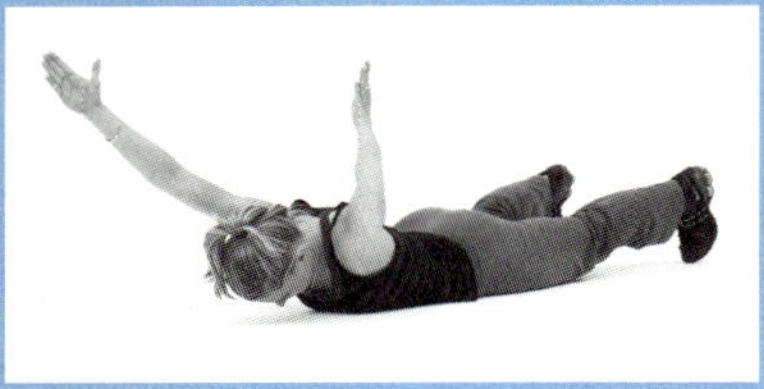

Reverse-Flys 135°, Oberarme außenrotiert: Kräftigung der Muskulatur des oberen Rückens, Dehnung der Brustmuskulatur

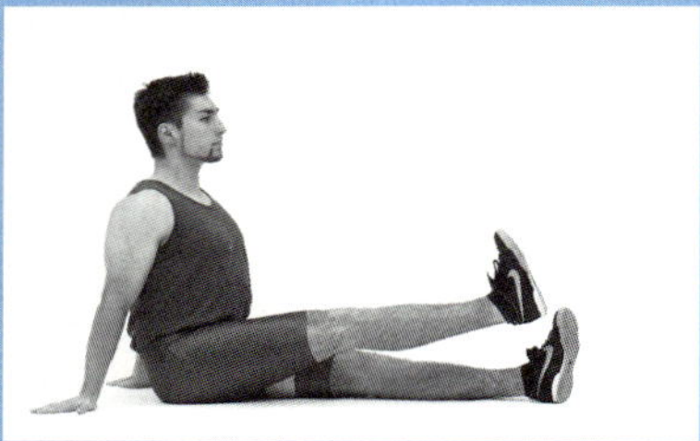

Vorhochheben des gestreckten Beines: Kräftigung des geraden Schenkelmuskels, Dehnung der Muskulatur der Oberschenkelrückseite

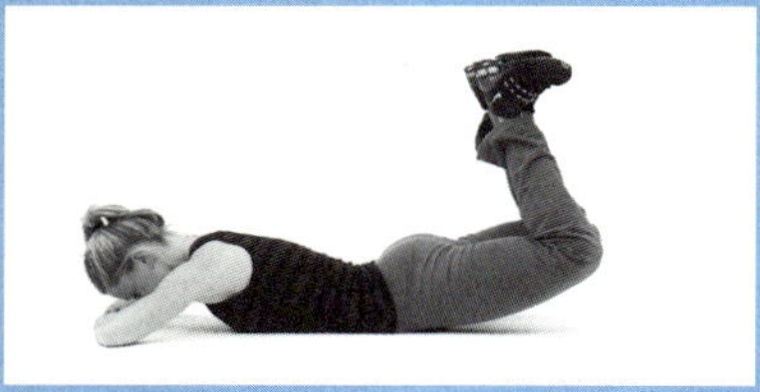

Beinrückheben kombiniert mit Beinbeugen: Kräftigung der Muskulatur der Oberschenkelrückseite, des Großen Gesäßmuskels und des unteren Anteils des Rückenstreckers, Dehnung des Geraden Schenkelmuskels, des Lendendarmbeinmuskels (M. iliopsoas) und der Bauchmuskulatur

Kurzzeitdehnen kann die Kraft negativ beeinflussen

Die Ergebnisse zahlreicher Untersuchungen zeigen, dass sich singuläre und kurzzeitige Muskeldehnungen negativ auf eine unmittelbar oder kurzfristig folgende Maximalkraft- und Schnellkraftleistung auswirken. Allerdings sind diese Einbußen aufgrund einer verringerten «Muskelstiffness» nur von kurzer Dauer. Bereits nach 15 (bis 30) Minuten ist der negative Effekt wieder aufgehoben, sogar, wenn der Übende sich nach dem Dehnen passiv verhält. Es wäre eine Überinterprätation dieser, häufig unter Laborbedingungen ermittelten Ergebnisse, Sporttreibenden deshalb von Dehnübungen im Aufwärmprogramm abzuraten. In der Regel folgt auf ein allgemeines Aufwärmen zu Beginn des Warm-up-Programms, in das die Dehnübungen integriert sind, ein sportartspezifischer Aufwärmteil. In diesem zweiten Abschnitt werden, vor allem in Kraft- und Schnellkraftsportarten, Kraft-, Explosivkraft und Schnellkraftübungen, häufig in Verbindung mit den sportartspezifischen Techniken und Belastungen durchgeführt (Einturnen, Einspielen, Sprinten, Springen …). Es kann angenommen werden, dass sowohl aufgrund der dabei verstreichenden Zeit als auch insbesondere durch die maximal-, explosiv- und schnellkraftorientierten Belastungen mögliche Leistungsminderungen sehr schnell abklingen, kompensiert und eliminiert werden, bevor der Wettkampf oder das eigentliche Training beginnen. Das Aufwärmritual von Sportlern kann folglich wie üblich durchgeführt werden, ohne dass Leistungseinbußen zu erwarten sind, vorausgesetzt es werden längere Dehnungen nicht unmittelbar vor dem Wettkampf oder Training bei Maximal- und

Schnellkraftsportarten durchgeführt. Für Fitnesssportler ist eine geringe, kurzfristige Reduzierung der Maximalleistung ohnehin bedeutungslos, weil meistens keine Maximal- und Schnellkraftübungen durchgeführt werden.

Es wird vermutet, dass die Leistungseinbußen unmittelbar nach dem Dehnen sowohl biomechanische, neuromuskuläre als auch psychophysische Ursachen haben.

Langzeitdehnen verbessert die Kraft

Die Mehrzahl internationaler Studien und eigene Untersuchungen belegen, dass regelmäßiges, intensives Dehntraining, im Gegensatz zu Kurzzeitdehnungen, zu einer Verbesserung von Kraftleistungen führt. Bei den sehr wenigen Studien, wo dies nicht der Fall ist, wurde die Kraftmessung in den meisten Fällen unmittelbar nach dem Dehnen durchgeführt, was zu einer kurzfristigen Verschlechterung der Kraftleistung führte. Der Zeitpunkt der Kraftmessung ist also entscheidend. Bei den Langzeitdehnprogrammen, deren abschließende Krafttests erst nach dem Abklingen der kurzzeitigen Effekte durchgeführt wurden, war keine Verschlechterung, sondern eine Verbesserung der Kraftleistung festzustellen. Ein intensives Dehntraining ist also gleichzeitig ein effektives Krafttraining!

Bei intensivem Dehnen werden starke, sehr starke bis schmerzhafte Dehnspannungen eingesetzt, die zusätzlich durch Enddehnungsimpulse intensiviert werden. Enddehnungen bezeichnen Dehnimpulse, die auf eine bereits sehr hohe Dehnspannung aufgeschaltet werden, z.B. auf eine maximale Dauerdehnung. Beim Krafttraining bezeichnen wir diesen Sachverhalt als Endkontraktionen, die auf eine maximale isometrische Kontraktion aufgeschaltet werden und die Intensität deutlich erhöhen.

Kraftzuwächse lassen sich sowohl bei der dynamischen Maximalkraft, der Maximalkraft in Dehnstellung, der isometrischen Maximalkraft und der Zugtoleranz des Muskels als auch bei der Kraftausdauer nachweisen. Dabei konnten wir in einer eigenen Untersuchung geschlechtsspezifische Unterschiede feststellen. Frauen erzielten deutlich bessere Zuwächse der Kraftausdauer als Männer. Dies kann möglicherweise auf die geringere muskuläre Leistungsfähigkeit der Frauen zu Beginn der Untersuchung zurückzuführen sein.

Langzeitdehn- und Kraftprogramme behindern sich nicht, wie manchmal angenommen. Mehrere Untersuchungen zeigen vielmehr, dass eine Kombination von Kraft- und Dehnprogrammen, vor allem wenn sie in gesonderten Trainingseinheiten durchgeführt werden, zu höheren Kraftzuwächsen führen als Krafttraining allein. Auch hier ist der Zeitpunkt der Kraftmessung entscheidend.

Dehnen und sportliche Leistungsfähigkeit

In Sportarten, in denen die Bewegungsreichweite leistungsbestimmend ist, wie z.B. rhythmische Sportgymnastik, Akrobatik, Schwimmen und Gerätturnen, wird Dehntraining zur Verbesserung der Gelenkbeweglichkeit seit langem systematisch genutzt. Die wissenschaftlich nachgewiesene Zunahme der Kraft durch intensives Dehnen wurde bisher im Sport noch nicht ausreichend erprobt. Gerätturner zeigen, dass Kraft und Beweglichkeit sehr gut gleichermaßen entwickelt sein können. Untersuchungen in Schnellkraftsportarten mit Langzeitdehnprogrammen zur Verbesserung der Leistung sind bisher kaum vorhanden. Aufgrund des vorliegenden Kenntnisstandes könnte die verbesserte Kraftleistung in Dehnstellung und in der dynamischen Maximalkraft, z.B. bei Wurfleistungen, möglicherweise leistungsfördernd sein. Darüber hinaus ist Dehntraining weniger energiezehrend als Krafttraining, schont das Immunsystem, benötigt wenig Zeit und ist überall durchführbar. Deshalb könnte systematisches Dehnen eine zeit- und energieschonende Ergänzung des Trainings sein.

Dehnen und muskuläre Dysbalancen

Unter muskulären Dysbalancen wird ein arthromuskuläres Ungleichgewicht verstanden, bei dem starken und verkürzten Muskeln auf der einen Seite abgeschwächte und verlängerte Muskeln auf der anderen Seite gegenüberstehen. Eine Dysbalance stellt eine ungünstige Belastungsverteilung für die Gelenkstrukturen dar und kann die Leistungs- und Belastungsfähigkeit beeinträchtigen. Als Gegenmittel wurde in der Regel die Dehnung der verkürzten und die Kräftigung der abgeschwächten Muskeln vorgeschlagen. Wiemann et al. (1998) vertreten jedoch die Meinung, dass Dehntraining der verkürzten Muskeln nicht hilfreich ist, u.a. weil die Ruhespannung des Muskels dadurch langfristig nicht verändert wird und eine intensive Dehnung einen zusätzlichen Kraftzuwachs hervorruft. Vielmehr sollte eine hypertrophieorientierte Kräftigung der abgeschwächten Muskulatur dazu führen, dass das Gelenk wieder in Normalstellung gebracht wird.

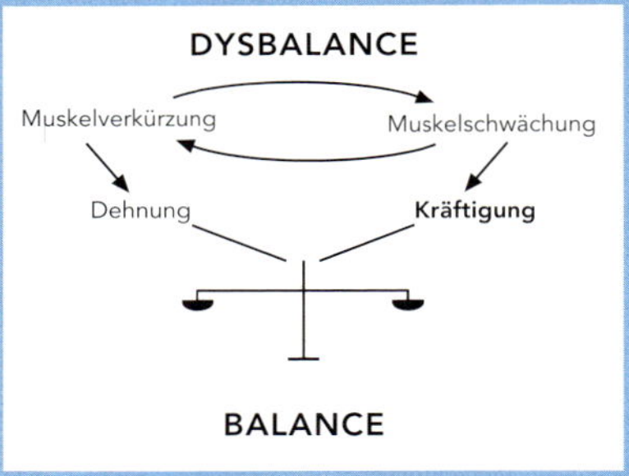

Muskuläre Dysbalance und Muskelbalance

Es scheint also erfolgversprechend zu sein, eine arthromuskuläre Dysbalance nicht vorrangig durch ein Dehntraining der verkürzten Muskeln, sondern vielmehr durch ein Krafttraining der abgeschwächten Muskeln zu bekämpfen.

Dehnen und Muskelkater

Muskelkater tritt schwerpunktmäßig bei folgenden Belastungen auf:

- Exzentrische (negative) Kraftbelastungen. Diese bewirken eine Dehnung des Muskels gegen hohe Widerstände.
- Intensives Dehnen.
- Ungewohnte Belastungen des Muskels. Dies gilt auch bei Wiederbeginn eines Trainings nach längerer Pause.
- Hochintensive Belastungen, z.B. Krafttraining mit sehr hohen Lasten oder einer sprunghaften Steigerung der Intensität.

Beim Muskelkater handelt es sich um Kleinstverletzungen (Mikrotraumen) in der Muskelfaser. Dabei wird, wie z.B. Aufnahmen mit dem Elektronenmikroskop zeigen, die Feinstruktur der Muskelfaser beschädigt und u.a. die sogenannten Z-Scheiben zerrissen. Der Muskelkaterschmerz tritt erst mehrere Stunden oder einen Tag später auf, weil die Schmerzrezeptoren nicht in der Muskelfaser selbst liegen, sondern erst durch die Folgen der Mikrotraumen mit zeitlicher Verzögerung gereizt werden. Die Ursachen für das zeitverzögerte Auftreten von Muskelkater (möglicherweise Schwellungen, Entzündungen oder Kontrakturen) sind wissenschaftlich noch nicht eindeutig geklärt.

Beim Dehnen wird der Muskel einer Zugspannung ausgesetzt. Diese kann so stark sein, dass allein durch Dehnen Muskelkater ausgelöst wird. Wenn z.B. durch ein vorausgegangenes, intensives Krafttraining bereits Kleinstverletzungen in der Muskelfaser eingetreten sind, können die Beschädigungen durch eine anschließende hohe Dehnspannung nicht positiv beeinflusst, sondern möglicherweise sogar verstärkt werden.

Intensives Dehnen kann also der Auslöser von Muskelkater sein, der jedoch durch Dehnen nicht beseitigt oder gemindert werden kann. Es kann folglich vermutet werden, dass Dehn- und Krafttraining eine vergleichbare Beanspruchung (hohe Spannung) der Muskulatur darstellen und beides Muskelkater verursachen kann.

Wenn Muskelkater spürbar ist, können lediglich die Schmerzsymptome durch Lockerungsübungen, Wärmeanwendung (Bäder, Sauna) oder leichte Bewegung gemildert werden. Der natürliche Heilungsprozess ist kaum zu beschleunigen. Der Muskelkater heilt nach wenigen Tagen vollständig und folgenlos aus.

Dehnen als Vorbeugung von Verletzungen

Die Mehrzahl wissenschaftlicher Studien stellt fest, dass sich durch Dehnmaßnahmen unmittelbar vor der sportlichen Belastung keine verletzungsprophylaktischen Effekte feststellen lassen. Dieses Ergebnis ist überraschend, weil Dehnübungen traditionell zum Aufwärmritual der meisten Athleten und Freizeitsportler gehören und häufig u.a. mit der Vorbeugung von Verletzungen begründet werden.

Die Ergebnisse der vorliegenden Studien müssen jedoch in mehrfacher Hinsicht kritisch betrachtet werden. Es ist außerordentlich schwierig, die verletzungsvorbeugenden Effekte von Dehnübungen wissenschaftlich zu untersuchen. Dehnübungen werden häufig im ersten Teil des allgemeinen Aufwärmprogramms absolviert, das zusätzlich Laufelemente und gymnastische Übungen enthält. Diesem schließt sich in der Regel ein spezielles, sportartspezifisches Aufwärmen an. Es ist schwierig, die Häufigkeit und Schwere von Verletzungen nach einem komplexen Warm-up-Programm ausschließlich auf das Absolvieren oder das Weglassen der Dehnelemente zurückzuführen.

Darüber hinaus müssen auch hier die Effekte von singulären Dehnungen im Aufwärmtraining von den Effekten von Langzeitdehnprogrammen unterschieden werden. Die nach systematischem Dehnen nachgewiesenen Kraftzuwächse, die gesteigerte Zugtoleranz und die Vergrößerung der Bewegungsamplitude können erhöhte Muskelwiderstandskräfte gegen plötzliche

Zug-, Stoß- oder Schlagbewegungen und somit eine verletzungsprophylaktische Wirkung zur Folge haben. Diese Überlegungen sind derzeit spekulativ, und es besteht erheblicher Forschungsbedarf.

Dehnen, Atmung und Entspannung

Die meisten Entspannungsprogramme beinhalten eine Relaxation der Muskulatur. Durch die Entspannung der Muskulatur kann eine psychische Entspannung wirkungsvoll begonnen und unterstützt werden (vgl. Kapitel Entspannung). Dabei spielt die Atmung eine wichtige Rolle, da durch sie die Entspannung effizient eingeleitet und begleitet werden kann. Es besteht ein enger Zusammenhang mit dem Dehnen, weil die Ausatmung zahlreiche Muskeln entspannt. Ein angespannter Muskel widersetzt sich der Dehnung, und nur ein entspannter Muskel kann optimal gedehnt werden. Nutzen Sie beim Dehnvorgang die Muskel entspannende Wirkung von Ausatmung und Atempause.

Die entspannende, lockernde Wirkung sanften Dehnens wird häufig als angenehm empfunden, insbesondere nach intensiven Trainingseinheiten. Der erhöhte Muskeltonus nach einem harten Krafttraining, der als Spannungsgefühl empfundene Effekt «aufgepumpter» Muskeln und ein erhöhter Blutlaktatspiegel können durch leichtes Dehnen rascher abgebaut werden. Dadurch kann die Regeneration beschleunigt werden. Hierzu ist anzumerken, dass Bodybuilding-Athleten gerade diesen Zustand «aufgepumpter» Muskeln suchen, da er u.a. für das Muskelwachstum als förderlich angesehen wird.

Allerdings ist der wissenschaftliche Kenntnisstand zu allen genannten, meist subjektiv empfundenen Faktoren noch unzureichend.

Muskulatur	Ausatmen = Entspannen	Atempause = Lösen	Einatmen = Anspannen
1. Zwerchfell = Hauptatemmuskel	entspannt sich – Zwerchfellkuppel wölbt sich bis zu Brustwarzenhöhe in die Brusthöhle hinein	ruht gelöst in Mittellage (Indifferenzlage)	spannt sich an – Zwerchfellkuppel flacht ab, senkt sich 1–3 cm in die Bauchhöhle
2. Äußere Zwischenrippenmuskeln	entspannen sich – verengen und senken dadurch den Brustkorb passiv	lösen sich	spannen sich an, heben den Brustkorb und stellen die Brusthöhle nach außen-seitlich weit
3. Einatemhilfsmuskeln	entspannen sich	lösen sich	spannen sich nur bei verstärkter Einatmung an
4. Ausatemmuskeln (= innere Zwischenrippenmuskeln)	spannen sich nur bei tiefer Ausatmung an	lösen sich	entspannen sich
5. Bauchmuskulatur und übrige Rumpfmuskeln	sinkt ein, ohne sich anzuspannen	löst sich	wölbt sich ausweitend nach außen

Atmung und Entspannung (verändert nach Lodes 1990)

Individuelle Unterschiede der Beweglichkeit

Die Menschen unterscheiden sich enorm hinsichtlich ihrer genetischen Voraussetzungen, ihrer Körpermaße und Hebelverhältnisse sowie ihrer möglichen Trainingsfortschritte und ihrer Leistungsfähigkeit. Auch nach einem langjährigen, systematischen Training kann nicht jeder ein erfolgreicher Gewichtheber oder Marathonläufer oder Kontorsionist (Schlangenmensch) werden. Die Einsicht in die genetischen Grenzen und Möglichkeiten jedes Einzelnen macht eine Individualisierung des Trainings, vor allem bei heterogenen Gruppen wie z.B. Fitnesstreibenden notwendig. Allgemein gültige Leistungsnormen und pauschale Voraussagen über die zu erwartenden Trainingseffekte werden den unterschiedlichen individuellen Voraussetzungen und Möglichkeiten nicht gerecht.

Manche Sportler können, trotz großer Anstrengungen nur relativ geringe Beweglichkeitsgewinne, z.B. bei der Beugung des Hüftgelenks mit gestreckten Beinen (Sit-and-Reach-Test), erreichen. Anderen gelingt es, eine große Muskelmasse und Kraft mit einer sehr guten Beweglichkeit zu verbinden (Gerätturner, Schwimmer), und manche Menschen, häufig Frauen, sind auch ohne jedes Training sehr beweglich.

Eine sehr große Beweglichkeit ist nicht in jedem Fall leistungsoptimierend und gesundheitsfördernd. Die Muskulatur, die Bänder und Gelenkkapseln stabilisieren unsere Gelenke und die Wirbelsäule. Eine Hyperflexibilität kann in manchen Fällen die Gelenkstabilität beeinträchtigen, was mit einem größeren Gelenkverschleiß und einem größeren Risiko von Verstauchungen einhergehen kann.

Auf der anderen Seite kann eine zu geringe Beweglichkeit, z.B. der Wirbelsäule oder der Schultergelenke, zu orthopädischen Fehlstellungen und Beschwerden führen. Weder die eingeschränkte Beweglichkeit eines «steifen Knochens» noch die Hyperflexibilität eines Schlangenmenschen sind für unsere Gesundheit und Leistungsfähigkeit zuträglich. Das Ziel ist eine individuell optimale und nicht maximale Beweglichkeit. Die Beweglichkeit ist dann optimal, wenn sie zum einen eine uneingeschränkte, freie Gelenkbeweglichkeit ermöglicht und zum anderen die schützende Gelenkstabilität nicht beeinträchtigt.

Akzeptieren Sie also Ihren Körpertyp und beachten Sie auch bei der Beweglichkeit Ihre individuellen Möglichkeiten und Grenzen. In jedem Fall verbessert regelmäßiges Dehnen Ihre Beweglichkeit und häufig auch Ihr Wohlbefinden, auch wenn die Fortschritte bei jedem unterschiedlich ausfallen.

Das Iliopsoas-Rätsel

In der Literatur bleibt die Tatsache, dass verschiedene Dehnübungen für ein und den selben Muskel durchaus unterschiedliche Effekte haben können, meistens unerwähnt. Der Grund dafür ist, dass häufig die Effekte einzelner Übungen bisher kaum wissenschaftlicher Untersuchungsgegenstand waren. Gleiches gilt auch für das Krafttraining, wo auch lange Zeit die unterschiedliche Effektivität verschiedener Kraftübungen unbekannt, weil nicht untersucht war. Als zufälliges Nebenergebnis einer Studie zum Vergleich der Wirkungen von zwei Trainingsmethoden des Dehntrainings haben sich folgende, überraschende Ergebnisse gezeigt:

Veränderungen des Winkels im Hüftgelenk in Grad				
Untersuchungsgruppen		Eingangstest Mittelwerte	Abschlusstest Mittelwerte	Differenz in Grad
Gruppe 1 (n = 20)	rechtes Bein	184,2°	180,5°	–3,7°
	linkes Bein	187,8°	181,2°	–6,6°
Gruppe 2 (n = 20)	rechtes Bein	183,5°	183,0°	–0,5°
	linkes Bein	183,0°	182,8°	–1,8°

Vergleich der Methode der wiederholten Dehnung (Gruppe 1, n = 20) mit der Methode der Anspannungs-Entspannungsdehnung (Gruppe 2, n = 17); Trainingsumfang 17 Tage, 2-mal pro Tag, 34 Trainingseinheiten; Trainingsübung: Ausfallschritt mit aufgerichtetem Oberkörper; Messung des Winkels im Hüftgelenk in Grad

Durch Ausfallschritt-Dehnübungen mit aufgerichtetem Oberkörper, wie sie in der Literatur bis 1995 und länger vorwiegend empfohlen wurden, konnte keine Verbesserung der Beweglichkeit im Hüftgelenk erzielt werden. Diese hatte sich sogar leicht verschlechtert. Dieses verblüffende Resultat wurde durch mehrere Kontrolluntersuchungen überprüft und bestätigt. Die erstaunliche Tatsache, dass sich trotz eines umfangreichen, regelmäßigen Dehntrainings mit den in der Literatur empfohlenen Ausfallschrittübungen mit aufgerichteten Oberkörper keine Verbesserung der Beweglichkeit erreichen ließ, haben wir als «Iliopsoas-Rätsel» bezeichnet.

Das Rätsel konnte durch anschließende Untersuchungen gelöst werden, bei denen verschiedene Dehnübungen für den Hüftbeuger M. iliopsoas miteinander verglichen wurden. Nachfolgend ist exemplarisch eine dieser Studien dargestellt.

Die Ergebnisse zeigen, dass die Ausfallschrittübung mit aufgerichtetem Oberkör-

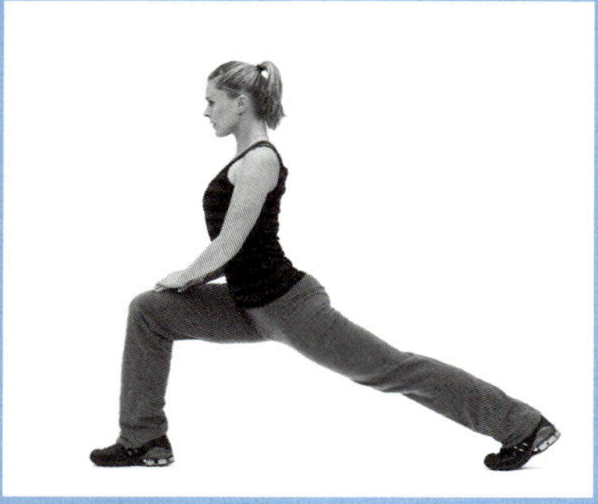

Ausfallschritt-Dehnübung des M. iliopsoas mit aufgerichtetem Oberkörper, durch die sich die Beweglichkeit nicht verbessert

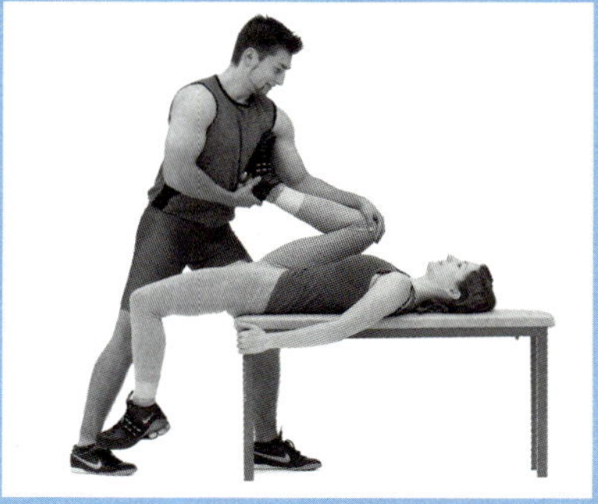

Partnerdehnung des M. iliopsoas in Rückenlage, durch die sich die Beweglichkeit verbessert

Veränderungen des Winkels im Hüftgelenk in Grad und der Zugtoleranz in Newton				
Untersuchungsgruppen		Eingangstest Mittelwert	Abschlusstest Mittelwert	Differenz in Grad
Gruppe 1 (n = 23)	Winkel im Hüftgelenk in Grad (°)	189,4°	188,7°	-0,7°
	Zugtoleranz in Newton (N)	187,8 N	220,3 N	+32,5 N
Gruppe 2 (n = 23)	Winkel im Hüftgelenk in Grad (°)	189,7°	192,3°	+2,6°
	Zugtoleranz in Newton (N)	170,6 N	239,2 N	+69,8 N

Vergleich von zwei Dehnübungen für den M. iliopsoas: Gruppe 1 (n = 23) Ausfallschrittübung mit aufgerichtetem Oberkörper, Gruppe 2 (n = 23) Partnerdehnung des M. iliopsoas in Rückenlage; Trainingsumfang 10 Tage, 2-mal pro Tag, 20 Trainingseinheiten; Methode der wiederholten Dehnung, eine Serie mit 30 Wiederholungen; Messung des Winkels im Hüftgelenk in Grad sowie der Zugtoleranz in Newton (N)

per (Gruppe 1), wie sie leider immer noch in zahlreichen Dehnprogrammen zu finden ist, die Beweglichkeit im Hüftgelenk nicht verbessert (−0,7°). Auch die Verbesserung der Zugtoleranz fällt wesentlich geringer aus (+35,5 N) als in Gruppe 2, die mit der Partnerübung trainiert hat. Bei dieser Übung ergibt sich ein deutlicher Beweglichkeitsgewinn im Hüftgelenk (+2,6°) und eine mehr als doppelt so große Verbesserung der Zugtoleranz des M. iliopsoas (+69,8 N).

Das Phänomen der spezifischen Wirkung einzelner Übungen konnten wir beim Dehnen in abgeschwächtem Ausmaß auch bei anderen Muskeln und sehr ausgeprägt beim Krafttraining (vgl. Kapitel Krafttraining) feststellen.

Die überraschenden Ergebnisse der unterschiedlichen Trainingseffekte der beiden Übungen für den M. iliopsoas können folgende Ursachen haben:

1. Der M. iliopsoas ist ein mehrgelenkiger Muskel, der über das Hüftgelenk, das Ilio-

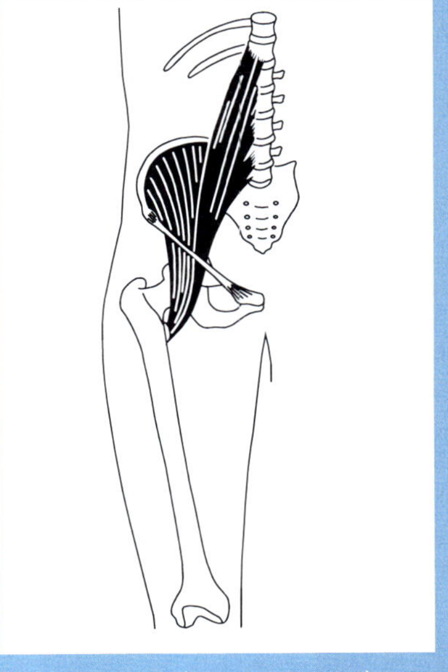

Hüftbeuger M. iliopsoas (verändert nach Rohen 1998)

sakralgelenk (Gelenk zwischen dem Kreuzbein und dem Becken) und alle Wirbelgelenke der Lendenwirbelsäule (LWS) bis zum 12. Brustwirbel zieht.

Bei der Dehnung zweigelenkiger Muskeln muss folgender Grundsatz beachtet werden, um einen optimalen Bewegungsgewinn zu erzielen:

«Fixiere ein Gelenk in Endstellung und dehne über das freie Gelenk.»

Für eine optimale Dehnung ist es entscheidend, dass der Muskel an der einen Seite fest fixiert ist, um die Zugkraft wirksam einsetzen zu können. Andernfalls sind Ansatz und Ursprung des Muskels frei beweglich und eine optimale Dehnung ist nicht möglich. Dieser wichtige Grundsatz wird bei Ausfallschrittübungen mit aufgerichtetem Oberkörper missachtet. Weder die Wirbelgelenke der Lendenwirbelsäule noch das Hüftgelenk sind in Endstellung fixiert. Bei einer Verstärkung des Ausfallschritts werden gleichzeitig die Lendenlordose verstärkt, indem die nicht fixierte Lendenwirbelsäule dem Zug elastisch nachgibt und den Winkel im Hüftgelenk vergrößert. Die Zugkraft der Dehnung kann deshalb nicht optimal wirken.

Darüber hinaus muss das Körpergewicht bei Ausfallschrittübungen durch die Anspannung der Muskulatur getragen werden. Eine vollständige Entspannung des M. iliopsoas ist aufgrund dieser Haltespannung nicht möglich. Dies könnte ein weiterer effektreduzierender Grund bei Ausfallschrittübungen sein.

2. Bei der Partnerübung in Rückenlage wird ein Bein gebeugt zur Brust gezogen und durch Partnerdruck fixiert. Dadurch wird ein zweiter Dehngrundsatz erfüllt:

«Immer wenn ein Hüftgelenk maximal gebeugt ist, ist das Becken automatisch aufgerichtet, die Lendenlordose (Hohlkreuz) aufgehoben und die Lendenwirbelsäule fixiert.»

Diese Maßnahme wird im Kraft- und Dehntraining immer dann ergriffen, wenn eine Fixierung der Lendenwirbelsäule aus übungstechnischen, orthopädischen oder verletzungsprophylaktischen Gründen sinnvoll und notwendig ist. Dies ist hier der Fall. Durch das Zur-Brust-Ziehen des freien Beines werden eben das Becken aufgerichtet, die Lendenlordose aufgehoben und die LWS fixiert. Nun kann durch Druck auf den Oberschenkel ein starker Dehnzug auf den M. iliopsoas einwirken und ein optimaler Beweglichkeitsgewinn erzielt werden.

Steht kein Partner zur Verfügung können die beiden dargestellten Grundsätze auch bei folgender Individualübung erfüllt werden:

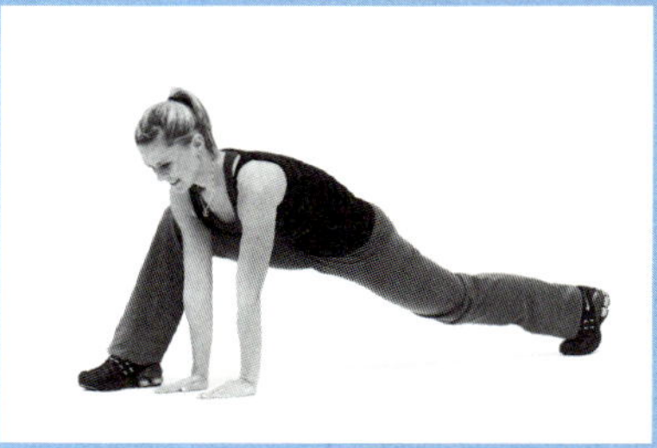

Effektive Iliopsoasdehnung ohne Partner

Durch das maximale Vorbeugen des Oberkörpers und die damit erreichte maximale Beugung eines Hüftgelenks sind alle übungstechnischen Kriterien, die bei der Partnerübung erreicht werden, hier ebenfalls erfüllt. Ein möglichst großer Teil des Körpergewichts soll von den Händen getragen werden, die auf den Boden stützen, sodass die Haltespannung des M. iliopsoas verringert wird. Eine empirische Überprüfungen der beiden empfehlenswerten Dehnübungen für den M. iliopsoas haben ergeben, dass die besten Beweglichkeitsgewinne durch die Partnerübung erzielt werden. Mit der Individualübung werden ebenfalls positive Resultate erreicht, wobei diese etwas geringer ausfallen als bei der Partnerdehnung.

Dehneffekte im Überblick

Die Tabelle zeigt die in den vorangegangenen Abschnitten eingehend erläuterten

Trainingseffekte des Dehnens	Kurzzeit-Dehnen (z.B. beim Aufwärmen)	Langzeit-Dehnen (systematisches Dehntraining über einen längeren Zeitraum)
Gelenkbeweglichkeit	kurzfristige Verbesserung	dauerhafte Verbesserung
Maximalkraft	kurzzeitige Reduzierung	dauerhafte Verbesserung bei intensivem Dehntraining
Maximalkraft in Dehnstellung	kurzzeitige Reduzierung	dauerhafte Verbesserung bei intensivem Dehntraining
Schnellkraft	kurzzeitige Reduzierung	Es liegen erste eigene Untersuchungsergebnisse für eine dauerhafte Verbesserung nach intensivem Dehnen vor
Kraftausdauer	Die unzureichende Datenlage lässt keine Aussage zu	dauerhafte Verbesserung bei intensivem Dehntraining
Zugtoleranz	kurzzeitige Verbesserung	dauerhafte Verbesserung
Sportliche Leistungsfähigkeit	Die unzureichende Datenlage lässt keine wissenschaftlich belegbare Aussage zu	Verbesserung je nach Sportart (vgl. Verbesserung der Gelenkbeweglichkeit und der Kraftfaktoren)
Verletzungsprophylaxe	Die unzureichende Datenlage lässt keine Aussage zu	Es liegen kaum wissenschaftliche Ergebnisse vor; eine Verbesserung, u. a. durch den Kraftzuwachs, erscheint möglich
Muskelkater	Kann bei intensiver Dehnung hervorgerufen werden	Kann bei Beginn eines intensiven Dehntrainings auftreten
Entspannung, Wohlbefinden, Regeneration	Förderung z.B. im Cool-down durch sanftes Dehnen	Unzureichende Datenlage
Ruhespannung des Muskels (stiffness)	Kurzzeitige Reduzierung	Bleibt gleich bzw. kann bei Muskelhypertrophie ansteigen
Muskuläre Dysbalancen	Kein Einfluss	Erfolg zweifelhaft; besser ist die Betonung eines Hypertrophie erzeugenden Krafttrainings des Antagonisten
Muskellänge	Bleibt gleich	Bleibt gleich

Dehneffekte im Überblick

Dehneffekte im Überblick. Bei der Beurteilung der Effekte von Dehntraining muss grundsätzlich zwischen gelegentlichem Kurz- und planmäßigem Langzeitdehnen sowie zwischen sanftem und intensivem Dehnen unterschieden werden, weil sich jeweils sehr unterschiedliche Effekte ergeben können.

Häufig werden bei der Betrachtung der Wirkungen von Dehntraining der Beweglichkeitsgewinn und die subjektiv als angenehm empfundenen Gefühle bei sanfter Dehnung, wie die Entspannung und das Wohlbefinden sowie die Verbesserung des Körpergefühls und die Beschleunigung der Regeneration in den Mittelpunkt gestellt. Vor intensivem Dehnen wird sogar bisweilen ausdrücklich gewarnt, weil angeblich ein Risiko von Verletzungen besteht. Diese Aussage ist ebenso wenig sinnvoll, wie eine Warnung vor intensivem Krafttraining. Einen wissenschaftlichen Nachweis für solche Aussagen gibt es nicht.

Die vorliegenden Untersuchungen über die ähnlich hohen Muskelspannungen bei Kontraktion und bei Dehnung des Muskels (vgl. S. 192) und der Nachweis, dass intensives Dehnen die Gelenkbeweglichkeit stärker verbessert als sanftes Dehnen, hat das intensive Dehnen stärker in den Fokus des Interesses gerückt. Zahlreiche experimentelle Untersuchungen belegen, dass allein durch ein regelmäßiges, intensives Dehntraining deutliche Verbesserungen der Maximalkraft, der Maximalkraft in Dehnstellung, der Kraftausdauer und der Zugtoleranz erzielt werden. Die Übertragung der durch Dehnen erreichten Kraftgewinne, z.B. auf die Schnellkraft in einer sportlichen Technik (z.B. Tennisaufschlag) und damit auf die sportliche Leistungsfähigkeit ist in einer eigenen Untersuchung (2008) überzeugend gelungen. Eine achtwöchige Dehnung der Pronatoren des Unterarms und der Innenrotatoren des Schultergelenks inkl. des Großen Brustmuskels hat zu einer deutlichen Verbesserung der Aufschlaggeschwindigkeit bei geübten Tennisspielern geführt. Weitere Pilotstudien haben diesen Sachverhalt bestätigt. Damit ergeben sich im Leistungssport völlig neue, erfolgversprechende Möglichkeiten zur Leistungsoptimierung. Dabei sind u.a. auch der geringe zeitliche Umfang des Dehntrainings und die geringe Gesamtbelastung des Organismus beim Dehnen positiv zu werten.

Die Erkenntnis, dass Dehnen eine spezielle Form des Krafttrainings ist, beeinflusst auch die Konzepte für den Abbau muskulärer Dysbalancen (vgl. S. 198). Bisher wurde empfohlen, die verkürzten Muskeln zu dehnen und die abgeschwächten Muskeln zu kräftigen. Die Gewichtung hat sich dahin gehend verändert, dass die Kräftigung der abgeschwächten Muskulatur absoluten Vorrang hat und die Dehnung der verkürzten Antagonisten, die ja ebenfalls eine Kräftigung darstellt, nur in reduziertem Maße, u.a. zur Verbesserung der Gelenkbeweglichkeit eingesetzt wird.

Die physiologischen Grundlagen für den Dehnvorgang sind bis heute noch nicht vollständig bekannt. Es werden immer neue Erkenntnisse gewonnen, und diese sind auch weiterhin zu erwarten. Die in der Tabelle enthaltenen Angaben zur Muskellänge, die durch Dehnen nicht verändert wird, und zur Ruhespannung des Muskels, die sich nur kurzzeitig geringfügig senken lässt, sind Beispiele dafür, dass vermutete und experimentell nachgewiesene Effekte sich keineswegs decken müssen (vgl. S. 205).

Trainingsgestaltung

Die Darstellung der Trainingsmethodik folgt dem bewährtem Strukturschema von Trainingszielen, Trainingsinhalten (Übungen und Trainingsprogramme), Trainingsmethoden und Trainingskontrollen (Tests).

Trainingsziele

Lange Zeit stand die Verbesserung der Gelenkbeweglichkeit im Mittelpunkt der Ziele eines Dehntrainings. Jeder Trainer und jeder Aktive hat jedoch zusätzliche, eigene Erfahrungen mit dem Dehnen gemacht. Das Dehnen ist z.B. in der Rehabilitation und im Fitness- und Gesundheitsbereich fester Bestandteil des Trainings. Das sprunghaft gestiegene Interesse an Yoga, mit der Einbettung der Dehnung in ein ganzheitliches spirituelles und körperliches Sport- und Gesundheitsverständnis, hat die Dehnung verstärkt in das Bewusstsein der westlichen Kulturkreise gerückt. Und nun hat sich die Dehnung darüber hinaus als wirksames Krafttraining erwiesen, und der Einzug eines effektiven, planmäßigen und systematischen Dehntrainings in den Fitness- und Leistungssport steht möglicherweise bevor.

Ob Sie präventive, rehabilitative, gesundheitsfördernde, leistungssteigernde oder spirituelle Ziele verfolgen, Dehnen bietet Ihnen in all diesen Bereichen (vgl. Abschnitt Trainingseffekte) hervorragende Möglichkeiten – nutzen Sie sie!

Trainingsinhalte

Anatomische Dehnfunktionen

Bei Dehnübungen gehen wir von den einzelnen Muskeln aus, die gedehnt werden sollen. Für jeden Muskel gibt es eine oder mehrere optimale Dehnübungen. Dabei steht die Umsetzung der funktionellen Anatomie des Muskels im Mittelpunkt. Als Grundsatz gilt: Die Dehnfunktionen ergeben sich aus der Umkehr der Kontraktionsfunktionen. Beispiel: Bei einer optimalen Kräftigung bzw. Dehnung der Muskeln der Oberschenkelrückseite (Mm. ischiocrurales) müssen folgende anatomische Funktionen in die Praxis umgesetzt werden (s. S. 208).

Die anatomischen Funktionen eignen sich auch sehr gut für korrekte und präzise Übungsanweisungen an den Trainierenden. Am Beispiel der Dehnung der Muskeln der Oberschenkelrückseite können die Übungsanweisungen folgendermaßen lauten:

1. Stelle die Ferse auf einen erhöhten Gegenstand (Bank, Hocker, Treppenstufe).
2. Strecke das Kniegelenk komplett durch.
3. Kippe das Becken (Lordose verstärken).
4. Beuge das Hüftgelenk, ohne die vorgenannten Körperpositionen aufzugeben.

Die Reihenfolge der Hinweise ist ebenfalls wichtig, da sonst manche Übungen nicht korrekt ausgeführt werden können. Es ist bei der dargestellten Übung z.B. nicht möglich, das Hüftgelenk zuerst maximal zu beugen und dann erst das Becken zu kippen.

Ein- und zweigelenkige Muskeln

Bei eingelenkigen Muskeln, d.h. der Muskel zieht nur über ein Gelenk, müssen für eine optimale Dehnung möglichst alle anatomischen Funktionen des Muskels berücksichtigt werden.

Funktionen der Muskulatur der Oberschenkelrückseite bei Kräftigung und Dehnung		
Gelenk/Körperteil	Kräftigung	Dehnung
Kniegelenk	Beugen	Strecken
Hüftgelenk	Strecken	Beugen
Becken	Aufrichten	Kippen
Optimale Übung	Optimale Kräftigungsübung für die Muskeln der Oberschenkelrückseite 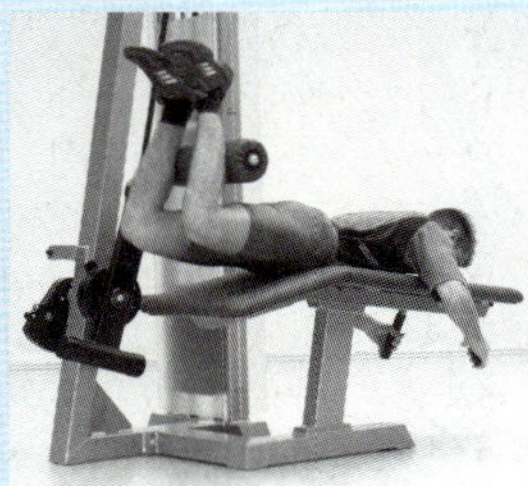	Optimale Dehnungsübung für die Muskeln der Oberschenkelrückseite 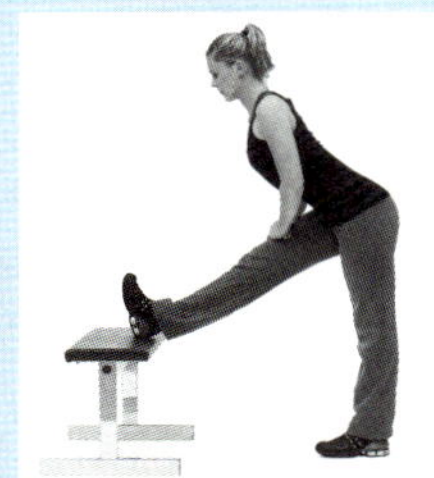

Umsetzung der anatomischen Funktionen der Muskulatur der Oberschenkelrückseite bei Kraft- und Dehntraining

Beispiel: Der große Brustmuskel zieht nur über das Schultergelenk. Er ist deshalb ein eingelenkiger Muskel. Für eine optimale Dehnung sollen alle seine anatomischen Kontraktionsfunktionen, Heranziehen des Armes (Adduktion), Innenrotation und Vorhoch-Heben des Armes (Anteversion) umgekehrt (gespiegelt) werden in die Dehnfunktionen Abspreizen des Armes (Abduktion), Außenrotation und Rückführen des Armes (Retroversion) (vgl. Bild S. 209 oben links).

Zweigelenkige Muskeln neigen häufiger zur Verkürzung und müssen deshalb beim Dehnen besonders beachtet werden. Dabei müssen die anatomischen Funktionen des Muskels auf beide Gelenke berücksichtigt werden. Beim Dehnen zweigelenkiger Muskeln ist folgender Grundsatz wichtig, der für eine optimale Dehnung unbedingt zu beachten ist: «**Fixieren Sie ein Gelenk in Endstellung und dehnen Sie über das freie Gelenk.**»

Nur wenn der Muskel auf der einen Seite fixiert ist, kann die Zugkraft der Dehnung über das frei bewegliche Gelenk optimal wirken (vgl. Bild S. 209 oben rechts).

Wird bei zweigelenkigen Muskeln dieser Dehngrundsatz bei einer Übung nicht erfüllt, ist eine optimale Dehnung erschwert (vgl. Bild S. 209 unten).

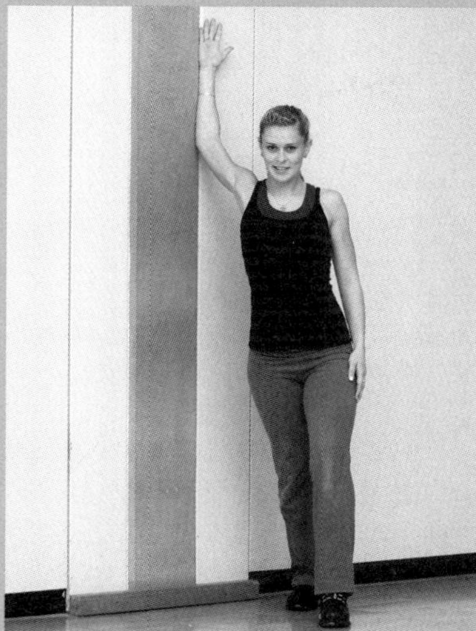

Optimale Dehnung des Großen Brustmuskels

- Abspreizen des Armes (Abduktion)
- Außenrotation des Armes
- Rückführen des Armes (Retroversion)

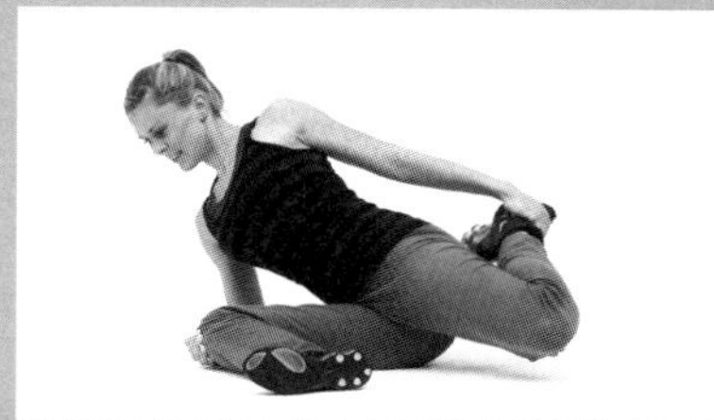

Optimale Dehnung des Geraden Schenkelmuskels (M. rectus femoris)

- Ziehen Sie den Oberschenkel des Spielbeins zur Brust. Durch das maximale Beugen des Hüftgelenks wird das Becken automatisch aufgerichtet.
- Beugen Sie das Kniegelenk des Trainingsbeins maximal und fixieren Sie die Ferse am Gesäß. Dadurch ist das Kniegelenk in Endstellung fixiert.
- Strecken Sie das Hüftgelenk durch Zug mit der Hand, die am Fußrist greift. Es erfolgt so die Dehnung über das freie Hüftgelenk.

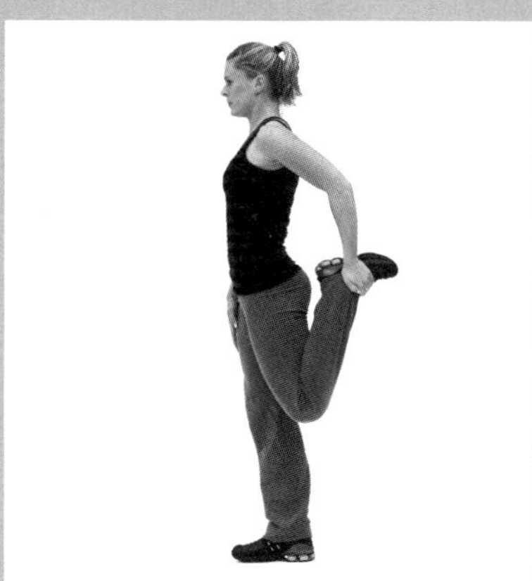

Nicht optimale Dehnung des Geraden Schenkelmuskels im Stand

Bei dieser Übung kann die Ferse im Stand am Gesäß fixiert werden (ein Gelenk in Endstellung fixieren). Über das Strecken des frei beweglichen Hüftgelenks kann der Gerade Schenkelmuskel zwar gedehnt werden, die Beckenaufrichtung ist jedoch im Stand, bei gleichzeitiger Überstreckung des Hüftgelenks kaum optimal möglich. Die anatomische Dehnfunktion der Beckenaufrichtung ist also nicht erfüllt, und deshalb ist diese, häufig in der Praxis anzutreffende Übung, nicht optimal. Beim Lauftraining im Freien, z. B. bei Regen, muss sie aber häufig als Notlösung akzeptiert werden, weil die optimale Bodenübung nicht möglich ist.

Das obengenannte wichtige Dehnprinzip gilt für alle zweigelenkigen Muskeln: Muskulatur der Oberschenkelrückseite (Mm. ischiocrurales), Gerader Schenkelmuskel (M. rectus femoris), Bizeps (M. biceps brachii), Trizeps, langer Kopf (M. triceps brachii, caput longum), Zwillingswadenmuskel (M. gastrocnemius), Lendendarmbeinmuskel (M. iliopsoas).

Übungscheck

Die Qualität einer Dehnübung kann dadurch kritisch geprüft werden, dass die einzelnen anatomischen Dehnfunktionen, die dabei erfüllt werden sollen, überprüft werden. Sind diese alle gegeben, hat die Übung das wichtigste Qualitätsmerkmal erfüllt.

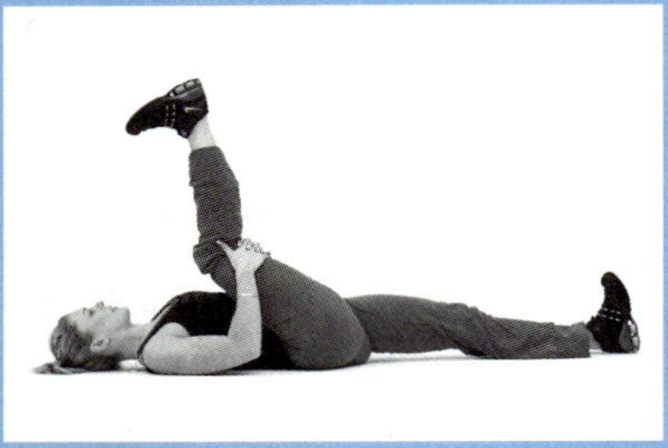

Beispiel: Nicht optimale Dehnung der Muskulatur der Oberschenkelrückseite in Rückenlage

- Durch das maximale Anziehen des gebeugten Beines zur Brust ist das Hüftgelenk in Endstellung fixiert.
- Durch die Streckung des frei beweglichen Kniegelenks kann nun die Muskulatur der Oberschenkelrückseite gedehnt werden.
- Aber durch die maximale Beugung eines Hüftgelenks ist das Becken automatisch aufgerichtet und die für eine optimale Dehnung notwendige Kippung des Beckens nicht möglich. Darüber hinaus begrenzt die Kraft der Kniegelenkstrecker (Muskulatur der Oberschenkelvorderseite) die Zugkraft, die für die Dehnung zur Verfügung steht.
- Die Übung ist aus den genannten Gründen nicht optimal; sie sollte aber nicht als «falsch» bezeichnet werden, da auch suboptimale Varianten, z. B. zur Abwechslung, durchaus vertretbar sind.

Derselbe Sachverhalt gilt auch für die Qualität der Übungsausführung. Eine Überprüfung der anatomischen Funktionen des Muskels kann auch Schwächen und Fehler bei der Übungsausführung aufdecken und eine gezielte Korrektur erleichtern.

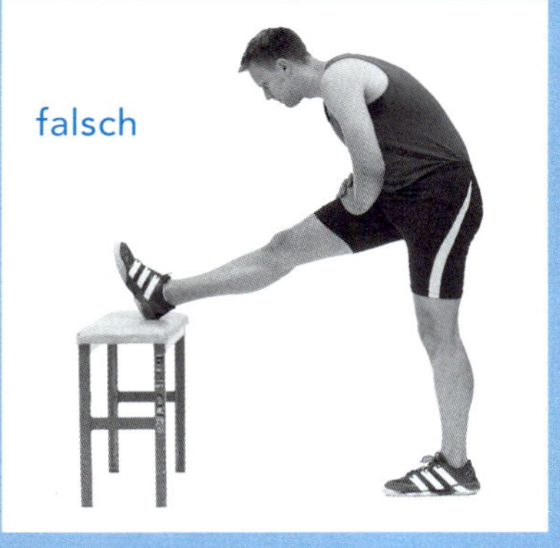

Beispiel: Nicht optimale Übungsausführung einer Dehnübung für die Muskulatur der Oberschenkelrückseite im Stand

- Das Kniegelenk ist in Endstellung gestreckt.
- Über das frei bewegliche Hüftgelenk wird gedehnt.
- Aber durch das Vorbeugen mit rundem Rücken ist das Becken aufgerichtet anstatt gekippt.

Die Korrektur lautet folglich: Kippen Sie in aufrechter Position zunächst das Becken (Lendenlordose verstärken), bevor Sie sich mit geradem Rücken nach vorne beugen.

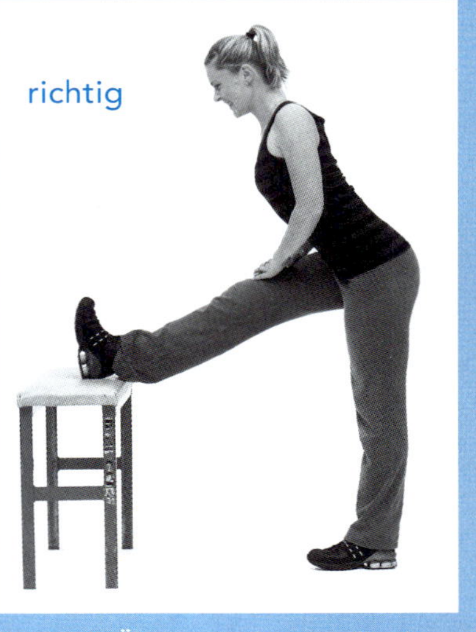

Optimale Übungsausführung für die Dehnung der Oberschenkelrückseite im Stand

Beckenposition

Die Berücksichtigung der jeweils korrekten Beckenposition, das Becken kippen oder das Becken aufrichten, ist bei der Dehnung und Kräftigung aller Muskeln von Bedeutung, die über das Becken ziehen oder am Becken Ansatz bzw. Ursprung haben.

Becken kippen

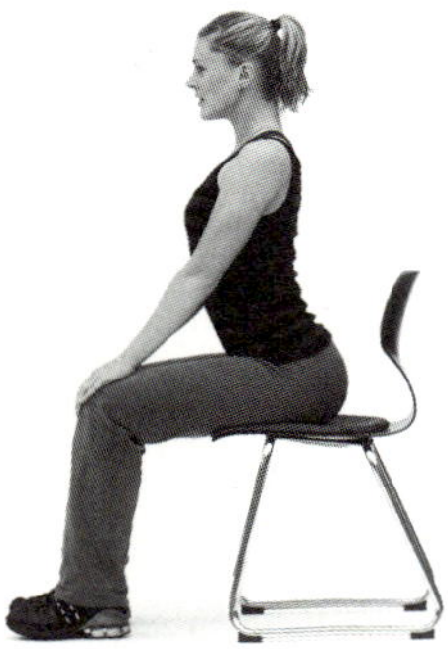

Im Sitz

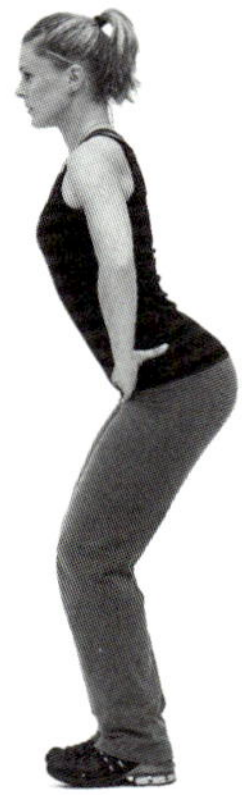

Im Stand

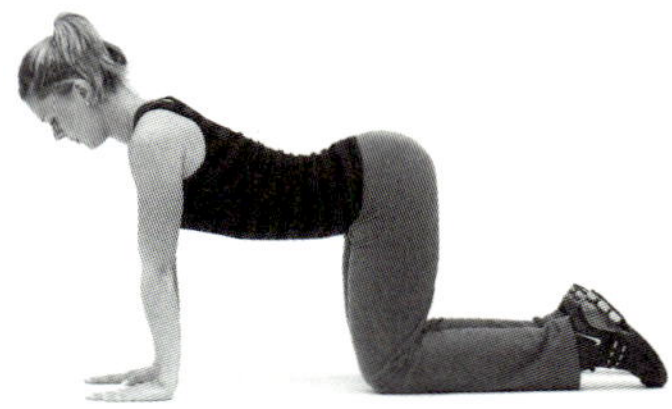

In Bankstellung

Becken aufrichten

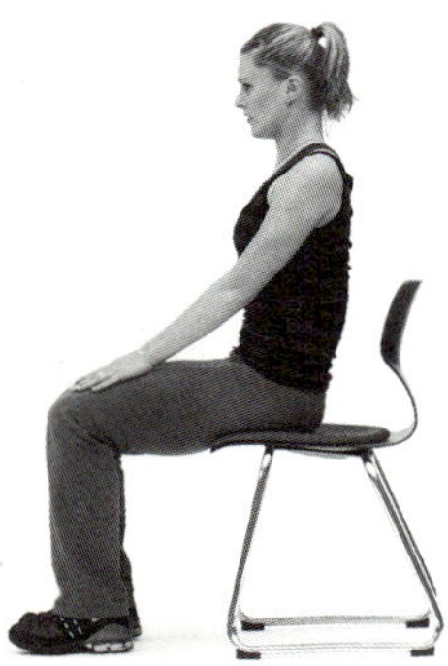

Im Sitz

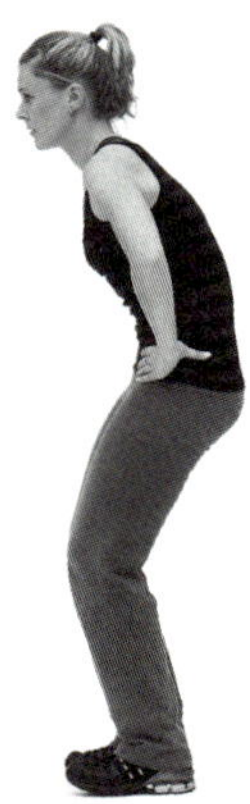

Im Stand

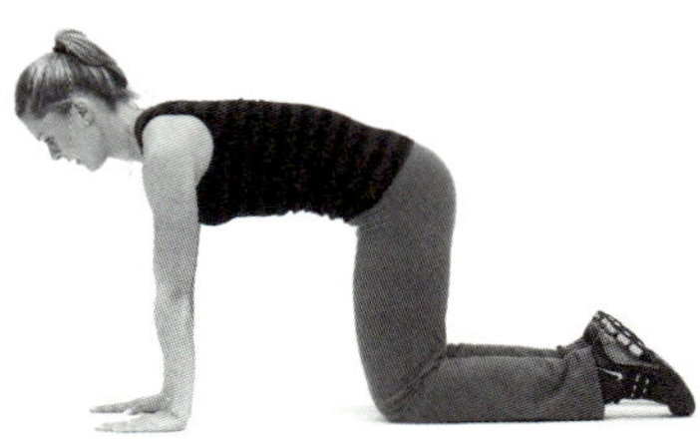

In Bankstellung

Becken kippen bedeutet, das Becken nach vorne zu kippen, die Lendenlordose zu verstärken (Tendenz Hohlkreuz) und den Oberkörper aufzurichten, den Rücken zu strecken und gerade zu halten.

Becken aufrichten bedeutet, die Lendenlordose aufzuheben, den unteren Rücken und die Wirbelsäule rund zu machen und einzurollen.

Beispiele für die Beckenposition bei Dehnung und Kräftigung der beckenrelevanten Muskeln:

Muskel	Becken aufrichten	Becken kippen
Rückenstrecker (unterer Anteil) Bauchmuskulatur	Dehnen 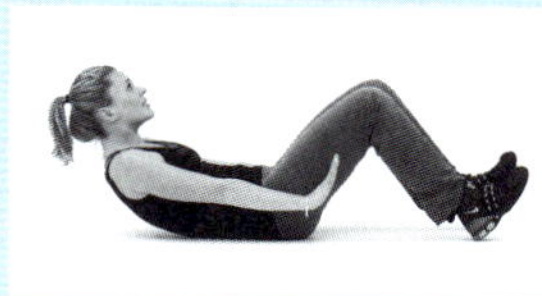 Kräftigen	Kräftigen 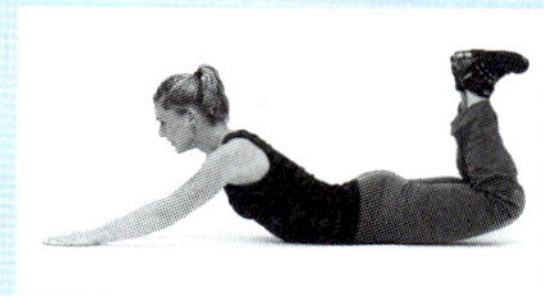 Dehnen
Lendendarmbein-Muskel (M. iliopsoas) Großer Gesäßmuskel	Dehnen 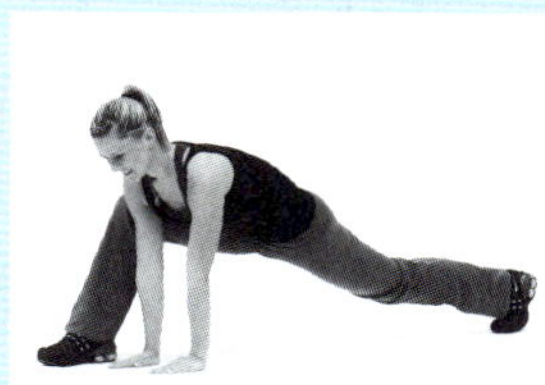 Kräftigen	Kräftigen 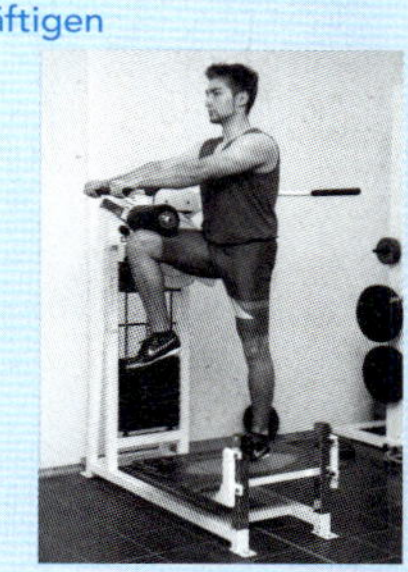 Dehnen
Muskulatur der Oberschenkelvorderseite (M. rectus femoris) Muskulatur der Oberschenkelrückseite (Mm. ischiocrurales)	Dehnen 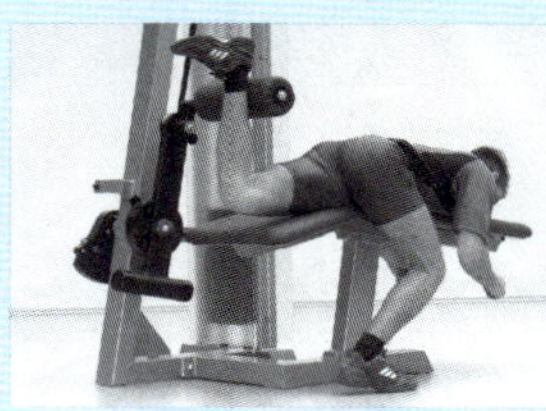 Kräftigen	Kräftigen 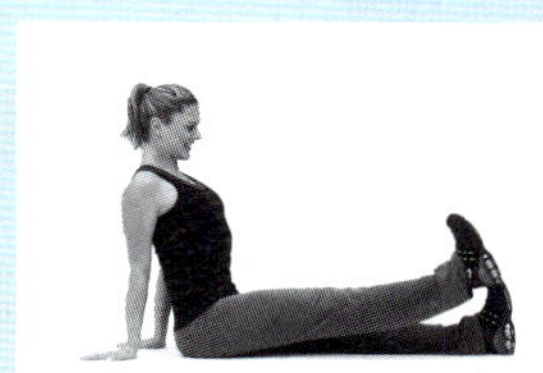 Dehnen

Die Muskelpaare repräsentieren jeweils Agonist und Antagonist (Gegenspieler). Wie man sehen kann, bedeutet die Dehnung des Agonisten gleichzeitig eine Kräftigung des Antagonisten, wenn die Dehnspannung durch eigene Muskelkraft erzeugt wird (aktive Dehnmethode).

Dehnmethoden

Im Laufe der Zeit haben sich zahlreiche Trainingsmethoden des Dehnens herausgebildet. Diese wurden ausgehend von den Berufsfeldern und der Muttersprache der Experten (Sportwissenschaftler, Mediziner, Physiotherapeuten, Trainer, Leistungssportler) sehr unterschiedlich bezeichnet. Bei dem vorliegenden Durcheinander unterschiedlichster deutscher und englischer Terminologien wurden zum Teil gleiche Sachverhalte unterschiedlich benannt und verschiedene Sachverhalte mit ähnlichen Bezeichnungen versehen (vgl. Klee, Wiemann 2002).

Aufgrund dieses Terminologie-Wirrwarrs wurde versucht, die verschiedenen Dehnmethoden sinnvoll zu strukturieren und übersichtlich zu gliedern. Die Strukturierungsvorschläge reichen von den Gegensatzpaaren «statisch-dynamisch gekoppelt mit aktiv-passiv» (Schönthaler, Ott 1994) bis zu «Eigendehnung-Fremddehnung gekoppelt mit indirekten oder direkten Formen» (Wydra et al. 1999). Zusätzlich zu dem nach wie vor defizitären Kenntnisstand der Dehnforschung sorgen Zuordnungsprobleme oder fehlende praktische Relevanz für berechtigte Kritik an den vorliegenden Strukturierungsmodellen. Diese Defizite weisen darauf hin, dass eine wissenschaftlich abgesicherte Basis für einen Strukturierungsansatz bisher noch nicht gegeben ist. Es erscheint deshalb sinnvoll zu sein, zunächst auf ein Strukturierungsmodell zu verzichten und die, in der Praxis des Fitness- und Gesundheitstrainings bewährten, Dehnmethoden so detailliert zu beschreiben, dass die Sportler diese Methoden für ihre Dehnpraxis nutzen können.

Der Darstellung der erfolgreichen Dehnmethoden stellen wir mehrere wichtige Aspekte voraus, die allen Dehnmethoden gemeinsam sind.

1. Alle **Basismethoden** verbessern nachgewiesenermaßen die Gelenkbeweglichkeit. Mit welcher Methode die besten Beweglichkeitsgewinne erzielt werden, ist bisher nicht zweifelsfrei geklärt. Zusätzlich ist es anzunehmen, dass jede Methode weitere spezifische Trainingseffekte bewirkt (z. B. die Verbesserung der Regenerationsfähigkeit?). Diese zusätzlichen methodenspezifischen Trainingswirkungen sind bei dem derzeitigen sportwissenschaftlichen Wissensstand kaum bekannt.
2. Durch Veränderung der Belastungskomponenten, wie intensiv, wie lange und wie häufig, entstehen zahlreiche **Methodenvarianten** jeder Basismethode, die zum Teil deutlich unterschiedliche Trainingseffekte provozieren.
3. Zur Dosierung der Belastungsintensität beim Dehntraining eignet sich die folgende 7-stufige Skala des Subjektiven Belastungsempfindens (SBE, englisch RPE = rating of perceived exertion) nach Boeckh-Behrens, Buskies (2002) sehr gut, um die Intensität der Dehnspannung einzuschätzen. Diese Skala hat folgende Stufen:
   1 = sehr leicht, 2 = leicht, 3 = leicht bis mittel, 4 = mittel, 5 = mittel bis schwer, 6 = schwer, 7 = sehr schwer.
   Die Steuerung der Belastungsintensität mit Hilfe dieser Skala hat sich bereits im Ausdauertraining sehr gut bewährt (vgl. Kapitel Ausdauertraining, S. 34) und eignet sich auch im sanften Fitness-Krafttraining, um den Abbruch des Trainingssatzes zu bestimmen (vgl. Kapitel Krafttraining, S. 72). Beim Dehnen ist das

subjektive Belastungsempfinden immer das einzige und deshalb entscheidende Kriterium, da wir die Dehnspannung immer nur individuell-subjektiv einschätzen können, weil objektive Kriterien wie Gewicht, Widerstand oder Geschwindigkeit hier nicht zur Verfügung stehen.

4. In der Dehnpraxis hat sich herausgestellt, dass auch das Koppeln mehrerer Basismethoden oder Methodenvarianten sehr erfolgreich sein kann. Vor allem in der Physiotherapie werden **Methodenkopplungen** häufig mit Erfolg angewandt (vgl. S. 222).
5. Ein angespannter Muskel lässt sich schlecht dehnen. Anspannung und Kontraktion des Muskels sind das Gegenteil von Entspannung und Dehnung. Folglich ist eine **bewusste Förderung der Entspannung** des Muskels bei allen Dehnmethoden sinnvoll, um die Dehnung zu erleichtern und zu unterstützen. Die Entspannung der Muskulatur kann wirkungsvoll durch eine verlängerte Ausatmung und Atempause gefördert werden (vgl. S. 200).
6. Nicht jede Übung kann mit allen Dehnmethoden optimal durchgeführt werden. Für manche Übungen eignen sich einzelne «**übungsspezifische Methoden**» besonders gut, andere nicht. Beispiel:

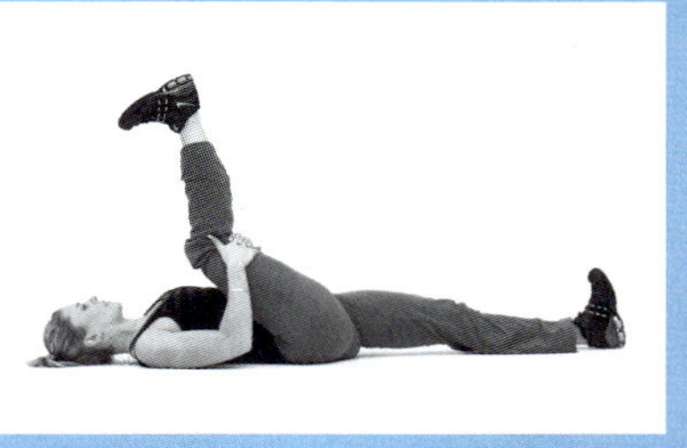

Dehnung der Muskulatur der Oberschenkelrückseite in Rückenlage

Die dargestellte, nicht optimale Übung (vgl. S. 210) zur Dehnung der Muskulatur der Oberschenkelrückseite kann von Personen mit durchschnittlicher Beweglichkeit nur mit der Methode der aktiven Dehnung durch Anspannung der Antagonisten korrekt ausgeführt werden. Der Oberschenkel wird mit den Händen fixiert und das Kniegelenk durch die Kraft der Muskulatur der Oberschenkelvorderseite gestreckt, bis die Dehnung spürbar wird.

7. Wissenschaftliche Untersuchungen, aus denen begründete Empfehlungen abzuleiten sind, wie die Belastungskomponenten Intensität, Umfang, Dauer, Wiederholungen und Trainingshäufigkeit zu wählen sind, liegen bisher nur vereinzelt vor. In diesem Bereich besteht deutlicher Forschungsbedarf. In eigenen Untersuchungen haben wir die **Dehndauer** bei allen Methoden und die Wiederholungszahlen bei der wiederholten dynamischen Methode mit Hilfe der subjektiven Einschätzung bei Sportstudierenden untersucht. Die Aufgabe lautete: «Wählen Sie eine mittel bis schwere Dehnintensität und beenden Sie den

Dehnvorgang dann, wenn Sie subjektiv annehmen (spüren), dass längeres Dehnen keinen weiteren Dehngewinn mehr bringen würde, oder wenn Ihre Motivation, weiter zu dehnen, stark sinkt.» Es ergibt sich das interessante Phänomen, dass ca. 20 Sekunden Dehndauer pro Muskel bei allen Methoden eine subjektiv angemessene Zeitspanne darstellen. Allerdings bedeutet dies nicht, dass mit 20 Sekunden Dehndauer für alle Ziele die besten Ergebnisse erzielt werden können. Dazu sind weitere Untersuchungen notwendig. Der Fitnesssportler kann sich jedoch grundsätzlich von seinem subjektiven Empfinden und seinem Körpergefühl leiten lassen. Der ermittelte Wert von 20 Sekunden kann durchaus als Richtwert dienen.

Die erfolgreichen Basis-Dehnmethoden

Die folgenden Dehnmethoden haben sich in der Physiotherapie und in der Praxis des Sports bewährt und können als Basismethoden bezeichnet werden. Dehnmethoden werden in der Fachliteratur meistens durch einen beschreibenden Text und nicht mit Hilfe genauer Angaben der Belastungsnormative beschrieben, wie es bei anderen motorischen Fähigkeiten, z.B. Kraft und Ausdauer, die Regel ist. Dies ist durchaus verständlich, weil der sportwissenschaftliche Kenntnisstand noch große Lücken aufweist. Um Ihnen das Training zu erleichtern, verbinden wir bei der Darstellung der Basismethoden einen kurzen beschreibenden Text mit Angaben zu ausgewählten Belastungskomponenten.

Methode der passiv-statischen Dauerdehnung	
Die Dehnspannung wird passiv durch die Schwerkraft, einen Partner oder andere Muskeln erzeugt. Die eingenommene Dehnposition wird statisch verharrend gehalten. 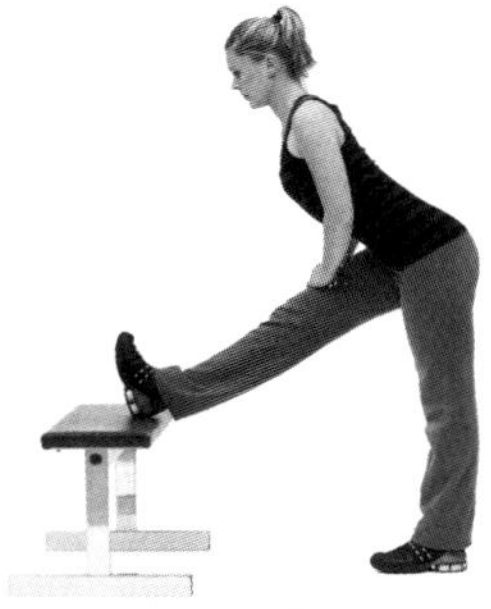 Dehnung der Muskulatur der Oberschenkelrückseite mit der Methode der Dauerdehnung Nehmen Sie die Dehnposition ein, sodass Sie eine deutliche Dehnspannung spüren (= andehnen). Halten Sie die Dehnposition, entspannen Sie die Muskulatur bewusst und betonen Sie die Ausatmung und die Atempause. Wenn das Spannungsgefühl nachlässt, verstärken Sie die Dehnung (= nachdehnen) und halten Sie die neue Position wiederum statisch.	
Intensität	■ **Methodenvariante «sanft»**: Wählen Sie das Spannungsgefühl «leicht» (2) bis «mittel» (4) zur Förderung von Wohlbefinden, Regeneration und Entspannung; die reduzierte Dehnintensität wird häufig eingesetzt bei Kurzzeitdehnungen, z. B. im Cool-down-Abschnitt. ■ **Methodenvariante «hart»**: Wählen Sie das Spannungsgefühl «stark» (6) oder «sehr stark bis schmerzhaft» (7), ggf. intensiviert durch Enddehnungsimpulse (vgl. S. 197). Die hohe Dehnintensität wird eingesetzt bei Langzeitdehnprogrammen zur Verbesserung der Beweglichkeit und zum Kraftaufbau.
Dauer	Je nach Ziel und subjektivem Empfinden, im Fitnessbereich ca. 20 Sekunden andehnen und ca. 20 Sekunden nachdehnen.
Umfang	Wiederholungen: 1-mal ist in der Regel ausreichend; je nach Ziel auch 2-mal oder öfter möglich (wissenschaftliche Ergebnisse fehlen)
Trainingshäufigkeit	■ **Sanftes Dehnen** (Methodenvariante 1) ist (mehrmals) täglich möglich, z. B. beim Cool-down. ■ **Intensives Dehnen** (Methodenvariante 2) jeden Tag oder jeden 2. Tag. (Die Datenbasis ist unbefriedigend)

Methode der wiederholten dynamischen Dehnung

Die Methode der wiederholten Dehnung war nach dem Aufkommen der Stretching-Welle in den 90er Jahren als «falsche Methode» verpönt, weil man eine reflektorische Kontraktion des Muskels durch die Muskelspindelaktivität (vgl. S. 193) befürchtete. Diese Bedenken haben sich experimentell nicht bestätigt. Diese Methode ist inzwischen vollständig rehabilitiert und ihre Wirksamkeit vielfach nachgewiesen.

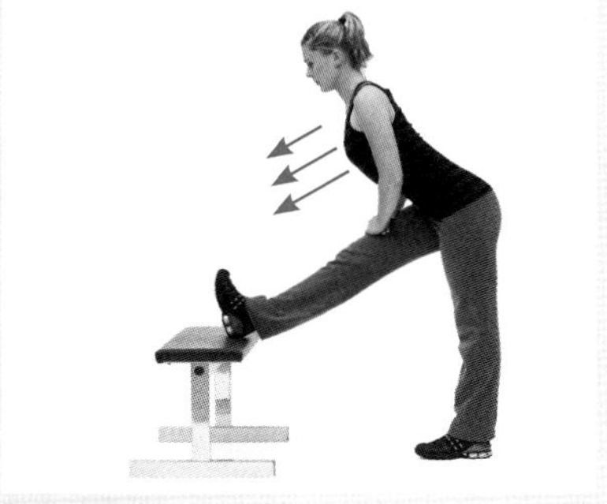

Dehnung der Muskulatur der Oberschenkelrückseite mit der Methode der wiederholten Dehnung

Die Dehnspannung wird durch wiederholtes, dynamisches Schieben in die endgradige Dehnposition mit Hilfe der Schwerkraft, eines Partners oder anderer Muskeln erzeugt. Die maximale Bewegungsgrenze wird bei jeder Wiederholung immer weiter hinausgeschoben.
Führen Sie wiederholte, dynamische, geführte, nicht wippende (ballistisch)-schnellkräftige Schubbewegungen mit kleiner Bewegungsamplitude in die finale Dehnposition durch. Entspannen Sie den Muskel bewusst und betonen Sie die Ausatmung bei jeder die Dehnung verstärkenden Bewegung.

Intensität	■ **Subjektives Spannungsgefühl «mittel»** (4) bis «mittelschwer» (5), z. B. im Warm-up, bzw. «leicht-mittel» (3) bis «mittel» (4) zur Förderung des Wohlbefindens, der Regeneration und der Entspannung, z. B. im Cool-down. ■ **Subjektives Spannungsgefühl «stark»** (6) oder «sehr stark bis schmerzhaft» (7) bei Langzeitprogrammen zur optimalen Verbesserung der Gelenkbeweglichkeit und zum Kraftaufbau.
Umfang	■ Ca. 20–30 **Wiederholungen**, Dauer ca. 20 Sek. ■ **Sätze** (Serien): 1–2
Trainingshäufigkeit	■ **Sanftes Dehnen**, Spannungsgefühl SBE (3) bis (5) ist mehrmals täglich möglich, z. B. im Warm-up und Cool-down. ■ **Intensives Dehnen**, Spannungsgefühl SBE (6) bis (7) jeden Tag oder jeden 2. Tag. (Die Datenlage ist noch unbefriedigend).

Methode der Anspannungs-Entspannungs-Dehnung

Diese Methode wird auch Contract-Relax-Stretching genannt. Die Dehnung wird dadurch unterstützt, dass der Muskel, der gedehnt werden soll, vor dem eigentlichen Dehnvorgang isometrisch kräftig angespannt wird. Diese zusätzliche isometrische Spannung wird anschließend plötzlich herausgenommen, indem der Muskel willkürlich entspannt wird. Unmittelbar anschließend erfolgt eine Intensivierung der Dehnung. Die neue Dehnposition wird statisch verharrend gehalten. Das Erfolgsgeheimnis dieser Methode liegt im willkürlichen Hervorrufen eines starken Spannungsabfalls im Muskel, der für eine unmittelbar anschließende, intensive Dehnung genutzt wird.

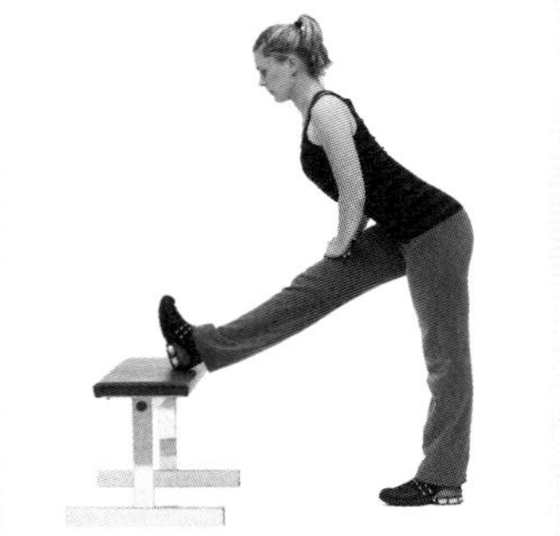

Dehnung der Muskulatur der Oberschenkelrückseite mit der Anspannungs-Entspannungs-Dehnung

Nehmen Sie die Dehnposition ein, bis Sie eine Dehnspannung spüren. Spannen Sie den gedehnten Muskel isometrisch gegen einen unüberwindlichen Widerstand an. Nun atmen Sie aus, entspannen den Muskel willkürlich und nehmen sofort eine intensivere Dehnposition ein. Halten Sie die neue Position 10–15 Sek. aufrecht.
Die, durch die zusätzliche Kontraktion stark erhöhte, Muskelspannung fällt durch das plötzliche Herausnehmen der isometrischen Spannung steil ab. Dieser überraschende Spannungsabfall wird vom Muskel als «Entwarnung» gewertet, und die folgende Dehnung wird dadurch deutlich erleichtert.

Intensität	■ **Bei der willkürlichen, isometrischen Kontraktion** des Muskels kann SBE «mittel» (4) in der Rehabilitation bis «maximal» (7) im Sport gewählt werden. Das Spannungsgefühl **nach erfolgter Intensivierung der Dehnung** kann von SBE «mittel-schwer» (5) bis «sehr schwer» (7) reichen.
Dauer	■ Die **Kontraktionsdauer** kann entweder lang anhaltend bis zur Muskelermüdung (Muskelzittern) ca. 15 Sek. andauern oder bereits nach einer kurzen Dauer von ca. 5–6 Sek. wieder aufgelöst werden. Beide, bei Studierenden experimentell ermittelten Angaben zur Kontraktionsdauer von durchschnittlich 15 oder 6 Sek. sind alternativ möglich. ■ Nach der Muskelentspannung und dem Nachdehnen sollte eine statische **Dehndauer** von 10–15 Sek. aufrechterhalten werden, wobei die Dehnung häufig als sehr intensiv empfunden wird.
Umfang	Der gesamte Vorgang kann 1–2-mal wiederholt werden.
Trainingshäufigkeit	1-mal pro Tag oder alle 2 Tage. (Zu diesen Belastungskomponenten ist die Datenlage defizitär)

Methode der aktiven Dehnung durch Anspannung des Antagonisten	
Bei dem Antagonist-Contract-Stretching wird die Dehnspannung durch eine aktive, dynamische Kontraktion des Muskelgegenspielers (Antagonist) erzeugt und ggf. durch dessen isometrische Kontraktion aufrechterhalten. Die Intensität der Dehnspannung ist von der Kraft des Antagonisten abhängig und deshalb häufig geringer als bei anderen Dehnmethoden. Die Dehnung ist eine «automatische Begleiterscheinung» des Krafttrainings des Antagonisten. Die Kraftarbeit wird dabei immer als dominant empfunden und überlagert das submaximale Dehnungsgefühl. 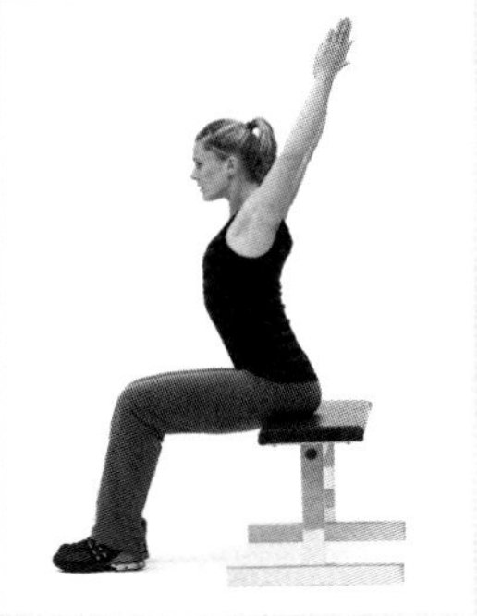 Dehnung der Brustmuskulatur und Kräftigung der Muskulatur des oberen Rückens mit der Methode der aktiven Dehnung durch Anspannen des Muskelgegenspielers (Antagonist) Die Dehnung ist jedoch nur so lange wirksam, wie sich der Antagonist in der maximalen Kontraktionsposition befindet. Ein Krafttraining mit Endkontraktionen ist somit sowohl für die Kräftigung des Antagonisten, als auch für die Dehnung des Gegenspielers optimal. Diese Methode belegt die These: Krafttraining ist gleichzeitig Dehntraining. Die Gelenkbeweglichkeit wird bei dieser Methode erhalten oder geringfügig verbessert. (Untersuchungsergebnisse dazu fehlen)	
Intensität	Je endgradiger die Kontraktion des Antagonisten ist, desto intensiver erfolgt die Dehnung. Die Kraft des Antagonisten begrenzt also die Dehnspannung, die kaum gespürt wird, weil die intensive Kontraktionsspannung des Antagonisten als wesentlich anstrengender empfunden wird.
Dauer	Die Dehndauer ergibt sich aus der gewählten Kraftmethode für den Antagonisten. Bei der Hypertrophiemethode beträgt die Dauer ca. 20–30 Sek. Im maxxF-Krafttrainingsprogramm ohne Geräte, bei dem viele Übungen mit Endkontraktionen durchgeführt werden, ist eine Satzdauer von 45–60 Sek. üblich. (vgl. Kapitel Krafttraining, S. 78)
Umfang	Je nach der Anzahl der Sätze im Krafttraining für den Antagonisten, z. B. 1–3 oder mehr.
Trainingshäufigkeit	Da die Dehnung bei dieser Methode ein Begleiteffekt des Krafttrainings ist, richtet sich die Trainingshäufigkeit pro Woche nach der Anzahl der Krafttrainingseinheiten.

Methode der dynamisch-explosiven Dehnung

Die Dehnspannung wird durch eine schnellkräftige Kontraktion der antagonistischen Muskulatur, häufig in Verbindung mit Schwungelementen, z. B. leichtathletischer Hürdenschritt, Spagatsprung in der rhythmischen Sportgymnastik, hoher Kick im Kampfsport, oder durch einen schnellen, reaktiven Dehnungsverkürzungszyklus, z. B. Tennisaufschlag, Badmintonsmash, Speerwurf, Handballwurf, Volleyball-Angriffsschlag, erzeugt.

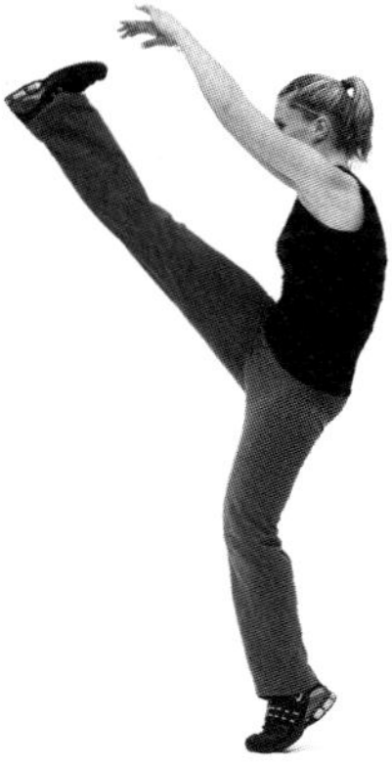

Dehnung der Muskulatur der Oberschenkelrückseite mit der Methode der dynamisch-explosiven Dehnung

Vorsicht! Schnellkräftige Bewegungen beinhalten immer das Risiko von Muskelverletzungen, wie z. B. Zerrung oder Muskelfaserriss. Diese Methode ist Teil eines sportlichen Trainings, das eine langfristige Vorbereitung und immer ein sorgfältiges Aufwärmen voraussetzt. Die Methode ist für Gesundheits- und Fitnesssportler weder notwendig, noch empfehlenswert.

Intensität	Die Dehnspannung ist durch den Schnellkrafteinsatz und die zusätzlichen Schwung- und Vordehnungselemente je nach Dosierung des Kraft- und Schwungeinsatzes submaximal oder maximal.
Dauer	Die Dauer der Einzelwiederholung ist aufgrund der schnellkräftigen Ausführung sehr kurz, < 1 Sek.
Umfang	Je nach Sportart, z. B. Tennis, Speerwurf, Kampfsport, Geräteturnen, werden Einzelwiederholungen mit kurzen Pausen oder mehrere Serien durchgeführt.
Trainingshäufigkeit	Je nach Sportart und Trainingsziel (mehrfach) täglich oder 2–5-mal pro Woche.

Methodenvarianten

Durch Variation der einzelnen Belastungsnormative, Intensität, Umfang, Dauer, Trainingshäufigkeit entstehen Methodenvarianten der Basismethoden.

Ein für das Trainingsziel entscheidender Faktor ist dabei die **Intensität**.

Beispiel: Im Cool-down-Abschnitt am Ende eines Trainings stehen die Förderung von Wohlbefinden, Regeneration und Entspannung im Mittelpunkt. Dabei wählt der Fitnesssportler vorwiegend leichte bis mittlere Intensitäten. Bei systematischen Langzeit-Dehnprogrammen mit den Zielen optimale Verbesserung der Beweglichkeit und Kraftaufbau müssen Leistungssportler sehr hohe Dehnspannungen, ggf. intensiviert durch Enddehnungen, einsetzen. Enddehnungen sind Dehnimpulse, die auf eine bereits sehr hohe Dehnspannung aufgeschaltet werden (vgl. Endkontraktionen im Krafttraining).

Auch die Belastungskomponente **Dauer** kann von sehr kurzen Dehnzeiten von z.B. 2–5 Sek. für eine Einzeldehnung bis zu einer sehr langen Dehndauer von mehreren Minuten (in Tierexperimenten sogar mehrere Tage!) variiert werden.

Aufgrund der sehr hohen Anzahl möglicher Kombinationen der Belastungskomponenten ergibt sich für jede Basismethode eine Vielzahl möglicher Methodenvarianten. Die Trainingseffekte, die sich bei einer Variation der Belastungsnormative ergeben, sind bisher nur vereinzelt wissenschaftlich untersucht.

Methodenkopplung

Da noch nicht alle Effekte der einzelnen Dehnmethoden bekannt sind, wurde versucht, Basismethoden oder Methodenvarianten miteinander zu verbinden, sie zu koppeln, um möglichst viele positive Effekte der einzelnen Methoden in einem Dehnvorgang gewinnbringend zu nutzen. Methodenkopplungen werden bisher vorwiegend in der Physiotherapie eingesetzt und haben sich dort gut bewährt. Die häufig eingesetzte Kopplung der Anspannungs-Entspannungs-Dehnung mit der aktiven Dehnung durch Anspannung des Antagonisten zeigt das folgende Beispiel.

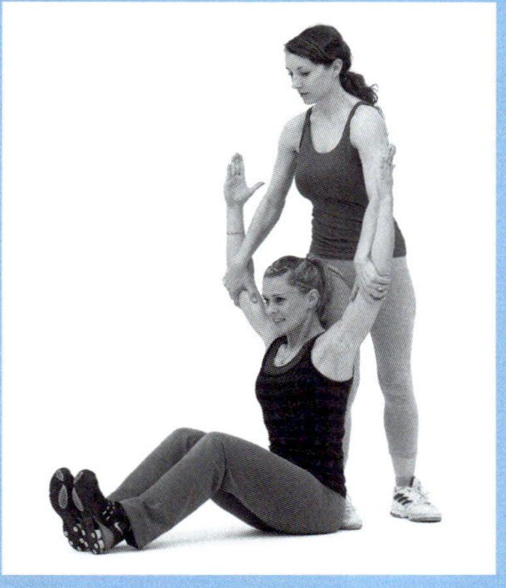

Partnerübung zur Dehnung der Brustmuskulatur, Anspannungsphase (1)

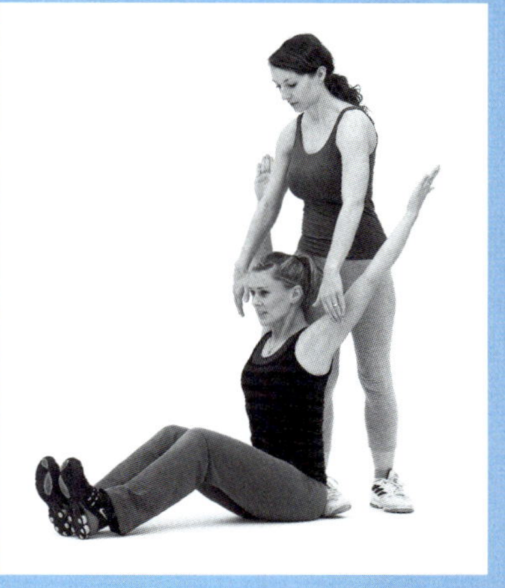

Partnerübung zur Dehnung der Brustmuskulatur, Phase der aktiven Dehnung (2)

Der Dehnende führt seine Arme im Sitz rück-hoch, bis er eine Dehnspannung verspürt. Nun versucht er die Arme gegen den Widerstand des Partners vor der Brust zu schließen. Der Partner blockiert die Arme durch Griff an den Oberarmen, unmittelbar oberhalb der Ellbogengelenke (Bild 1). Nach einer Kontraktionsdauer von z. B. 6 Sek. entspannt der Übende seine Brustmuskulatur (Methode der Anspannungs-Entspannungs-Dehnung) und hebt seine Arme unmittelbar anschließend selbständig, ohne Partnereinsatz maximal rück-hoch (aktive Dehnung durch Anspannung des Antagonisten, Bild 2).

Weitere Kopplungen von Dehnmethoden sind möglich, z. B. passiv-statische Dauerdehnung, gefolgt von wiederholter dynamischer Dehnung. Diese Variante haben wir erfolgreich bei intensiven Langzeitdehnprogrammen zur Verbesserung der Kraftfähigkeiten eingesetzt. Dabei erfolgt die passiv-statische Dauerdehnung hochintensiv. Auf die starke Dehnspannung werden wiederholte, dynamische «Enddehnungen» aufgeschaltet. Mit diesem Vorgehen können maximale Dehnspannungen und ein optimaler Kraftgewinn erreicht werden. Eine systematische Erprobung aller sinnvollen Methodenkopplungen steht noch aus.

Die goldenen Stretching-Regeln

1. Behalten Sie Ihr Trainingsziel im Auge, z. B. Sanftes Dehnen im Cool-down für Entspannung und Wellness, intensives Dehnen zur optimalen Verbesserung der Gelenkbeweglichkeit und der Muskelkraft.
2. Berücksichtigen Sie bei eingelenkigen Muskeln alle anatomischen Dehnfunktionen des Muskels (vgl. S. 207–209).
3. Fixieren Sie bei zweigelenkigen Muskeln ein Gelenk in Endstellung und dehnen Sie über das freie Gelenk (vgl. S. 208/209).
4. Nutzen Sie die anatomischen Dehnfunktionen des Muskels zur Überprüfung der Qualität der ausgewählten Übung und zur Anleitung und Korrektur der technisch korrekten Übungsausführung (vgl. S. 207–211).
5. Beachten Sie bei den Übungsanweisungen die richtige Reihenfolge der Hinweise, um eine optimale Übungsausführung zu ermöglichen (vgl. S. 211).
6. Beachten Sie bei der Dehnung aller Muskeln, die am Becken Ursprung oder Ansatz haben oder über das Becken ziehen, die korrekte Beckenposition, Becken kippen oder aufrichten (vgl. S. 212/213).
7. Lenken Sie Ihre ganze Aufmerksamkeit bewusst auf den gedehnten Muskel, entspannen Sie ihn und versuchen Sie, auch feine Spannungsunterschiede zu erfühlen.
8. Betonen Sie bei der Dehnung die Ausatmung und die Atempause, um die Entspannung der Muskulatur zu fördern und die Dehnung zu erleichtern (vgl. S. 200).
9. Berücksichtigen Sie Ihre individuellen Voraussetzungen und Möglichkeiten. Die Unterschiede von Mensch zu Mensch und von Muskel zu Muskel sind sehr groß.
10. Dehnen Sie regelmäßig. Steuern Sie die Dehnung nach Ihrem subjektiven Empfinden und verbessern Sie Ihr Körpergefühl.

Die besten Dehnübungen

Die besten Dehnübungen, bezogen auf die Körperpartien unterer Rücken, Hals/Nacken, oberer Rücken, Schulter/Arme/Brust sowie Hüftbereich und Beine stellen eine Übungssammlung dar, aus der Sie Ihre individuellen Übungsprogramme zusammenstellen können. Bilder und präzise Übungshinweise machen Ihnen eine exakte Übungsausführung leicht. In Verbindung mit der richtigen Trainingsmethode können Sie Ihre Stretchingziele optimal ansteuern.

Dabei ist Stretching an keinen Ort gebunden und hilft Ihnen in der Sporthalle und im Fitnessstudio ebenso wie in einer kurzen Pause im Büro, vor und nach dem Tennismatch und dem Waldlauf sowie am Feierabend zu Hause im Wohnzimmer auf dem Teppich. Führen Sie alle Übungen korrekt aus und beachten Sie die wichtigen Übungshinweise.

Dehnübungen für den unteren Rücken

Dehnung des Rückenstreckers, unterer Anteil in Rückenlage

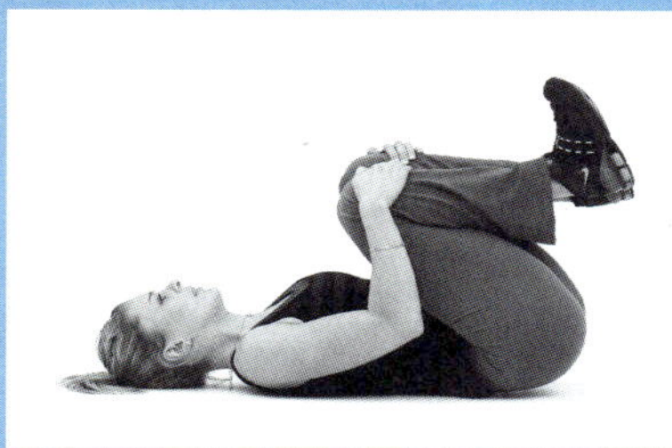

- Lassen Sie den Kopf liegen und ziehen Sie das Kinn leicht an.
- Ziehen Sie die geöffneten, gebeugten Beine zum Rumpf.
- Im Gegensatz zur Dehnung anderer Muskeln spüren Sie beim unteren Teil des Rückenstreckers nur eine leichte Dehnspannung.

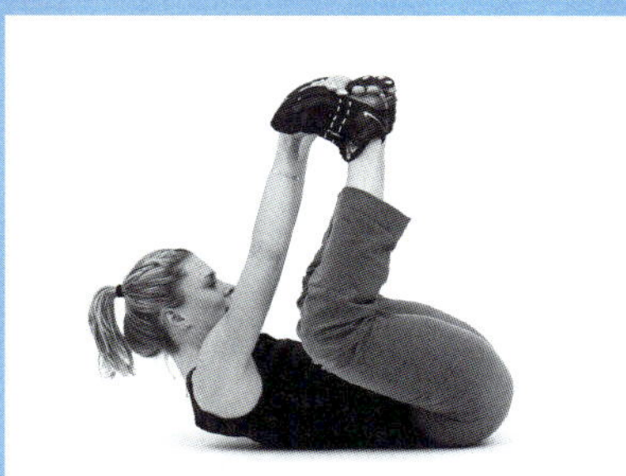

- Sie können die Übung dadurch intensivieren, dass Sie durch die Beine an die Fersen greifen und die geöffneten Beine am Körper vorbei Richtung Boden ziehen.

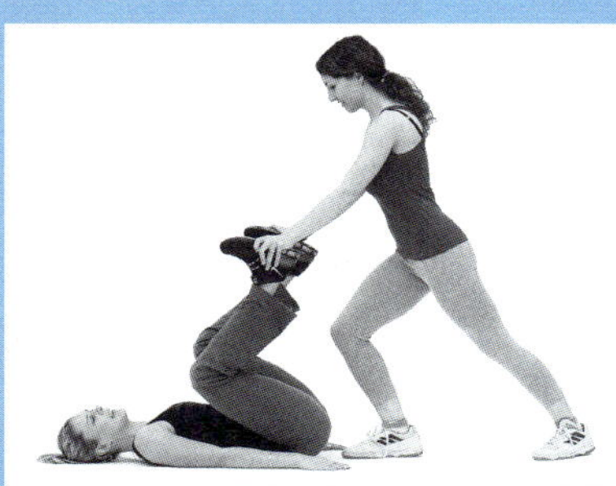

- Eine starke Intensivierung ist durch Partnerdruck auf die Fußsohlen möglich. Dosieren Sie den Druck vorsichtig.

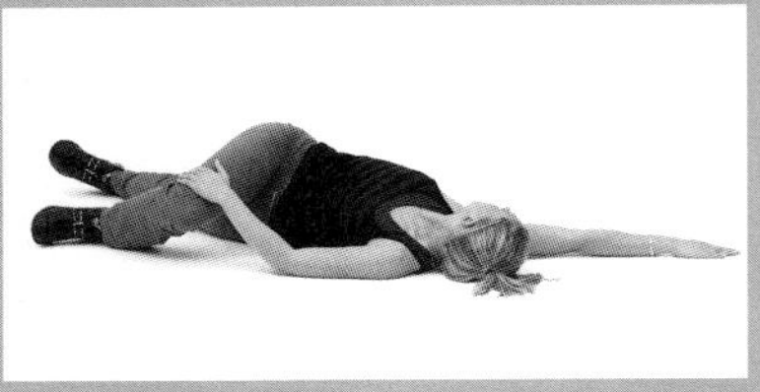

Dehnung des Rückenstreckers, unterer Anteil mit Rotation und Mobilisation des Iliosakralgelenks (Gelenk zwischen Kreuzbein und Becken)

- Ziehen Sie in Rückenlage ein Bein gebeugt zur Brust; das andere Bein ist gestreckt.
- Drücken Sie das gebeugte Bein mit der Gegenhand zur Seite über den Körper, Richtung Boden.
- Lassen Sie dabei beide Schultern am Boden. Das gelingt dadurch, dass Sie den freien Arm schräg nach oben gestreckt am Boden halten. Der Blick folgt dem gestreckten Arm.

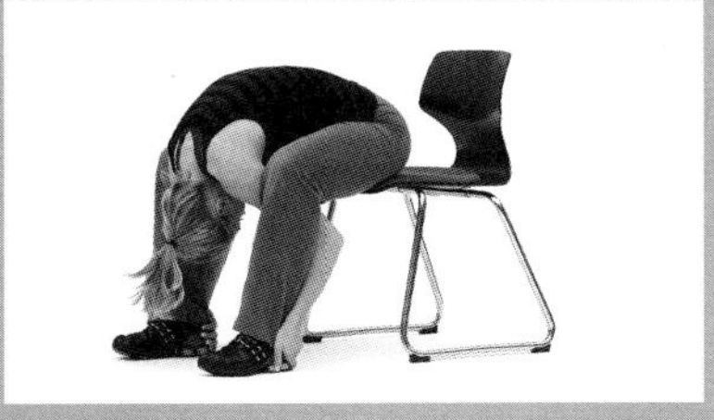

Dehnung des gesamten Rückenstreckers im Sitz. «Was ist unter dem Stuhl?»

- Beugen Sie den Oberkörper im Sitz auf einem Stuhl entspannt nach vorne, lassen Sie auch den Kopf entspannt sinken und schauen Sie durch Ihre Beine nach hinten.
- Bleiben Sie entspannt in dieser Haltung und lassen Sie die Dehnung wirken.
- Zur Intensivierung unterstützen Sie die Dehnung durch Zug mit den Händen an den Füßen. Dosieren Sie den Zug vorsichtig.

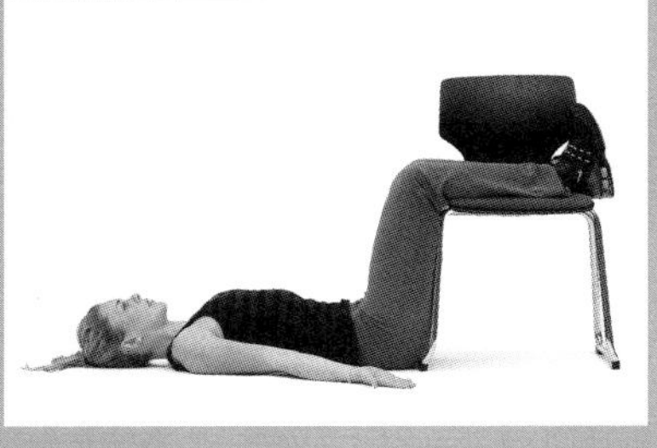

Stufenlagerung

- Legen Sie die Unterschenkel auf einen Stuhl, der so hoch ist, dass das Gesäß minimal angehoben und ein leichter Zug im unteren Rücken spürbar ist.
- Fühlen Sie die Entlastung der Lendenwirbelsäule (LWS) und die Entspannung der Muskulatur.
- Die Stufenlagerung wird u. a. bei Bandscheibenvorfällen und starken Schmerzen im Bereich der Lendenwirbelsäule eingesetzt. Sie ist die schmerzfreieste Position bei akuten LWS-Beschwerden.
- Die Stufenlagerung ist keine aktive Dehnübung, sondern eine spezielle Positionierung des Körpers zur Entlastung der LWS und zur Linderung akuter und chronischer Rückenschmerzen.

Übungen zur Mobilisation der Wirbelsäule

Muskeln werden gedehnt, Gelenke werden mobilisiert, d.h. Mobilisationsübungen erhalten die Gelenkbeweglichkeit oder stellen sie wieder her. Alle Gelenke, die nicht bewegt werden (können), verursachen auf die Dauer Beschwerden. Deshalb ist es wichtig, alle Gelenke, insbesondere alle Wirbelgelenke frei beweglich zu erhalten. Allein durch die folgenden Mobilisationsübungen für die Gelenke der Wirbelsäule können Sie Rückenbeschwerden wirkungsvoll vorbeugen oder diese wesentlich lindern.

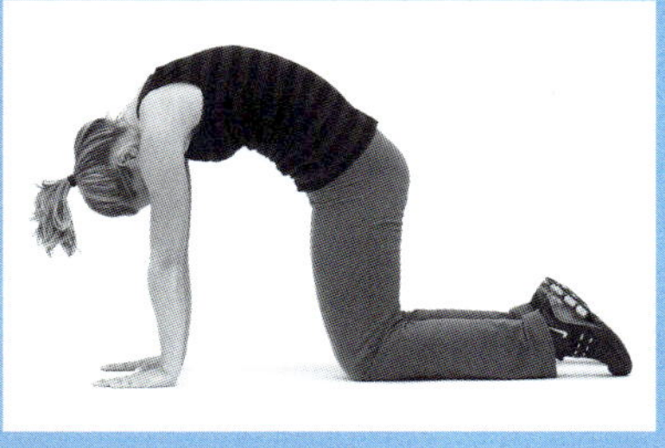

«Katzenbuckel» im Wechsel mit Hohlkreuz

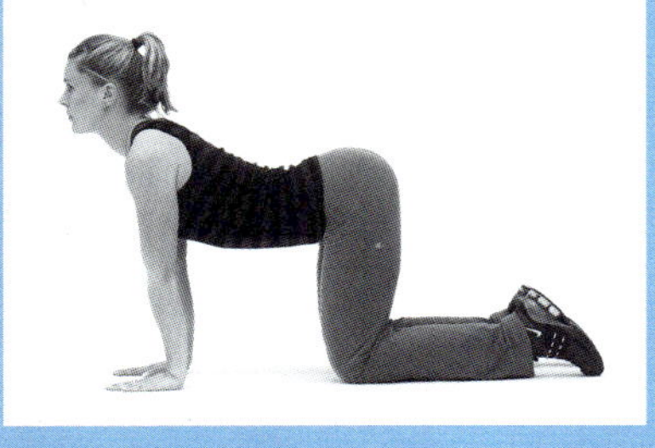

- Gehen Sie in die Bankstellung, Beine und Arme hüft- bzw. schulterbreit geöffnet, Arme und Oberschenkel stehen senkrecht.
- Richten Sie das Becken maximal auf (unteren Rücken rund machen), drücken Sie den runden Rücken maximal nach oben und nehmen Sie den Kopf auf die Brust.
- Halten und intensivieren Sie den Katzenbuckel, bevor Sie in dosiertem Tempo die Gegenbewegung einleiten.
- Kippen Sie das Becken maximal, verstärken Sie die Lendenlordose, nehmen Sie den Kopf leicht in den Nacken und ziehen Sie die Schulterblätter zur Wirbelsäule. Bringen Sie den gesamten Rücken in eine Hohlkreuzhaltung.
- Tipp: Leiten Sie die Bewegungen jeweils über die Beckenkippung bzw. Beckenaufrichtung ein.

Seitliche Mobilisierung der Wirbelsäule

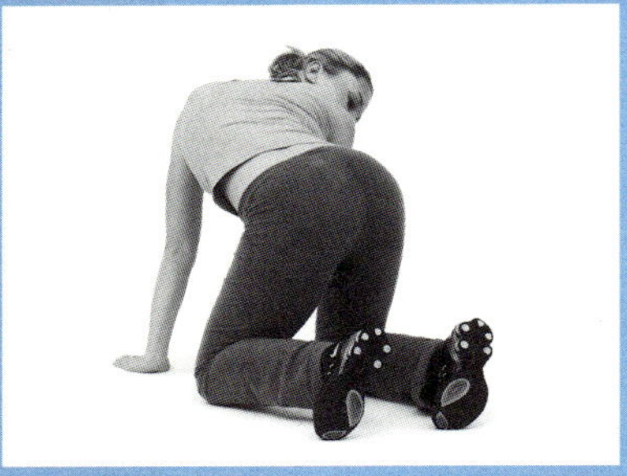

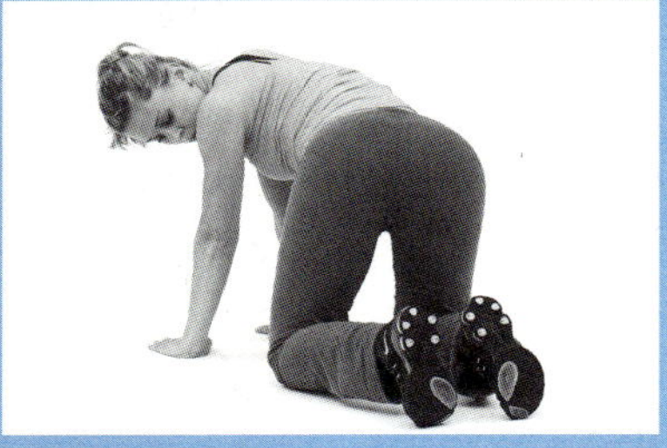

- In der Bankstellung drehen Sie das Becken z. B. nach rechts und gleichzeitig blicken Sie über die rechte Schulter nach hinten.
- Die Wirbelsäule ist bei korrekter Übungsausführung wie eine Mondsichel halbrund gekrümmt.
- Anschließend führen Sie dieselbe Bewegung zur anderen Seite aus.
- Das «Gegendrehen» des Gesäßes bedarf einiger Übung. Ein Partner, der die Bewegung optisch kontrolliert und ggf. aktiv unterstützt, ist sehr hilfreich.

Körperwelle

Die wellenartige Bewegung, die bei dieser komplexen Bewegung durch die gesamte Wirbelsäule läuft, kommt dadurch zustande, dass die einzelnen Abschnitte der Wirbelsäule nacheinander, in wohl koordinierter Weise lordosiert (Hohlkreuz) und anschließend kyphosiert (gerundet) werden. Die Übung kann im Stand oder in der Bauchlage durchgeführt werden.

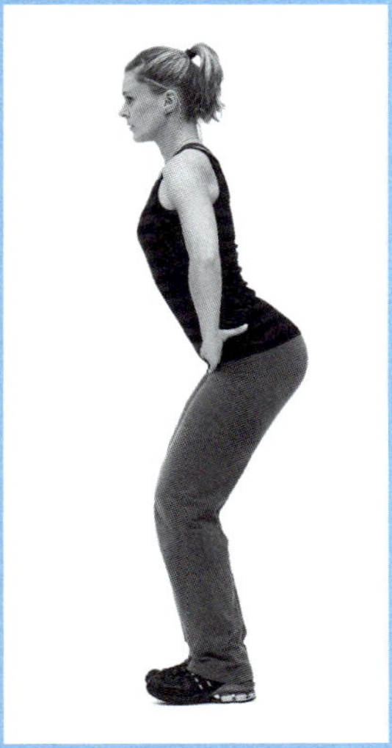

Becken kippen

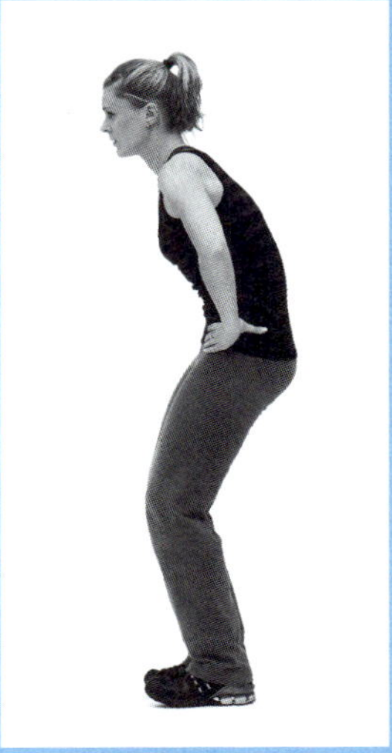

Becken aufrichten

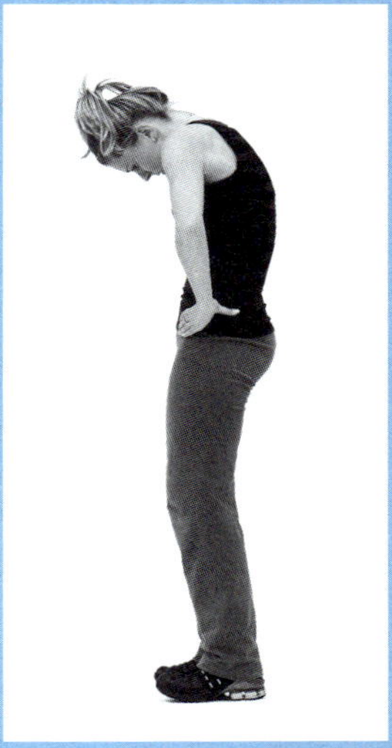

Die Körperwelle endet im oberen Rücken

- Kippen Sie im Stand mit leicht gebeugten Kniegelenken zunächst das Becken maximal. Die Lendenlordose (Hohlkreuz) ist nun maximal verstärkt.
- Jetzt folgt die Gegenbewegung: Das Becken wird maximal aufgerichtet, die Lordose der Lendenwirbelsäule völlig aufgehoben; im besten Fall ist die LWS leicht nach außen gerundet (kyphosiert).
- Diese Rundung der Wirbelsäule (Kyphose) setzt sich nun, Wirbel für Wirbel, nacheinander über den unteren, mittleren und oberen Teil der Brustwirbelsäule bis zur Halswirbelsäule (Kopf auf die Brust nehmen) fort.
- Dann startet die Körperwelle von neuem mit der Lordosierung der LWS. Eine optische Eigenkontrolle im Spiegel und ein gutes Vorbild (Trainingspartner, Trainer) sind sehr nützlich.
- Geben Sie nicht so schnell auf, auch wenn die ersten Versuche misslingen. Mit etwas Übung werden auch Sie die Körperwelle gut beherrschen, für Ihre Gesundheit und Beschwerdefreiheit.

Dehnübungen für die Muskulatur von Hals, Nacken und oberen Rücken

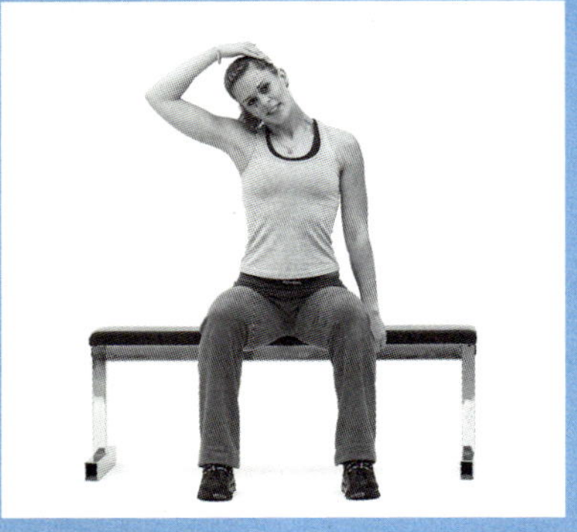
Kopf-Seitneigen

- Neigen Sie im Sitz oder Stand den Kopf zur Seite.
- Ziehen Sie die Gegenschulter aktiv nach unten, wenn möglich unterstützt durch einen Zug mit der Hand am Stuhl.
- Heben, senken und drehen Sie langsam das Kinn. Spüren Sie die Dehnspannung in den unterschiedlichen Muskelsträngen der seitlichen Halsmuskulatur.
- Dehnen Sie auch die Gegenseite.

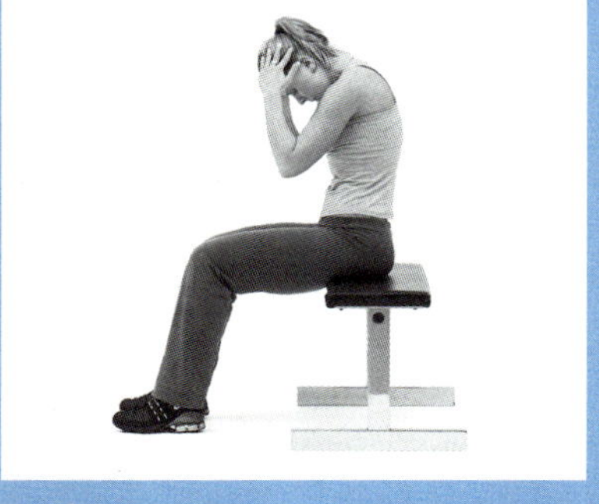
Kopf-Vorneigen

- Neigen Sie den Kopf im Sitz oder Stand nach vorne.
- Unterstützen Sie die Bewegung durch einen dosierten, leichten Druck mit den Fingerspitzen am Hinterkopf.
- Spüren Sie die Dehnspannung im Nacken und im oberen Rücken.

Vorsicht: Vermeiden Sie eine maximale Überstreckung des Halses nach hinten, schnelles Kopfkreisen, starken Druck oder Zug auf die maximal gebeugte Halswirbelsäule, z. B. Ablegen der Knie neben dem Kopf, wenn die Beine aus der «Kerze» nach hinten zum Boden gesenkt werden, oder starken Zug am Kopf mit den Händen beim Kopf-Vorneigen sowie starken Druck der Langhantelstange ohne Polster auf die Halswirbelsäule bei schweren Kniebeugen (Druckschmerz).

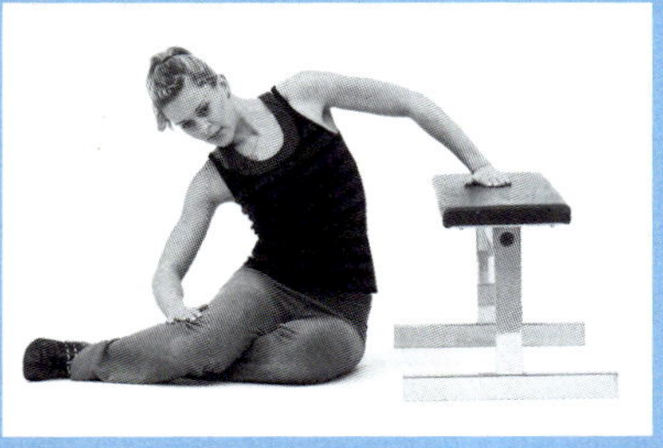

Flankendehnung

- Setzen Sie sich seitlich neben einen Stuhl (Bank). Drücken Sie den Körper mit der Hand von dem Stuhl so nach außen weg, dass der Körper in eine nach außen gewölbte, halbrunde Position gelangt.
- Spüren Sie die Dehnspannung in der seitlichen Rumpfmuskulatur.

Die Dehnung der Muskeln des oberen Rückens ist von nachgeordneter Bedeutung, weil der obere Rücken aufgrund der nach vorne gebeugten Alltagshaltung häufig zu stark gerundet ist (Brustwirbelsäulenkyphose) und keiner zusätzlichen Dehnung bedarf. Bei Verspannung in diesem Bereich, z. B. nach einem harten Krafttraining dieser Muskeln, ist folgende Dehnübung möglich:

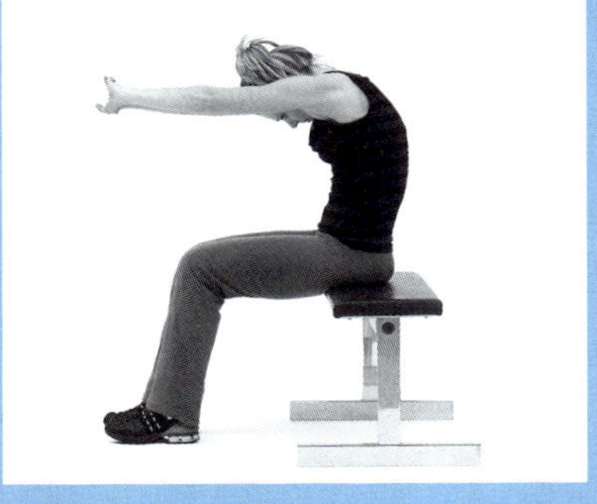

Dehnung der Muskulatur des oberen Rückens (M. trapezius, Mm. rhomboidei)

- Schieben Sie im Sitz oder im Stand die gestreckten Arme und die Schultern nach vorne, so weit Sie können.
- Machen Sie Ihren oberen Rücken maximal rund.
- Alternativ können Sie versuchen, mit beiden Händen über Kreuz möglichst weit, knapp unter Schulterhöhe, hinten an den Rücken zu greifen (= sich selbst umarmen).
- Spüren Sie die Dehnspannung im oberen Rücken.

Dehnübungen für die Muskulatur von Schultern, Arme, Brust

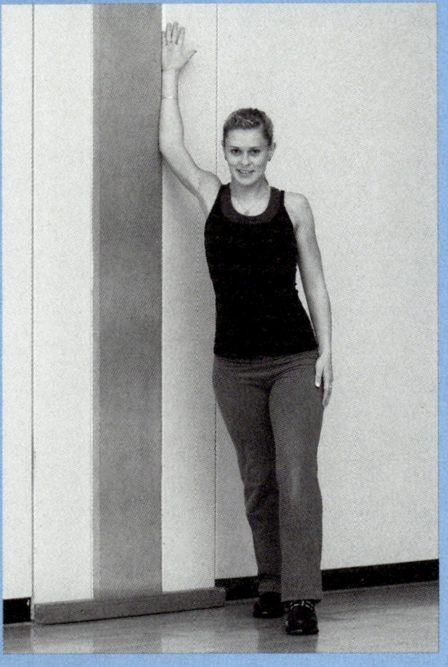

Dehnung der Brustmuskulatur und weiterer Innenrotatoren des Schultergelenks (z. B. M. subscapularis)

- Die Übung ist u. a. eine Wurfimitationsübung, die bei intensivem regelmäßigem Dehntraining u. a. die Kraft der Innenrotatoren im Schultergelenk verbessert und dadurch die Wurf- und Schlaggeschwindigkeit erhöhen kann.
- Heben Sie den Arm ca. 150–160° an und legen Sie Unterarm und Kleinfingerkante der Hand an einer Kante (Türrahmen, Mauerkante, Schrank) an.
- Drehen Sie den Rumpf vom Arm so weg, dass Sie in eine Position kommen, die der Vordehnungsphase eines schnellen Dehnungs-Verkürzungszyklus bei einer Wurfbewegung entspricht.
- Intensivieren Sie die Dehnung durch Betonung der Außenrotation des Oberarms in Verbindung mit der Supination des Unterarms (der Daumen zeigt nach hinten). Verstärken Sie die statische Dehnspannung durch Enddehnungen (vgl. S. 197).

Die Drehungen des Unterarms werden als Supination und Pronation bezeichnet. Bei der Supination zeigt die Handfläche nach oben, bei der Pronation nach unten. Die schnellkräftige Pronationsdrehung leistet einen wesentlichen Beitrag zur Beschleunigung des Schlägers beim Tennisaufschlag und Badmintonsmash. Eine regelmäßige intensive Dehnung der Pronatoren (M. pronator teres, M. pronator quadratus) verbessert die Kraft dieser Muskeln und die Aufschlag- und Schmetterballgeschwindigkeit.

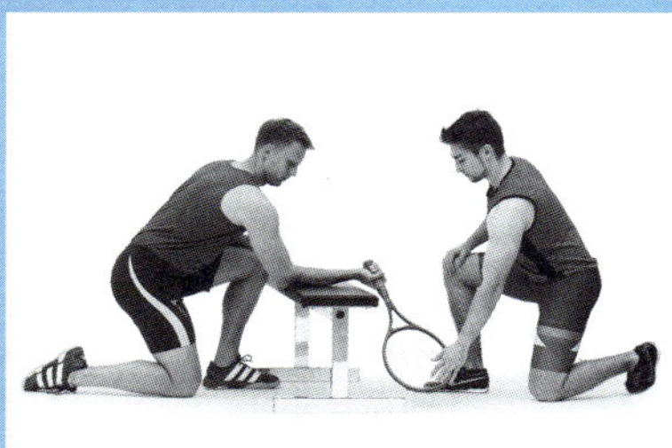

Dehnung der Pronatoren des Unterarms

- Legen Sie den Unterarm so auf einen Tisch oder eine Bank, dass die Handfläche nach oben zeigt und über den Rand der Auflage hinausragt. Nehmen Sie einen festen Stab (Tennisschläger, dicker Kochlöffel, …) fest in die Hand.
- Drehen Sie nun mit Unterstützung der freien Hand den Stab «daumenwärts» bis an die Bewegungsgrenze.
- Intensivieren Sie die statische Dauerdehnung durch Enddehnungen (vgl. S. 197).
- Tipp für Badmintonspieler: Die schnellkräftige Supination des Unterarms ist die wichtigste Bewegung beim Badmintonrückhandschlag. Sie können die Kraft und Geschwindigkeit Ihrer Rückhandschläge durch intensives Dehntraining des Supinationsmuskels (M. supinator) verbessern. Die Drehung des Unterarms erfolgt lediglich andersherum als bei der Dehnung der Pronatoren, d. h. der Handrücken zeigt bei der Drehung nach oben. Diese Übung kann auch einen Beitrag zur Linderung von Beschwerden bei dem sogenannten «Tennisellbogen» leisten.

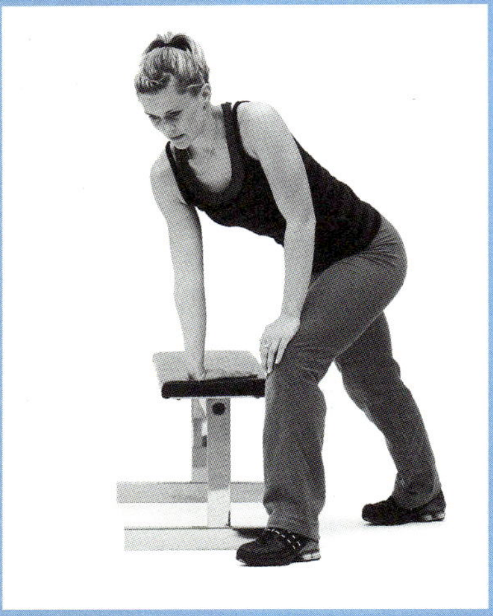

Dehnung der Muskeln der Innenseite des Unterarms (Flexoren)

- Setzen Sie die gesamte Handfläche mit gestrecktem, außenrotiertem, senkrecht stehendem Arm auf einen Tisch oder Stuhl auf.
- Spüren Sie die Dehnung in den Muskeln der Unterarminnenseite.
- Intensivieren Sie die Dehnung, indem Sie den Körper nach hinten bewegen und dadurch den Winkel im Handgelenk verkleinern. Darüber hinaus verstärkt eine vorsichtige Positionsveränderung des Körpers gegenüber dem feststehenden Arm die Dehnung.
- Diese Dehnübung kann zur Linderung der Beschwerden des sogenannten «Werferellbogens» beitragen (= Sehnenansatzentzündung am inneren Gelenkknorren des Oberarmknochens).

Nur der lange Kopf des dreiköpfigen Trizeps zieht über das Ellbogen- und das Schultergelenk und kann mit der folgenden Übung gedehnt werden.

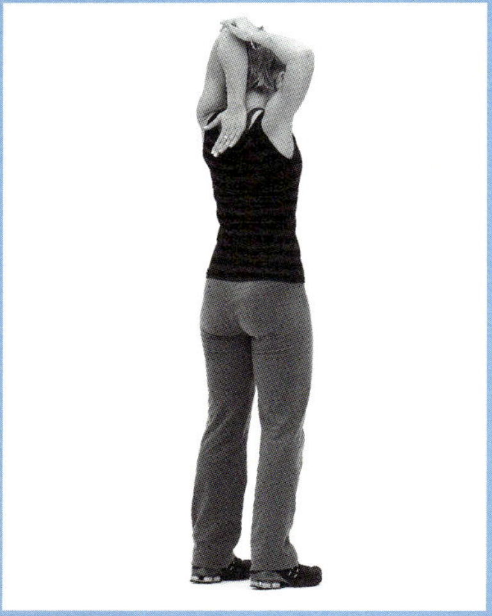

Dehnung des Trizeps

- Heben Sie einen Arm gebeugt an, dass der Oberarm nahe am Kopf liegt, und greifen Sie mit der Hand möglichst tief am Rücken.
- Beugen Sie das Ellbogengelenk maximal (= ein Gelenk in Endstellung fixieren) und ziehen Sie mit der anderen Hand den Ellbogen des gedehnten Armes an und hinter den Kopf (= über das freie Schultergelenk dehnen).

Der Bizeps ist selten verkürzt und bedarf deshalb meistens keiner Dehnung, die ohnehin nicht ganz einfach ist. Für eine optimale Dehnung des zweigelenkigen Bizeps müssen alle anatomischen Dehnfunktionen erfüllt werden. Das Ellbogengelenk muss gestreckt, der Unterarm proniert (Handrücken nach oben), der Arm abgespreizt und rück-hoch hinter den Körper geführt werden.

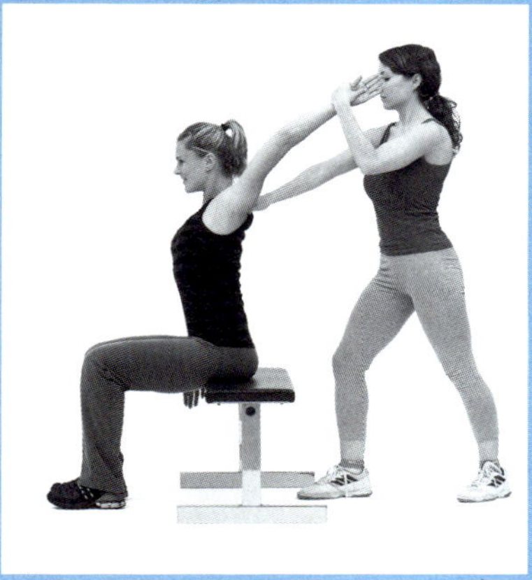

Dehnung des Bizeps

- Strecken Sie das Ellbogengelenk und drehen Sie den Unterarm so, dass der Handrücken nach oben zeigt.
- Führen Sie den gestreckten Arm rück-hoch, bis Sie eine Dehnung im Bizeps spüren.
- Die meisten Menschen benötigen einen Partner, der den Arm seit-rück-hoch hebt, gleichzeitig den Rücken und die Schulter stabilisiert, um eine deutliche Dehnspannung im Bizeps zu spüren.
- Steht kein Partner zur Verfügung, kann der Übende ein Türblatt oder einen anderen festen Gegenstand hinten-oben greifen und langsam die Knie beugen, bis die erwünschte Dehnspannung eintritt.

Der explosive Einsatz der kräftigen Innenrotatoren des Schultergelenks bei allen Wurfbewegungen führt zu einer plötzlichen Dehnung der schwächeren Außenrotatoren, die dabei leicht verletzt werden können. Folglich ist die Kräftigung der Außenrotatoren wichtig. Dennoch soll eine Dehnübung bei Bedarf zur Verfügung stehen.

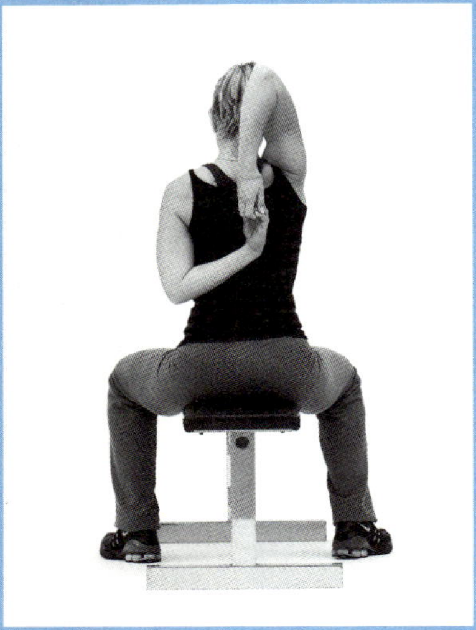

Dehnung der Außenrotatoren des Schultergelenks

- Führen Sie den innenrotierten Oberarm und den pronierten Unterarm hinter den Körper und versuchen Sie, die Hand am Rücken möglichst hoch zu schieben.
- Bei Personen ohne Beweglichkeitseinschränkungen kann die andere Hand diese Bewegung durch Zug von oben unterstützen. Sollten sich die Finger nicht berühren, kann z. B. ein Handtuch den Abstand überbrücken.
- Vorsicht, eine extreme Innenrotation hinter dem Rücken kann Beschwerden möglicherweise verschlechtern oder hervorrufen.

Dehnübungen für die Muskulatur des Hüftbereichs und der Beine

Die Muskeln der Beine und des Hüftbereichs müssen beim Dehnen besonders beachtet werden. Die Beine sind im Sport und im Alltagsleben stark belastet, und die Gelenke werden dabei selten über die volle Bewegungsamplitude bewegt. Darüber hinaus befinden sich an den Beinen besonders viele zweigelenkige Muskeln, die stärker zur Verkürzung neigen, z.B. die Muskeln der Oberschenkelrückseite und der Gerade Schenkelmuskel an der Oberschenkelvorderseite. Im Hüftbereich benötigen vor allem die beiden Hüftbeuger besondere Beachtung, weil sie das Becken kippen, die Lendenlordose verstärken und somit großen Einfluss auf die Schwachstelle und den Beschwerdeschwerpunkt «unterer Rücken» haben.

Dehnung des Lendendarmbeinmuskels (M. iliopsoas)

Gemeinsam mit dem Geraden Schenkelmuskel beugt der starke M. iliopsoas das Hüftgelenk. Beide kippen zusätzlich das Becken und verstärken so die Lendenlordose. Für eine optimale Dehnung des Iliopsoas müssen folglich das Hüftgelenk (über) streckt und das Becken aufgerichtet werden, was automatisch zum Aufheben der Lendenlordose und zur Fixierung der Lendenwirbelgelenke führt (vgl. Das Iliopsoas-Rätsel, S. 201).

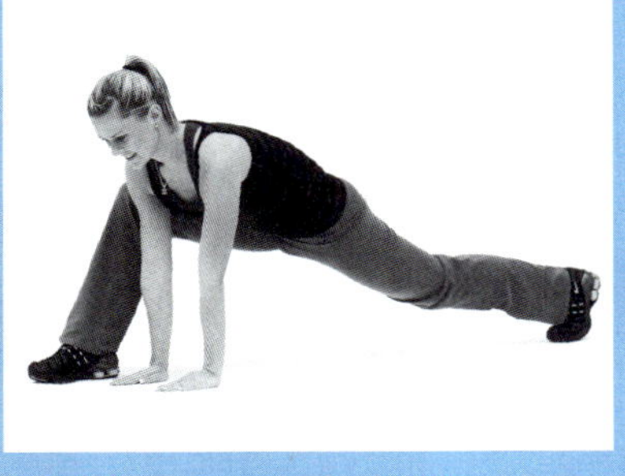

Individualdehnung des M. iliopsoas

- Machen Sie einen großen Ausfallschritt, bei dem der Kniegelenkwinkel des vorderen Beines größer als 90° ist.
- Beugen Sie den Oberkörper maximal nach vorne und stützen Sie sich mit beiden Händen an der Innenseite des vorgestellten Beines am Boden ab. Legen Sie einen großen Teil des Körpergewichts auf den Händen ab, um den Hüftbeuger des hinteren Beines zu entlasten.
- Drücken Sie nun die Hüfte des gestreckten hinteren Beines nach unten und spüren Sie die Dehnspannung im Hüftbereich.

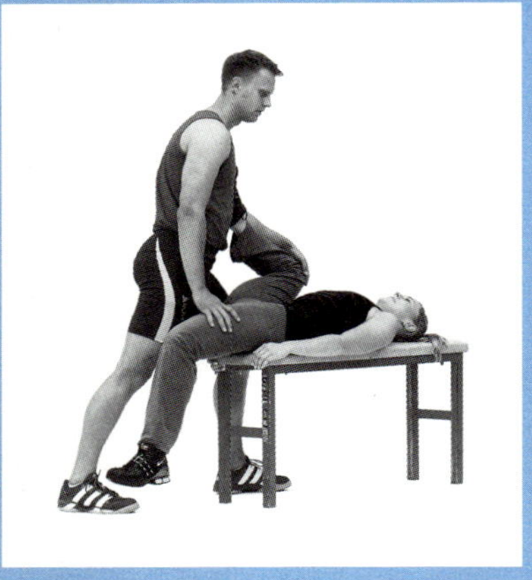

Partnerdehnung des M. iliopsoas

- Legen Sie sich so auf einen Tisch oder eine hohe Bank, dass das Gesäß mit der Tischkante abschließt und die Beine frei hängen.
- Ziehen Sie ein Bein gebeugt zur Brust. Der Partner setzt Ihre Fußsohle seitlich an seine Brust und lehnt sich mit seinem Körpergewicht so gegen den Fuß, dass Ihr Hüftgelenk maximal gebeugt wird.
- Am Hüftwinkel des frei hängenden Beines kann nun abgeschätzt werden, ob der M. iliopsoas verkürzt ist (Hüftgelenkwinkel < 180°), normal dehnfähig (ca. 180°) oder sehr dehnfähig (> 180°) (vgl. S. 256).
- Der Partner kann nun den Oberschenkel des frei hängenden Beines mit der Hand abwärtsdrücken und so die Dehnspannung verstärken. Diese Partnerdehnung hat sich als sehr effektiv erwiesen.

Dehnung des Geraden Schenkelmuskels

Der Gerade Schenkelmuskel ist der Antagonist der Muskulatur der Oberschenkelrückseite. Er ist häufig der am meisten verkürzte Muskel und muss deshalb sorgfältig gedehnt werden. Da seine optimale Dehnung relativ kompliziert ist, weil das Becken aufgerichtet, das Kniegelenk in gebeugter Endstellung (am Gesäß) fixiert und über das freie Hüftgelenk gedehnt werden muss, wird die Dehnung dieses wichtigen Muskels häufig nicht perfekt durchgeführt.

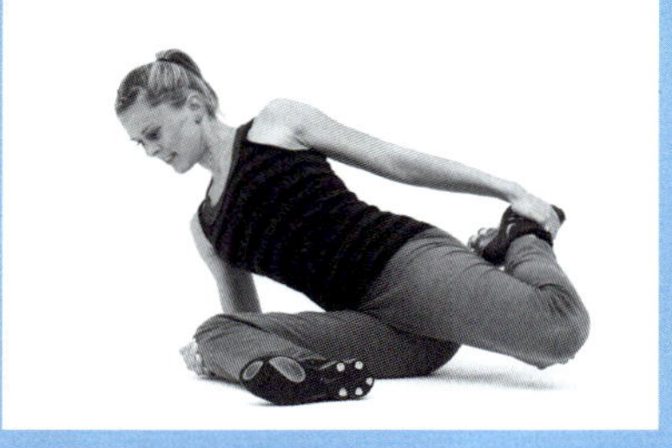

Dehnung des Geraden Schenkelmuskels (M. rectus femoris)

- Gehen Sie in der Seitenlage am Boden in den Unterarmstütz. Ziehen Sie das untere Bein gebeugt zur Brust und fixieren Sie mit der Hand das Knie in dieser Position (= Becken aufrichten).
- Fixieren Sie die Ferse des zu dehnenden Beines mit maximal gebeugtem Kniegelenk am Gesäß (= ein (Knie)Gelenk in Endstellung fixieren).
- Greifen Sie den Fuß am Fußrist und ziehen Sie den Oberschenkel nach hinten. Dehnen Sie den Geraden Schenkelmuskel über das Hüftgelenk (= dehnen über das freie Gelenk).
- Spüren Sie die Dehnung an der Oberschenkelvorderseite.

Dehnung der Muskeln der Oberschenkelrückseite

Diese Muskeln können Sie auch durch Vorbeugen im Langsitz oder im aufrechten beidbeinigen Stand dehnen. Achten Sie immer auf die Beckenkippung.

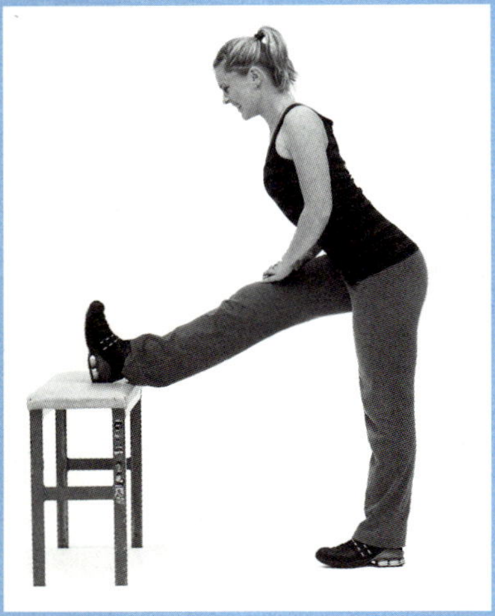

Dehnung der Muskeln der Oberschenkelrückseite (Mm. ischiocrurales)

- Stellen Sie die Ferse eines Beines so auf einen Stuhl (Hocker, Treppenstufe), dass sich die Beckenachse im 90°-Winkel zum vorgestreckten Bein befindet. Die Fußspitze des Standbeins zeigt genau nach vorne. Drehen Sie die Fußspitze des gedehnten Beines leicht nach innen.
- Strecken Sie das Kniegelenk des aufgesetzten Beines komplett (= ein Gelenk in Endstellung fixieren).
- Kippen Sie das Becken (Tendenz Hohlkreuz) und halten Sie den Rücken gerade.
- Beugen Sie das Hüftgelenk (= Dehnen über das freie Gelenk) und spüren Sie die Dehnspannung in der Muskulatur der Oberschenkelrückseite.

Dehnung der Abduktoren

Die wichtigsten Abduktoren des Hüftgelenks sind der Mittlere Gesäßmuskel (M. glutaeus medius), der Kleine Gesäßmuskel (M. glutaeus minimus), der Schenkelbindenspanner (M. tensor fasciae latae) und die oberen Fasern des Großen Gesäßmuskels (M. glutaeus maximus). Die meisten dieser Muskeln haben zusätzlich die Funktion der Innenrotation. Die anatomischen Dehnfunktionen sind folglich die Außenrotation und die Adduktion.

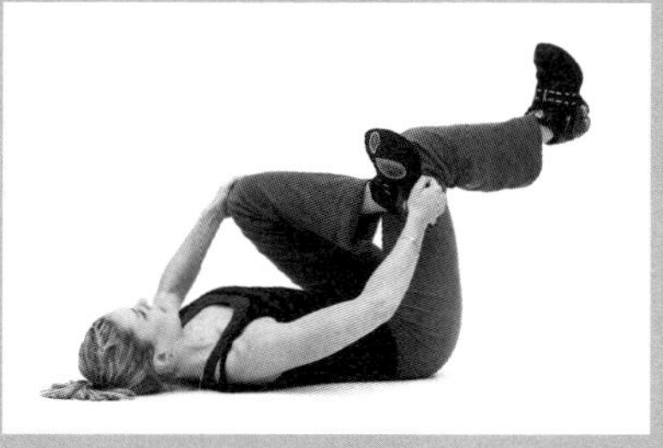

Dehnung der Abduktoren in Rückenlage

- In der Rückenlage ziehen Sie ein Bein gebeugt leicht zur Brust. Das andere Bein legen Sie außenrotiert quer über den Oberschenkel.
- Nun greifen Sie mit einer Hand das Knie, mit der anderen den Fuß des querliegenden Unterschenkels und ziehen das Bein Richtung Brust.
- Sie unterstützen den Zug und intensivieren die Dehnspannung, wenn Sie das andere Bein ebenfalls aktiv zur Brust ziehen und dadurch die Adduktion verstärken.

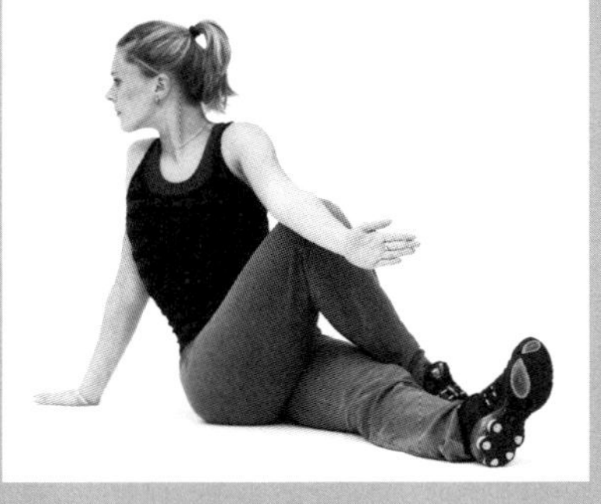

Dehnung der Abduktoren im Sitz (Bild 1)

- Im Sitz auf dem Boden stellen Sie ein Bein gebeugt über das ausgestreckte Bein.
- Drücken Sie den Oberschenkel des aufgestellten Beines mit dem Arm zum Körper. Der Oberkörper bleibt gerade ausgerichtet, indem Sie über die Schulter der stützenden Arme zur Seite blicken (Bild 1).

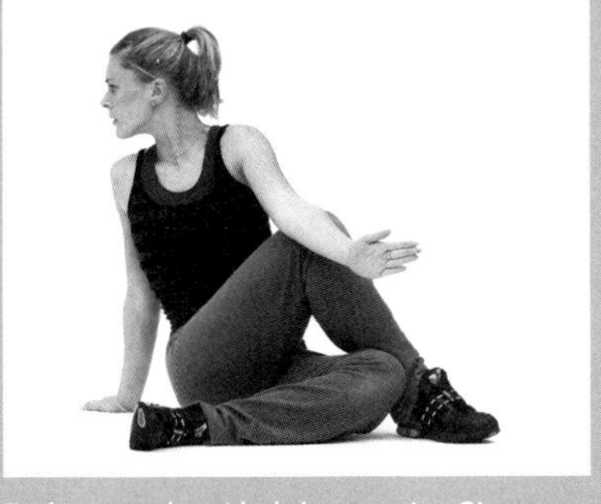

Dehnung der Abduktoren im Sitz (Bild 2)

- Intensivieren Sie die Dehnspannung durch Beugen des zunächst ausgestreckten Beines (Bild 2) und Druckverstärkung mit dem Arm.

Dehnung der Adduktoren

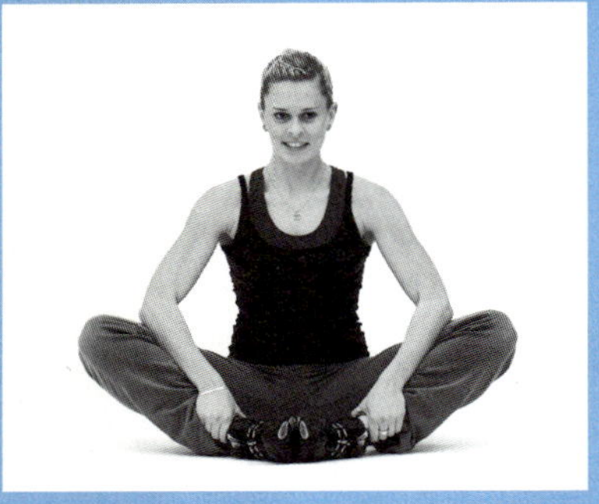

Dehnung der Adduktoren mit gebeugten Beinen

- Legen Sie im Sitz mit gebeugten Beinen die Fußsohlen aneinander und ziehen Sie sie nah an den Körper.
- Lassen Sie die Knie locker nach außen fallen.
- Intensivieren Sie die Dehnspannung, indem Sie die Knie weiter nach außen drücken.

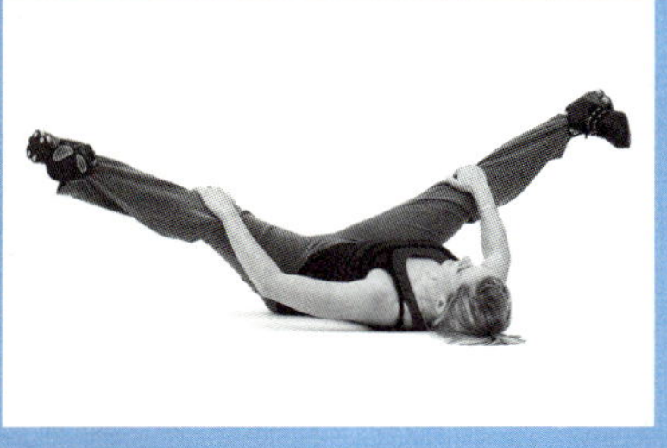

Dehnung der Adduktoren mit gestreckten Beinen

- Der zweigelenkige Schlanke Muskel (M. gracilis) kann optimal nur mit einer Übung mit gestreckten Beinen gedehnt werden.
- Legen Sie sich auf den Rücken, so nah an eine Wand, dass das Gesäß anstößt.
- Spreizen Sie die gestreckten Beine und lassen Sie sie entspannt Stück für Stück an der Wand tiefer sinken.
- Intensivieren Sie die Dehnung durch zusätzlichen Druck mit den Händen auf die Beine.
- Die Übung kann auch ohne Wand ausgeführt werden.

Dehnung der Wadenmuskulatur

Die Waden bestehen aus zwei Muskeln, dem zweigelenkigen Zwillingswadenmuskel (M. gastrocnemius) und dem eingelenkigen Schollenmuskel (M. soleus). Zur optimalen Dehnung werden deshalb zwei Übungen benötigt.

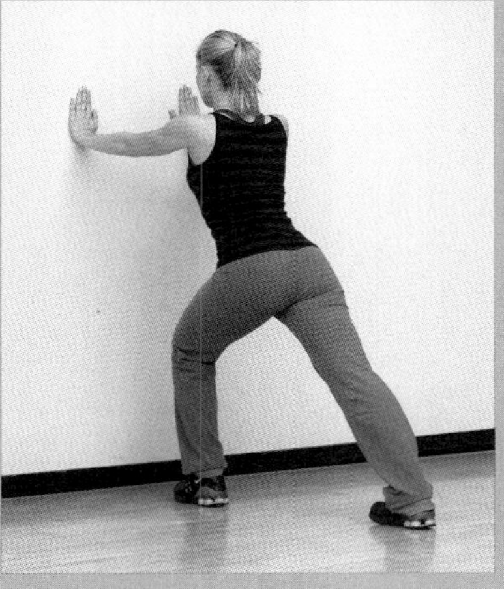

Dehnung des Zwillingswadenmuskels

- Stützen Sie sich in einem hohen Ausfallschritt an der Wand mit beiden Händen ab.
- Drücken Sie die Ferse des zurückgestellten Beines an den Boden und halten Sie sie dort während der gesamten Dehnung.
- Strecken Sie das Kniegelenk des hinteren Beines durch (= ein Gelenk in Endstellung fixieren) und schieben Sie die Hüfte in Richtung Wand (= Dehnung über das freie Sprunggelenk).
- Spüren Sie eine deutliche Dehnspannung in der mittleren und oberen Wadenmuskulatur.

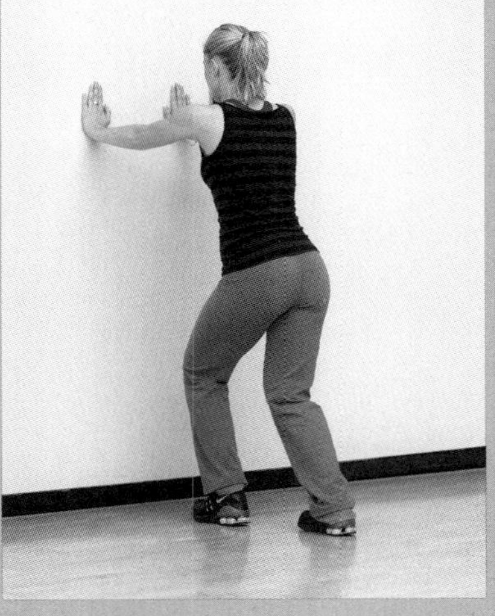

Dehnung des Schollenmuskels

- Wählen Sie eine etwas engere Schrittstellung vor der Wand.
- Die Ferse des hinteren Beines bleibt am Boden.
- Beugen Sie das Kniegelenk des hinteren Beines, das die Hauptlast des Körpergewichts trägt, maximal und schieben Sie das Knie so weit vor, wie es geht (= Dehnung über das Sprunggelenk).
- Spüren Sie die Dehnspannung in der unteren Wadenmuskulatur und in der Achillessehne.

Die besten Dehnprogramme

Fünf Programmvorschläge

Je nach Ihren Trainingszielen und der Ihnen zur Verfügung stehenden Zeit wählen Sie aus den folgenden **fünf Programmvorschlägen** das für Sie passende Programm aus.

1. Das 5-Minuten-Stretching-Kurzprogramm
   Wenn Sie wenig Zeit haben oder das Warm-up vor dem Training bzw. das Cool-down nach dem Training kurz halten müssen, ist das Mini-Programm für Sie richtig. Bereits 5 Minuten Dehnen, und schon haben sich Verspannungen gelöst, und Ihr Wohlbefinden hat sich verbessert.

2. Programm der wichtigsten Dehnübungen
   Mehrere Muskelgruppen neigen eher zur Erschlaffung und Abschwächung und müssen nur in Ausnahmefällen gedehnt werden. So wird die Bauchmuskulatur bei vielen Übergewichtigen ausreichend «von innen» gedehnt, und der schlaffe Po und die Oberarmrückseite sowie der obere Rundrücken benötigen eher Kräftigung als Dehnung. Andere Muskelgruppen, wie die der Oberschenkelrückseite, die Hüftbeuger, die Adduktoren und die Waden, werden im Alltag fast nie über die volle Bewegungsamplitude der Gelenke bewegt, sondern verbleiben die überwiegende Zeit in einer verkürzten Stellung. Dadurch kann sich der Muskel dauerhaft verkürzen. Diese, häufig zweigelenkigen Muskeln stehen im Mittelpunkt des Dehnprogramms «Die wichtigsten Dehnübungen».

3. Rücken-Dehnprogramm
   Die Beschwerdebaustelle Nr. 1, der Rücken, steht im Mittelpunkt dieses Programms. Neben der Dehnung des unteren Rückens, der Hals-Nacken-Muskulatur, der Hüftbeuger und der Muskeln der Oberschenkelrückseite sorgen Mobilisationsübungen des Rückens für Beschwerdevorbeugung und -linderung.

4. Partner-Dehnprogramm
   Ein Partner beim Dehnen ist aus mehreren Gründen sinnvoll. Dehnen zu zweit macht Spaß und motiviert. Bei einer Partnerdehnung kann der Gedehnte seine Muskulatur völlig entspannen und sich der vom Partner erzeugten Dehnspannung völlig überlassen. Dadurch wird die Dehnung optimiert. Darüber hinaus kann ein Partner bei vielen Übungen eine höhere Dehnspannung erzeugen als der Übende alleine und dadurch die Dehneffekte maximieren.
   Allerdings ist bei der Partnerdehnung auch Vorsicht geboten. Der Gedehnte muss den Partner laufend über die gefühlte Dehnspannung informieren, z.B. «weiter, weiter, langsam, noch etwas weiter, stopp!». Diese Rückmeldung ist für die korrekte Dosierung des Krafteinsatzes des Partners entscheidend.
   Der Partner sollte möglichst dehn-kompetent sein, die Bewegungen korrekt führen und unterstützen können, sich in den Übenden einfühlen können und mit ihm gut kommunizieren. Diese Kompetenzen wollen erworben und gelernt sein!

5. Sportartspezifische Dehnprogramme
   Sportler können mit intensivem systematischem Langzeitdehnen ihre Gelenkbe-

weglichkeit optimal entwickeln und die Kraftleistungen der für ihre Sportart leistungsbestimmenden Muskeln gezielt verbessern, ohne ihren Organismus und insbesondere das Immunsystem zu überlasten. Beispielhaft werden nachfolgend zwei Dehnprogramme für die genannten Ziele dargestellt. Zum einen ein Programm für die Verbesserung der Schusskraft im Fußball, dessen Wirksamkeit zurzeit (2008) untersucht wird, zum anderen ein Programm zur Verbesserung der Aufschlaggeschwindigkeit im Tennis, dessen Effektivität bereits positiv nachgewiesen werden konnte (Ehstand 2008).

Das 5-Minuten-Stretching-Kurzprogramm

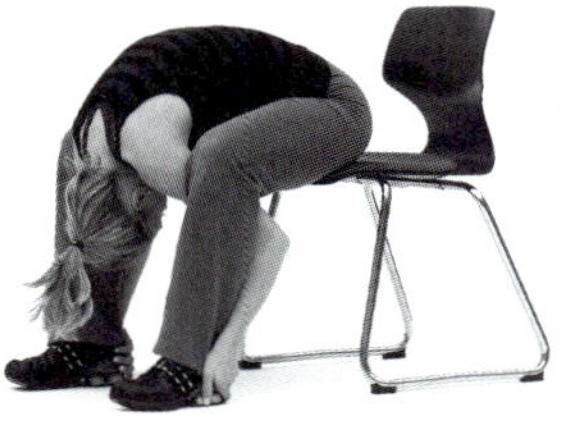

Rückenstrecker

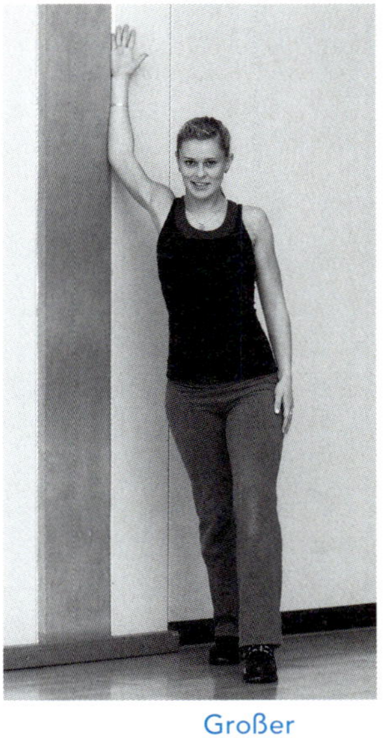

Großer Brustmuskel

Motto: Wenig hilft viel
Programmcharakteristik: Nur 5 Minuten, dennoch erstaunlich komplett.
Einsatzfelder: In jeder Trainingseinheit im Verein, im Fitnessstudio, in jeder Sportstunde in der Schule, zu Hause, im Hotel, im Urlaub; ideal für Warm-up und Cool-down.

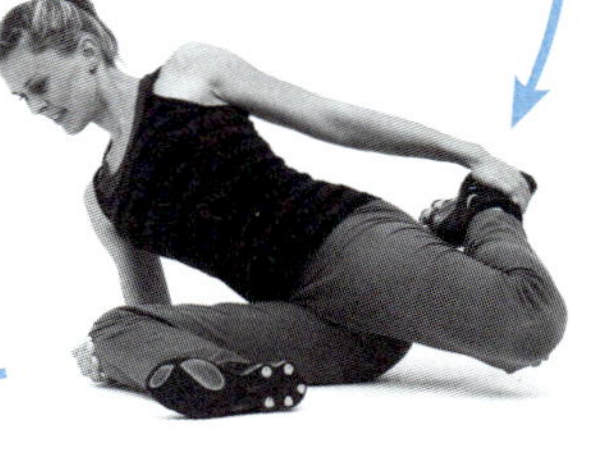

Gerader Schenkelmuskel

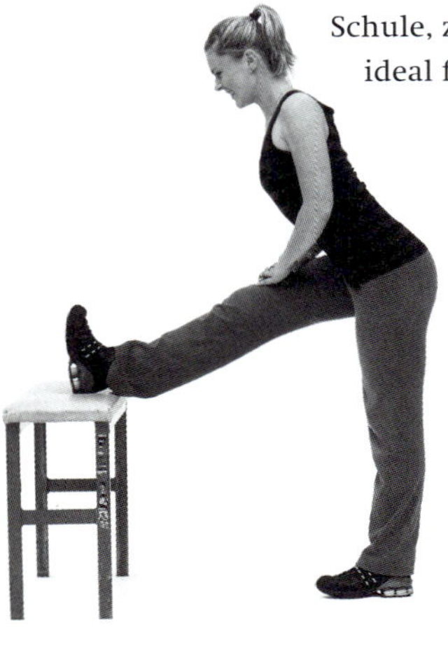

Oberschenkelrückseite

Programm der wichtigsten Dehnübungen

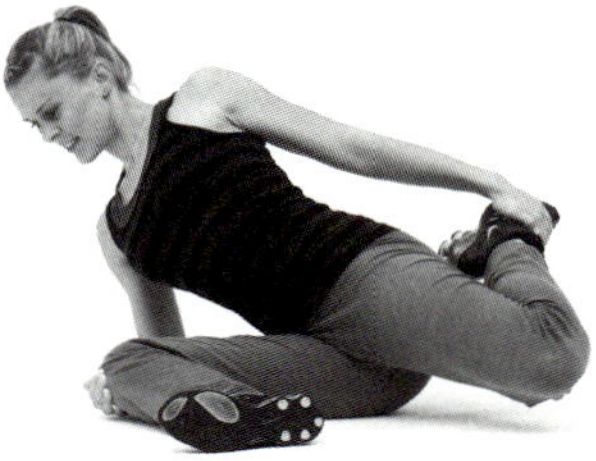

Gerader Schenkelmuskel

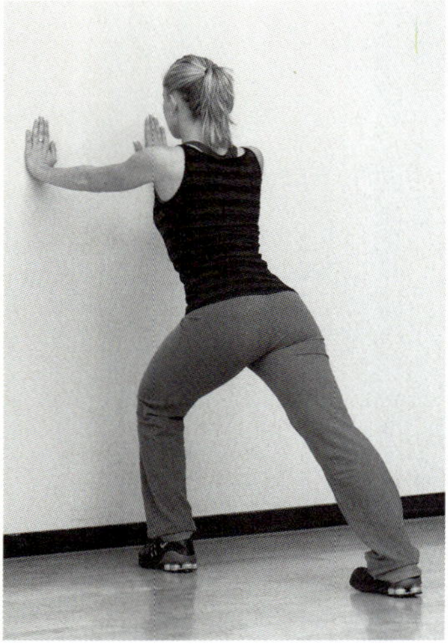

Wadenmuskulatur

Motto: Das Dehn-Kernprogramm

Programmcharakteristik: Das Programm berücksichtigt die Muskelgruppen, die in den meisten Fällen die Dehnung am nötigsten haben. Ergänzen Sie hier fehlende Übungen, die Ihnen besonders gut tun, sowie solche, die spezielle, individuelle Schwachstellen bekämpfen.

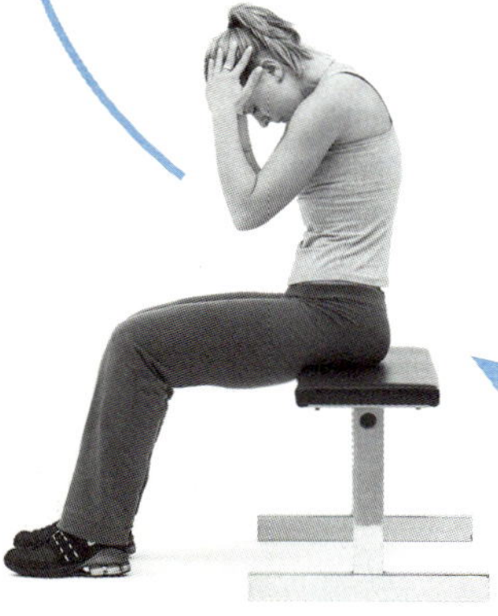

Hals, Nackenmuskulatur (Kopf Vorneigen)

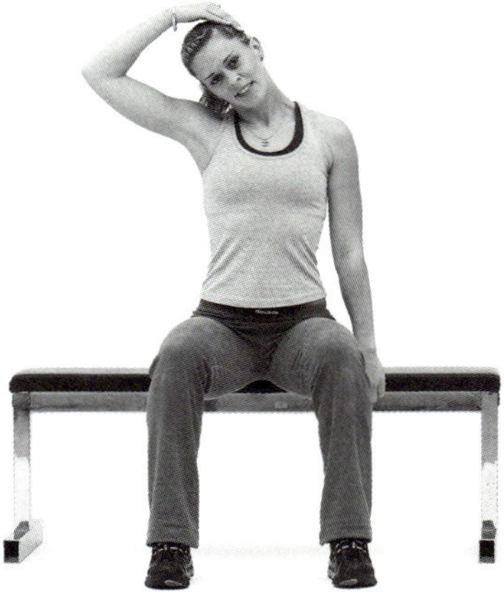

Hals, Nackenmuskulatur (Kopf Seitneigen)

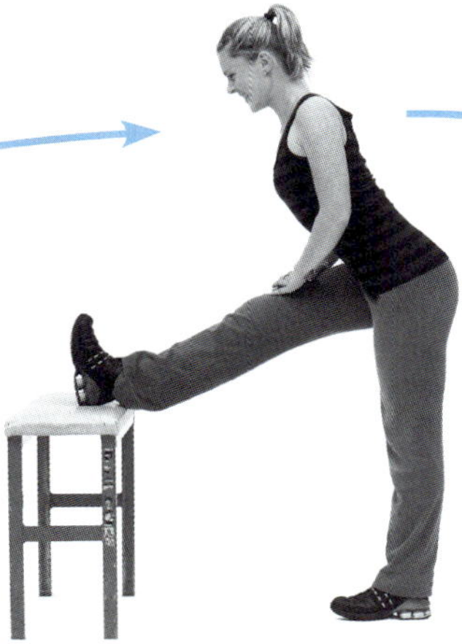

Oberschenkelrückseite

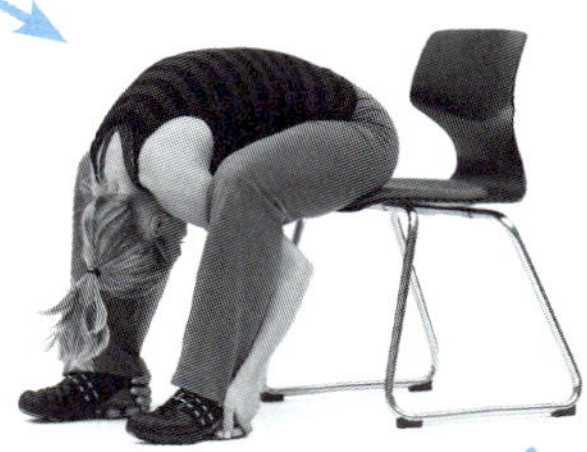

Rückenstrecker

Einsatzfelder: Das Programm benötigt ca. 10 Minuten, bei jeweils einem Satz von ca. 20–30 Sekunden Dauer. Diese Zeit sollten Sie sich immer dann nehmen, wenn Sie den Körper komplett durcharbeiten wollen. Bei einem 2-Satz-Training kann daraus eine gesonderte Stretching-Trainingseinheit werden.

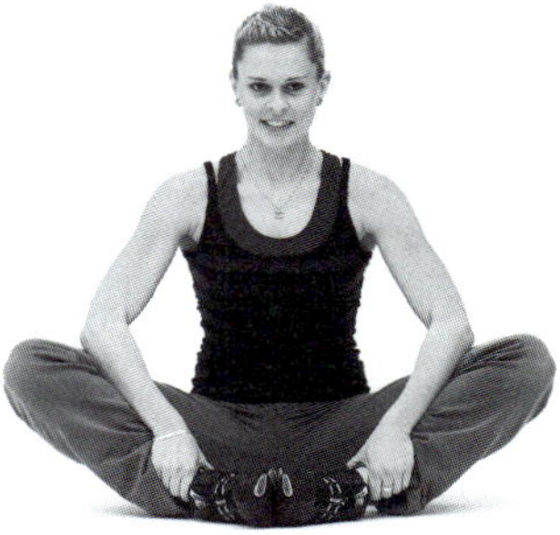

Adduktoren

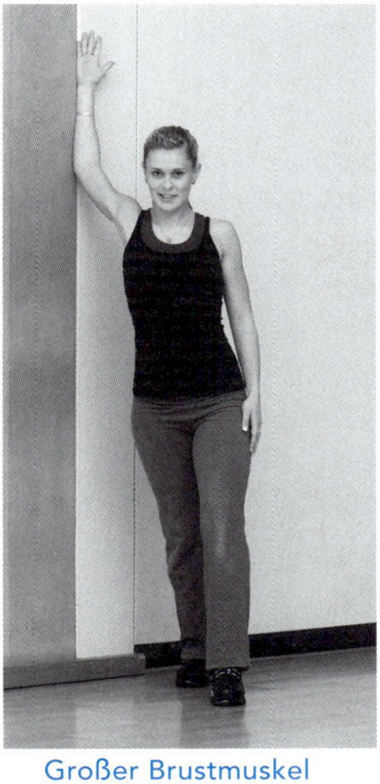

Großer Brustmuskel

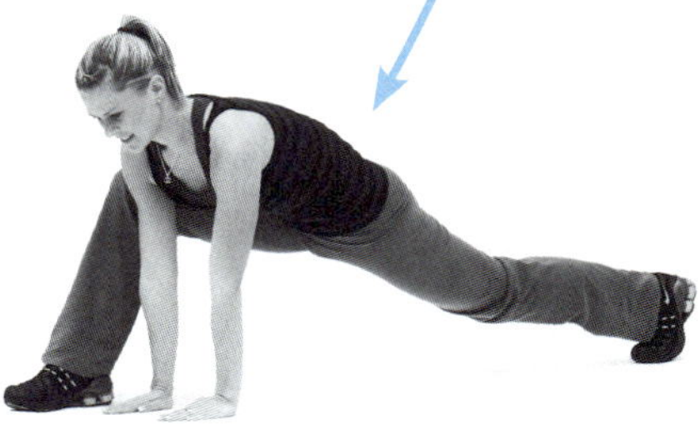

Lendendarmbeinmuskel (M. iliopsoas)

Rücken-Dehnprogramm

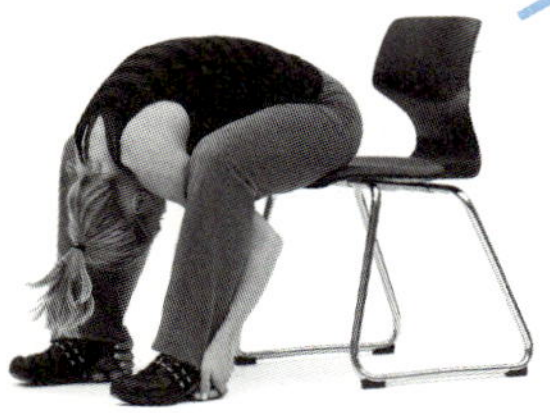

Rückenstrecker

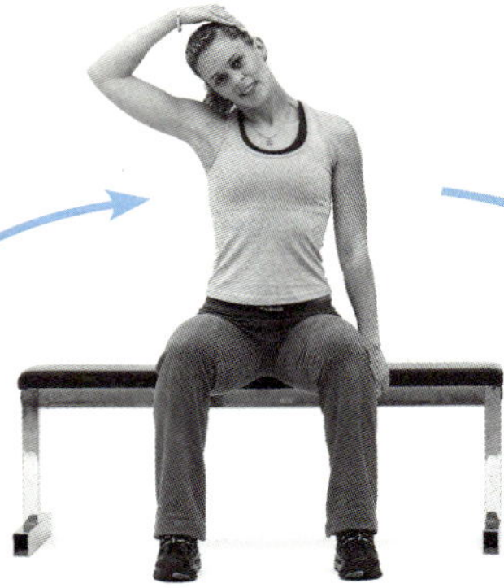

Kopf Seitneigen

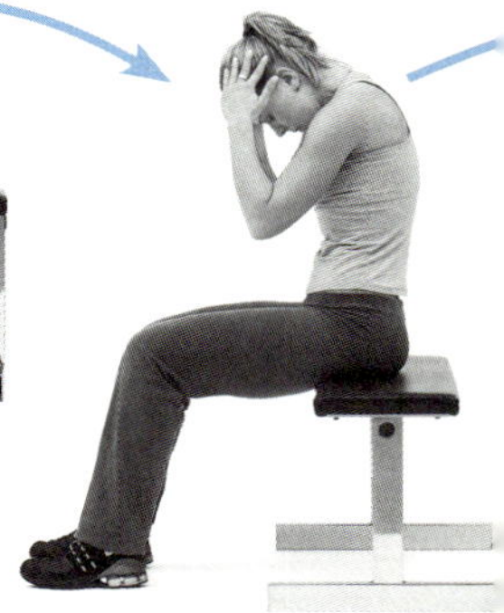

Kopf Vorneigen

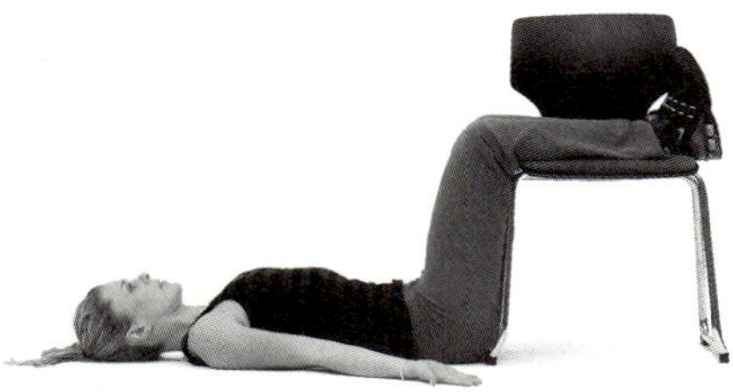

Stufenlagerung

Motto: Rückenschmerz ade!

Programmcharakteristik: Die Mobilisation der Wirbelgelenke und die Dehnung der Rückenmuskulatur können bereits «Wunder» bewirken. So leicht ist eine Linderung der Rückenbeschwerden. Probieren Sie es aus.

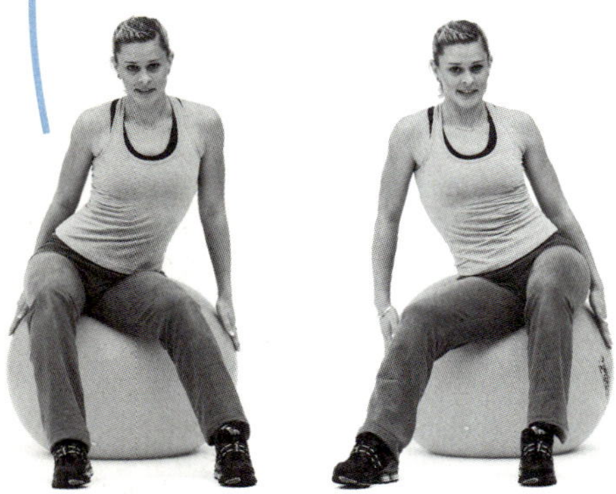

Beckenkreisen auf dem Pezziball

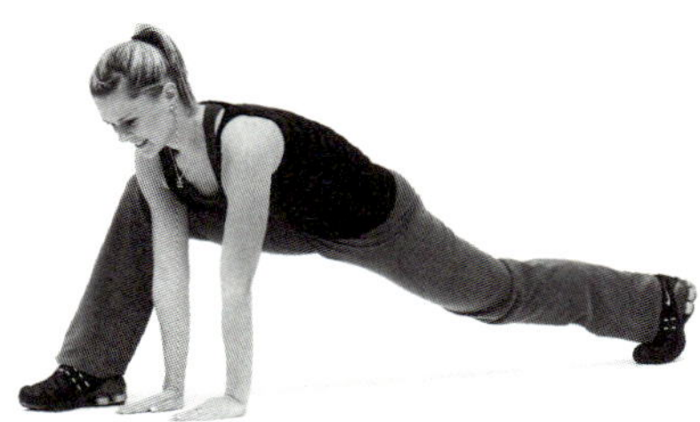

Lendendarmbeinmuskel (M. iliopsoas)

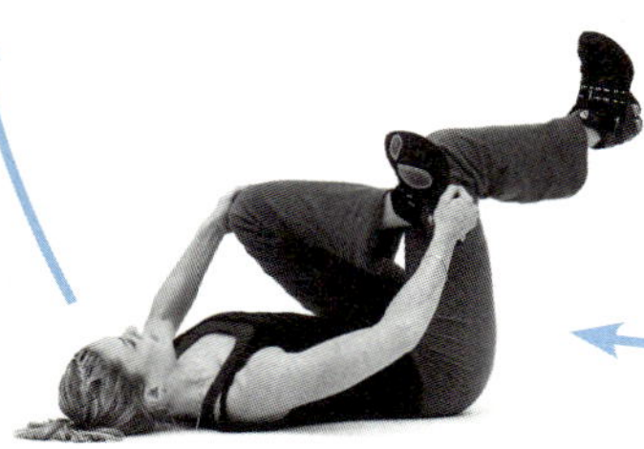

Abduktoren

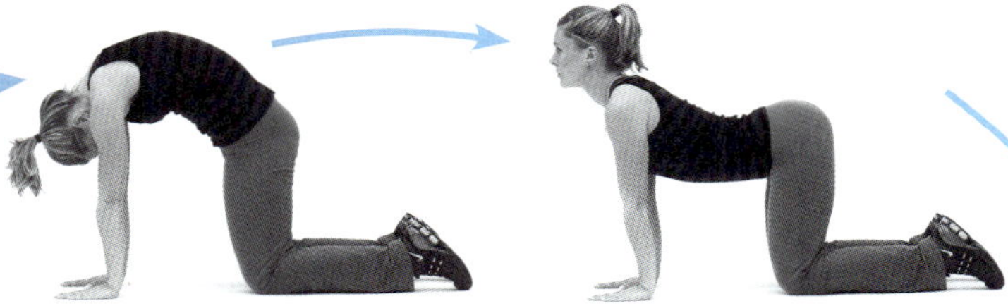

Mobilisation der Wirbelsäule: Katzenbuckel – Hohlkreuz

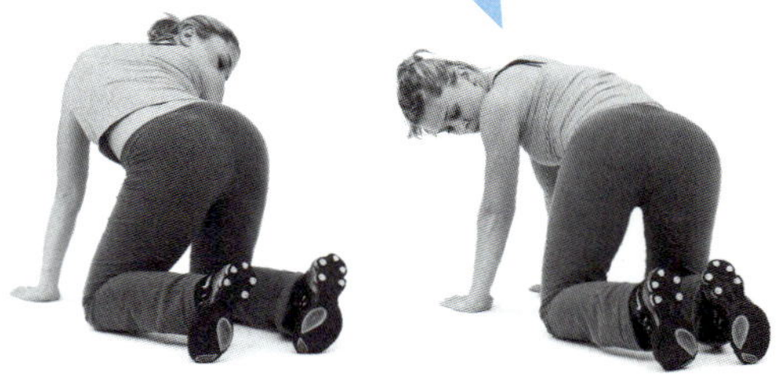

Seitliche Mobilisation der Wirbelsäule

Einsatzfelder: Das Programm kann Teil einer Rückenschuleinheit oder auch alleiniger Trainingsinhalt sein. Dieses Programm oder ausgewählte Übungen daraus können Sie an jedem Ort, im Büro, zu Hause, im Fitnessstudio oder im Vereinstraining absolvieren.

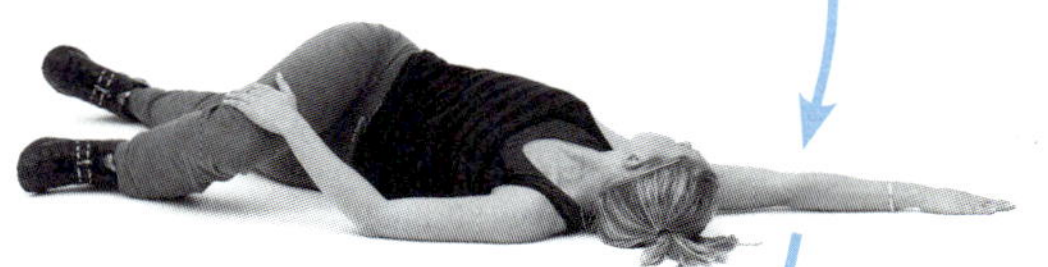

Mobilisation der Wirbelsäule und des Iliosakralgelenks

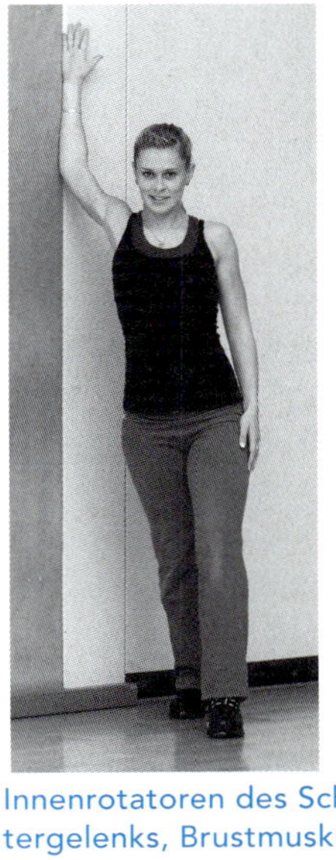

Innenrotatoren des Schultergelenks, Brustmuskulatur

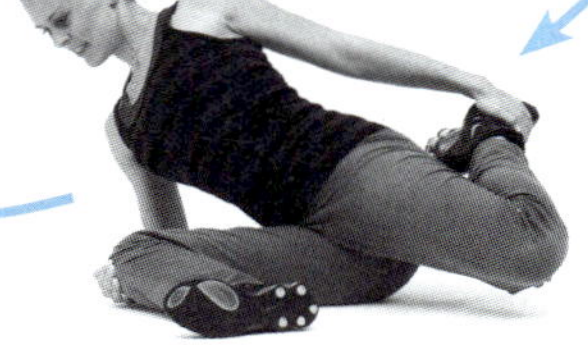

Gerader Schenkelmuskel

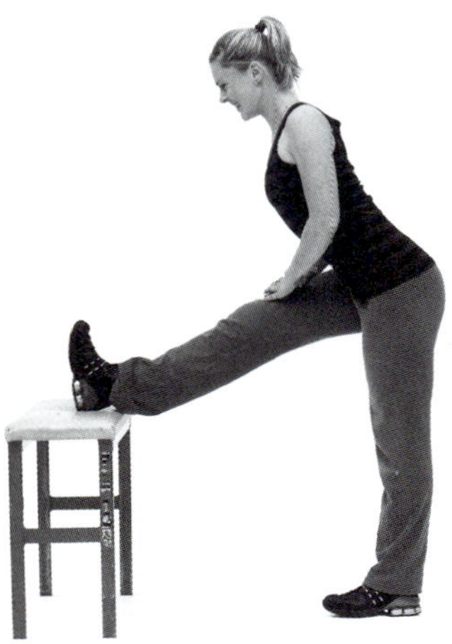

Oberschenkelrückseite

Partner-Dehnprogramm

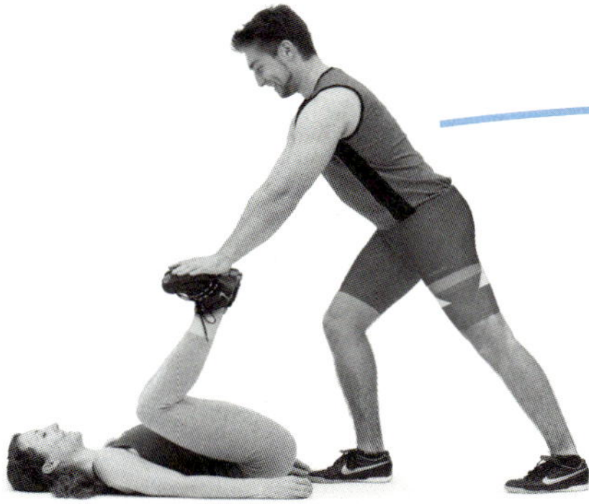

Unterer Rücken in Rückenlage

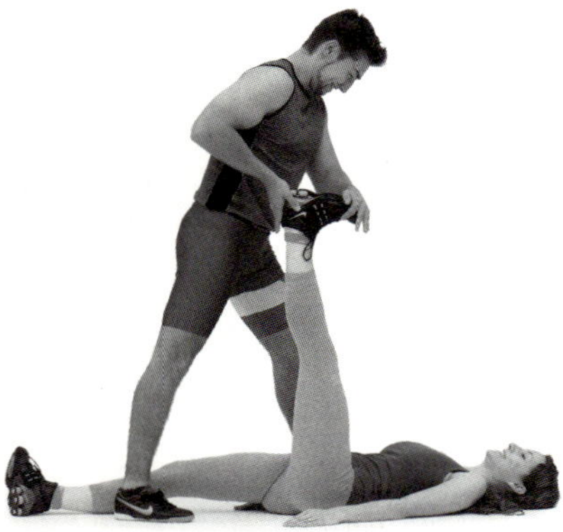

Waden

Motto: Zu zweit macht Dehnen mehr Spaß!

Programmcharakteristik: Zu zweit wird aus dem stummen, manchmal meditativen, individuellen Dehnen ein kommunikatives Spaßtraining. Der Partner führt die Bewegung, motiviert und effektiviert das Training.

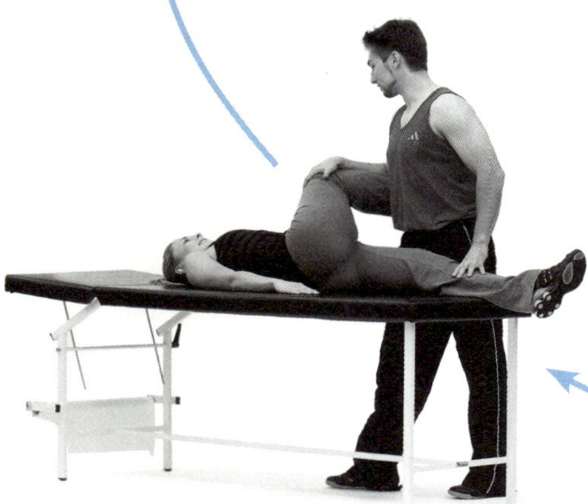

Abduktoren

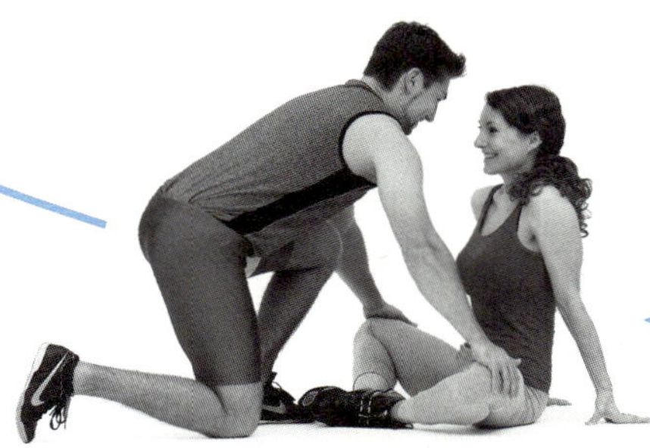

Adduktoren

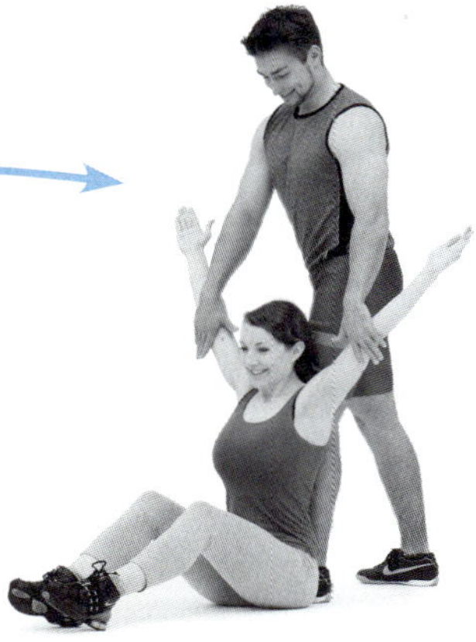

Brustmuskulatur

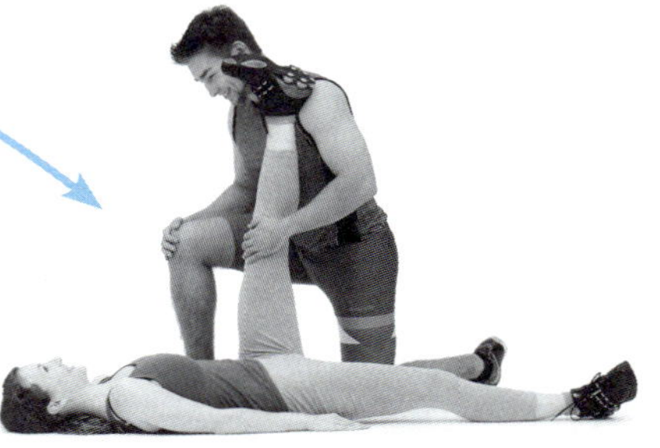

Oberschenkelrückseite in Rückenlage

Einsatzfelder: Mit einem Partner zu Hause oder auf Reisen, in Trainingsgruppen, die ein effektives Dehnprogramm mit Spaßcharakter absolvieren wollen. Für alle, die Abwechslung in ihr Training bringen wollen, ist das Partnerprogramm optimal.

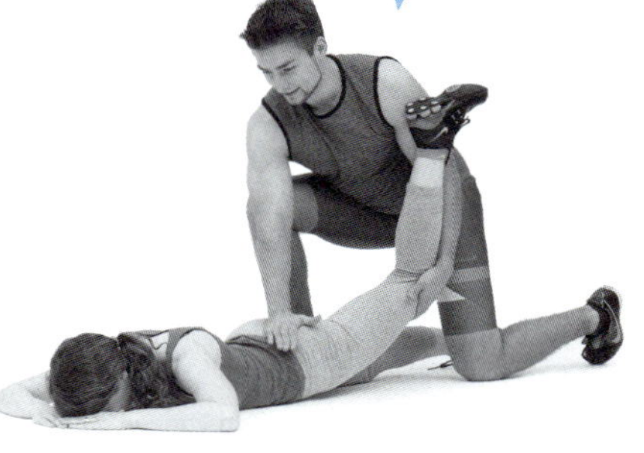

Gerader Schenkelmuskel

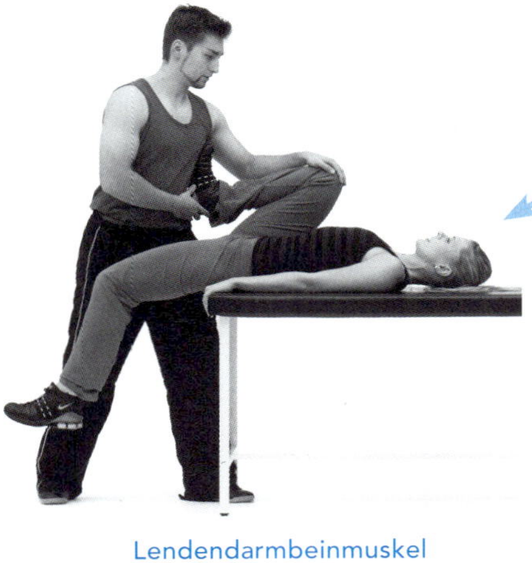

Lendendarmbeinmuskel (M. iliopsoas)

Sportartspezifische Dehnprogramme

Dehnprogramm Handball zur Verbesserung der Wurfkraft und Wurfgeschwindigkeit

Motto: Wer hätte das gedacht! Mehr Power beim Torwurf durch Dehnen.

Programmcharakteristik: Für die Wurfgeschwindigkeit im Handball sind in erster Linie der Große Brustmuskel, die Innenrotatoren des Schultergelenks, die Pronatoren des Unterarms und der Trizeps verantwortlich. Die Dehnung des Brustmuskels und der Innenrotatoren stand im Mittelpunkt einer Pilotstudie an der Universität Bayreuth (2009).

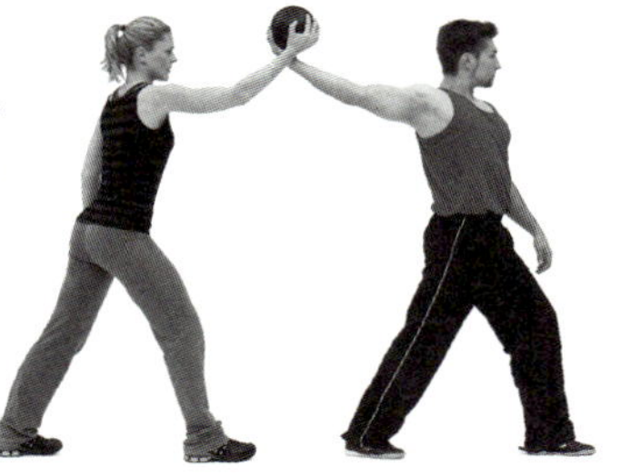

Innenrotatoren des Schultergelenks (Schlagwurfimitation)

Die Wurfgeschwindigkeit hat sich allein durch ein 5-wöchiges intensives Dehnen erhöht. Dabei verbesserten sich Handballspieler, die im Eingangstest eine geringere Wurfgeschwindigkeit aufwiesen, deutlich stärker als Spieler, die bereits zu Beginn der Studie eine hohe Wurfgeschwindigkeit erzielten.

Einsatzfelder: Eine einzige Dehnübung benötigt so wenig Zeit, dass ein Training jeden zweiten Tag mit 2 Sätzen à 30 Sekunden problemlos durchgeführt werden kann. Anstatt eines Partners kann z. B. auch ein Türpfosten genutzt werden.

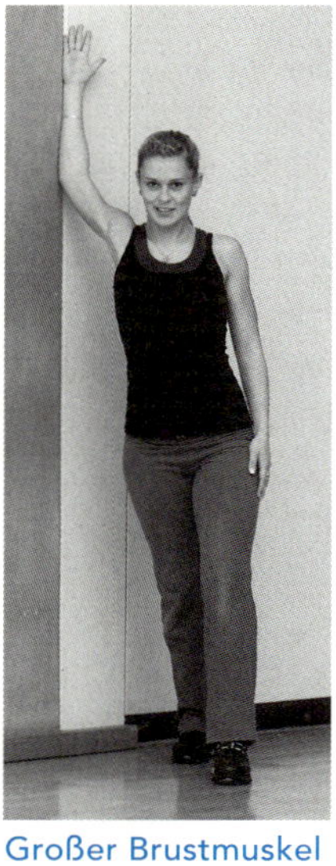

Großer Brustmuskel

Dehnprogramm zur Verbesserung der Geschwindigkeit des Tennisaufschlags, Badmintonsmashs, Speerwurfs, Volleyball-Angriffschlags, Handballwurfs

Motto: Ein neues Trainingskonzept – Mehr Speed in der Schlagwurfbewegung durch Dehnung

Programmcharakteristik: Die Geschwindigkeit der Schlagwurfbewegung wird entscheidend von den Innenrotatoren des Schultergelenks, den Pronatoren des Unterarms und dem Trizeps erzeugt. In einer Studie zur Verbesserung der Aufschlaggeschwindigkeit im Tennis (Ehstand / Prechtl / Boeckh-Behrens 2008) konnte die Geschwindigkeit des Tennisballs beim Aufschlag allein durch ein 6-wöchiges Dehntraining jeden zweiten Tag um durchschnittlich 5 km / h verbessert werden. Eine positive Übertragung auf ähnliche Bewegungsmuster wie den Badmintonsmash, den Speerwurf, den Volleyball-Angriffschlag und den Handballwurf ist zu erwarten.

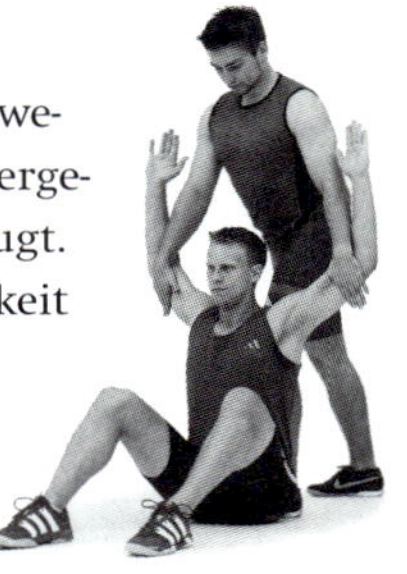

Großer Brustmuskel

Als Dehnmethode sollte ein Verfahren gewählt werden, mit dessen Hilfe sehr hohe Dehnspannungen in den obengenannten Muskeln erzeugt werden. Dazu bietet sich folgende Methodenkopplung an: intensive, statische Dehnung, gekoppelt mit der wiederholten, dynamischen Dehnung (Enddehnungen). In der Tennisuntersuchung wurde ein tägliches Dehntraining mit 2 Sätzen à 30 Sekunden eingesetzt.

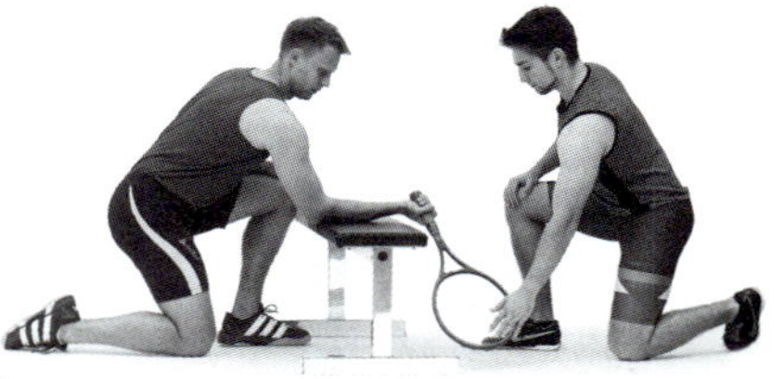

Pronatoren des Unterarms

Einsatzfelder: Alle obengenannten sportartspezifischen Bewegungen. Prinzipiell eignen sich alle Bewegungen, die aus einer Vordehnung schnellkräftig ausgeführt werden. Eine systematische Analyse aller Sportarten sowie eine empirische Überprüfung der Wirksamkeit stehen mit Ausnahme der vorliegenden ersten Studien zum Tennisaufschlag und zum Handballwurf noch aus.

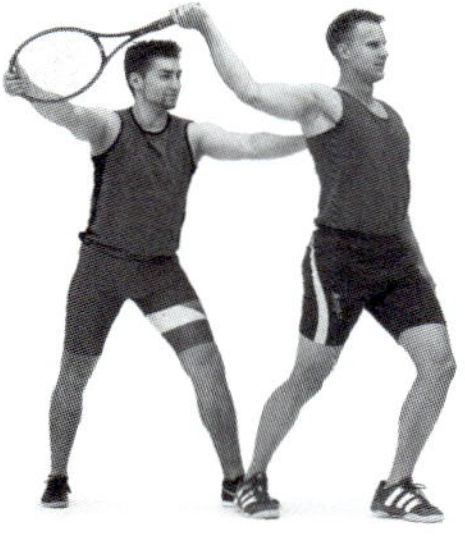

Beweglichkeitscheck

1. Berücksichtigen Sie Ihre individuellen Voraussetzungen. Allgemeingültige Normwerte sind bei Beweglichkeitschecks wenig sinnvoll. Jeder Mensch hat andere (genetische) Voraussetzungen. Menschen mit weichem Bindegewebe (häufiger Frauen) können auch ohne Training sehr flexibel sein. Eine angeborene Hyperflexibilität sollte durch Krafttraining ausgeglichen werden. Personen mit festem Bindegewebe, häufig in Verbindung mit schnellzuckenden Muskelfasern, haben in der Regel eine geringere Beweglichkeit. Durch Training im Erwachsenenalter können die individuellen Unterschiede nur zum Teil ausgeglichen werden.
2. Sportliches Training verbessert die Beweglichkeit nicht automatisch; im Gegenteil! Bei vielen Sportarten werden die leistungsbestimmenden Muskeln sehr häufig und intensiv gekräftigt. Wenn die Kräftigungsübungen nicht bis in den Endkontraktionsbereich durchgeführt werden, kann sich der Muskel verkürzen. Bei einer Vernachlässigung des Krafttrainings der Antagonisten können muskuläre Dysbalancen entstehen, die erhebliche chronische Beschwerden nach sich ziehen können (vgl. S. 198).
3. Eine stark eingeschränkte Gelenkbeweglichkeit birgt immer die Gefahr von gesundheitlichen Problemen in sich. Eine freie Gelenkbeweglichkeit ist eine wichtige Voraussetzung für Beschwerdefreiheit. Auch hier gilt der Grundsatz «use it or lose it» (vgl. S. 13). Reduzieren Sie deshalb Ihre Beweglichkeitsschwachpunkte im Rahmen Ihrer Möglichkeiten.
4. Dokumentieren Sie Leistungsveränderungen. Beweglichkeitschecks, die Sie in regelmäßigen Abständen wiederholen, objektivieren die Erfolge Ihres Dehntrainings und motivieren Sie zu weiterem Üben. Die einfachen Testübungen bieten Ihnen jederzeit die Möglichkeit, Ihre Beweglichkeit selbständig zu überprüfen.
5. Überbewerten Sie die Ergebnisse nicht. Die folgenden einfachen Muskelfunktionstests sind Grobtests, die als sogenannte «semiobjektive» Verfahren in der Physiotherapie eingesetzt werden (vgl. Janda 1981, Schmidt et al. 1983, Kendall/Kendall 1988). Wissenschaftlich exakte Beweglichkeitsmessungen erfordern einen größeren apparativen Aufwand und Expertenwissen.

Der modifizierte Sit-and-Reach-Test

Die Überprüfung der Dehnfähigkeit der Oberschenkelrückseite und des gesamten Rückens ist in vielen berufsbezogenen Eignungsprüfungen ein Standardtest, z.B. im Stand mit gestreckten Beinen mit den Fingern oder den Handflächen den Boden zu berühren. Hoeger und Hopkins (1992) haben herausgefunden, dass nur ca. ein Drittel der Menschen proportional gleiche Arm- und Beinlängen besitzt. Personen mit verhältnismäßig längeren Beinen und kürzeren Armen sind bei diesem Test benachteiligt und Personen mit gegenteiligen anthropometrischen Maßen bevorteilt. Der modifizierte Sit-and-Reach-Test nach Hoeger und Hopkins gleicht diese Unterschiede weitgehend aus.

Die Bedeutung der ischiocruralen Muskulatur: Die über das Knie und das Hüftgelenk ziehende Muskulatur der Oberschenkelrückseite neigt zur Verkürzung und zur Abschwächung sowie in der Folge vermehrt zu Verletzungen im Sport. Im Rahmen eines Fitnesstrainings muss diese Muskelgruppe sowohl gedehnt als auch gekräftigt werden.

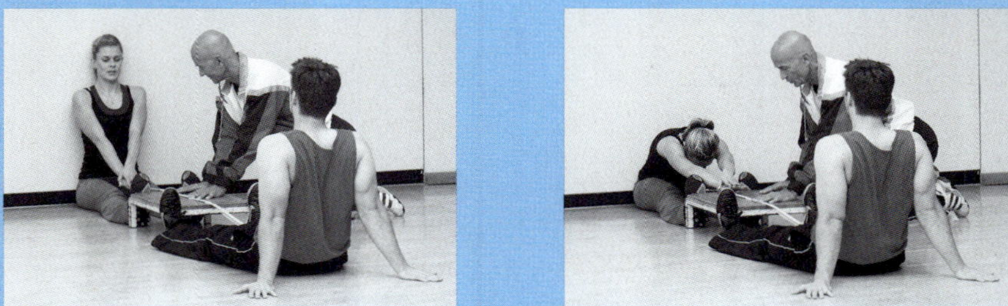

Modifizierter Sit-and-Reach-Test nach Hoeger und Hopkins

- Setzen Sie sich mit geschlossenen und gestreckten Beinen an eine Wand auf den Boden. Hüfte und Kopf berühren die Wand. Die Füße werden gegen einen niedrigen Hocker (Kiste, Aerobic-Step) gestellt, auf dem ein Zollstock liegt. Ein Partner verhindert, dass der Hocker weggeschoben wird.
- Ermittlung des individuellen Null-Punktes. Strecken Sie Ihre Arme nach vorne unten und legen Sie beide Mittelfinger übereinander, wobei Hüfte und Kopf an der Wand bleiben müssen. Nur die Schultern dürfen nach vorne geschoben werden. Nun wird der bewegliche Zollstock auf dem Kasten so weit an die Testperson herangeschoben, dass die Skala mit dem Null-Punkt die übereinander gelegten Fingerspitzen berührt. In dieser Position wird der Zollstock festgehalten oder festgeklebt.
- Führen Sie in dieser Position vier Testvorversuche mit jeweils kurzen Pausen (z.B. je 20 Sek.) als standardisiertes Aufwärmen durch. Messen Sie erst den fünften Versuch, indem Sie sich aus der Grundposition langsam so weit wie möglich nach vorne beugen. Die Reichweite in der tiefsten Position, die Sie drei Sekunden halten müssen, wird von dem Testhelfer auf dem Zollstock als Ihr Ergebnis abgelesen und festgehalten.
- Bewertung: Hoeger und Hopkins geben für Frauen folgende Bewertungen an:
  a) weniger als 38 cm: leichte bis starke Verkürzung
  b) 38 bis 46 cm: normale bis gute Beweglichkeit
  c) mehr als 46 cm: sehr gute Beweglichkeit

Der Iliopsoas-Test

Eine Verkürzung des Lendendarmbeinmuskels (M. iliopsoas) geht mit einem verstärktem Zug auf die Lendenwirbelsäule und dadurch häufig mit einer stärkeren Hohlkreuzbildung (Hyperlordose) sowie einem Nach-vorne-Kippen des Beckens einher. Bei einer passiven Lordosierung der LWS besteht die Gefahr von Rückenbeschwerden (vgl. S. 88).

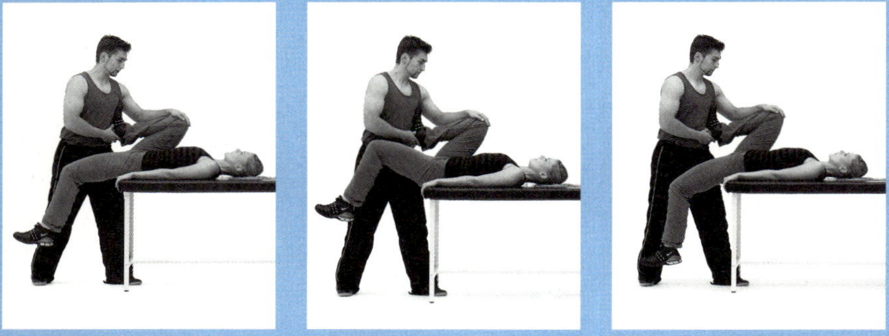

Bild 1 Normwert

Bild 2 Beweglichkeit eingeschränkt

Bild 3 Beweglichkeit sehr gut

Überprüfung der Dehnfähigkeit des Iliopsoas auf einem Kasten mit Partner

- Legen Sie sich in Rückenlage auf einen Kasten, Tisch oder eine Therapieliege. Achten Sie darauf, dass sich Ihr Steißbein am Kastenende befindet. Ziehen Sie ein Bein maximal an die Brust. Der Partner legt die Fußsohle des angezogenen Beins seitlich an seine Brust und verstärkt durch sein Körpergewicht die Beugung im Hüftgelenk maximal. Lassen Sie das Testbein entspannt und locker hängen.
- Der Partnerdruck stellt sicher, dass Ihr Hüftgelenk maximal gebeugt ist. Diese Position ist auch nach einer längeren Trainingsphase reproduzierbar, sodass Veränderungen des Winkels im Hüftgelenk des Testbeins festgestellt werden können.
- Bewertung:
  a) Das Erreichen einer waagrechten Position des Oberschenkels entspricht einem Hüftgelenkswinkel von 180° und wird als empfohlener Normwert angegeben (Lewit 1999) (Bild 1).
  b) Je stärker der Oberschenkel aufwärtsgerichtet ist, desto ausgeprägter ist die Verkürzung des Iliopsoas, und desto notwendiger ist ein Dehntraining (Bild 2).
  c) Zeigt der Oberschenkel abwärts, d.h. der Hüftwinkel ist größer als 180°, bedeutet dies eine gute, über der Norm stehende Dehnfähigkeit des Lendendarmbeinmuskels (Bild 3).

Tests für den Geraden Schenkelmuskel

Der Gerade Schenkelmuskel (M. rectus femoris) ist der zweite Hüftbeuger neben dem Iliopsoas. Er ist häufig der am stärksten verkürzte Muskel. Der Iliopsoas-Test ermöglicht gleichzeitig eine Einschätzung der Dehnfähigkeit des Geraden Schenkelmuskels.

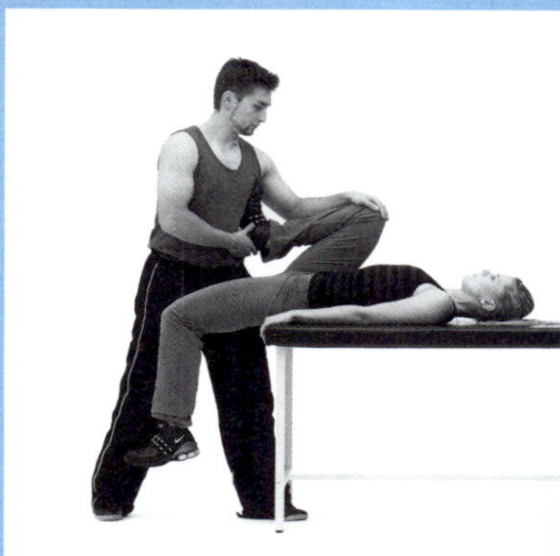

Bild 1

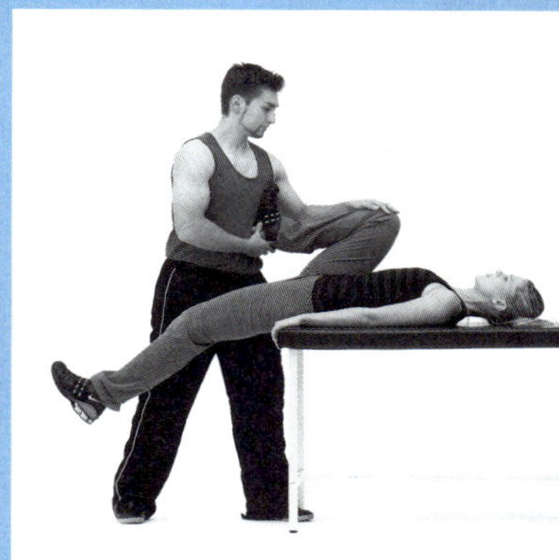

Bild 2

Überprüfung der Dehnfähigkeit des Geraden Schenkelmuskels mit Partnerhilfe

- Führen Sie den Iliopsoas-Test wie oben beschrieben durch.
- Stellen Sie durch Antippen des Unterschenkels sicher, dass die Hüftbeuger wirklich entspannt sind.
- Bewertung bei einem Hüftgelenkwinkel von 180°:
  a) Beträgt der Winkel im Kniegelenk annähernd 90°, d.h. der Unterschenkel hängt senkrecht nach unten, ist eine gute Dehnfähigkeit gegeben. Aufgrund einer häufig vorliegenden Gewebespannung (festes Bindegewebe) sind auch Kniegelenkwinkel von 100–110° nicht zu beanstanden (Bild 1).
  b) Je größer der Kniegelenkwinkel ist (< 110°), desto stärker ist der Gerade Schenkelmuskel verkürzt (Bild 2).
- Wichtiger Hinweis: Beachten Sie, dass der zweigelenkige Gerade Schenkelmuskel das Hüftgelenk beugt und das Kniegelenk streckt («Fußballschuss»). Das Kniegelenk wird deshalb vom Hüftgelenkwinkel beeinflusst. Die dargestellte Bewertung der Dehnfähigkeit des Geraden Schenkelmuskels ist nur für einen Hüftgelenkwinkel von 180° (waagerechter Oberschenkel) gültig. Ist der Iliopsoas verkürzt und der Hüftgelenkwinkel kleiner als 180°, verringert sich automatisch der Kniegelenkwinkel. Der umgekehrte Sachverhalt gilt bei einem Hüftgelenkwinkel von mehr als 180°.

In diesen Fällen ist ein zweiter Test möglich, der ebenfalls nur eine grobe Einschätzung ermöglicht.

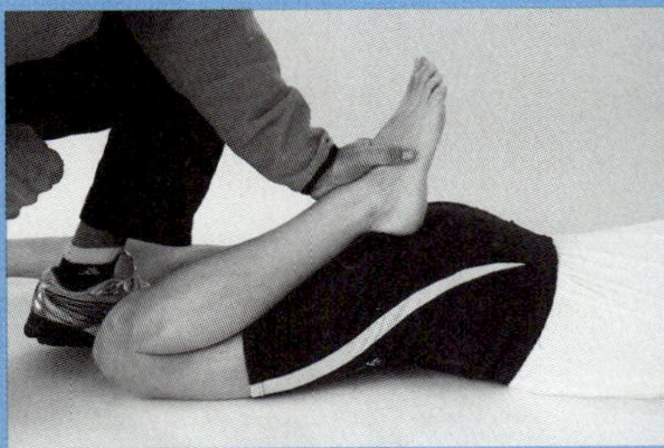

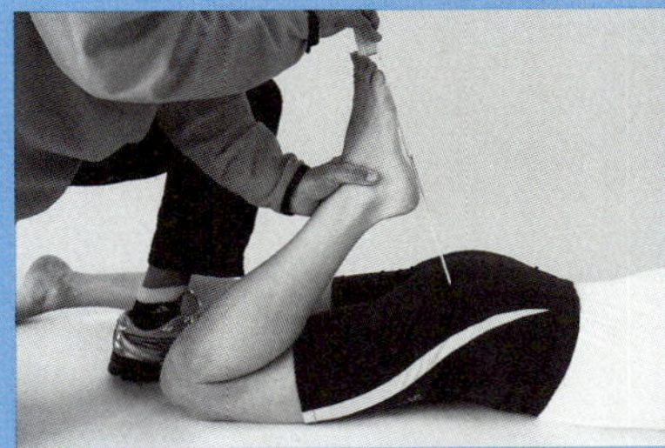

Überprüfung der Dehnfähigkeit des Geraden Schenkelmuskels in Bauchlage mit Partnerhilfe

- Legen Sie sich in Bauchlage auf den Boden, einen Kasten oder einen Tisch.
- Ein Kniegelenk wird vom Testhelfer gebeugt und durch leichten Druck in Richtung Gesäß geführt.
- Entspannen Sie den Muskel und sagen Sie dem Testhelfer, wenn Sie eine ansteigende Dehnspannung spüren und wann die Bewegungsgrenze erreicht ist. Ihre Hüfte muss während des gesamten Messvorgangs aufliegen, und das Hüftgelenk darf nicht gebeugt werden.
- Der Testhelfer legt das Lineal oder einen Zollstock in Verlängerung der senkrecht gestellten Fußsohle an und misst den Abstand zwischen Gesäß und Ferse.
- Bewertung:
  a) Wenn die Ferse das Gesäß berührt, liegt eine gute Dehnfähigkeit des Geraden Schenkelmuskels vor (Bild 1).
  b) Je größer der Abstand der Ferse zum Gesäß ist, desto stärker ist die Verkürzung des Geraden Schenkelmuskels, wobei wenige cm (< 7) nicht gravierend sind (Bild 2).

Rückentraining

(Wolfgang Buskies)

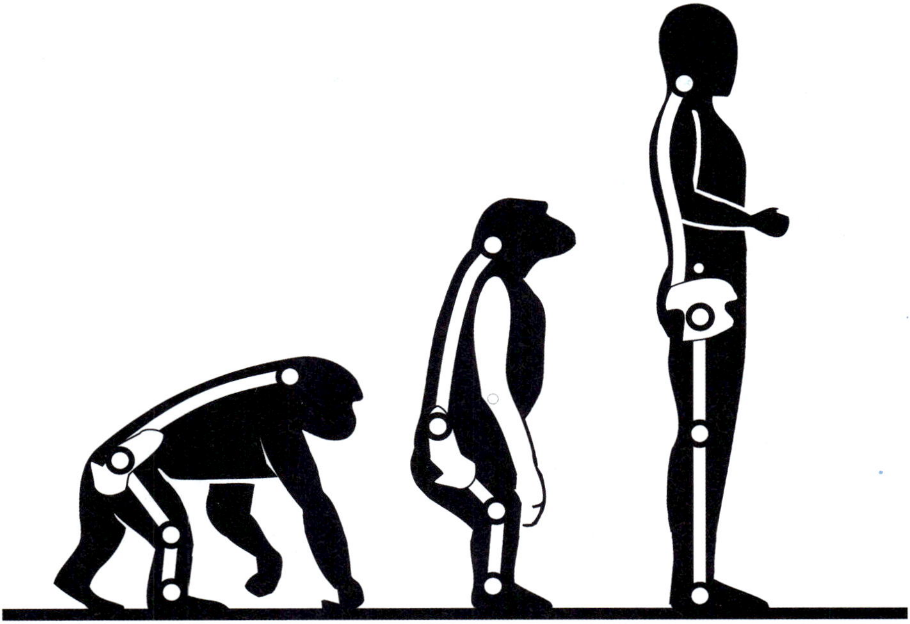

Entwicklung vom Vierbeiner zum Zweibeiner und Aufrichtung der Wirbelsäule

Warum ist Rückentraining sinnvoll?

Warum sind Rückenbeschwerden zum ständigen Begleiter so vieler Menschen geworden? Die Wirbelsäule ist aufgrund der menschlichen Entwicklungsgeschichte vom Vierbeiner zum aufrechten Gang (Zweibeiner) zur zentralen Schwachstelle des Bewegungsapparates geworden. Durch die Aufrichtung hat die Wirbelsäule zwei Unterstützungspunkte verloren. Sie muss nun wie ein beweglicher Stab in der Senkrechten mit Hilfe der Muskulatur ausbalanciert werden.

Da der Mensch sich zudem heute entgegen seiner Natur weitgehend zum Sitzwesen ohne nennenswerte körperliche Beanspruchung entwickelt hat, fehlen adäquate Reize für die die Wirbelsäule stabilisierende und schützende Muskulatur. Die Bauch- und Rückenmuskeln sind vielfach zu schwach, andere Muskeln, wie z.B. die Hüftbeuger, werden aufgrund ihrer Dauerverkürzung (z.B. durch ständiges Sitzen) unelastisch.

Der Bewegungsapparat ist – wie der Name schon sagt – auf Bewegung ausgerichtet. Jede einzelne Struktur, ob Muskeln, Bänder, Sehnen, Knochen, Bandscheiben etc., benötigt zur Erhaltung ihrer Leistungsfähigkeit regelmäßige mechanische Belastungsreize. Bleiben diese Reize aus, kommt es zu Abbauprozessen, Verschleißerscheinungen, frühzeitigen Schädigungen und einer reduzierten Belastungsfähigkeit im Alltag und Sport. Denn: **Eine Wirbelsäule ist so gut oder so schlecht wie die sie haltende Muskulatur.**

Neben einem Mangel an körperlichen Belastungen sind viele der heute vorherrschenden Risikofaktoren und Beschwerden häufig auch auf übermäßig hohe psychische Belastungen zurückzuführen. So gilt es inzwischen als gesichert, dass psychosoziale Faktoren, wie z.B. Stress und Depressivität, eine wichtige Rolle für das Auftreten vieler Rückenschmerzen spielen. Es gibt kein anderes Organ, aus dem sich so augenscheinlich die psychische Haltung und der Gemütszustand ablesen lassen, wie der Rücken. Unterbewusst wird man vom Gegenüber aufgrund der Körperhaltung z.B. als selbstbewusst, traurig oder ängstlich/schwach eingestuft. Seelische Konflikte, Stress, Ängste, Überforderung und Leistungsdruck haben nicht nur eine psychische Anspannung zur Folge, sie erhöhen auch die Grundspannung der Muskulatur.

In Redewendungen wie Rückgrat zeigen, die Schultern hängen lassen oder die Haltung bewahren werden die Komplexität und Abhängigkeit des Wortes Haltung von der Psyche sichtbar. Aus einem psychischen Anspannungszustand resultiert häufig eine muskuläre Verspannung, vor allem im unteren Rückenbereich und in der Nackenregion, die wiederum Schmerzen hervorrufen kann. Dieser Schmerz stellt eine zusätzliche Belastung dar und kann seinerseits wieder die muskulären Verspannungen verstärken, was erneut Schmerzzustände fördert. Entspannungstraining kann dazu beitragen, den Teufelskreis (Verspannungs-Schmerz-Kreislauf) zu unterbrechen. Übrigens verändert sich nicht selten mit der regelmäßigen Bewegung und einem angemessenen Training mit Aufrichtung der Wirbelsäule der Gemütszustand bzw. die innere Haltung.

Der Tagesablauf eines Durchschnittsbürgers …

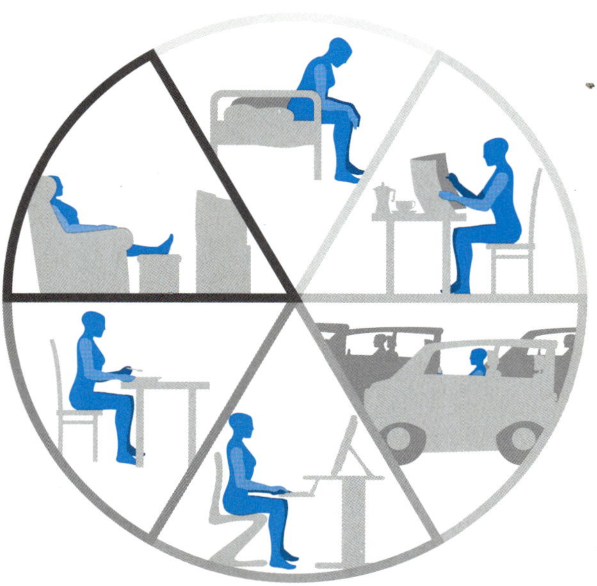

Die Wirbelsäule

Aufbau der Wirbelsäule

Die Wirbelsäule ist das zentrale Achsenorgan des Körpers. Sie setzt sich aus vielen gegeneinander beweglichen Funktionseinheiten zusammen, zu denen die einzelnen Wirbel mit vielen kleinen Gelenken, die Zwischenwirbelscheiben (Bandscheiben), Bänder und Muskulatur gehören. Der bewegliche Teil der Wirbelsäule gliedert sich in Halswirbelsäule (sieben Halswirbel), Brustwirbelsäule (zwölf Brustwirbel) und Lendenwirbelsäule (fünf Lendenwirbel). Daran schließen sich das Kreuzbein und Steißbein an, die jeweils aus einem einzigen Knochen bestehen, der aus verschmolzenen Wirbeln entstanden ist. Das Becken dient als Verbindung der Wirbelsäule zu den Beinen. Aufgrund des zunehmenden Drucks nimmt die Größe und Dicke der Wirbelkörper und Bandscheiben vom Hals bis zum Becken zu. In der Seitenansicht wird erkennbar, dass die Hals- und Lendenwirbelsäule leicht nach vorne gewölbt sind (Hals- bzw. Lendenlordose), die Brustwirbelsäule sowie Kreuz- und Steißbein hingegen nach hinten geschwungen sind (Kyphose). Diese natürlichen Schwingungen (Doppel-S-Form) sind für die Gesunderhaltung der Wirbelsäule wichtig, da sie wie ein mechanischer Stoßdämpfer wirken, indem sie bei axialen bzw. senkrechten Belastungen und Stoßbewegungen nachgeben und abfedern.

Seitliche Abweichungen der Wirbelsäule werden als Skoliose bezeichnet. Beim Rechtshänder ist oft eine leichte Abweichung der Wirbelsäule nach links, beim Linkshänder nach rechts zu erkennen. In

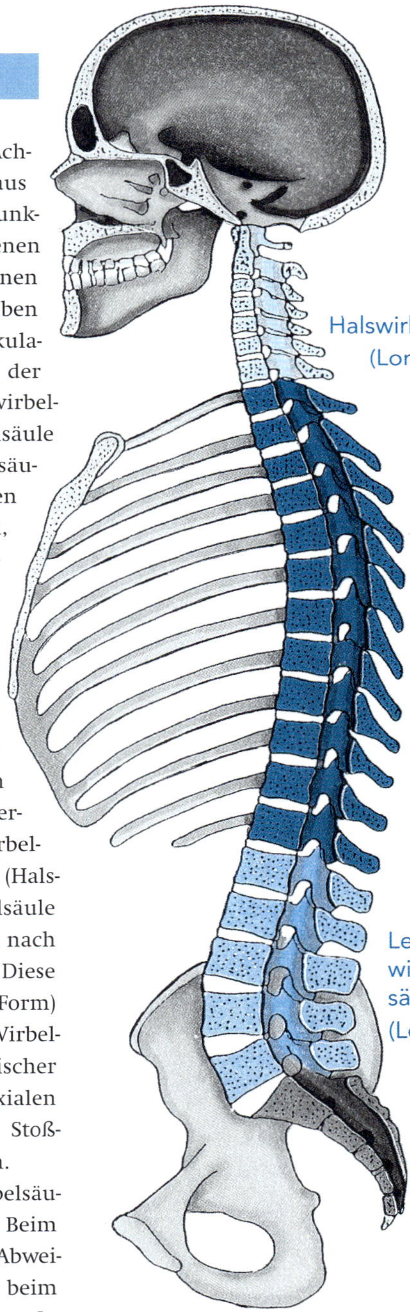

Schematische Darstellung der Wirbelsäule

leichter Ausprägung ist diese Abweichung unbedenklich, in stärkerer Ausbildung besitzt sie Krankheitswert.

Die Wirbelsäule ist zu allen Seiten beweglich, nach vorne, hinten, seitlich und um die Längsachse (= Rotation). Die Halswirbelsäule ist am beweglichsten. Da sie über den gesamten Tag unseren Kopf trägt und dieser frei ausbalanciert werden muss, bedarf es der Unterstützung einer gut ausgebildeten Hals- und Nackenmuskulatur.

Die Brustwirbelsäule steht über die Rippen mit dem Brustbein in Verbindung und bildet so den relativ starren Brustkorb. Daher ist sie von allen beweglichen Abschnitten am unbeweglichsten. Rotationsbewegungen und Bewegungen zur Seite sind relativ gut durchführbar, das Vorneigen und besonders das Rückneigen sind nur im geringen Maße möglich. Dafür ist sie allerdings sehr stabil.

Auf der Lendenwirbelsäule lastet das meiste Gewicht. Sie besitzt daher die größten Wirbel, ist allerdings dennoch gut nach allen Seiten beweglich. Lediglich die Rotationsbewegung ist aufgrund der fast senkrecht zueinander stehenden Gelenkfortsätze kaum möglich.

Kreuz- und Steißbein sind als verwachsene Knochenplatten in sich unbeweglich.

Der Wirbel

Jeder Wirbel besteht aus einem Wirbelkörper, von dem der Wirbelbogen abgeht. Durch das vom Wirbelkörper und -bogen gebildete Wirbelloch verläuft das Rückenmark. Als Ansatzpunkte und Hebel für die Muskulatur finden sich seitlich des Wirbels je ein Querfortsatz und sehr gut am Rücken tastbar nach hinten wegstehend ein Dornfortsatz. An den Wirbelbögen befinden sich die Gelenkfortsätze (2 oben und 2 unten), die der Bewegung und Führung der Bewegung der Wirbelsäule dienen und einen Teil der senkrecht einwirkenden Kraft abdämpfen.

Ansicht eines Wirbelkörpers

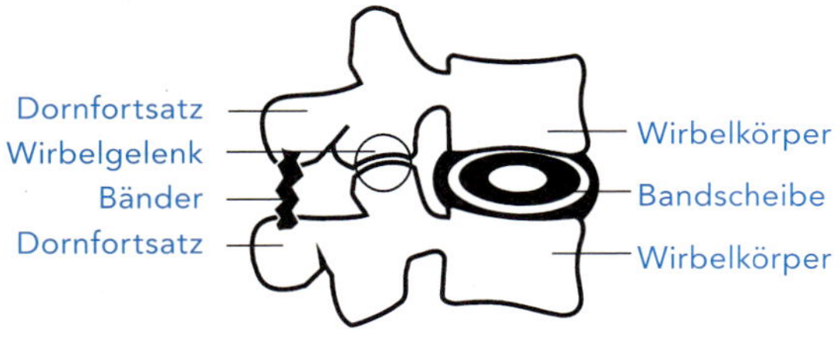

Seitenansicht

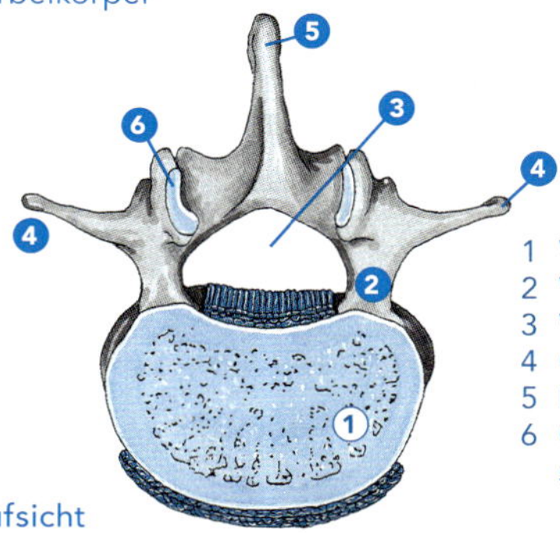

1 Wirbelkörper
2 Wirbelbogen
3 Wirbelloch
4 Querfortsatz
5 Dornfortsatz
6 Gelenkfortsatz

Aufsicht

Die Bandscheibe

Die Bandscheiben befinden sich zwischen zwei benachbarten Wirbeln, wobei die erste Bandscheibe zwischen dem 2. und 3. Halswirbel, die letzte zwischen dem 5. Lendenwirbel und dem Kreuzbein liegt. Die 23 Bandscheiben ermöglichen einerseits zusammen mit den Wirbelgelenken die Bewegung der Wirbelsäule, andererseits wirken sie als Stoßdämpfer, indem sie die auf die Wirbelsäule einwirkenden Stöße und Belastungen abpuffern. Die Versorgung der Bandscheiben erfolgt nicht durch Blutgefäße sondern nach einem «Schwammprinzip». Die Bandscheibe wird dabei durch den Wechsel von Belastung und Entlastung ernährt. Bei der Entlastung wird die zu ihrer Ernährung notwendige Flüssigkeit aufgenommen, bei der Belastung ausgepresst. Beide Faktoren sind unumgänglich für die Gesunderhaltung der Wirbelsäule. **Die Bandscheibe lebt somit von der Bewegung!**

Die Höhe der Belastung für die Bandscheiben hängt vor allem von der Körperposition ab. So ist der Bandscheibenbelastungsdruck im Liegen geringer als im aufgerichteten Stehen oder Sitzen. Da die Bandscheiben tagsüber in der Regel einer Dauerbelastung ausgesetzt sind (z.B. durch langes Sitzen) und somit Flüssigkeit ausgepresst wird, ist der Mensch abends etwas kleiner als morgens.

Im Laufe des Lebens unterliegt die Bandscheibe der «normalen» Altersabnutzung, in denen die knorpelähnlichen Strukturen in Form von kleinen Rissen degenerieren. Ab ca. dem 20. Lebensjahr binden die Bandscheiben weniger Wasser, und die Wirbelsäule verliert an Elastizität. Aufgrund von Bandscheibendegenerationen kommt es durch Verschleißerscheinungen zu einer

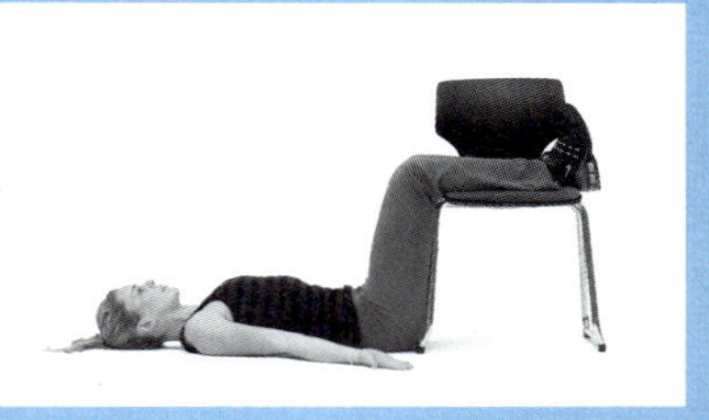

Stufenlagerung – eine entlastende Position für die Wirbelsäule und die Bandscheiben. Die Bandscheiben füllen sich mit Flüssigkeit.

Höhenabnahme. Die Flüssigkeitsabnahme der Bandscheibe ist u.a. auch ein Grund dafür, dass die Menschen im höheren Alter wieder etwas kleiner werden.

Die Muskulatur

Durch Fehlhaltungen, Fehlbelastungen, und Mangel an Bewegung ist eine ausreichende Versorgung der Bandscheiben oft nicht mehr gewährleistet. Dies beginnt schon in der Schulzeit bei schlechter Sitzhaltung und setzt sich im Berufsleben und Alltagsverhalten fort. Auch starkes Übergewicht kann den Abbauprozess der Bandscheiben beschleunigen.

Die Gewährleistung für einen gesunden und leistungsfähigen Rücken ist eine ausgeglichene Muskelentwicklung – die Muskelbalance. Ohne Muskulatur wäre weder eine Stabilisierung der Wirbelsäule z.B. für eine aufrechte Haltung noch eine aktive Bewegung oder sportliche Beanspruchung möglich. Die Muskulatur des Rumpfes bestimmt die Stabilität, Mobilität und wesentlich die Haltung unserer Wirbelsäule. Besonders anschaulich verdeutlicht wird dies am Beispiel eines Segelbootes. Der Mast eines Segelbootes wird erst durch eine optimale Spannung der Taue (Takelage) gehalten. Genauso hält eine gut trainierte und ausgeglichene Muskulatur unsere Wirbelsäule aufrecht.

Ein gesunder Rücken braucht deshalb vielseitige Bewegung. Nur bei regelmäßiger Beanspruchung bleibt die Muskulatur funktionsfähig und kann ihre dynamischen und statischen Aufgaben erfüllen. Bei einseitiger Belastung bzw. einseitigem oder fehlendem Training werden manche Muskeln zu stark, andere zu wenig beansprucht, was zu einem muskulären Ungleichgewicht führen kann. Da ein Teil der Rückenbeschwerden vermutlich hierauf zurückzuführen ist, könnten durch eine gezielt trainierte Muskulatur Beschwerden gelindert bzw. behoben werden.

Effekte eines Rückentrainings

Folgende positive Aspekte können einem Rückentraining zugeschrieben werden:

Effekte eines regelmäßigen Rückentrainings

Präventive Ziele

- Vorbeugung gegen Rückenbeschwerden.
- Vorbeugung gegen Bandscheibenvorfälle und weitere Wirbelsäulenerkrankungen.
- Vorbeugung gegen Osteoporose.
- Vorbeugung gegen altersbedingten Haltungsverfall und erhöhte Wirbelsäulenbelastung infolge altersbedingter Körpergewichtszunahme in Verbindung mit abnehmender Muskelkraft.
- Kräftigung der Muskulatur und Verbesserung der Beweglichkeit.
- Reduzierung der Wirbelsäulenbelastung bei Arbeit, Sport und Freizeit.
- Es kann eine größere Anzahl an Sportarten gefahrloser durchgeführt werden (z. B. Tennis, Golf etc.).
- Zugang zu einem sportlichen Lebensstil.

Rehabilitative Ziele

- Linderung von Rückenbeschwerden bzw. Erreichen von Schmerzfreiheit.
- Reduzierung der Medikamenteneinnahme, Arztbesuche, physikalischen Behandlungen.
- Ausgleich muskulärer Dysbalancen und Wiederherstellung eines belastungsfähigen Bewegungsapparates.
- Verbesserung des Selbstbewusstseins durch die Erweiterung von Bewegungsmöglichkeiten und Tätigkeitsbereichen.
- Verbesserung der Lebensqualität.

Drei Säulen für einen gesunden Rücken

Zur Vorbeugung bzw. als Therapie bei bestehenden Beschwerden sind drei Säulen des Trainings entscheidend:

1. Bewegung – vor allem gezielte Kräftigungs-, Dehn- und Mobilisationsübungen (vgl. auch Kap. Kraft- und Dehntraining)
2. Regelmäßiges Entspannungstraining (vgl. auch Kap. Entspannungstraining)
3. Rückengerechtes Alltagsverhalten

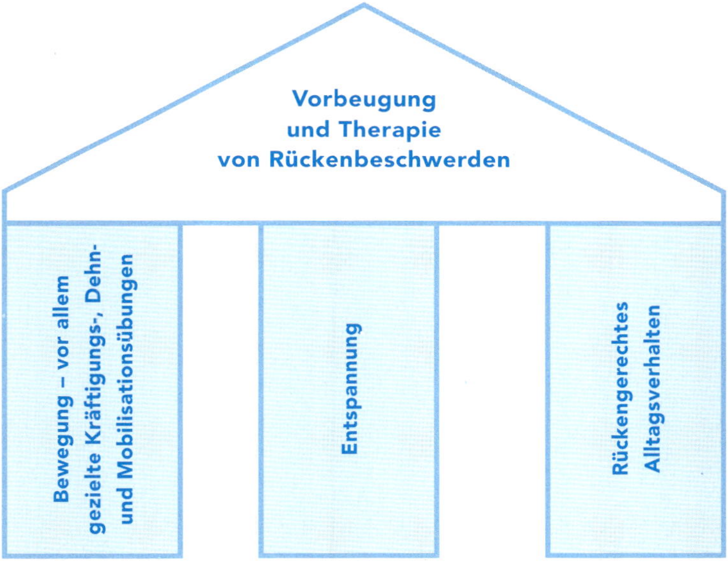

Bei sehr starken oder chronischen Rückenbeschwerden sollten Sie zur Abklärung der Diagnose einen auf Rücken spezialisierten Arzt aufsuchen.

Das Trainingsprogramm – moderat und intensiv

Im Folgenden möchten wir Ihnen zwei Kurzprogramme (Einsteiger und Fortgeschrittene) vorstellen, die Sie problemlos zu Hause durchführen können (vgl. zu weiteren Programmen auch Buskies u.a. 2006). Eine detaillierte Beschreibung der Übungen sowie ergänzende Übungen zu Kraft, Dehnung und Mobilisation finden sich im Kraft- bzw. Dehnkapitel.

Als Basistraining reicht es, wenn Sie das vorgegebene Programm 2- bis 3-mal pro Woche ausführen. Bei den Kraftübungen beenden Sie die Trainingsserie bei der einzelnen Übung, wenn Sie das Gefühl haben, dass die Muskelgruppe subjektiv schwer belastet ist, d.h., Sie könnten theoretisch noch einige Wiederholungen mehr machen. Bei statischen Übungen halten Sie dreimal ca. 8–10 Sekunden mit ca. 10 Sekunden Pause dazwischen. Dehnen Sie bei allen Dehnübungen den Muskel 10–20 Sekunden an und dann nochmal 10–20 Sekunden nach.

Moderates Trainingsprogramm mit 10 Übungen

(K = Kräftigung; D = Dehnung)

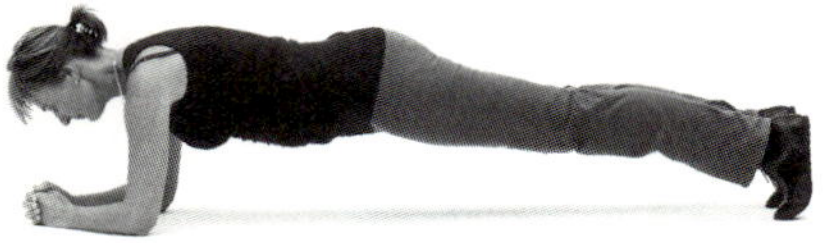

10. Unterarmliegestütz mit Zug von Armen und Füßen
K: Bauch, Rumpf, Ganzkörperspannung

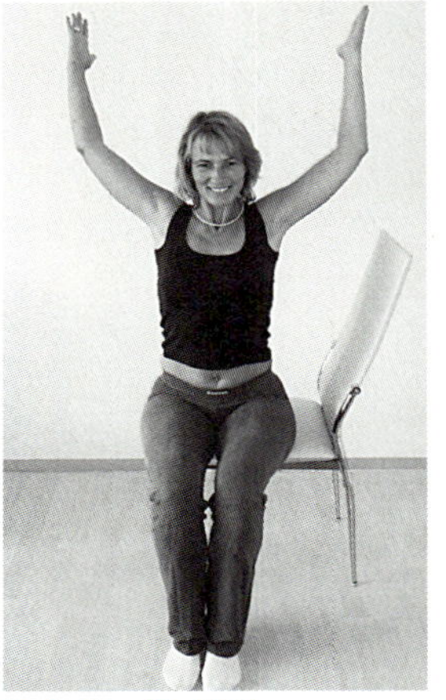

1. Adler (S. 111)
K: Oberer Rücken
D: Brust

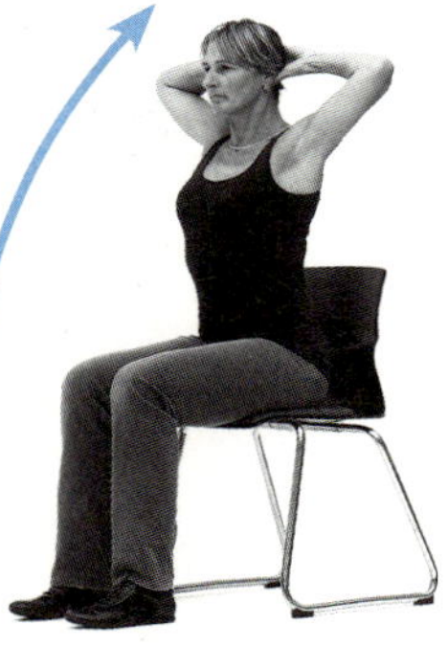

9. Kopfdrücker (S. 100)
K: Hals-Nackenmuskulatur

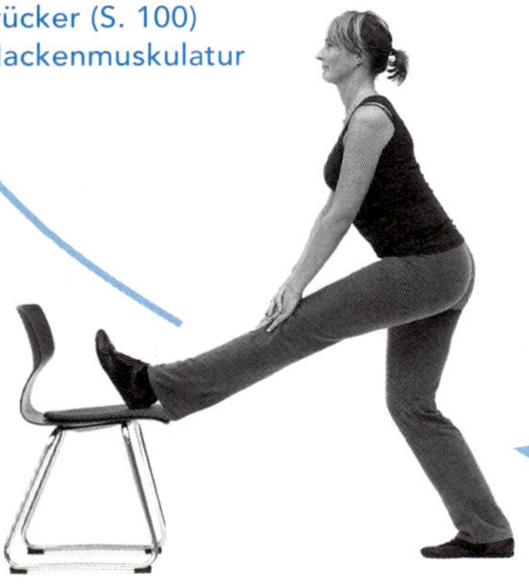

8. Good Morning (S. 240)
D: Oberschenkelrückseite

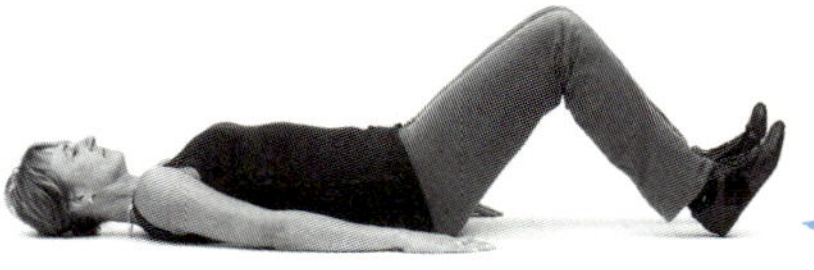

7. Fersendrücker (Fersen in Boden drücken und auf Gesäß ziehen)
K: Oberschenkelrückseite

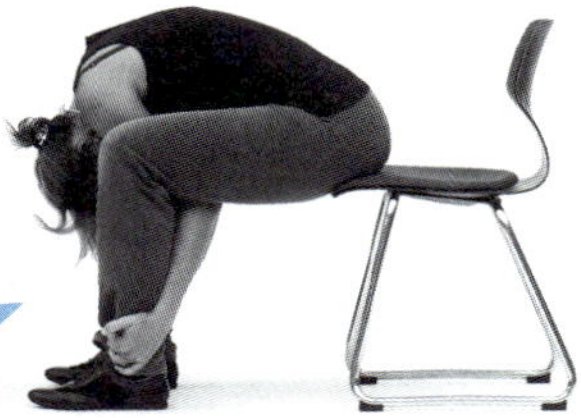

2. Rumpfeinroller (S. 226)
D: Unterer Rücken

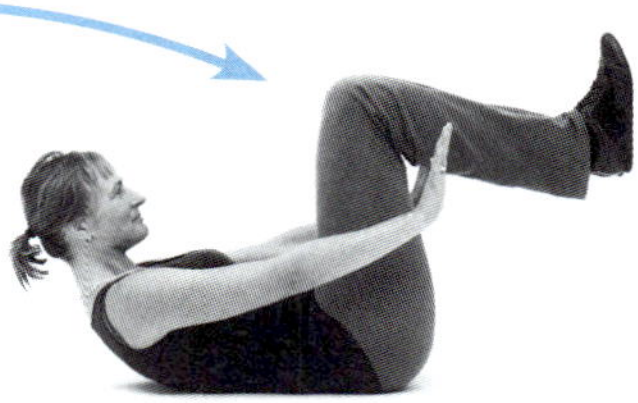

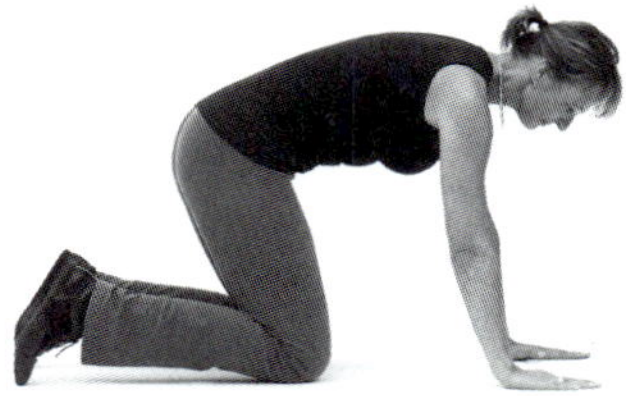

3. Crunch (S. 93) oder Bodendrücker (S. 92)
K: Bauch

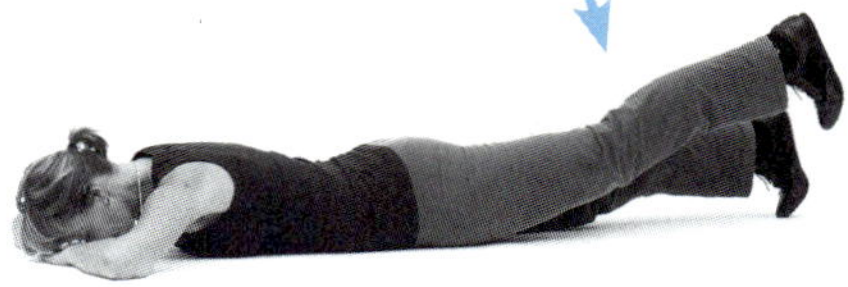

4. Beinrückheben gestreckt
K: Unterer Rücken, Gesäß,
Oberschenkelrückseite

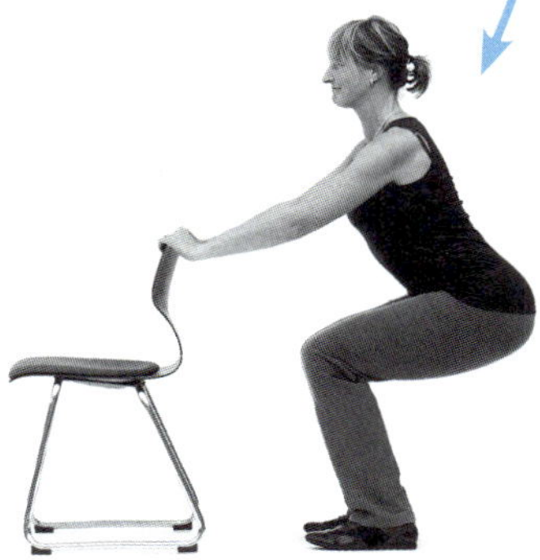

5. Beidbeinige Kniebeuge
K: Oberschenkelvorderseite / Gesäß

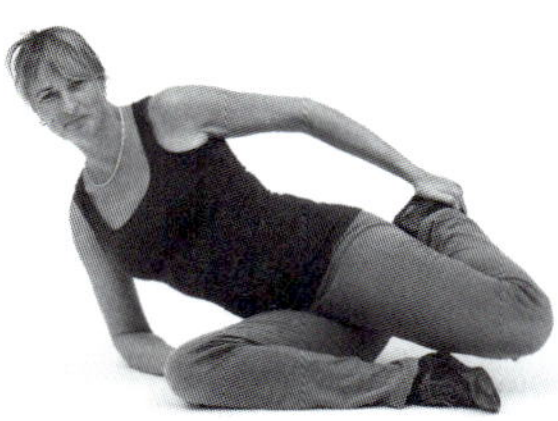

6. Schräger Käfer (S. 239)
D: Oberschenkelvorderseite,
Hüftbeuger

Intensives Trainingsprogramm mit 10 Übungen

(K = Kräftigung; D = Dehnung)

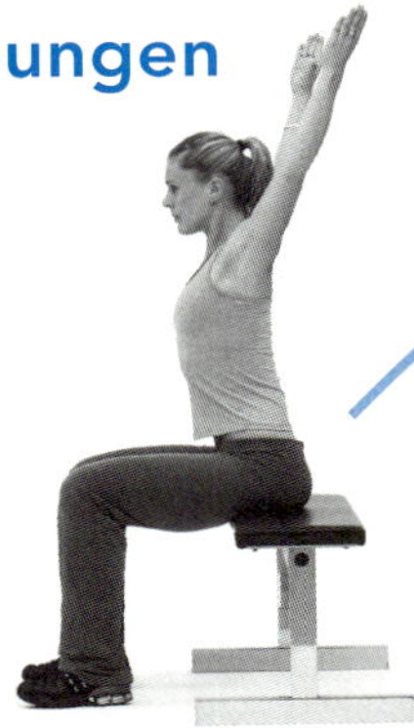

1. Adler mit Endkontraktion (S. 111)
K: Oberer Rücken
D: Brust

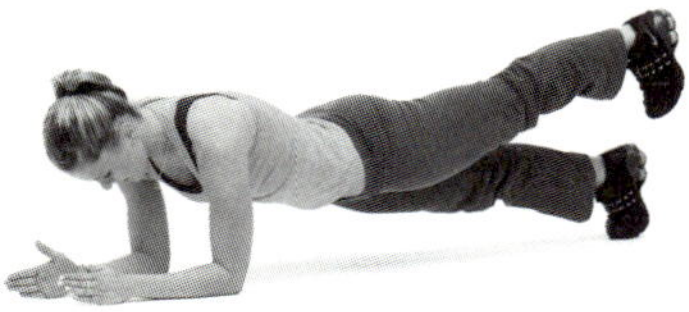

10. Unterarmliegestütz mit Zug von Armen und Fuß – Abheben von Arm oder Bein
K: Bauch, Rumpf, Ganzkörperspannung

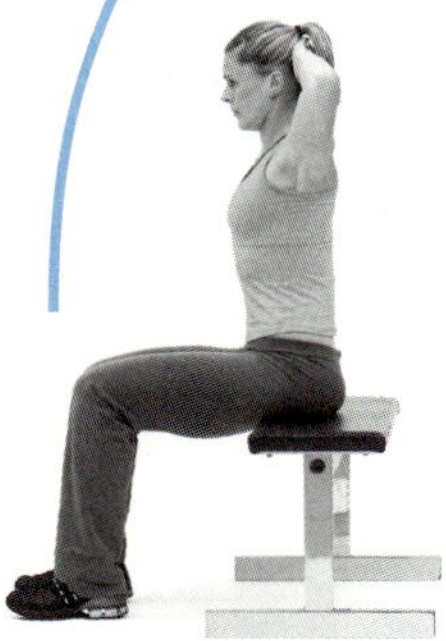

9. Kopfdrücker (S. 100)
K: Hals-Nackenmuskulatur

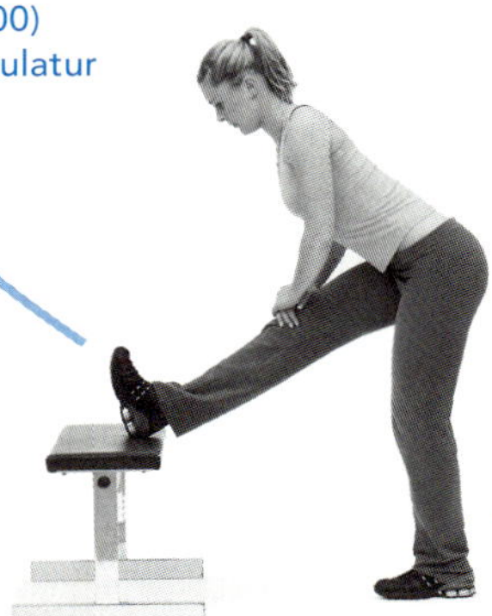

8. Good Morning (S. 240)
D. Oberschenkelrückseite

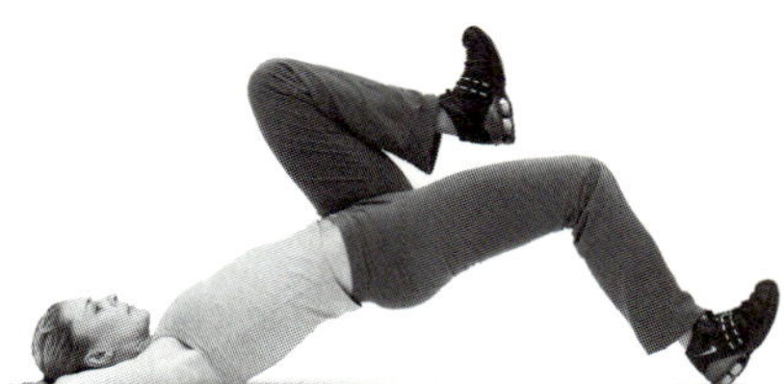

7. Beckenlift (S. 149)
K: Oberschenkelrückseite, Gesäß, unterer Rücken

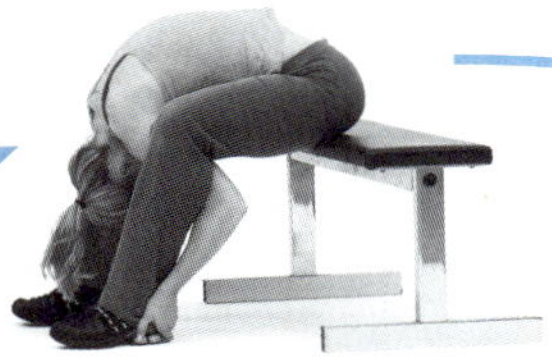

2. Rumpfeinroller (S. 226)
D: Unterer Rücken

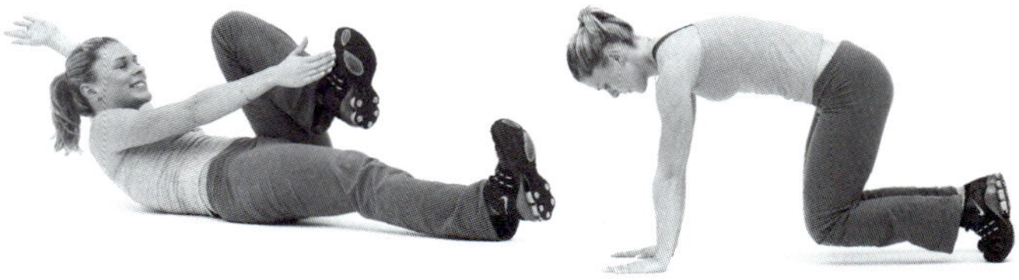

3. Käfer (S. 95) oder Bodendrücker mit abgehobenen Beinen (S. 92)
K: Bauch

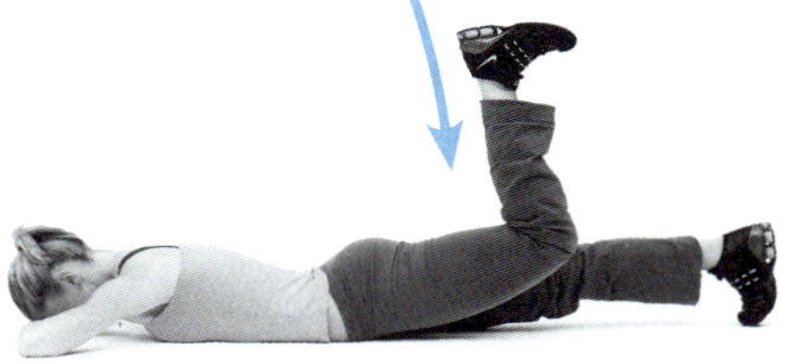

4. Beinrückheben gebeugt mit Endkontraktionen (S. 104)
K: Gesäß, unterer Rücken, Oberschenkelrückseite

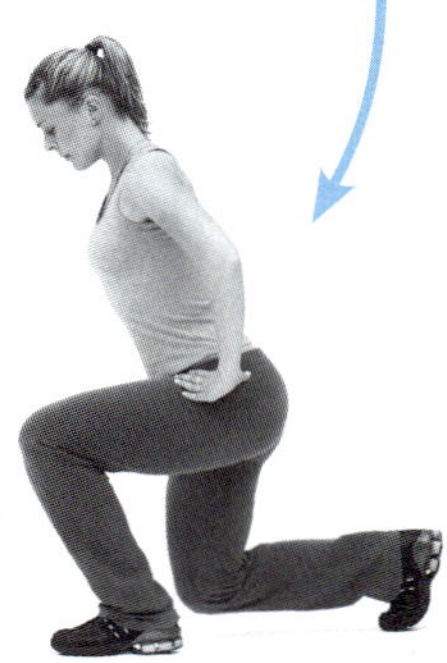

5. Einbeinkniebeuge (S. 144)
K: Oberschenkel-vorderseite / Gesäß

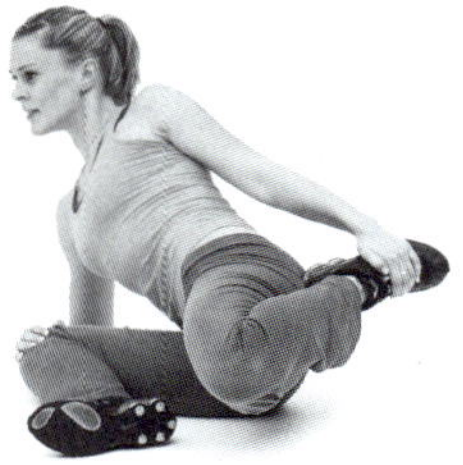

6. Schräger Käfer (S. 239)
D: Oberschenkelvorderseite, Hüftbeuger

Rückenfreundliches Verhalten im Beruf und Alltag

Einen weiteren Schutzfaktor für einen gesunden Rücken stellt ein rückenfreundliches Verhalten im Beruf und im Alltag dar. Neben bzw. in Verbindung mit Ihrem Rücken- und Entspannungstraining sollten Sie sich deshalb auch entsprechende Verhaltensweisen aneignen und – wann immer es geht – bewusst anwenden. Von besonderer Bedeutung sind rückenfreundliches Sitzen, Bücken, Heben, Tragen und Liegen sowie rückenfreundliches Sporttreiben (vgl. auch Buskies/Demski 2004).

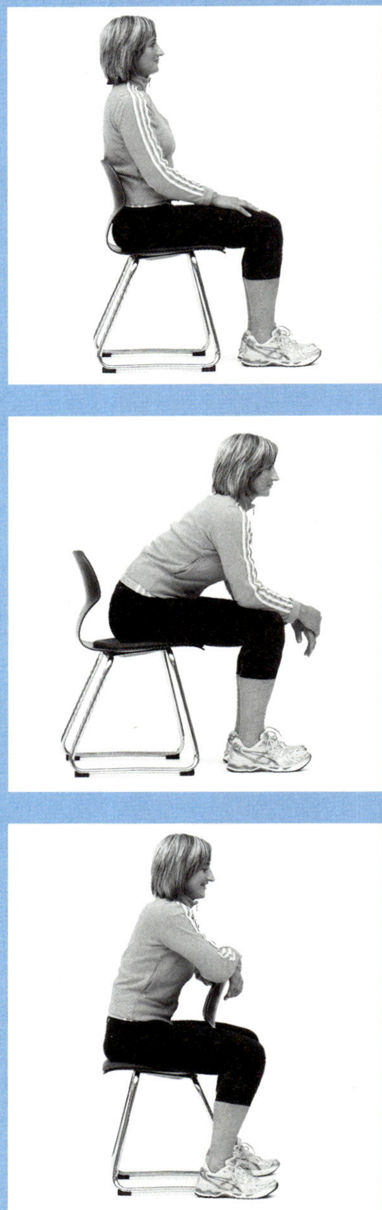

Beispiele für wirbelsäulenfreundliches Sitzen und entlastende Sitzpositionen

Dynamisches Sitzen ist rückenfreundliches Sitzen

Die orthopädisch günstigste Sitzhaltung ist die aufrechte Sitzposition, bei der die Wirbelsäule ihre physiologischen Schwingungen behält. Das Becken ist dabei leicht nach vorne gekippt (natürliches leichtes Hohlkreuz). Diese Position können Sie gut einnehmen, wenn Sie z.B. an der Stuhlkante sitzen oder ein Keilkissen verwenden, wobei die schmale Seite des Kissens vorne am Stuhlrand liegt. Permanentes Sitzen mit rundem Rücken fördert die Degeneration der Bandscheiben und die Verkümmerung der Rücken- und Gesäßmuskulatur. Krummes Sitzen erlaubt ein «Hängen» in den passiven Strukturen (z.B. Bändern) des Bewegungsapparates. Da Sie dabei kaum Muskelarbeit verrichten müssen, ist krummes Sitzen wesentlich leichter und daher häufig auch bequemer als aufrechtes Sitzen, bei dem vor allem die Rückenmuskulatur in permanenter Spannung ist. Ihre Bandscheiben werden aber beim krummen Sitz erheblich beansprucht, da sich die Belastung nicht mehr flächig auf der ganzen Bandscheibe verteilt, sondern punktuell erfolgt.

Der aufrechte Sitz kann allerdings nur eine begrenzte Zeit aufrechterhalten werden. Je besser die Rumpfmuskulatur trainiert ist, desto länger kann eine günstige Körperhaltung im Sitz beibehalten werden. Wichtig ist, dass Sie nicht längere Zeit in einer Position still verharren, sondern dass das Sitzen dynamisch erfolgt, also die Sitzposition im Lot häufig verändert wird. Hierbei kann auch das Sitzen auf sogenannten Balance-Stühlen bzw. auf Pezzibällen helfen, wobei allerdings auch hier längeres Sitzen ungünstig ist. Bei normalen Stühlen unterstützen Keilkissen und Lendenkissen die physiologischen Schwingungen der Wirbelsäule. Sie können die Sitzbelastung darüber hinaus z.B. durch Aufstützen des Oberkörpers mit den Unterarmen auf einem Tisch oder auf den Oberschenkeln (= Droschkenkutschersitz) reduzieren. Zur Veränderung der Sitzhaltung ist es auch günstig, den Stuhl mit der Lehne nach vorn zu drehen und sich darauf mit den Armen abzustützen.

Wichtig ist es, dass Sie lange Sitzphasen vermeiden und häufig durch Gehen, Stehen oder kurze Liegepausen, z.B. in der Stufenlagerung, unterbrechen.

Aufstehen und Hinsetzen

Das Aufstehen erfolgt, indem Sie mit dem Gesäß an die Stuhlkante rutschen. Ziehen Sie die Füße etwas an den Stuhl heran, in Schrittstellung oder paralleler Fußstellung. Jetzt verlagern Sie das Körpergewicht nach vorn, stützen sich mit den Händen auf den Oberschenkeln oder Armlehnen ab und stehen mit geradem Rücken (Anspannung der Rückenmuskulatur) aus den Beinen heraus auf. Das Hinsetzen erfolgt umgekehrt in gleicher Weise.

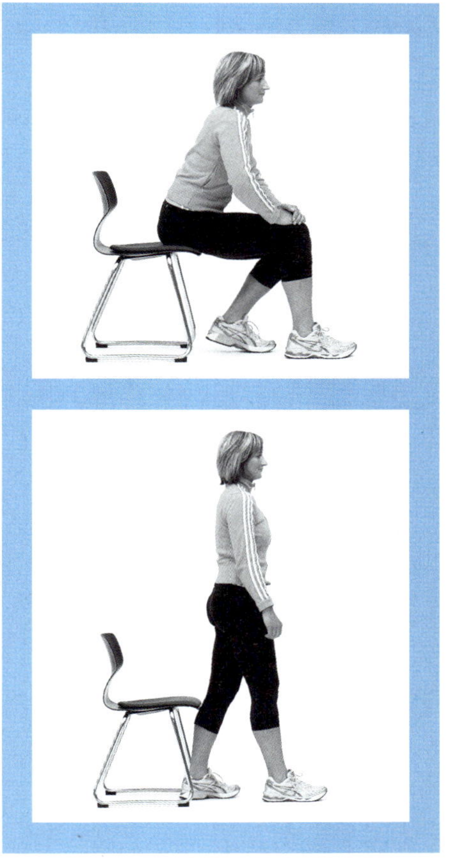

Merke:

- Dynamisch sitzen, die Sitzposition häufig verändern
- Wechsel zwischen Sitzen, Stehen, Gehen und Liegen

Rückenfreundliches Bücken, Heben und Tragen

Gerade beim falschen Bücken, Heben und Tragen lasten erhebliche Kräfte auf der Wirbelsäule, die im ungünstigsten Fall zu einem Hexenschuss oder Bandscheibenvorfall führen können. Beim richtigen Bücken oder Anheben von leichten Gegenständen gehen Sie in Schrittstellung und mit geradem Rücken in die Hocke. Das Tiefgehen und Aufstehen kann durch Abstützen auf dem Oberschenkel des vorderen Beines erleichtert werden.

Beim Heben von schwereren Gegenständen treten Sie so nahe wie möglich an das Gewicht heran (möglichst Körperkontakt herstellen), um den Lastarm gering zu halten. Wenn es möglich ist, sollten Sie über dem Gegenstand in leichter Grätschstellung stehen. Vor dem Anheben des Gegenstandes aus den Beinen heraus mit geradem Rücken (Gesäß tief) sollten Sie die Rumpfmuskulatur anspannen. Mit dem Anheben des Gewichts atmen Sie aus.

Riskant sind vor allem Verwringungen der Wirbelsäule beim Heben in gebeugter Haltung. Ein typisches Beispiel hierfür ist das Einladen eines Getränkekastens aus dem Einkaufswagen in den Kofferraum, wobei der Kasten häufig mit krummen Rücken und einer Rotationsbewegung angehoben wird. Wichtig ist hier, dass «en bloc» gedreht wird, d.h., dass der Rumpf mit dem (schweren) Gegenstand gedreht wird. Treten Sie ganz nah z.B. an den Getränkekasten heran, heben Sie ihn mit geradem Rücken aus den Beinen heraus an und drehen Sie sich dann «en bloc» zum Kofferraum. Treten Sie ganz nahe an die Stoßstange heran und setzen Sie das Gewicht mit geradem Rücken und gebeugten Beinen in den Kofferraum ab.

Auch das Tragen von Gegenständen sollte

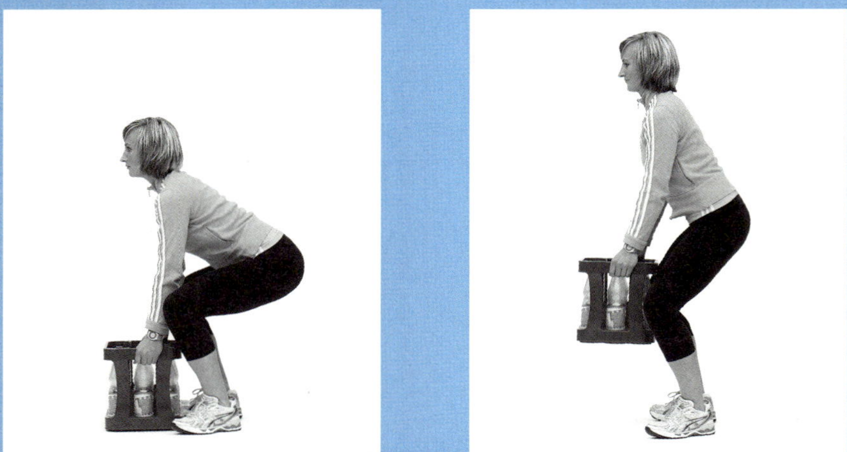

Korrektes Heben eines Getränkekastens
Die Belastung für den unteren Rücken ist bei falschem Heben mit krummem Rücken ca. 3- bis 4-mal so hoch.

immer ganz eng am Körper (mit Körperkontakt) erfolgen. Beim Einkaufen oder auf Reisen empfiehlt sich das Tragen eines Rucksacks, aber auch zwei kleinere und dafür leichtere Einkaufs- oder Reisetaschen oder ein Einkaufswagen bzw. Koffer auf Rollen sind besser als eine schwere Tasche oder ein schwerer Koffer.

Merke:

- Beim Bücken in die Hocke gehen und beim Heben die Last aus den Beinen heraus anheben, das Gesäß ist tief.
- Den Rücken gerade halten.
- Bei Rückenbeschwerden keine schweren Gegenstände heben; Hilfe holen, wenn es zu schwer wird.
- Lasten verteilen und diese dicht am Körper halten.

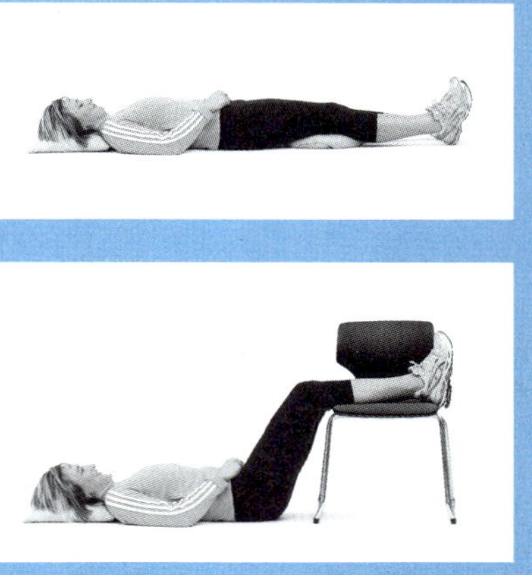

Rückengerechte Liegepositionen

Wie man sich bettet, so regeneriert der Rücken

Im Liegen erfolgt im Wesentlichen die Ernährung der Bandscheibe durch Flüssigkeitsaufnahme aus dem umliegenden Gewebe. Geht man von durchschnittlich acht Stunden Schlaf täglich aus, so verbringt der Mensch ein Drittel seines Lebens im Schlaf oder zumindest liegend. Eine gute Schlafunterlage bildet daher die Voraussetzung für die Entlastung und Regeneration des Rückens und einen erholsamen Schlaf. Die Bauchlage ist für Personen mit Beschwerden im unteren Rücken eher ungünstig, ein dickes Kopfkissen kann Probleme im Halswirbelsäulenbereich verursachen. Günstig ist z.B. auch die Seitlage mit angezogenen Beinen.

Das Aufstehen und Hinlegen erfolgt am besten über die Seitlage mit Abstützen des Armes. Dabei rutschen Sie beim Aussteigen zunächst an die Bettkante. Wenn die Beine nach unten gehen, wird der Oberkörper aufgerichtet, wie bei einem Pendel. Das Hinlegen erfolgt in gleicher Weise über die Seitlage, nur umgekehrt.

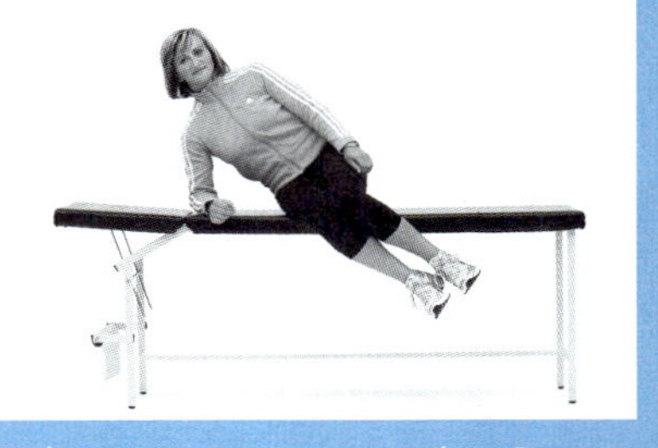

Richtiges Aussteigen aus dem Bett

Rücken und Sport

Sport und gezieltes körperliches Training besitzen sowohl in der Prävention von Rückenbeschwerden als auch bei bereits vorhandenen Beschwerden einen zentralen Stellenwert. Ein spezifisches Training und vielfältige sportliche Bewegungsaktivitäten stärken den Stütz- und Bewegungsapparat und beugen so den degenerativen Veränderungen vor. Durch eine ungeeignete oder übertriebene sportliche Aktivität können hingegen degenerative Prozesse auch gefördert bzw. akute Beschwerden (Verletzungen) wie z.B. Ischiasprobleme oder Muskelverhärtungen hervorgerufen werden.

Eine Einteilung von Sportarten in solche, die den Rücken eher belasten, und solche, die eher förderlich sind, lässt sich pauschal nicht treffen und ist von verschiedenen Faktoren abhängig wie z.B.:

- **körperlicher Zustand ➔** z.B. Muskelkorsett, Vorschädigungen, Körpergewicht, angeborene bzw. erworbene Wirbelsäulenveränderungen oder -deformationen;
- **Technik (Anfänger / Könner) ➔** bei schlechter Technik können auch Sportarten, die die Wirbelsäule bei richtiger Technik wenig belasten, unter Umständen gefährlich sein (z.B. verschiedene Ballsportarten, Gymnastik, Surfen);
- **Trainingsintensität / -umfang / -häufigkeit ➔** bei täglichem Leistungstraining können hohe Belastungen der Wirbelsäule durch Dauerbeanspruchung – auch bei technisch richtiger Durchführung – provoziert werden.

Als rückenfreundlich gilt Funktionsgymnastik, wie sie auch in diesem Buch vorgestellt wird, Angebote im Bereich des Gesundheitssports sowie auch individuell realisierte Aktivitäten wie Walking, Bergwandern, Jogging, Skilanglauf oder Schwimmen (vor allem Kraul und Rückenkraul).

Zu den Sportarten, die für Personen mit Rückenproblemen weniger empfehlenswert sind, gehören jene Sportarten, die kurze schnelle Bewegungen, vor allem auch Drehbewegungen, abrupte Richtungswechsel und schnelle Stopps beinhalten, wie z.B. Tennis, Squash oder Badminton. Bei vorhandenen Rückenbeschwerden sollten entsprechende Sportarten von Anfängern nicht erlernt werden. Wenn die Sportart allerdings bereits seit Jahren durchgeführt wird, empfiehlt sich eine detaillierte Betrachtungsweise: Spielt beispielsweise eine Person mit Rückenbeschwerden einmal pro Woche Tennis, so muss nicht sofort die Forderung nach einem Spielverbot erfolgen. Hier sollten zunächst folgende Fragen gestellt werden: Treten Rückenbeschwerden während oder nach der sportlichen Aktivität auf? Nehmen bereits vorhandene Beschwerden zu, oder liegen am folgenden Tag vermehrt Schmerzen vor? Entsprechende Fragen können bei der Beurteilung jeglicher sportlicher Aktivität gestellt werden. Treten keine Schmerzen oder Schmerzverstärkungen durch den Sport auf, so können Sie diesen Sport in der Regel weiter durchführen, auch wenn er aus Sicht der Rückenbelastung eher als ungünstig einzustufen ist, da auch z.B. psychische Aspekte wie Spaß und Freude an der Bewegung zu berücksichtigen sind (vgl. auch Buskies & Demski 2004).

Folgende 10 Tipps zum rückengerechten Alltagsverhalten und zum Training sollten Sie beherzigen

1. Sorgen Sie für ausreichend Bewegung.
2. Halten Sie den Rücken gerade.
3. Gehen Sie beim Bücken in die Hocke.
4. Heben Sie keine schweren Gegenstände; holen Sie Hilfe, wenn es zu schwer wird.
5. Verteilen Sie die Lasten und halten Sie diese dicht am Körper.
6. Sitzen Sie dynamisch, d. h., verändern Sie die Sitzposition häufig; wechseln Sie zwischen Sitzen, Stehen und Gehen.
7. Stehen Sie dynamisch und strecken Sie die Knie nicht ganz durch.
8. Treiben Sie regelmäßig Sport.
9. Trainieren Sie gezielt regelmäßig die Bauch- und Rückenmuskulatur.
10. Führen Sie regelmäßig ein Entspannungstraining durch.

6. Entspannungstraining – eine Reise zum eigenen Selbst

(Wolfgang Buskies)

Zu den wichtigen Dingen kommt man nicht,
wenn man zuerst die eiligen Dinge erledigt

Eberhard Ewel
(«Haste brings Waste»)

Till Eugenspiegel ging eines schönen Tages mit seinem Bündel an Habseligkeiten zu Fuß zur nächsten Stadt. Auf einmal hörte er, wie sich schnell Hufgeräusche näherten, und eine Kutsche hielt neben ihm.
Der Kutscher hatte es eilig und rief: «Sag schnell – wie weit ist es bis zur nächsten Stadt?»
Till Eulenspiegel antwortete: «Wenn Ihr langsam fahrt, dauert es wohl eine halbe Stunde. Fahrt Ihr schnell, so dauert es zwei Stunden, mein Herr.»
«Du Narr», schimpfte der Kutscher und trieb die Pferde zu einem schnellen Galopp an, und die Kutsche entschwand Till Eulenspiegels Blick.
Till Eulenspiegel ging gemächlich seines Weges auf der Straße, die viele Schlaglöcher hatte. Nach etwa einer Stunde sah er nach einer Kurve eine Kutsche im Graben liegen. Die Vorderachse war gebrochen, und es war just der Kutscher von vorhin, der sich nun fluchend daranmachte, die Kutsche wieder zu reparieren.
Der Kutscher bedachte Till Eulenspiegel mit einem bösen und vorwurfsvollen Blick, worauf dieser nur sagte: «Ich sagte es doch: Wenn Ihr langsam fahrt, eine halbe Stunde ...»

Effekte eines Entspannungstrainings

Wer wünscht sich nicht einen Weg zur Entspannung und inneren Gelassenheit, von Zeit zu Zeit eine Reise zum eigenen Ich, einen «Termin nur mit sich selbst». Entspannungstraining (wir wählen hier den Begriff «Training», um auch die Regelmäßigkeit der Durchführung zu betonen) dient der Regeneration und als Stressschild gegen körperliche und geistige Belastungen, negative Emotionen und Erregungen. Ein zentrales Ziel von Entspannungsverfahren ist das Lösen von Spannungszuständen und die Herstellung eines angenehmen körperlichen und geistigen Gefühls der Ruhe und Entspannung. Auch der Abbau von Ängsten, eine positive Beeinflussung psychosomatischer Beschwerden sowie eine Verbesserung der Lebensqualität durch Entspannungstraining können als gesichert angesehen werden. Spezielle Entspannungstechniken wie z.B. Transzendentale Meditation und Techniken im Yoga gehen über die genannten Entspannungsziele noch hinaus (weitere Informationen zu Entspannungstechniken finden Sie auch bei Hölling/Buskies 2007 und Buskies/Demski 2004). Hier geht es letztlich auch um das Finden des eigenen Weges, die innere Mitte und um die Einheit der individuellen Seele mit der höchsten Seele.

Stress und Entspannung

Nicht die Situation ist entscheidend, sondern die Bewertung der Situation

Der Mensch ist ständig Reizen und Belastungen ausgesetzt. Die Summe solcher bewusst oder unbewusst wahrgenommenen überschwelligen (Reiz-)Einwirkungen wird als Stress bezeichnet. Stress ist nicht grundsätzlich etwas Gesundheitsschädliches oder Negatives, sondern eine Voraussetzung für

Mögliche Effekte eines Entspannungstrainings

- Stressreduktion
- Rasche Entspannung
- Abschalten vom Alltag
- Verbesserung des physischen und psychischen Wohlbefindens
- Gelöstheit und Ausgeglichenheit
- Veringerung von Nervosität/Unruhe/Verspannungen/körperlicher Unausgeglichenheit
- Beschleunigte Regeneration nach physischer und/oder psychischer Belastung
- Verbesserung der Konzentrations- und Leistungsfähigkeit
- Förderung von Ruhe und Gelassenheit
- Distanz gewinnen
- Erhöhte Zufriedenheit
- Frische, Vitalität, Lebensfreude
- Abbau von Ängsten und Aufregung
- Alltagshilfe z.B. bei Prüfungsangst, Unwohlsein etc.
- Lockerung verspannter Muskeln
- Positive Beeinflussung psychosomatischer Beschwerden
- Linderung von Schmerzen (z.B. Kopf-, Nacken-, Rückenschmerzen)
- Entwicklung/Verbesserung des Körpergefühls
- Verbesserung der Lebensqualität

unser Leben, für die lebenserhaltende und lebensförderliche Auseinandersetzung mit biologischen Gegebenheiten und der sozialen Umwelt.

Hiervon zu unterscheiden ist ein psychisch oder physisch nicht zu verarbeitender schädlicher Stress, der in der Regel eine Folge permanenter Anspannungen und Überforderung ist. Die normalen Regenerierungsprozesse (vor allem der Schlaf) reichen nicht mehr zur Erholung aus. Es bleibt immer ein erhöhter Aktivierungszustand. Stressfaktoren können z.B. ständiger Zeitdruck, Angst, Monotonie, Einsamkeit, permanenter Lärm etc. sein. Stress äußert sich in einem subjektiv wahrgenommenen Spannungszustand, den man zwar vermeiden will, aber glaubt nicht ändern oder kontrollieren zu können. Er ist oft auch durch mangelnde Freude gekennzeichnet. Im Sport stellt sich Stress als Übertraining dar. Stress kann auf verschiedene Weise zu Krankheitssymptomen führen und die Entstehung diverser Krankheiten (psychosomatische Störungen etc.) begünstigen. Stress selbst ist zwar noch keine Krankheit, sondern eine Folgeerscheinung einer bestimmten Lebenssituation, das Immunsystem arbeitet aber nicht mehr so gut wie im stressfreien Zustand, sodass hier ein leichterer Zugang zu verschiedenen Krankheiten besteht.

Eine positive Grundhaltung ist von unschätzbarem Wert für die Gesundheit! Ein Mangel an Freude, negative Sichtweisen und Gefühle schwächen auf Dauer das Immunsystem. Räumen Sie daher negativen Gedanken und Gefühlen nicht so viel Platz ein.

Im Rahmen der Phylogenese (Stammesgeschichte) des Menschen kam dem Stress ursprünglich im Kampf um das Dasein eine individuum- und arterhaltende Aufgabe zu, die der Umstellung von Ruhe auf Kampfbedingungen diente. Dies war notwendig bei der Bewältigung von Naturkräften, in der Auseinandersetzung mit wilden Tieren, bei der Nahrungssuche etc. Die Folge dieses Stresses waren körperliche Reaktionen wie eine erhöhte Ausschüttung von Stresshormonen, die Erhöhung der Herzfrequenz und des Schlagvolumens, ein Blutdruckanstieg, eine Vermehrung der Fett- und Zuckerspiegel im Blut, eine Mehrdurchblutung der beanspruchten Muskulatur und eine Verkürzung der Blutgerinnungszeit. Der Körper wurde dadurch in Alarmbereitschaft und auf ein erhöhtes Leistungsniveau versetzt. Die nachfolgende muskuläre Beanspruchung bei unseren Vorfahren (z.B. Kampf oder Flucht) mit einem entsprechend erhöhten Energieverbrauch machte den Stress zu einer physiologischen Reaktion ohne gesundheitlich nachteilige Folgen. Eine Stresssituation im heutigen Leben löst dieselben Reaktionen aus, die anschließende starke muskuläre Beanspruchung fehlt jedoch in der Regel. Der Körper ist also auf Hochleistung oder eine Notfallsituation eingestellt, obwohl man vielleicht nur geistig befürchtet, dass etwas nicht klappt. Dadurch belasten die nicht verbrannten freien Fettsäuren und der Zucker den Organismus. Der periphere Gefäßwiderstand verringert sich nicht wie bei körperlicher Belastung, sodass die Herzbelastung noch längere Zeit stark erhöht ist. Insofern kann Stress auch der Entstehung degenerativer Herz-Kreislauferkrankungen Vorschub leisten.

Eine körperliche bzw. sportliche Aktivierung, auch z.B. als ein «Abreagieren», kann daher im wahrsten Sinne des Wortes entstressend wirken. So ist nach einer sportlichen Tätigkeit fast immer eine Verbesserung der Stimmung und des Wohlbefindens nachweisbar. Richtiges Training wirkt aber nicht nur konkret im Anschluss an eine Stresssituation lösend. Ein guter Ausdauertrainingszustand führt auch bei gegebenen psychischen Stresssituationen zu einer verminderten Stresshormonausschüttung und schützt somit in gewisser Weise vor den Folgen des überfordernden Stresses.

Es gibt verschiedene Möglichkeiten, dem belastenden Stress zu begegnen.

Möglichkeiten der Stressreduktion

1. Regelmäßige Durchführung von Entspannungstechniken wie z.B. Meditation, progressive Muskelrelaxation, etc.
2. Eine psychische Autosuggestion (z.B. indem Belastungen bewusst heruntergespielt und z.B. Probleme nicht so stark gewichtet werden).
3. Eine Änderung der Lebensweise (ruhiger werden, mehr Zeit nehmen, aufhören zu rauchen etc.).
4. Eine bewusste Änderung der Einstellung zur Situation («Wenn ich die Situation nicht ändern kann, kann ich meine Einstellung (Bewertung) der Situation gegenüber verändern»).
5. Eine Vermeidung von Situationen, die erfahrungsgemäß für den Betreffenden vermehrten Stress nach sich ziehen.
6. Ein guter Ausdauertrainingszustand.
7. Ein Abreagieren durch körperliche Aktivität in der konkreten Stresssituation.

Typische Stresssymtome sind Schlafstörungen, Appetitlosigkeit, eine reduzierte Leistungsfähigkeit, Ungeduld (man ist auch ein ganz schlechter Zuhörer) sowie Nervosität und Überreaktionen auch bei nichtigen Anlässen. Der Schlaf führt nicht mehr zur vollständigen Erholungen, und der Körper muss an seine Reserven gehen.

Stresstest – Sind Sie im Stress?

Besonders anfällig für belastenden Stress sind überaktive, extrem leistungsorientierte, perfektionistische, permanent unter Zeitdruck stehende Personen (häufig auch als sog. Typ A-Mensch bezeichnet).

SIND SIE EIN A-TYP?
Machen Sie um die Zahl einen Kreis, die Ihr eigenes Verhalten am ehesten repräsentiert.

Punktezuordnung	0	1	2	3	4	5	6	7	8	9	10	Items 1–6
1. Ich bin wenig wettbewerbs-orientiert	5	4	3	2	1	0	1	2	3	4	5	Ich bin stark wettbewerbs-orientiert
2. Ich kann geduldig warten	5	4	3	2	1	0	1	2	3	4	5	Ich bin ungeduldig beim Warten
3. Ich mache eins nach dem anderen	5	4	3	2	1	0	1	2	3	4	5	Ich versuche, vieles gleichzeitig zu tun
4. Ich nehme das Leben leicht	5	4	3	2	1	0	1	2	3	4	5	Ich schinde mich
5. Ich habe viele außerberufliche Interessen	5	4	3	2	1	0	1	2	3	4	5	Ich habe wenige außerberufliche Interessen
6. Ich bin zufrieden mit meiner Arbeit	5	4	3	2	1	0	1	2	3	4	5	Ich bin ehrgeizig
Punktezuordnung	**10**	**9**	**8**	**7**	**6**	**5**	**4**	**3**	**2**	**1**	**0**	**Items 7–14**
7. Ich komme nie zu spät und leide beim Zuspätkommen	5	4	3	2	1	0	1	2	3	4	5	Ich bin nachlässig mit Terminen
8. Ich nehme vorweg, was andere sagen wollen (unterbreche, beende Sätze für andere)	5	4	3	2	1	0	1	2	3	4	5	Ich bin ein guter Zuhörer
9. Ich bin immer in Eile	5	4	3	2	1	0	1	2	3	4	5	Ich fühle mich nie gehetzt
10. Ich strenge mich sehr an	5	4	3	2	1	0	1	2	3	4	5	Ich bin eher lässig
11. Ich spreche mit Nachdruck	5	4	3	2	1	0	1	2	3	4	5	Ich bin ein bedächtiger Redner
12. Ich wünsche mir einen anerkannten, guten Beruf	5	4	3	2	1	0	1	2	3	4	5	Was andere meinen, ist mir eher gleichgültig
13. ich bin schnell (beim Essen, Gehen usw.)	5	4	3	2	1	0	1	2	3	4	5	Ich tue Dinge eher langsam
14. Ich verstecke meine Gefühle	5	4	3	2	1	0	1	2	3	4	5	Ich drücke meine Gefühle aus

(modifiziert nach Linneweh 1998)

Auswertung

Für die Items 1–6 gilt die Punktezuordnung von 0–10 oben in der Mitte. Wenn Sie z.B. bei Frage 1 die Ziffer 5 links angekreuzt haben, bedeutet dies, dass Sie in keiner Weise wettbewerbsorientiert sind. Gehen Sie von der Ziffer 5 senkrecht nach oben in die Spalte Punktezuordnung – Items 1–6 –. Der Punktewert für diese Frage wäre in diesem Fall null. Notieren Sie den jeweils erreichten Punktwert am linken Rand neben der Frage. Verfahren Sie in gleicher Weise mit allen Fragen bis Nummer 6.

Die Punktezuordnung 10–0 für die verbleibenden Items 7–14 befindet sich vor der 7. Frage. Wenn Sie z.B. bei Frage 7 die Ziffer 5 links angekreuzt haben, bedeutet dies, dass Sie nie zu spät kommen und stets pünktlich sind. Gehen Sie auch hier von der Ziffer 5 senkrecht nach oben in die Spalte Punktezuordnung Items 7–14. Der zugehörige Punktewert für diese Frage wäre in diesem Fall 10. Notieren Sie auch hier den jeweils erreichten Punktewert am linken Rand neben der Frage. Verfahren Sie in gleicher Weise mit allen Fragen bis Nummer 14.

Addieren Sie alle notierten Punkte zu einem Gesamtpunktwert. Je höher der Gesamtpunktwert ist, desto mehr tendieren Sie in Richtung Typ-A-Mensch. Vergleichen Sie Ihre Punktzahl mit der von Ihnen bekannten Personen.

Schauen Sie sich die Items einzeln an, dann wird deutlich, zu welchen konkreten Typ-**A-Verhaltensweisen** Sie selber neigen. Im Wissen um den Grad der «krankhaften Hast» und der einzelnen daran beteiligten Verhaltensweisen sollten Sie den Kampf gegen die Hektik aufnehmen (vgl. Anti-Stress-Verhaltensweisen).

Der Test auf der folgenden Seite hilft Ihnen, schnell einzuschätzen, ob Sie sich in einer aktuellen Stressphase befinden.

Anti-Stress-Verhaltensweisen

- Reagieren Sie überlegt statt impulsiv.
- Treffen Sie realistische Terminvereinbarungen.
- Planen Sie auch Zeiten der Besinnung und Erholung ein.
- Lernen Sie, nein zu sagen – nicht nur bei Terminen.
- Üben Sie, Geduld zu haben.
- Reden Sie nur, wenn es wichtig ist – hören Sie mehr zu.
- Versuchen Sie, sich realistisch zu sehen.
- Achten Sie auf Ihr Aktivierungsniveau, erlernen Sie eine Entspannungstechnik.
- Machen Sie sich so viel Freude wie möglich. Seien Sie jetzt glücklich, Fühlen Sie sich jetzt wohl.
- Führen Sie regelmäßig ein gesundheitsorientiertes Fitnesstraining durch.
- Denken Sie daran, dass Sie in der Bewertung jeder Situation frei sind.
- Die letzten Gedanken vor dem Einschlafen sollten glückliche Gedanken sein.

Stresstest

Hinweise zur Bearbeitung: Bei der Beantwortung der folgenden «Wie oft ...?»-Fragen beziehen Sie sich bitte nur auf die zurückliegenden **vier Wochen**. Unterstreichen Sie bitte nur die für Sie zutreffende Antwort (nie – fast nie – manchmal – ziemlich oft – sehr oft).

1. **Wie oft haben Sie sich wegen etwas Unerwartetem aufgeregt?**
   nie (0) – fast nie (1) – manchmal (2) – ziemlich oft (3) – sehr oft (4)
2. **Wie oft fühlten Sie sich, als hätten Sie die wichtigen Dinge des Lebens nicht im Griff?**
   nie (0) – fast nie (1) – manchmal (2) – ziemlich oft (3) – sehr oft (4)
3. **Wie oft fühlten Sie sich nervös und überbeansprucht?**
   nie (0) – fast nie (1) – manchmal (2) – ziemlich oft (3) – sehr oft (4)
4. **Wie oft waren Sie über Dinge verärgert, die außerhalb Ihrer Kontrolle lagen?**
   nie (0) – fast nie (1) – manchmal (2) – ziemlich oft (3) – sehr oft (4)
5. **Wie oft fühlten Sie, dass Ihnen Schwierigkeiten über den Kopf wachsen und Sie sie nicht überwinden können?**
   nie (0) – fast nie (1) – manchmal (2) – ziemlich oft (3) – sehr oft (4)
6. **Wie oft hatten Sie genug Selbstvertrauen, die persönlichen Probleme in den Griff zu bekommen?**
   nie (4) – fast nie (3) – manchmal (2) – ziemlich oft (1) – sehr oft (0)
7. **Wie oft fühlten Sie, dass sich die Dinge in Ihre Richtung entwickeln?**
   nie (4) – fast nie (3) – manchmal (2) – ziemlich oft (1) – sehr oft (0)
8. **Wie oft waren Sie in der Lage, Ärger in Ihrem Lebensumfeld zu kontrollieren?**
   nie (4) – fast nie (3) – manchmal (2) – ziemlich oft (1) – sehr oft (0)
9. **Wie oft fühlten Sie, dass Sie über den Dingen stehen?**
   nie (4) – fast nie (3) – manchmal (2) – ziemlich oft (1) – sehr oft (0)
10. **Wie oft fühlten Sie sich, als ob Sie nicht Schritt halten könnten mit all den Dingen, die Sie zu tun hatten?**
    nie (0) – fast nie (1) – manchmal (2) – ziemlich oft (3) – sehr oft (4)

Auswertung: Addieren Sie die Ziffern hinter den angekreuzten Antworten. Das führt zu einem Wert, der zwischen null und 40 liegt. Je größer die Zahl, desto höher die Stressbelastung. Vergleichen Sie Ihre Zahl mit den folgenden Durchschnittswerten.

- GESCHLECHT: Männer: 12,1 Frauen: 13,7
- FAMILIENSTAND: verheiratet u. Ä.: 12,4 verwitwet: 12,4 single: 14,1 geschieden: 14,7 getrennt: 16,6
- ALTER. 18–29: 14,2 30–44: 13,0 45–54: 12,6 55–64: 11,9 > 64: 12,0

(Der Spiegel 38/1999)

Bitte denken Sie immer daran: Letztlich bestimmt immer unser eigenes Denken, ob wir glücklich sind oder nicht oder ob wir im Stress sind oder nicht. Es sind nicht so sehr die äußeren Umstände.

Die Ursache von Stress und psychischen Spannungen ist also letztlich negatives Denken. Stress entsteht im Kopf – weil man Situationen als belastend bewertet. Entscheidend ist primär nicht die Situation, sondern wie wir diese Situation subjektiv beurteilen. Ob sie als besser oder schlechter bewertet wird, entscheidet letztlich jeder für sich.

Einteilung von Entspannungstechniken

«Wer sich nicht wohlfühlt, denkt nicht das Richtige»

Entspannungstraining ist ein wichtiger Baustein im Rahmen des gesundheitsorientierten Fitnesstrainings. Es kann mit seinen positiven Auswirkungen auf Geist und Körper mittels verschiedener Techniken bewusst herbeigeführt werden. Man unterscheidet zwischen Fremd- und Selbstbeeinflussungsverfahren. Der Vorteil der Selbstbeeinflussungsverfahren besteht darin, dass man nicht von anderen Personen abhängig ist. Die Selbstbeeinflussungsverfahren lassen sich in systematisch lehrbare und nicht systematisch lehrbare Verfahren unterteilen.

In diesem Buch beschreiben wir Entspannungstechniken, die für jeden Einzelnen leicht umsetzbar und erlernbar sind und zu vielfältigen positiven Entspannungseffekten führen.

Tipps für die Durchführung von Entspannungstraining

Bevor Sie eine Entspannungstechnik durchführen, sollten Sie einige grundsätzliche Empfehlungen beachten, die für alle Entspannungstechniken gelten.

Einteilung der Entspannungstechniken

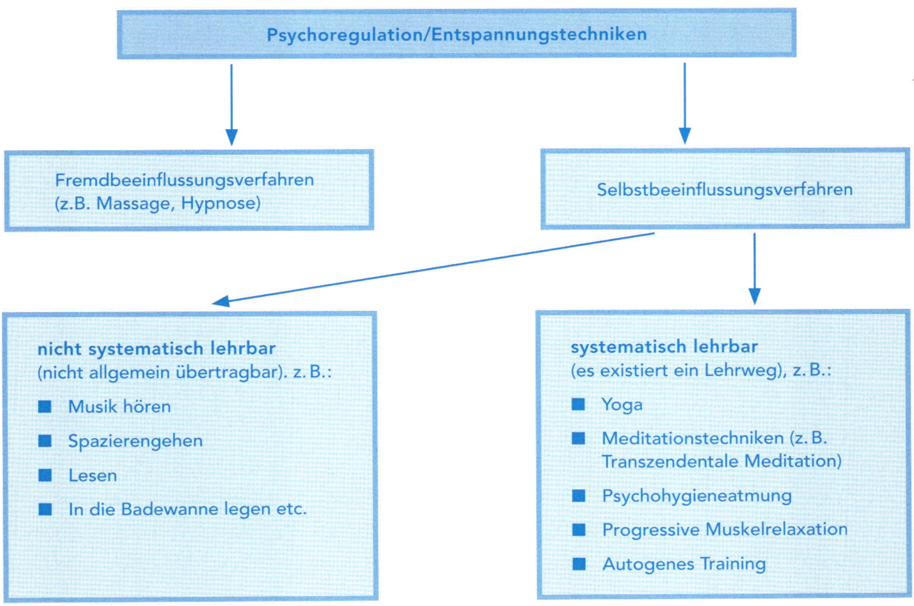

Empfehlungen für das Entspannungstraining

- Achten Sie darauf, dass Sie genügend Zeit für die Entspannung haben. Sie sollten wissen, dass Sie in Ihrer Entspannungszeit nicht gestört werden. Unter Zeitdruck ist ein Entspannungstraining beeinträchtigt. Außerdem sollten Sie die richtige Einstellung haben, sich auch entspannen zu wollen.
- Führen Sie das Entspannungstraining nicht mit vollem Magen durch.
- Wählen Sie einen ruhigen Ort («Insel der Stille») mit einer angenehmen Temperatur. Die Entspannung ist erschwert, wenn es zu kühl für Sie ist (keine Zugluft).
- Nehmen Sie eine bequeme Körperlage ein. In der Regel ist dies der Schneidersitz, Yogasitz oder die Rückenlage, wobei hier die Fußspitzen locker nach außen fallen. Die Arme liegen neben dem Körper, Daumen und Handinnenflächen zeigen nach oben. Sie können auch Nacken und Beine unterpolstern.
- Lösen Sie einengende Kleidungsstücke und legen Sie Gürtel oder Brille ab.
- Schließen Sie Ihre Augen.
- Atmen Sie in den Bauch (die Bauchdecke hebt und senkt sich).
- Sie können Ihre Entspannung auch immer mit dem gleichen Startsignal eröffnen, z. B. indem Sie bei der Einatmung die Kälte in der Nase spüren und beim Ausatmen die Wärme.
- Beachten Sie Störfaktoren von außen nicht. Die Geräusche werden zwar wahrgenommen, sie stören jedoch nicht. («Die Geräusche gehen in ein Ohr hinein und aus dem anderen Ohr wieder heraus.»).
- Es kann sein, dass Sie beim Üben Ihrer Entspannungstechnik einschlafen. Bitte beachten Sie, dass dies nicht das Ziel von Entspannungstechniken ist. Es zeigt Ihnen nur, dass Sie ein Schlafdefizit haben.
- Die Entspannung wird oft mit dem «Zurücknehmen» beendet. Ballen Sie hierzu am Ende der Entspannung wiederholt die Hände zur Faust, beugen und strecken Sie die Arme und räkeln Sie sich. Atmen Sie dabei tief ein und aus und öffnen Sie dann langsam die Augen. Das «Zurücknehmen» wird durchgeführt, um den Kreislauf vor dem Wiedereintritt in den Alltag wieder etwas stärker zu aktivieren.
- Beim Einstieg in ein Entspannungsverfahren ist es oft hilfreich, wenn Sie ein Übungsprotokoll über Ihre Zeit der Stille anlegen, indem Sie sich Empfindungen, Vorkommnisse, Störungen etc. notieren. Ein wichtiger Lerneffekt dabei ist auch, Worte für die gemachten Körpererfahrungen zu finden.
- Entspannung ist eine Fähigkeit, die erlernt und perfektioniert werden kann. Trainieren Sie regelmäßig, möglichst täglich.
- Entspannungstechniken müssen erlernt werden (z. B. Psychohygieneatmung, progressive Muskelrelaxation). Die erwähnten Entspannungstechniken können Sie zwar auch autodidaktisch erlernen, es ist jedoch leichter, dies unter fachlicher Anleitung in einem Entspannungskurs (z. B. an Volkshochschulen, Yogazentren etc.) zu tun.
- Das Entspannungstraining sollten Sie täglich einige Minuten durchführen. Ein guter Ausdauertrainingszustand oder eine kräftige Muskulatur können Sie auch nicht durch sporadisches Training erzielen. Das Gleiche gilt für jederzeit bewusst herbeigeführte Entspannungszustände. Es ist sinnvoll, dass Sie für das Training einen festen Platz in Ihrem Tagesablauf einplanen (Tagesroutine), am besten wählen Sie immer die gleiche Tageszeit.

- Einen Teil der Entspannungsverfahren können Sie auch mit selbst gewählter Entspannungsmusik unterstützen.
- Bewegung und Entspannung gehören beide zum Wohlbefinden; Entspannung ist nichts Geheimnisvolles oder Mystisches, sondern ein ganz natürlicher Vorgang, der genauso wie Bewegung gelernt werden kann.

Was passiert beim Entspannungstraining?

Während der Entspannung können Sie verschiedene physische und psychische Effekte unmittelbar wahrnehmen. Vermeiden Sie aber, etwas Bestimmtes fühlen zu wollen. Gehen Sie nicht mit einer speziellen Erwartung in die Entspannung, bleiben Sie gelassen.

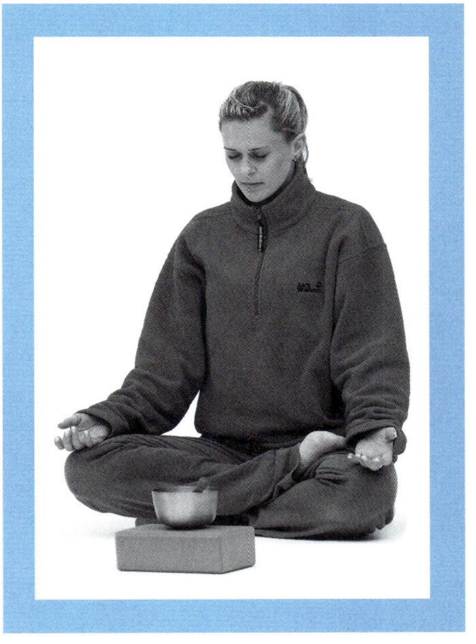

Die dargestellten Effekte unterliegen im Wesentlichen dem vegetativen Nervensystem. Im Gegensatz z.B. zum Heben des Armes, was willkürlich durch Muskelkraft möglich ist, sind viele der untengenannten Effekte nicht direkt durch einen gedanklichen Befehl zu erreichen. Es ist also nicht möglich, zu sich selbst zu sagen «Speichel fließ» oder «Herz schlage langsamer». Die gewünschten Reaktionen stellen sich dabei nicht ein.

Mögliche wahrnehmbare körperliche Effekte während der Entspannung

- Abnahme der Herzfrequenz
- Abnahme der Atemfrequenz
- Vergrößerte Atemtiefe
- Verringerung der Muskelspannung (Tonus)
- Schwere- oder Wärmeempfindungen in verschiedenen Körperbereichen
- Stärkerer Speichelfluss
- Schmerzreduktion
- Wahrnehmung von Licht oder Farben
- Beruhigung des Geistes
- Verringerung der Aufnahmefähigkeit von Außenreizen – man hört viele Dinge während der Entspannung nicht mehr
- Körperliche und geistige Frische nach Beendigung

Das vegetative Nervensystem und die entsprechenden Reaktionen lassen sich aber über die gedankliche Vorstellung beeinflussen. Machen Sie doch einmal folgendes kleines Experiment. Stellen Sie sich vor, vor Ihnen auf dem Tisch liegt eine große, saftige, leuchtend gelbe Zitrone. Sie schneiden die saftige Zitrone mit einem Messer in zwei Hälften, etwas Zitronensaft fließt auf den Tisch. Jetzt teilen Sie eine Zitronenhälfte noch einmal, nehmen sich ein Viertel und lutschen das saftige Zitronenfleisch aus der Schale. Der Saft und das Fruchtfleisch laufen Ihnen an den Mundwinkeln herunter, und Sie lutschen noch einmal nach …

Haben Sie gemerkt, wie Sie im Mund etwas Speichel produziert haben? Dieser Speichelfluss wäre noch intensiver gewesen, wenn Sie die Zitrone bei geschlossenen Augen «ausgelutscht» hätten. Sie haben bei diesem kleinen Experiment Ihr vegetatives Nervensystem durch die Vorstellung von etwas beeinflusst. In gleicher Weise können Sie z.B. auch auf Ihren Herzschlag einwirken, indem Sie sich einmal eine sehr aufregende, spannende Situation vorstellen (die Herzfrequenz steigt) oder eine sehr beruhigende Situation (die Herzfrequenz sinkt). Jetzt haben Sie in etwa eine Vorstellung davon, wie Sie auch über Entspannungsverfahren Einfluss auf körperliche und psychische Aspekte nehmen können.

Lenkung der Aufmerksamkeit

Bei den meisten Entspannungstechniken wird die Aufmerksamkeit nach innen gelenkt. Beim Erlernen von Entspannungsverfahren ist daher ein zusätzliches Training zur Zentrierung der Aufmerksamkeit sinnvoll. Bei der folgenden Übung kommt es zu einer bewussten Lenkung der Aufmerksamkeit, einmal nach außen (was kann ich hören?), anschließend nach innen (was geht in meinem Körper vor?), dann wieder nach außen usw. Wenn Sie die Übungshinweise gelesen haben, führen Sie die Übung bitte mit geschlossenen Augen durch.

Pendelübung für die Lenkung der Aufmerksamkeit im Liegen oder Sitzen

1. Achten Sie zunächst auf die Geräusche, die Sie hören können. Versuchen Sie, nur die Geräusche wahrzunehmen. Sie können sich auch das deutlichste der verschiedenen Geräusche auswählen und sich eine Weile darauf konzentrieren. Wenn der Geist abschweift, führen Sie ihn wieder zu dem Laut. Anschließend können Sie versuchen, ein leiseres Geräusch wahrzunehmen. Konzentrieren Sie sich für ca. 1–2 Minuten auf die Geräusche.
2. Jetzt wechseln Sie mit ihrer Aufmerksamkeit. Achten Sie nun immer nur auf die Vorgänge in Ihrem Körper (im eigenen Leib), zum Beispiel die Mitbewegung des Bauches beim Atmen oder Wärmeempfindungen in Händen und Füßen (ca. 1–2 Minuten). Beobachten Sie in Gedanken nur Ihren Körper.
3. Jetzt konzentrieren Sie sich wieder für 1–2 Minuten auf die Geräusche, die Sie hören können.
4. Anschließend lenken Sie noch einmal für 1–2 Minuten die Aufmerksamkeit auf Ihren Körper.

Beim Erlernen von Entspannungstechniken ist es hilfreich, Gedanken bewusst stoppen und seine Konzentration auf die Bereiche (z.B. Atmung) richten zu können, die bei dem entsprechenden Entspannungsverfahren relevant sind. Sie können die Übungen zur Lenkung der Aufmerksamkeit sowohl zu Beginn des Entspannungstrainings als auch unabhängig davon zwischendurch durchführen.

Atementspannung

Bei vielen Entspannungsmethoden steht die Atmung im Mittelpunkt. Bereits die Konzentration auf eine ruhige, gleichmäßige Bauchatmung (das bewusste Erleben und Wahrnehmen des Atmens) zieht viele positive Entspannungseffekte nach sich. Die Atmung hängt auch von Ihrem psychischen Zustand ab. Sind Sie ärgerlich oder ängstlich, werden Sie flach, schnell und unregelmäßig atmen. Wenn Sie jedoch entspannt oder tief in Gedanken versunken sind, verlangsamt sich Ihre Atmung.

Führen Sie hierzu noch einmal ein kleines Experiment durch:

Halten Sie für einen Augenblick inne und lauschen Sie konzentriert dem leisesten Geräusch im Raum, in dem Sie sich befinden. Sie werden festgestellt haben, dass sich durch die Konzentration Ihre Atmung verlangsamt hat oder Sie kurzzeitig sogar gar nicht geatmet haben. Da sich also der Geisteszustand in der Atmung widerspiegelt, sollte es auch möglich sein, durch Atemkontrolle den Geist zu kontrollieren.

Die folgenden drei Techniken sind einfache Verfahren, die auch ohne Lehrer mit Hilfe des Buches erlernt werden können. Sie können beim Entspannungstraining anfangs das Buch aufgeschlagen lassen, bis Sie die Kernsätze verinnerlicht haben.

Sekundenentspannung

Eine sehr wirkungsvolle Methode, sich in Stresssituationen wieder etwas zu beruhigen, ist das tiefe Ausatmen. Atmen Sie dabei dreimal lange und tief aus. Stellen Sie sich dabei jedes Mal vor, dass ganz sanft und sacht ein Blatt vom Baum zum Boden schwebt. Dieser einfache kleine Trick nimmt vielen Situationen die Spannungsspitze und führt sofort zu einem verringerten Aktivierungsniveau. Die Sekundenentspannung können Sie mehrmals am Tag anwenden.

Einfache Atementspannung

- Ich richte meine Aufmerksamkeit auf eine ruhige, gleichmäßige Bauchatmung.
- Mein Atem fließt gleichmäßig durch den Körper.
- Mit jeder Ausatmung fließt noch mehr Stress zum Boden ab, ich entspanne mit jeder Ausatmung noch tiefer, ich lasse noch mehr los.
- Ich halte keinen Gedanken fest, ich bewerte keinen Gedanken. Die Gedanken ziehen vorbei wie Wolken am Himmel (Gedanken fallenlassen).
- Mein Gesicht ist ganz entspannt und gelöst, meine Stirn ist glatt, meine Wangen sind glatt, meine Kopfhaut ist entspannt.
- Alle Anspannung, die vielleicht noch im Gesicht ist, fließt ab, hin zum Boden.

- Mein Kopf ist klar und frei.
- Mit jeder Ausatmung sinke ich immer tiefer.
- Ich bin vollkommen ruhig, entspannt und gelassen.
- Ich gebe mich dem Gefühl der Ruhe hin.

Beenden Sie die Entspannung durch «Zurücknehmen» (Hände wiederholt zu Fäusten ballen usw.)

Variation/Ergänzung: Versuchen Sie zwischendurch, die Ausatemluft in angespannte Körperteile «fließen zu lassen». Stellen Sie sich dabei vor, dass Sie in das entsprechende Körperareal ausatmen.

Psychohygiene-Atmung

Neben einfachen Formen der Entspannung werden häufig auch spezielle Atemtechniken zur Entspannung und Stressbewältigung eingesetzt.

Für die leicht und schnell zu erlernende Psychohygiene-Atmung nach Lindemann (1995) führen Sie zunächst bitte kurz folgende Beobachtungsaufgabe durch:

Setzen Sie sich bequem hin oder legen Sie sich auf den Rücken. Beobachten Sie nun Ihre Atmung, ohne aktiv einzugreifen, und beantworten Sie sich folgende Fragen:

1. Atme ich durch die Nase oder den Mund?
2. Atme ich in die Brust oder in den Bauch? Sie können hierzu eine Hand auf den Bauch und eine Hand auf die Brust legen, um zu sehen, wo die Hauptatembewegung stattfindet.
3. Wie oft atme ich pro Minute? Benutzen Sie hierzu eine Uhr. Als ein Atemzug gilt eine Ein- und Ausatmung.
4. Ist die Ausatmung oder die Einatmung länger?
5. Gibt es im Anschluss an die Ein- oder Ausatmung eine Atempause?

Vergleichen Sie nun Ihre Antworten mit der **Technik der Psychohygiene-Atmung** (vgl. Kasten unten).

Beim Vergleich Ihrer natürlichen Atmung mit der Psychohygiene-Atmung werden Sie festgestellt haben, dass Sie schon automatisch die meisten oder sogar alle Technikmerkmale der Atmung richtig durchführen. Sollen Sie bei ein oder zwei Punkten anders geatmet haben, dann legen Sie hier während der Entspannung einen Beobachtungsschwerpunkt.

Merkmale der Psychohygiene-Atmung	
Atemweg:	Es wird durch die Nase ein- und ausgeatmet (sofern möglich) – sollte eine Verstopfung der Nase vorliegen, können Sie auch durch den Mund atmen.
Atembewegung:	Es wird eine Bauchatmung durchgeführt.
Atemrhythmus:	Die Ausatmung ist länger als die Einatmung. Es folgt eine deutliche Atempause nach der Ausatmung. Der Übergang von Einatmung und Ausatmung ist fließend.

Jetzt beginnen wir mit der eigentlichen Technik, die darin besteht, die Ausatemphase auf ganz sanfte Weise ein kleines bisschen zu verlängern.

Beginnen Sie die Atementspannung mit einer vertieften Ausatmung. Danach warten Sie ab, bis die Einatmung von allein einsetzt. Versuchen Sie dann, die Ausatmung ganz sanft zu verzögern, also etwas zu verlängern, den Atem im Bauchraum zu spüren. Es reicht, wenn Sie zunächst z.B. nur einen Atemzug pro Minute weniger durchführen als in der normalen Ruhephase. In die Einatmung greifen Sie nicht bewusst ein, lassen Sie sie einfach geschehen. Sollte die Einatmung sich unbewusst verändern, so ist das in Ordnung. Bei der Verlängerung der Ausatmung, sollten Sie nicht versuchen, etwas zu erzwingen. Der im Yoga auch als *langhana* bezeichnete Rhythmus verlängert die Ausatmung und bevorzugt das Anhalten des Atems in der Atemleere.

Beim Erlernen der Methode können Sie zur Erleichterung für die verlängerte Ausatmung folgende Möglichkeiten nutzen:

- Zählen Sie bei der Ein- und Ausatmung in Gedanken mit (zählen Sie bei der Ausatmung deutlich länger),
- oder stellen Sie sich vor, Sie sitzen vor einer brennenden Kerze, wobei Sie so sanft ausatmen, dass Sie die Kerze nicht ausblasen,
- oder stellen Sie sich vor, Sie liegen auf einer Luftmatratze im warmen Meerwasser, die Welle kommt und spült Sie sanft nach oben (Einatmung); dann fließt die Welle ganz, ganz langsam wieder ab und trägt Sie wieder nach unten ins Wellental (Ausatmung).

Als Übungsdauer reichen anfangs ca. 5–10 Minuten. Ein großer Vorteil der Methode liegt darin, dass sie leicht erlernbar und in jeder Körperlage anwendbar ist.

Diese Grundübung der Psychohygiene-Atmung kann später noch durch die *Wärmeübung* erweitert werden. Hierbei lassen Sie Ihre verlängerte Ausatmung gedanklich in unterschiedliche Körperteile fließen, die Sie sich dabei vergegenwärtigen. Gehen Sie mit Ihrer bewussten Aufmerksamkeit zu diesem Körperteil.

- Rechte Hand, Handinnenfläche, Finger,
- linke Hand, Handinnenfläche, Finger
- linke Schulter, rechte Schulter, Schulter-Nacken-Gebiet,
- Leibmitte,
- rechter Oberschenkel, Kniekehle, Fuß, Fußsohle, große Zehe,
- linker Oberschenkel, Kniekehle, Fuß, Fußsohle, große Zehe,
- Leibmitte.

Lassen Sie jeweils zwei Atemzüge in einen Körperteil fließen. Bei der verlängerten Ausatmung in die verschiedenen Körperpartien spüren Sie Eigenwärme, strömend, trocken und warm, als ob jemand dorthin hauchte. Sie können zwischen die Beatmung der einzelnen Körperteile auch Autosuggestionsformeln einbauen. Lösen Sie die Aufmerksamkeit dann vom entsprechenden Körperteil und denken Sie – bevor Sie zur nächsten Körperregion gehen – jeweils zweimal folgende Formel:

Ich bin vollkommen ruhig und gelassen

Richten Sie hierbei Ihre Aufmerksamkeit vollständig auf diese Formel. Stellen Sie sich die Worte z.B. auf einer Tafel geschrieben vor und versuchen Sie, die Worte bei sich selbst sofort in die Tat umzusetzen.

Ich bin – Einatmung

vollkommen ruhig und gelassen – Ausatmung (noch mehr entspannen, noch mehr gelassen sein, vielleicht mit einem leichten Lächeln auf dem Gesicht).

Der folgende Text soll Ihnen den Einstieg in die Wärmeübung mit Autosuggestion erleichtern. Die Übungsdauer beträgt ca. 10 Minuten.

Psychohygiene-Atmung mit Eigenwärmeübung

Entspannungsposition einnehmen:

- Schultern heben und fallen lassen, kontrollieren, ob man bequem/entspannt sitzt oder liegt.

Sammlung:

- Augen schließen. Bei der Einatmung spüren Sie Kühle in der Nase, bei der Ausatmung die Wärme.

Übung:

- *Ich bin vollkommen ruhig und gelassen. (2-mal)*
- Ich fühle meine **rechte Hand** – verlängerte Ausatmung dorthin fließen lassen – rechte Hand fühlt Eigenwärme. **Handinnenfläche** fühlt Eigenwärme – strömend trocken und warm – besonders bei der Ausatmung strömend trocken und warm. **Finger** fühlen Eigenwärme – trocken warm.
- *Ich bin vollkommen ruhig und gelassen. (2-mal)*
- Ich fühle meine **linke Hand** – linke Hand fühlt Eigenwärme. **Handinnenfläche** fühlt Eigenwärme – wenn ich die verlängerte Ausatmung dorthin fließen lasse – strömend – und trocken warm. **Finger** fühlen Eigenwärme – trocken warm.
- *Ich bin vollkommen ruhig und gelassen. (2-mal)*
- Ich lasse die warme Ausatmungsluft in die **linke Schulter** fließen – Eigenwärme wird fühlbar. Die warme Ausatmungsluft fließt in die **rechte Schulter** – angenehme Wärme tritt ein. Schulter-Nacken-Gebiet entspannt. Nacken fühlt Eigenwärme – als ob jemand dorthin hauchte.
- *Ich bin vollkommen ruhig und gelassen. (2-mal)*
- **Kopfhaut** entspannt – Stirn glatt – Augenlieder ruhig – Gesichtszüge entspannt – Kaumuskeln, Unterkiefer locker und gelöst.
- *Ich bin vollkommen ruhig und gelassen. (2-mal)*
- Ich lasse die verlängerte Atmung in die **Leibmitte** fließen – strömende Wärme tritt auf – Leibmitte bei der Ausatmung strömend warm – strömend warm.
- *Ich bin vollkommen ruhig und gelassen. (2-mal)*
- Ich spüre den **rechten Oberschenkel** entspannt – **Kniekehle** fühlt, wenn ich die verlängerte Ausatmung dorthin fließen lasse – strömende Wärme. **Rechter Fuß** fühlt Eigenwärme – angenehm warm. **Fußsohle** fühlt Eigenwärme, wenn ich die Ausatmung dorthin fließen lasse – strömend und trocken warm – strömend und trocken warm. **Große Zehe** strömend warm.
- *Ich bin vollkommen ruhig und gelassen. (2-mal)*
- Ich spüre den **linken Oberschenkel** entspannt – **Kniekehle** fühlt, wenn ich die verlängerte Atmung dorthin fließen lasse – strömende Wärme. **Linker Fuß**

fühlt Eigenwärme – angenehm warm. **Fußsohle** fühlt Eigenwärme, wenn ich die Ausatmung dorthin fließen lasse – strömend und trocken warm. **Große Zehe** strömend warm.

- *Ich bin vollkommen ruhig und gelassen. (2-mal)*
- Ich lasse die Ausatmung in die **Leibmitte fließen** – Leibmitte fühlt Eigenwärme – bei der Ausatmung strömend warm – strömend warm. Ich gebe mir meine Vorsätze in die Leibmitte, z. B.:
  - *«Ich fühle mich völlig wohl in meiner Haut.» (2-mal)*
  - *«Ich bleibe vollkommen ruhig und gelassen.» (2-mal)*

Zurücknehmen:

- Recken – Strecken – Dehnen – Gähnen – Augen auf

Prānāyāma – das ausgeglichene Atmen

Prānāyāma wird allgemein als Atemkontrolle oder Atembeherrschung definiert. «Prana» bedeutet Atem, aber auch Lebensenergie oder Lebenskraft. Ihr chinesisches Äquivalent ist das Chi. Über die Beherrschung von Prana lässt sich auch der Geist beherrschen.

Das Wort «yāma» bedeutet Kontrolle, das Wort «āyāma» wird als Erweiterung oder Ausdehnung beschrieben. In diesem Sinne bedeutet Prānāyāma nicht nur die Atemkontrolle, sondern die Ausdehnung von Prānā oder der Lebensenergie. Prānāyāma stabilisiert den Atem, beruhigt den Geist und hilft Ihnen, innerlich zur Ruhe zu kommen. Da der Geist und die Atmung eng miteinander verbunden sind, stellt das Prānāyāma eine sehr gute Vorbereitung und Einstimmung auf eine sich anschließende Meditation dar (vgl. Hölling/Buskies 2007).

Die verschiedenen Prānāyāma-Techniken können somit als Methode verstanden werden, die Lebenskraft zu aktivieren und zu regulieren, Blockaden zu lösen und ein höheres Energieniveau zu erlangen. Sie schaffen einen Ausgleich zwischen linker und rechter Gehirnhälfte, harmonisieren das Nervensystem und koordinieren so die unterschiedlichen Funktionen von Körper und Geist.

Normalerweise sollten die Prānāyāma-Techniken von einem erfahrenen und kompetenten Lehrer vermittelt werden. Die folgende Übung ist jedoch als Einstieg sehr einfach und kann daher auch ohne große Schwierigkeiten selbst aus dem Buch übernommen werden. Zum Erlernen beträgt die Übungszeit zunächst ein bis zwei Minuten und kann später auf fünf Minuten erweitert werden.

Die Aufmerksamkeit liegt auf der Atmung. Mit der Aufmerksamkeit, der Verinnerlichung, breitet sich Ruhe aus.

1. Setzen Sie sich bequem auf einen Stuhl, sodass Sie mit geradem Rücken aufrecht sitzen können. Um die Atmung nicht zu beeinträchtigen, sollten Sie sich bei der Durchführung des Prānāyāma möglichst nicht zurücklehnen. Schließen Sie dann die Augen, und lassen Sie Ihren Geist zur Ruhe kommen.
2. Wenn Sie ein wenig zur Ruhe gekommen sind, legen Sie den Daumen Ihrer rechten Hand an das rechte Nasenloch und den Ringfinger an das linke Nasenloch.
3. Verschließen Sie mit dem Daumen zuerst die rechte Nasenöffnung und atmen Sie durch die linke Nasenöffnung aus. An-

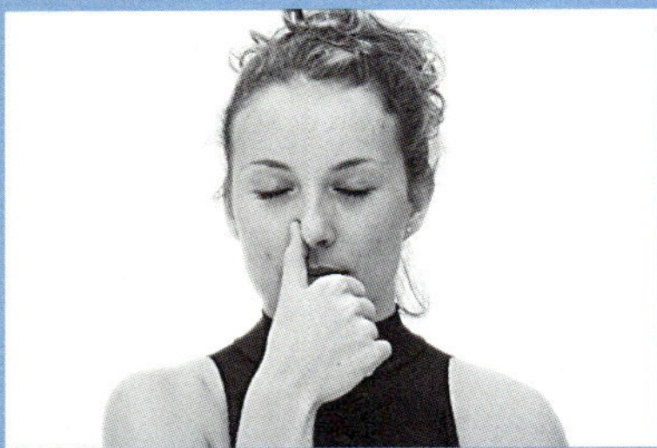

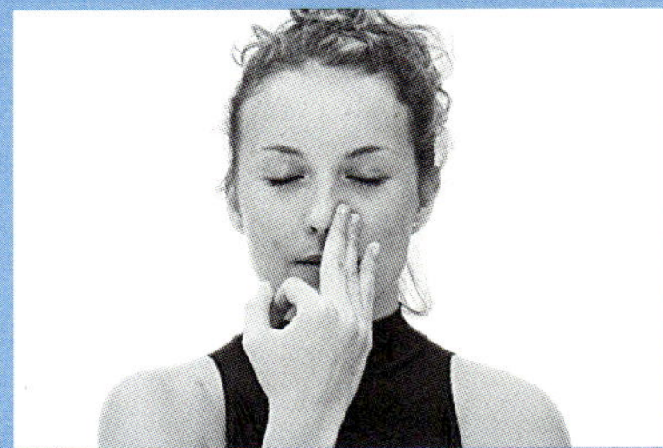

schließend atmen Sie leicht durch die linke Nasenöffnung ein (siehe Bild).

4. Jetzt verschließen Sie die linke Nasenöffnung mit dem Ringfinger der gleichen Hand und atmen Sie rechts aus (siehe Bild). Danach atmen Sie durch die rechte Nasenöffnung wieder ein.
5. Atmen Sie auf diese Weise immer im Wechsel. Atmen Sie natürlich und versuchen Sie nicht, weiter bewusst in die Atmung einzugreifen. Lassen Sie den Atem von alleine kommen und gehen. Die Atmung ist dabei tief und lautlos. Sie haben das Gefühl, nicht mehr nur Luft, sondern die Energie einzuatmen. Wenn es Mühe macht, den rechten Arm zu halten, kann dieser mit der linken Hand unterstützt werden.
6. Beenden Sie die Atemübung, indem Sie links noch einmal einatmen und dann durch beide Nasenlöcher ausatmen. Danach bleiben Sie noch ein bis zwei Minuten lang bequem mit geschlossenen Augen sitzen.

Bei dieser Atemübung sollten Sie jede Anstrengung vermeiden. Wenn Sie in der Lernphase zwischenzeitlich kurz das Bedürfnis haben, durch den Mund zu atmen, so ist das in Ordnung. Bei aufkommendem Schwindelgefühl oder keuchendem Atem sollten Sie die Atemübung kurz beenden, bis Sie sich wieder gut und gelassen fühlen.

Atem- und Achtsamkeitsübungen für jeden Tag

Die folgenden kurzen Atem- und Achtsamkeitsübungen dauern nur 1–3 Minuten. Sie bewirken, dass wir in den Augenblick, das Jetzt, in die Gegenwart zurückgeführt werden und führen rasch zu einem ruhigeren Geisteszustand.

Suchen Sie sich doch für jede Woche eine der unten aufgeführten Affirmationen als Wochenmotto aus, das Sie dann in dieser Woche täglich anwenden.

- Verbinde dein Ein- und Ausatmen. Atme, zehnmal tief auf diese Art. Achte auf den Energiefluss in deinem Körper.
- Ich atme Gesundheit.
- Gehe langsam vier Schritte und atme ein, dann halte den Atem vier Schritte an und dann vier Schritte aus.
- Der Atem verbindet Geist und Körper. Atme tief, ganz bewusst und werde eins mit dir.
- Atme tief, schau dich um und nimm wahr.

- Ich atme, ich atme, ja ich atme, ganz tief.
- Stell dir etwas Schönes vor und atme es ein, ganz tief und dann nochmal.
- Ich atme tief und komme mit jedem Atemzug meinem Ziel näher.
- Atme ein, lass dabei Licht in jede deiner Poren strömen. Atme aus, erfülle jede Zelle mit diesem Licht.
- Atme Freude ein, strahle Freude aus, atme Freude ein ...
- Atme eine schwebende Wolke ein, fliege mit ihr.
- Folge dem Atem, beeinflusse ihn nicht.
- Atme bewusst, Energie durchströmt dich.
- Atme tief, Freude erfüllt dich.
- Ich atme langsam und achte auf den Atem.
- Atme so, als würdest du die Sonnenstrahlen tief in dein Herz einatmen.
- Denke: Alles ist gut, jeder Augenblick ist vollkommen.
- Denke: Alles Gute kommt zu mir.
- Wie würde es sich anfühlen ... wenn du beim Einatmen immer «Loslassen» denken würdest? Spüre 2–3 Minuten hin.
- Wie würde es sich anfühlen, wenn du deine Aufmerksamkeit auf die positiven Gefühle in deinem Innern legst und eine Minute lang lächelst?
- Wie würde es sich anfühlen ... wenn du dich gelegentlich mit den Augen aus deinem Hinterkopf heraus umschauen würdest? Spüre 2–3 Minuten hin.
- Wie würde es sich anfühlen ... wenn du 5-mal am Tag lächeln würdest – grundlos?
- Wie würde es sich beim Sitzen anfühlen ... wenn dein Haupt eine königliche Juwelenkrone tragen würde? Spüre 2–3 Minuten hin.
- Wie würde es sich beim Sitzen anfühlen ... wenn dein Beckenboden mit jedem Einatmen wärmer werden würde? Spüre 2–3 Minuten hin.
- Wie würde es sich beim Sitzen anfühlen ... wenn du durch die Rippen ein- und ausatmen könntest? Spüre 2–3 Minuten hin.
- Wie würde es sich beim Sitzen anfühlen ... wenn du dich schnell an all die Dinge erinnerst, für die du dankbar sein kannst? Spüre 2–3 Minuten hin.

Lichtmeditation

Legen Sie sich flach auf den Rücken. Winkeln Sie die Beine leicht an, um eine angenehme Liegeposition zu erreichen. Legen Sie ein flaches Kissen unter den Kopf. Sollten Sie sich in einem kühlen Raum befinden, legen Sie sich eine Decke über den Körper.

Achten Sie jetzt auf Ihren Atem. Ist er unregelmäßig oder ruhig? Atmen Sie langsam. Atmen Sie lange aus. Versuchen Sie nun, alle Facetten des Atems wahrzunehmen. Fühlen Sie die kühle Luft an Ihrer Nase, wenn der Atem einströmt. Nehmen Sie wahr, wie die Brust sich leicht hebt. Dann füllt sich der Bauchraum. Im nächsten Moment senkt sich die Bauchdecke und Sie lenken Ihre Aufmerksamkeit auf das vollständige Ausatmen. Die Bauchdecke wölbt sich nach innen. Nehmen Sie die kleine Atempause nach der Ausatmung wahr, als kurzen Moment der völligen Stille. Nun atmen Sie weiter, mindestens drei Atemzüge im vollen Gewahrsein der Bewegungen und Veränderungen in Ihrem Körper und Ihres Geistes durch diese ununterbrochene, bewusste Beobachtung des Atemvorgangs. Diese Praxis ermöglicht es Ihnen, vollkommen zu Ihrem innersten Kern zu gelangen, dem Punkt, von dem aus Sie sich in allen Lebensfragen führen lassen können.

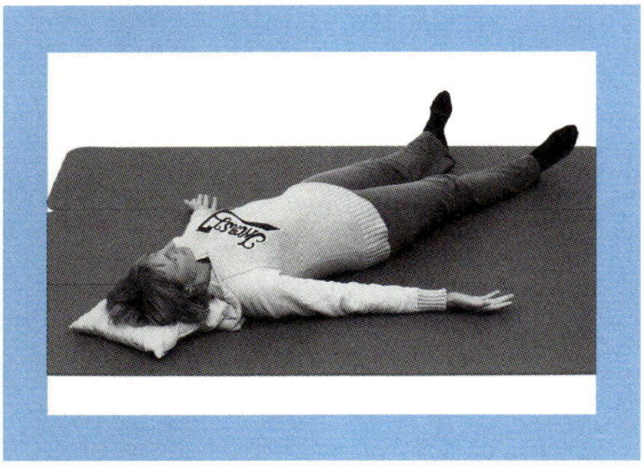

Stellen Sie sich nun vor, wie ein kleiner strahlender Lichtball durch Ihren Körper wandert. Zuerst klebt er an Ihrer rechten Fußsohle, dann an Ihrer linken, schließlich dringt er in das Innere des Fußes ein. Danach wechselt er in das Innere des rechten Fußes. Von nun an bewegt sich der Ball von unten nach oben in schlängelnden Bewegungen und bringt jeden Bereich, den er durchwandert, zum Leuchten. An den Stellen, an denen es Ihnen nicht möglich ist, das Leuchten des Balles vor Ihrem inneren Auge wahrzunehmen, verbleiben Sie ein Weilchen und kreisen längere Zeit auf der Stelle. Sobald das Köperteil innerlich leuchtet, kann die Reise fortgesetzt werden. Wenn Sie das Gefühl haben, eine Körperregion oder ein Organ braucht besondere Aufmerksamkeit, verweilen Sie liebevoll mit Ihrem Lichtball an der Stelle und wünschen Sie sich heilende Kräfte dorthin. Fahren Sie fort, bis der Ball unter der Schädeldecke angelangt ist. Dort tritt er am Scheitel aus Ihrem Körper aus und liegt nun in Ihrer Vorstellung auf Ihrem Kopf. Sobald Sie dazu bereit sind, öffnet er sich, und aus ihm ergießt sich eine goldene Flüssigkeit durch und über Ihren gesamten Körper. Diese Energiedusche reinigt und erfüllt Sie so sehr, dass Sie nun erfrischt die Augen öffnen und mit einem Lächeln ausgestattet den restlichen Tag aktiv gestalten können (Maier-Wenzl 2008).

Eigenpulsfühlen (Nadi Vigyan)

In der Ayurveda-Medizin besitzt die Pulsdiagnose eine lange Tradition. Das Eigenpulsfühlen stellt eine wertvolle Methode dar, um einen «Selbstrückbezug» herzustellen. Der Körper soll damit ins Gleichgewicht gebracht und eine Harmonisierung der eigenen Physiologie erreicht werden. Die Aufmerksamkeit beim Eigenpulsfühlen kann die selbstregulierenden Kräfte des Körpers mobilisieren (vgl. Hölling/Buskies 2007).

Der Puls spiegelt die Gesamtsumme unseres körperlichen und geistigen Zustands wider. Das Eigenpulsfühlen und die Lenkung der Aufmerksamkeit auf den Puls stellen bereits für sich ein regulierendes Element dar, was nicht nur die Körperwahrnehmung verbessert, sondern die gesamte Physiologie positiv beeinflusst. Die Selbstrückbezogenheit schließt eine Wechselwirkung von Körper und Geist mit ein.

Die Technik

Als Frau umgreifen Sie mit der rechten Hand das linke Handgelenk von unten, als Mann mit der linken Hand das rechte Handgelenk. Tasten Sie mit dem Zeigefinger den kleinen knöchernen Hügel an der Daumenseite des Handgelenks. Unmittelbar daneben befindet sich eine Grube, in der Sie die Handarterie tasten können. Legen Sie den Zeigefinger in diese Grube und Mittel- und Ringfinger direkt daneben, ebenfalls auf die Handarterie.

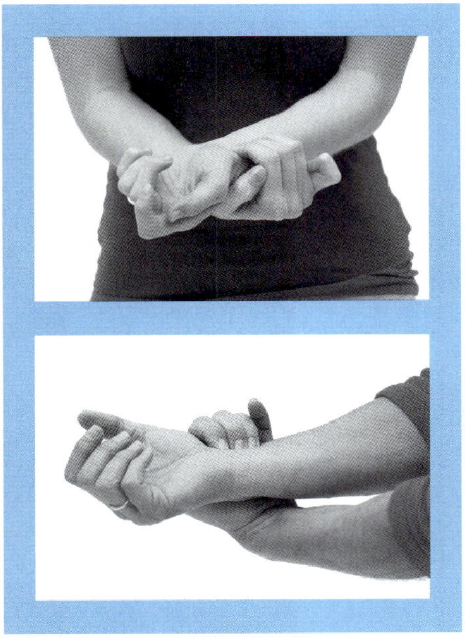

Die Finger werden 90 Grad von oben aufgesetzt. Üben Sie nun einen gleichmäßigen Druck mit den Fingerkuppen der drei Finger aus. Drücken Sie nur so stark, dass Sie den Puls fühlen können. Wenn Sie das Eigenpulsfühlen regelmäßig durchführen, werden Sie feststellen, dass sich der Puls je nach Situation etwas anders anfühlt. Der Puls liefert Ihnen Informationen über Ihren Geist-Körper-Zustand, d.h., ob ein Gleichgewicht oder eher ein Ungleichgewicht im Körper vorliegt. Versuchen Sie aber nicht, etwas Bestimmtes zu fühlen. Ein ausgewogener Puls

- fühlt sich gut an,
- ist gleichmäßig (bei der Ausatmung wird er etwas langsamer),
- ist sanft und harmonisch,
- ist klar und lebendig,
- ist stark und integriert.
- Es dominiert die Empfindung der Ganzheit, und
- der Pulsschlag unter den 3 Fingerkuppen wird eher als ein einziger Impuls wahrgenommen.

Mit zunehmender Geist-Körper-Entspannung wird auch der Puls klarer, voller, langsamer und integrierter.

In fortgeschrittenerem Stadium können auch die Qualitäten der 3 Doshas, Vata, Pitta und Kapha, ertastet werden, die aus ayurvedischer Sicht die körperlich-geistigen Vorgänge des Organismus steuern. Vata ist das aus den beiden Elementen Raum und Luft entstandene Dosha. Es ist vor allem für alle Bewegungsabläufe verantwortlich und regelt die Aktivität des Geistes und der Sinnesorgane. Pitta, das aus dem Feuer abgeleitete Element, ist für den Stoffwechsel, Wärmehaushalt aber auch für einen energievollen Intellekt zuständig. Das aus den beiden Elementen Wasser und Erde abgeleitete Dosha ist Kapha. Kapha steht vornehmlich für den Zusammenhalt und die Stabilität der Körperstrukturen. Der in der Pulsdiagnose ausgebildete ayurvedische Arzt kann somit mittels des Pulsfühlens die Schwingungen der Organe analysieren und etwaige Dysbalancen feststellen. Für diese Art des Pulsfühlens ist jedoch eine persönliche Anleitung oder Ausbildung erforderlich.

Die hier dargestellten Informationen sind nur für das intellektuelle Verständnis gedacht. Wichtig ist das Pulsfühlen selbst, wie wir es eben beschrieben haben. Allein hierdurch kann schon die Ausgewogenheit der Doshas verbessert werden. Es reicht, wenn Sie den Puls ein bis zwei Minuten, am besten mehrmals täglich, in dieser Weise fühlen.

Progressive Muskelrelaxation

Diese Entspannungsmethode nach Jacobson (Bernstein/Borkovec 2002) beruht in der Lernphase auf der Anspannung bestimmter Muskelgruppen und dem Spüren der anschließenden Entspannung. Dem Übenden wird also zunächst die bewusste Erfahrung der Anspannung vermittelt und dann im Unterschied dazu das Gefühl für die Entspannung. Eine wichtige Erfahrung ist, sensibel für verschiedene körperliche Spannungszustände zu werden und diese dann durch bewusstes Entspannen zu lösen. Beim Üben wird der Entspannungseffekt durch die vorherige Anspannung deutlich gespürt, weil der Kontrast zwischen beiden Zuständen eine bessere Wahrnehmung zulässt. Nachdem beispielsweise die Hand fest zur Faust geballt und intensiv die Anspannung gefühlt wurde, spürt man, wie sich nach der Anspannung die Finger lösen und sich öffnend entspannen. Mit dieser Methode lassen sich sowohl lokale Spannungszustände der Muskulatur (z.B. verspannter Schulter-Nackenbereich) positiv beeinflussen als auch durch die fortschreitende muskuläre Entspannung ein Zustand der psychischen Entspannung hervorrufen. Die Methode ist leicht erlernbar und in jeder Körperhaltung durchführbar.

Die Anspannung der einzelnen Muskelpartien erfolgt ca. 5–10 Sekunden, wobei mit leichter Anspannung begonnen und dann immer stärker bis zur maximalen Spannung angespannt wird. Die Entspannung dauert ca. 20–40 Sekunden, wobei die Lösung der Anspannung nicht allmählich, sondern unmittelbar (abrupt) erfolgt. Die verschiedenen Körperempfindungen bei den Phasen der Anspannung, beim Übergang von Anspannung/Entspannung und bei der Entspannung sollen gezielt beobachtet werden. Wie fühlt sich z.B. der Zustand der Entspannung an? Welche Unterschiede gibt es zur Anspannung? Der Übungszyklus des Anspannens und Entspannens (Loslassen) soll mit jeder Muskelgruppe zweimal wiederholt werden, bevor man die Aufmerksamkeit auf die nächste Muskelgruppe richtet. Beim ersten Mal können Sie etwas schwächer, beim zweiten Mal etwas stärker anspannen. Durch das Anspannen fließt etwas mehr Blut in den Muskel, und es kann sein, dass Sie Wärme, Kribbeln o.Ä. spüren.

Im Folgenden wird ein Beispiel für ein mögliches Vorgehen für 16 Muskelgruppen dargestellt.

Vorbereitung:

Bequemer Sitz auf einem Stuhl mit Armlehne und möglichst geradem Rücken oder Rückenlage, wobei die Beine und Arme leicht nach außen fallen; beengende Kleidungsstücke öffnen, Gürtel, Brille etc. ablegen. Das Schließen der Augen fördert die Konzentration.

Kurz sammeln (z.B. Blick mit geschlossenen Augen auf die Stelle zwischen den Augenbrauen richten).

1. Dominante Hand und dominanter Unterarm (2-mal)

Spannen Sie die Muskeln ihrer dominanten Hand an, indem Sie Ihre Hand ganz fest zur Faust ballen (Spannung halten, Spannung in Hand und Unterarm spüren, die Atmung fließt gleichmäßig).

Entspannung: Beobachten Sie das Abklingen der Anspannung und den Übergang Anspannung/Entspannung. Die Entspannung breitet sich über Hand und Unterarm aus. Der Arm liegt entspannt und schwer auf. Vergleichen Sie im Geiste die Gefühle der Anspannung, die Sie vor wenigen Sekunden in Ihrer dominanten Hand und in Ihrem Unterarm gespürt haben, mit dem Gefühl der Entspannung, das sich jetzt einstellt.

2. Dominanter Oberarm (2-mal)

Spannen Sie die Muskeln des Oberarmes an, indem Sie den Ellbogen anwinkeln und den Bizeps anspannen. Lassen Sie nun locker und legen Sie den Unterarm ab. Fühlen Sie die Entspannung, das Lösen der Spannung im ganzen Arm.

3. Nicht dominante Hand und Unterarm (2-mal)

Spannen Sie die Muskeln Ihrer nicht dominanten Hand und Ihres Unterarms an, indem Sie Ihre Hand ganz fest zur Faust ballen (Spannung halten, Spannung in Hand, Unterarm spüren, die Atmung fließt gleichmäßig). Entspannung: Wie oben, bezogen auf den nicht dominanten Arm

4. Nicht dominanter Oberarm (2-mal)

Spannen Sie die Muskeln des nicht dominanten Oberarms an, indem Sie den Ellbogen anwinkeln und den Bizeps anspannen.

Entspannung: Wie oben, bezogen auf den nicht dominanten Oberarm

> Stellen Sie sich auf die wohltuende Entspannung in den Armen ein, auf die Ruhe ohne jegliche Anspannung. Selbst wenn Sie glauben, Ihre Arme seien nun völlig entspannt, versuchen Sie noch ein wenig mehr zu lösen. Die Arme werden schwer und warm. Sie entspannen sich weiter und weiter …

5. Stirn (2-mal)

Heben Sie Ihre Augenbrauen so hoch Sie können und runzeln Sie die Stirn (Stirn in Falten legen). Verstärken Sie das Spannungsgefühl … und lösen Sie die Anspannung. Entspannen Sie Ihre Augenbrauen, Ihre Kopfhaut. Lassen Sie die Stirn locker. Erleben Sie, wie die Haut Ihrer Stirn immer glatter wird, je mehr Sie sich entspannen.

6. Obere Wangenpartie und Nase (2-mal)

Nun schließen Sie Ihre Augen noch fester. Drücken Sie Ihre Augen fest zu, jedoch nicht so stark, dass der Druck schmerzhaft wird, und ziehen Sie gleichzeitig die Nase kraus. Die Augen bleiben geschlossen. Lösen Sie die Anspannung, spüren Sie die Entspannung in der Mitte Ihres Gesichtes, im Bereich der Nase und oberen Wangen.

7. Untere Wangenpartie und Kiefer (2-mal)

Spannen Sie die Muskeln Ihrer unteren Gesichtspartie an, indem Sie die Lippen und Zähne fest aufeinanderpressen. Drücken Sie zusätzlich die Zunge nach oben gegen den Gaumen. Konzentrieren Sie sich auf die Spannung in Ihrer unteren Gesichtshälfte.

Nun lösen Sie die Spannung wieder und spüren Sie, wie sich die Entspannung in der unteren Gesichtshälfte bemerkbar macht.

> Spüren Sie, wie sich die Entspannung in Ihrem Gesicht ausbreitet. Ihre Lippen, Kiefer, Kehle, Augen und Stirn sind entspannt. Das Gesicht ist ganz glatt. Die Entspannung breitet sich weiter aus …

8. Hals und Nacken (2-mal)

Wenden Sie nun die Aufmerksamkeit Ihren Hals- und Nackenmuskeln zu. Spannen Sie alle Muskeln an, indem Sie versuchen, Ihren Hals in alle vier Richtungen gleichzeitig zu bewegen. Wenn Sie das tun, kann sich Ihr Hals nicht bewegen, aber Sie spüren das Zittern, wenn alle Muskeln gegeneinanderziehen. Lösen Sie die Spannung und entspannen Sie die Halsregion … spüren Sie, wie sich die Entspannung auf die gesamte Hals- und Nackenmuskulatur ausbreitet.

> Fühlen Sie, wie sich die Entspannung weit über Ihre Schultern ausbreitet bis in die Rückenmuskeln hinein. Entspannen Sie Ihren Nacken und Hals und erleben Sie, wie sich tiefe Entspannung weiter ausbreitet. Sie geht weiter und weiter …

9. Schulter und obere Rückenpartie (2-mal)

Spannen Sie die großen Muskeln der oberen Rückenpartie an, indem Sie die Schultern nach hinten drücken, als ob Sie sich hinten berühren wollten. Spüren Sie die Anspannung … und lösen, locker lassen. Entspannen Sie sich. Versuchen Sie, die Muskeln nicht mehr zu kontrollieren. Vergleichen Sie im Geiste die Gefühle der Anspannung, die Sie vor wenigen Sekunden in Ihrem oberen Rücken gespürt haben, mit dem Gefühl der Entspannung, das sich allmählich einstellt.

10. Bauchmuskulatur (2-mal)

Nun spannen Sie Ihre Bauchmuskulatur an, machen Sie die Bauchmuskeln ganz fest und hart … und entspannen Sie. Lassen Sie die Muskeln locker und spüren Sie den Unterschied von Anspannung und Entspannung … Fahren Sie fort, entspannt und leicht zu atmen, und spüren Sie das angenehm gelöste Gefühl in Ihrem Leib …

Jedes Mal, wenn Sie ausatmen, spüren Sie die zunehmende Entspannung in Ihrem Brustkorb und Bauch; überlassen Sie sich dem Gefühl der Entspannung. Alle Spannungen in Ihrem Körper lösen sich weiter …

11. Dominanter Oberschenkel (2-mal)

Spannen Sie die Oberschenkelmuskeln Ihres dominanten Beins an, dazu heben Sie das Bein (gestreckt) etwas an. Halten Sie die Spannung. Verstärken Sie die Anspannung … und entspannen Sie, Bein ablegen. Erleben Sie den Unterschied zwischen Anspannung und Entspannung …

12. Dominanter Unterschenkel (2-mal)

Ziehen Sie nun den Fuß in Richtung auf Ihr Gesicht. Bringen Sie Ihre Zehen weit nach oben und spüren Sie die Spannung in Ihrem Schienbein … Entspannen Sie wieder …

13. Dominanter Fuß (2-mal)

Drücken Sie Ihren dominanten Fuß und die Zehen nach unten, weg vom Gesicht, sodass Ihre Wadenmuskulatur angespannt wird. Spüren Sie die Spannung … und entspannen Sie Ihre Wade. Erleben Sie die Auflösung der Anspannung …

14. Nicht dominanter Oberschenkel (2-mal)

Spannen Sie die Oberschenkelmuskeln Ihres nicht dominanten Beins an und heben Sie das Bein etwas an. Halten Sie die Spannung. Verstärken Sie die Anspannung ... und entspannen Sie, Bein ablegen. Spüren Sie den Unterschied von Anspannung und Entspannung ...

15. Nicht dominanter Unterschenkel (2-mal)

Ziehen Sie nun den Fuß an in Richtung auf Ihr Gesicht. Bringen Sie Ihre Zehen weit nach oben und spüren Sie die Spannung in Ihrem Schienbein ... Entspannen Sie wieder ...

16. Nicht dominanter Fuß (2-mal)

Drücken Sie Ihren nicht dominanten Fuß und die Zehen nach unten, weg vom Gesicht, sodass Ihre Wadenmuskulatur angespannt wird. Spüren Sie die Spannung ... und entspannen Sie Ihren Fuß und die Wade. Erleben Sie die Auflösung der Anspannung ...

- Stellen Sie sich jetzt auf tiefe Entspannung ein. Entspannen Sie Ihre Füße, Ihre Waden, Ihre Schienbeine, Ihre Knie und die Oberschenkel. Erleben Sie die Wärme und Schwere Ihrer Beine, während sich die Entspannung weiter ausbreitet ...
- Dehnen Sie die Entspannung auf Ihren Bauch aus – und Ihren unteren Rücken – Ihre Brust – Ihre Schultern und Oberarme, Ihre Unterarme – bis in die Fingerspitzen hinein.
  Entspannen Sie vollkommen ...
- Lösen Sie alle Spannungen in Ihrer Kehle. Entspannen Sie Ihren Nacken und Ihre Gesichtsmuskeln. Ihr Atem fließt frei und ruhig ...
- Genießen Sie die Ruhe und Versunkenheit ...
- Wir beenden die Übung mit dem «Zurücknehmen».

Der Ablauf kann durch das Zusammenfassen großer Muskeleinheiten im Verlaufe des Trainings deutlich verkürzt werden, z.B. Anspannung beider Arme gemeinsam oder beider Beine oder der gesamten Gesichtsmuskulatur. So kann z.B. auch die progressive Muskelentspannung bei 7 Muskelgruppen oder 4 Muskelgruppen durchgeführt werden.

Ablauf bei 7 Muskelgruppen

1. Muskeln des Arms der dominanten Körperseite
2. Muskeln des Arms der nicht dominanten Körperseite
3. Gesichtsmuskulatur
4. Nacken- und Halsmuskulatur
5. Schulter, oberer Rücken und Bauch
   - Luftanhalten und Schulterblätter nach hinten ziehen und gleichzeitig den Bauch hart machen
6. Beinmuskulatur der dominanten Körperseite
7. Beinmuskulatur der nicht dominanten Körperseite

Ablauf bei 4 Muskelgruppen

1. Die Muskeln beider Arme gleichzeitig
2. Gesichtsmuskulatur und Nacken
3. Schulter, Rücken und Bauch
4. Muskulatur beider Beine gleichzeitig

Beim selbständigen Lernen ist es durchaus möglich, zu Lernbeginn den Text neben sich zu legen, wenn die Reihenfolge und die Vorgaben noch nicht klar sind.

Das langfristige Ziel dieses Entspannungsverfahrens liegt darin, dass die Kontrolle über den aktuellen Anspannungszustand der Muskulatur so gut erlernt wird, dass es später zur Entspannung der Muskulatur nicht mehr notwendig ist, die Muskeln wirklich anzuspannen. Sie haben gelernt, sich an die Empfindungen, die mit der Anspannung und Entspannung der Muskulatur verbunden sind, zu erinnern. Die Entspannung erfolgt dann durch «Vergegenwärtigung», d.h., Sie richten Ihre Konzentration auf aktuell angespannte Muskelgruppen und entspannen diese ohne vorhergehende Anspannung.

Die Gesichtsentspannung

Eine Entspannung kann sehr gut über das Gesicht eingeleitet werden. Viele Emotionen und innere Regungen spiegeln sich in den Gesichtszügen wider. Bei einer Entspannung der Gesichtsmuskulatur über bewusste Hinwendung lässt sich die Entspannung auf das Innere, die Psyche, übertragen.

Die Gesichtsentspannung kann als Einleitung bei einer anderen Methode dienen oder als eigenständige Entspannungsmöglichkeit verstanden werden. Die Aufmerksamkeit wird auf das Gesicht gelenkt und versucht, die einzelnen Gesichtspartien zu spüren. Folgender Text kann verinnerlicht oder vom Kursleiter gesprochen werden:

- Ich atme ruhig und gleichmäßig.
- Mein Gesicht ist ruhig und entspannt.
- Mein Gesicht ist glatt und gelöst.
- Die Kopfhaut ist glatt und entspannt.
- Die Stirn ist glatt und entspannt.
- Die Augenlider sind schwer.
- Die Wangen sind angenehm entspannt.
- Der Mund ist leicht geöffnet und entspannt.
- Der Unterkiefer ist locker und hängt entspannt herab.
- Alle Anspannung, die vielleicht noch im Gesicht ist, fließt ab, hin zum Boden.
- Mein Kopf ist klar und frei.
- Mein Körper ist angenehm entspannt.
- Ich atme ruhig und gleichmäßig.
- Ich bin vollkommen ruhig, entspannt und gelassen.

Beenden der Entspannung durch «Zurücknehmen» (Hände wiederholt zu Fäusten ballen usw.).

Phantasiereise

Eine andere Möglichkeit des Entspannungstrainings z.B. mit einer Gruppe ist die «Phantasiereise». Hierbei werden «Entspannungsgeschichten» erzählt oder vorgelesen, wobei die bildhafte Versenkung als Hilfe für die Entspannung dient. Phantasiereisen knüpfen dabei an etwas Vertrautem und Angenehmem an, wie z.B. ein Spaziergang im Wald oder am Strand, Winterlandschaft, Liegen auf einer Blumenwiese o. Ä. Zur Einstimmung kann die Phantasiereise mit folgenden Ruheformeln begonnen werden:

Du liegst ganz schwer und entspannt auf den Boden.
Du bist ganz schwer, gelöst und ruhig.
Deine Hände und Arme sind ganz schwer.
Deine Füße und Beine sind ganz schwer.
Dein Gesicht ist ganz entspannt und gelöst.
Du bist ganz ruhig und entspannt.

Jetzt kann der Vorlesende mit der eigentlichen «Reise» beginnen. Die folgende Phantasiereise stammt modifiziert von Müller (2004). Die Geschichten sollen langsam vorgelesen werden, damit der Zuhörer genügend Zeit hat, sich in die Bilder einzufühlen. Die Geschichte kann mit Entspannungsmusik unterlegt werden.

- Ein Strand liegt vor dir, im weiten Bogen geschwungen –
  der Strand flimmert und schimmert in gleißendem Licht –
  du bist fast geblendet von dieser Helligkeit –
  der Sand ist warm, ganz warm –
  deine nackten Füße spüren die Wärme und das Weiche des Sandes –
  es ist ein gutes Gefühl –

Kurze Pause

- du läufst den Strand entlang –
  die Menschen hast du weit hinter dir gelassen –
  du bist allein und freust dich über die Ruhe –
  du fühlst dich ruhig –

Kurze Pause

- der Strand gehört jetzt dir allein –
  du gehst weiter, dem Bogen nach –
  neben dir plätschern die Wellen an den Strand –
  und manchmal bückst du dich nach kleinen Muscheln –
  und dann siehst du vor dir die Sonne –
  eine riesige Kugel aus geschmolzenem Gold –
  du setzt dich in den warmen Sand –
  und schaust zur Sonne –

Kurze Pause

- die Abenddämmerung beginnt –
  die Sonne senkt sich langsam dem Meer entgegen –
  sie verändert ihre Farbe –
  du siehst viele Schattierungen –
  langsam nähert sie sich dem Schnittpunkt von Meer und Himmel –

Kurze Pause

- du bleibst sitzen, bis sie verschwunden ist –
  bis das Meer sie aufgenommen hat –
  und in dir ist eine große Ruhe –
  du bist ruhig und warm –
  dein Atem geht ruhig und gleichmäßig –
  du bist ganz ruhig, gelöst und entspannt –

Zurücknehmen: Hände zu Fäusten ballen, recken und strecken …

Reise durch den Körper

Hierbei liegt der Übende entspannt in der Rückenlage, die Arme liegen locker neben dem Körper, die Augen sind geschlossen. Er folgt den Worten eines Partners oder des Kursleiters, der langsam beispielsweise folgenden Text vorspricht:

Musik wird leise im Hintergrund eingespielt

- Gehen Sie mit Ihrer Aufmerksamkeit zu Ihrem Körper. Spüren Sie den Kontakt Ihres Körpers zum Boden. Versuchen Sie zu spüren, wie die einzelnen Teile Ihres Körpers mit dem Boden in Berührung sind.

Kurze Pause

- Spüren Sie, wie Ihre Fersen den Boden berühren, die linke Ferse und die rechte Ferse. Gehen Sie mit Ihrer Aufmerksamkeit nun zu Ihren Waden, zur linken Wade und zur rechte Wade. Und weiter zu Ihren Kniekehlen, spüren Sie, wie Ihre Kniekehlen ein Stück vom Boden entfernt sind. Gehen Sie jetzt mit Ihrer Aufmerksamkeit zu den Oberschenkeln und spüren Sie, wie die Oberschenkel auf dem Boden aufliegen. Spüren Sie nun noch einmal, wie Ihre Beine ganz schwer und entspannt auf dem Boden liegen, einfach daliegen.

Kurze Pause

- Spüren Sie jetzt den Kontakt Ihres Beckens zum Boden, der Kontakt des Gesäßes zum Boden. Gehen Sie mit Ihrer Aufmerksamkeit weiter, hin zum unteren Teil Ihres Rückens. Sie liegen ruhig und entspannt, ruhig und entspannt. Gehen Sie nun mit Ihrem inneren Auge Ihren Rücken hinauf und spüren Sie, wie der Kontakt zum Boden stärker wird. Spüren Sie Ihre Schulterblätter, das linke Schulterblatt und das rechte Schulterblatt. Spüren Sie Ihre Oberarme, die Ellenbogen, die Unterarme, die Hände und Finger. Spüren Sie noch einmal, wie Ihre Arme ganz schwer und entspannt auf dem Boden liegen, einfach daliegen.

Kurze Pause

- Gehen Sie nun mit Ihrer Aufmerksamkeit zu Ihrem Gesicht. Die Stirn ist glatt und entspannt. Die Kopfhaut ist warm und entspannt. Die Augenlider sind schwer. Die Wangen sind glatt und entspannt. Der Unterkiefer ist locker, sodass der Mund leicht geöffnet ist. Alle Anspannung, die vielleicht noch in Ihrem Gesicht war, fließt ab, hin zum Boden. Das Gesicht ist ruhig und entspannt.

Kurze Pause

- Spüren Sie jetzt Ihren Atem. Er kommt und geht, ruhig und gleichmäßig, ganz ruhig, gleichmäßig. Und spüren Sie, dass Sie mit jedem Ausatmen tiefer sinken, sich dem Boden ganz anvertrauen, mit jeder Ausatmung tiefer sinken, tiefer sinken.

Ca. eine Minute Pause

- Sie nehmen nun wahr, dass die Musik allmählich leiser wird. Bereiten Sie sich darauf vor, die Übung langsam ausklingen zu lassen.

Musik langsam ausblenden

- Und nun spüren Sie wieder Ihren Körper. Bewegen Sie ganz leicht Ihre Finger. Ballen Sie jetzt Ihre Hände einige Male zu Fäusten. Beugen und strecken Sie Ihre Unterarme, atmen Sie dabei tief ein und aus, mit dem Beugen einatmen und mit dem Strecken ausatmen. Räkeln Sie sich und öffnen Sie Ihre Augen.

Wenn Sie das Prinzip der Körperreise verstanden haben, brauchen Sie keinen Partner mehr, der den Text vorliest. Sie können sich selbst langsam durch den Körper «durchführen». Die Reihenfolge z.B. der Körperteile ist dabei unwichtig. Wichtig ist die bewusste Hinwendung und das bewusste Erspüren.

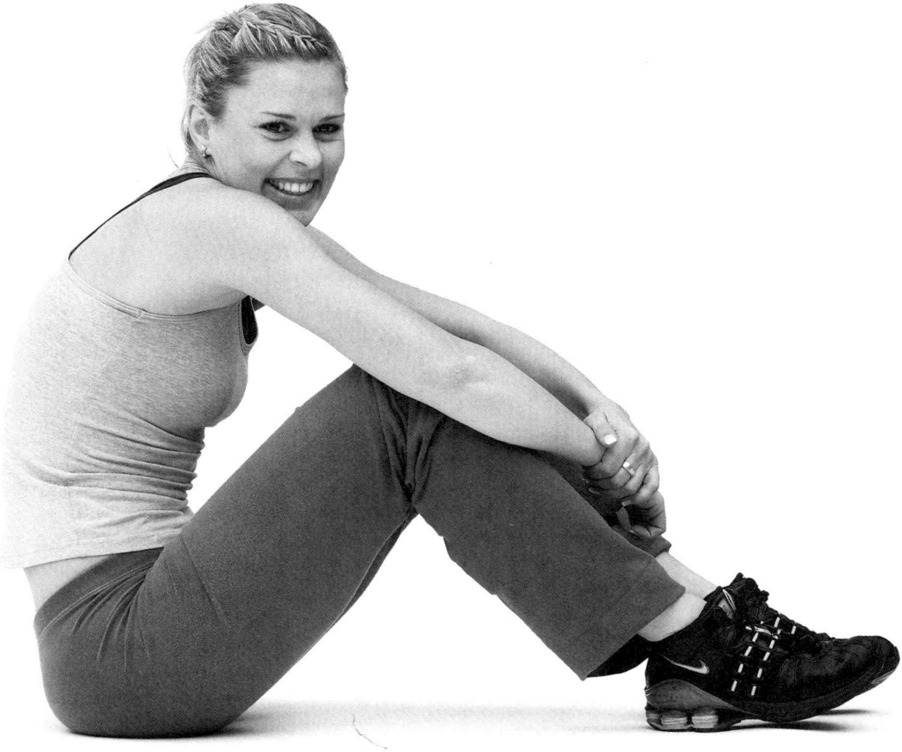

Ernährung und Abnehmen

(Wolfgang Buskies)

Eine etwas andere Schöpfungsgeschichte

Am Anfang bedeckte Gott die Erde mit Broccoli, Blumenkohl und Spinat, grünen und gelben und roten Gemüsesorten aller Art, dass Mann und Frau lange und gesund leben konnten.

Und Satan erschuf das Dessert. Und er fragte: «Noch ein paar heiße Kirschen zum Eis?» Und der Mann antwortete «Gerne» und die Frau fügte hinzu:

«Mir bitte noch eine heiße Waffel mit Sahne dazu.» Und so gewann jeder 5 Kilo.

Und Gott schuf den Joghurt, um der Frau jene Figur zu erhalten, die der Mann so liebte. Und Satan brachte das weiße Mehl aus dem Weizen und den Zucker aus dem Zuckerrohr und kombinierte sie. Und die Frau änderte ihre Konfektionsgröße von 38 auf 46.

Also sagte Gott: «Versuch doch mal meinen frischen Gartensalat.» Und der Teufel schuf das Sahnedressing und den Knoblauchtoast als Beilage. Und die Männer und Frauen öffneten ihre Gürtel nach dem Genuss um mindestens ein Loch.

Gott aber verkündete: «Ich habe euch frisches Gemüse gegeben und Olivenöl, um es darin zu garen.» Und der Teufel steuerte kleine Bries und Camemberts, Hummerstücke in Butter und Hähnchenbrustfilets bei, für die man schon fast einen zweiten Teller benötigte. Und die Cholesterinwerte des Menschen gingen durch die Decke.

Also brachte Gott Laufschuhe, damit seine Kinder ein paar Pfunde verlören.

Und der Teufel schuf das Kabelfernsehen mit Fernbedienung, damit der Mensch sich nicht mit dem Umschalten belasten müsste. Und Männer und Frauen weinten und lachten vor dem flackernden Bildschirm und fingen an, sich in Jogginganzüge aus Stretch zu kleiden.

Daraufhin schuf Gott die Kartoffel, arm an Fett und von Kalium und wertvollen Nährstoffen strotzend. Und der Teufel entfernte die gesunde Schale und zerteilte das Innere in Chips, die er in tierischem Fett briet und mit Unmengen Salz bestreute. Und der Mensch gewann noch ein paar Pfunde mehr.

Dann schuf Gott mageres Fleisch, damit seine Kinder weniger Kalorien verzehren mussten, um trotzdem satt zu werden. Und der Teufel schuf Fastfood und den Cheeseburger für 99 Cent. Dann fragte Luzifer: «Pommes dazu?» Und der Mensch sagte: «Klar – eine extra große Portion mit Majo!» Und der Teufel sagte: «Es ist gut.» Und der Mensch erlitt einen Herzinfarkt.

Gott seufzte und schuf die vierfache Bypassoperation am Herzen. Und der Teufel erfand die gesetzliche Krankenversicherung.

(Quelle: modifiziert nach Patient-Forum)

Rund um das Körpergewicht und die Körperzusammensetzung

Männer sehen Frauen mit anderen Augen

Laut einer Untersuchung der Universität von New Mexico (USA) besitzen Männer und Frauen einen unterschiedlichen Blick bezüglich der idealen Körperform. 138 Männer, die in Partnerschaftsanzeigen eine «schlanke» Frau gesucht hatten, wurden neun Bilder von weiblichen Körperformen vorgelegt, die von extrem dünn bis übergewichtig geordnet waren. Kein Mann wählte die dünnste Figur. Selbst jene, die eine «ganz schlanke» Frau suchten, entschieden sich für die drittdünnste Körperform. Alle übrigen gaben einer Figur den Vorzug, die in der Mitte der Skala lag und die die meisten Frauen schon nicht mehr als schlank bezeichnen würden (Miller 2001). Auch wenn das ideale Körpergewicht individuelle Auslegungssache ist, gibt es doch von Experten entwickelte Rechen- und Interpretationsverfahren, die aus gesundheitlicher Sicht zur Überprüfung des eigenen Körpergewichts herangezogen werden sollten und eine schnelle Selbsteinschätzung ermöglichen.

Welches Gewicht ist optimal?

Findest du mich dick? Eine Frage, die viel zu oft gestellt wird. Dabei bekommt man häufig völlig unterschiedliche Antworten. Ob man jemanden für zu dick, zu dünn oder genau richtig empfindet, ist Ansichtssache. Aus gesundheitlicher Sicht ist eine gute Figur aber nicht nur Geschmackssache. Über die Gesundheit entscheiden auch Fettmasse und Fettverteilung. In der Praxis gibt es verschiedene einfache Rechenverfahren, um das Gewicht und die Körperfettverteilung aus gesundheitlicher Sicht einschätzen zu können.

Der Zeitgeist und der Modemarkt präsentieren die superschlanken, mageren weibliche Models und die athletischen, extrem fettarmen und austrainierten Männer als anzustrebende Ideale. Mag das Männervorbild noch ein durchaus erstrebenswertes Ziel sein – das propagierte Frauenideal ist es keineswegs.

Für die Gruppe der kraftorientierten Aktiven und auch für alle gesundheitsbewussten Fitnesssportler können das Körpergewicht allein und seine Ermittlungs- und Interpretationsverfahren nicht als Maßstab herangezogen werden. Ein Athlet mit einer Körpergröße von 1,80 cm, einem Körpergewicht von 80 kg und einem sehr geringen Fettanteil überschreitet z. B. das Idealgewicht von 72 kg (180 – 100 – 10 %) um 8 kg (vgl. Broca-Index, S. 309).

Bei Bodybuildern, Gewichthebern und Athleten leichtathletischer Wurf- und Stoßdisziplinen liegt das errechnete «Übergewicht» häufig noch höher. Dieses rechnerisch ermittelte «Übergewicht» von Sportlern besteht jedoch überwiegend aus Muskelmasse, die als Schutz der Wirbelsäule und Gelenke sowie als Leistungsreserve vorteilhaft ist und aus Sicht der Körperformung das angestrebte Köperideal unterstützt. Für alle sportlich aktiven Menschen und insbesondere Krafttrainierte besitzen die im Folgenden beschriebenen körpergewichtsbezogenen Vorgaben wie Body-Mass-Index oder der etwas veraltete Broca-Index keinen optimalen Aussagewert.

1. Ermitteln und beurteilen Sie Ihren Body-Mass-Index (BMI)

- Notieren Sie Ihr Körpergewicht in Kilogramm sowie Ihre Körpergröße in Meter.

2. Teilen Sie Ihr Körpergewicht durch Ihre Körpergröße im Quadrat

Beispiel: $\frac{60 \text{ kg}}{1{,}60 \times 1{,}60 \text{ m}}$ = 23,4 Body-Mass-Index (normalgewichtig)

Ihr Ergebnis: $\frac{\text{Körpergewicht (kg)}}{\text{Körpergröße (m}^2\text{)}}$ = Body-Mass-Index

3. Interpretieren Sie Ihr Ergebnis (nach Weltgesundheitsorganisation 1997)

- Unter 18 kg/m^2: untergewichtig – Gewichtszunahme empfehlenswert
- 18–24,9 kg/m^2: normalgewichtig
- 25–29,9 kg/m^2: leicht übergewichtig (Vor-Fettleibigkeitsstatus) – Gewichtsreduktion bereits bei vorhandenen Erkrankungen wie Diabetes mellitus oder Bluthochdruck empfohlen
- 30–34,9 kg/m^2: fettleibig, Grad I
- 35–39,9 kg/m^2: fettleibig, Grad II
- über 40 kg/m^2: fettleibig, Grad III

(Grad I–III:) Gewichtsreduktion ist dringend empfohlen

Body-Mass-Index (BMI)

Die bekannteste und weltweit am häufigsten eingesetzte Formel zur Ermittlung des Gewichtsstatus unabhängig von Alter und Geschlecht ist der Body-Mass-Index (BMI). Mit Hilfe der obenstehenden Anleitung kann der individuelle BMI berechnet werden.

Bei Erwachsenen spricht man von Adipositas, sobald der BMI $\geq$ 30 kg/m^2 beträgt. Jedoch besteht in der Vorstufe der Adipositas bei einem BMI zwischen 25 und 29,9 kg/m^2 bereits ein leicht erhöhtes Gesundheitsrisiko. Beachtet werden muss allerdings, dass der Body-Mass-Index nur für Normalpersonen gültig ist. Für Sportler mit großer Muskelmasse ist er ebenso wenig aussagekräftig wie für Kinder.

Broca-Index

Eine der ältesten Formeln zur Ermittlung des Normalgewichts (= Sollgewicht als Orientierungsgröße) definierte der französische Chirurg Broca bereits im Jahre 1869. Das durch die Broca-Formel bestimmte Normalgewicht ergibt sich aus:

Körpergröße (cm) – 100 = Normalgewicht

Das sehr einfache und auch veraltete Verfahren ist jedoch kritisch zu betrachten, da es z. B. nicht zwischen Männern und Frauen differenziert und insgesamt zu grob ist. Die modifizierte Broca-Formel legt einen geschlechterspezifisch noch strengeren Maßstab an. Danach liegt das Idealgewicht bei Männern um 10 % und bei Frauen um 15 % unter dem Normalgewicht.

Männer: Körpergröße (cm) – 100 – 10 % = Idealgewicht (kg)

Frauen: Körpergröße (cm) – 100 – 15 % = Idealgewicht (kg)

Der modifizierte Broca-Index stellt eine sehr «strenge» Vorgabe dar, die sicher für viele Menschen nicht «ideal» ist, z. B. solchen mit kräftigem Körperbau.

Wohlfühlgewicht

Das Körpergewicht, bei dem Sie sich subjektiv wohl fühlen, wird als Wohlfühlgewicht bezeichnet. Es ist häufig mit dem Wert identisch, bei dem sich das Körpergewicht einpendelt, wenn die Ernährung intuitiv, ohne das Beachten besonderer Vorschriften erfolgt. Das persönliche Wohlfühlgewicht ist durchaus eine ernstzunehmende Empfehlung, weil eine Vielzahl biologischer, psychischer und sozialer Faktoren Berücksichtigung finden. Allerdings haben die Zwänge der modernen Gesellschaft, Bewegungsmangel und ein Überangebot ständig verfügbarer Nahrungsmittel das natürliche, gesunde Bewegungs- und Ernährungsverhalten bei vielen Menschen so nachhaltig gestört, dass auf das von innen gesteuerte, subjektive Wohlfühlgewicht oft kein Verlass mehr ist.

Taille-Hüfte-Verhältnis und Bauch-Körpergröße-Verhältnis

Die meisten Männer bevorzugen keineswegs die knabenhafte (androgyne) weibliche Körperform, sondern ziehen normalgewichtige Frauen mit schlanker Taille und einem wohlgerundeten Becken vor. Ein Taille-Hüfte-Verhältnis von etwa 0,7 symbolisiert seit Jahrtausenden Gesundheit und Fortpflanzungspotenz. Die früher mit Hilfe eines Korsetts erreichte «hourglass-silhouette» wird heute besser durch ein taillenformendes Bauchmuskeltraining in Verbindung mit dem Normalgewicht (Ernährungsumstellung) und ein den Körper formendes Krafttraining angestrebt. Ein günstiges Taille-Hüfte-Verhältnis (Waist-Hip-Ratio) ist auch aus gesundheitlicher Sicht bedeutsam. Der Taille-Hüfte-Quotient kann nach Corbin und Lindsey (1991) entsprechend den Vorgaben auf S. 312 ermittelt und interpretiert werden. Liegt der Taille-Hüfte-Quotient bei Männern über 1,0 und bei Frauen über 0,85, kann man von Adipositas (krankhaftem Übergewicht) ausgehen. Die Anlage von Fett ist auch genetisch mitbedingt. Auch der Taille-Hüfte-Umfang gilt in der neueren Literatur vielfach als veraltet, und die Aussagekraft wird kritisch diskutiert. Ins Zentrum der Betrachtung ist in den letzten Jahren der Bauchumfang gerückt.

Auch das Bauch-Körpergröße-Verhältnis gibt Auskunft über ein erhöhtes Gesundheitsrisiko (S. 312). Der Wert sollte zwischen 0,32 und 0,50 liegen.

Apfel- und Birnenform – auf den Bauchumfang kommt es an

Unter Berücksichtigung der lokalen Fettverteilung können optisch zwei Subtypen der Adipositas unterschieden werden. Als «**Apfelform**» bezeichnet man einen großen Bauchumfang durch starke Fettanlagerung. Sie geht mit einer erhöhten Anfälligkeit für Krankheiten des Herz-Kreislauf-Systems (z. B. Bluthochdruck, Angina Pectoris, Herzinfarkt), aber auch mit Diabetes und Fettstoffwechselstörungen einher. Dies betrifft vor allem sportlich inaktive Männer, deren Übergewicht sich häufig am Bauch anlagert.

Das Bauchfett ist deutlich risikoreicher als

das Hüft-, Po- und Oberschenkelfett, da es stoffwechselaktiver ist und es leichter zur Freisetzung von Fettsäuren ins Blut kommt, was den Organismus belastet. Ein stark erhöhtes Risiko liegt bei Frauen bei 88 cm und bei Männern bei 102 cm vor.

Jeder Zentimeter Bauchumfang weniger senkt dann das Risiko, z. B. einen Herzinfarkt zu erleiden, deutlich. Die gute Nachricht ist, dass sich das innere Bauchfett im Gegensatz zum äußeren Fett im Unterhautfettgewebe durch Bewegung und richtige Ernährung besonders gut wegschmelzen lässt. Es muss ja nicht unbedingt gleich ein Waschbrettbauch sein, einen Waschbärenbauch sollte man jedoch auch nicht mit sich herumschleppen.

Die «**Birnenform**» kommt durch Fettanlagerungen an Hüfte, Gesäß und Oberschenkel zustande. Von ihr sind eher Frauen betroffen. Da der ungeliebte «Hüftspeck» subkutan, also unter der Haut liegt, sind z. B. dicke Oberschenkel häufig weich, im Gegensatz zum unterhalb der Bauchmuskulatur gelegenen «Bierbauch» der Männer. Die Haut über dem Po, den Oberschenkeln, aber auch an der Rückseite der Oberarme und im Nacken-Schulterbereich ist sehr elastisch und kann enorme Mengen Fett speichern. Diese Fettdepots waren vor allem bei Frauen vor Urzeiten für lange kalte Winter, für Schwangerschaft und Stillzeit lebensnotwendige Langzeitenergiespeicher. Diese typischen weiblichen Problemzonen beinhalten erfreulicherweise nur ein geringes gesundheitliches Risiko. Eine Untersuchung in Göteborg bekräftigt dies: Von 1462 Frauen, die nach der Hüftbreite in vier Gruppen eingeteilt wurden, zeigten Frauen mit schmalen Hüften ein größeres Risiko für Zuckerkrankheiten (Diabetes mellitus) und Herz-Kreislauf-Erkrankungen als diejenigen mit breiten Hüften.

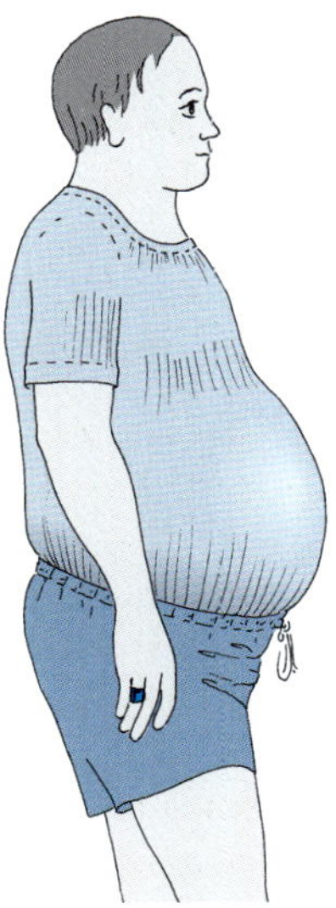

Apfelform

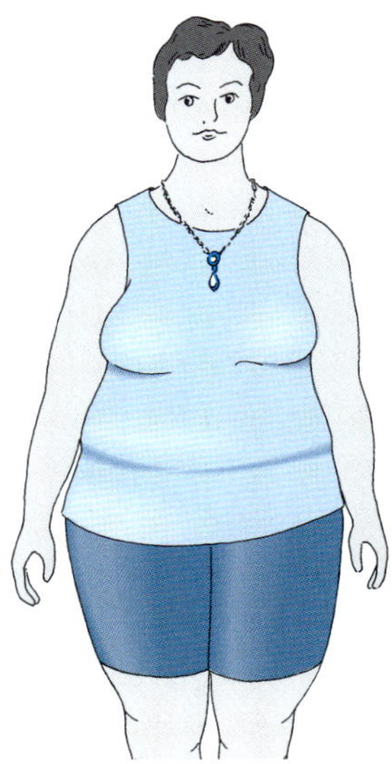

Birnenform

Risikozone Bauch: Messung nach normaler Ausatmung		
	Frauen	Männer
Erhöhtes Risiko	80–87 cm	94–101 cm
Stark erhöhtes Risiko	88 cm und mehr	102 cm und mehr

1. Messen Sie Ihren Taillen- und Ihren Hüftumfang

Frauen:

- Messen Sie den Taillenumfang an der schmalsten Stelle zwischen Rippenbogen und Hüftknochen am Ende einer normalen Ausatmung.
- Messen Sie den Hüftumfang an der breitesten Stelle der Hüfte am Ende einer normalen Ausatmung.

Männer:

- Messen Sie den Taillenumfang auf der Höhe des Nabels am Ende einer normalen Ausatmung.
- Messen Sie den Hüftumfang an der breitesten Stelle am Ende einer normalen Ausatmung.

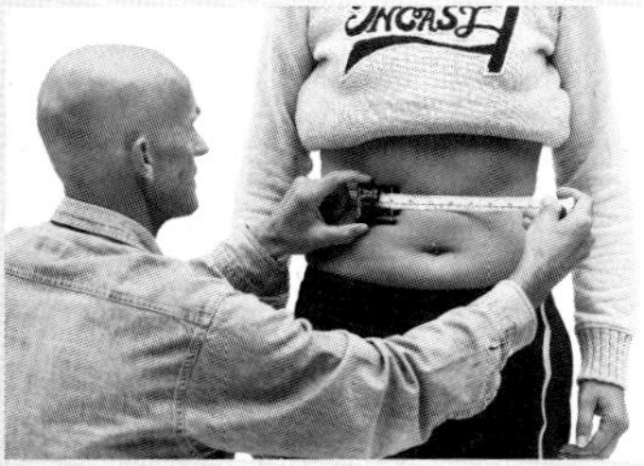

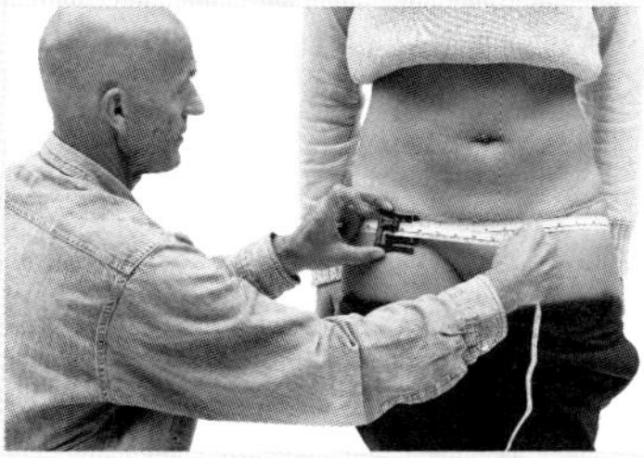

2. Teilen Sie den Taillenumfang durch den Hüftumfang

Beispiel: Taillenumfang 72 cm, Hüftumfang 96 cm $= \frac{72}{96} = 0{,}75$

3. Interpretieren Sie Ihr Ergebnis

Gesundheitsrisiko / Geschlecht	Frauen	Männer
Hohes Gesundheitsrisiko	über 0,85	über 1,0
Leicht erhöhtes Gesundheitsrisiko	0,8–0,85	0,9–1,0
Geringes Gesundheitsrisiko	unter 0,8	unter 0,9

Bauch-Körpergröße-Verhältnis (waist-to-height ratio)

$$\frac{\text{Bauchumfang in cm}}{\text{Körpergröße in cm}} = \text{WHtR}$$

Der WHtR sollte nicht über 0.53 liegen.

Körperumfangsmessungen

Umfangsmessungen dienen der Objektivierung von Körperumfängen vor und nach Trainingsphasen sowie bei einer Änderung der Ernährungsweise.

Zur Messung benötigen Sie ein nicht dehnfähiges Maßband, einen Zollstock und einen Stift. Da in der Regel mehrere Messungen nach verschiedenen Zeitintervallen (z.B. vor und nach einer mehrwöchigen Ernährungsumstellung oder einem Krafttraining) durchgeführt werden, ist es wichtig zu notieren, wo die Messung genau vorgenommen wurde. Die Messung erfolgt barfuß und direkt auf der Haut.

- Messung des Oberarms (hängend) am optisch größten Umfang. Notieren Sie zum Auffinden der Messstelle den Abstand vom Ellbogen zum Messpunkt.
- Messung der Brust über den Brustwarzen nach normaler Ausatmung.
- Messung der Taille über dem Bauchnabel (Männer) nach normaler Ausatmung bzw. an schmalster Stelle (Frauen).
- Messung der Hüfte an der optisch größten Stelle. Messen Sie den Abstand vom Fußboden zum Messpunkt mit einem Zollstock und notieren Sie den Wert.
- Messung des Oberschenkels im oberen Drittel oder am optisch größten Umfang. Notieren Sie den Abstand vom Fußboden zum Messpunkt mit einem Zollstock und notieren Sie den Wert.
- Messung der Wade am optisch größten Umfang. Messen Sie den Abstand vom Fußboden zum Messpunkt mit einem Zollstock und notieren Sie den Wert. Das Gewicht ist gleichmäßig auf beide Beine verteilt.

Körperzusammensetzung und Körperfettanteil – Messung und Bedeutung

Die Bestimmung der Körperzusammensetzung und des Körperfettanteils ist für viele ein Indikator des eigenen Gesundheits- und Fitnesszustands. Im Fitness- und Gesundheitssport dient die Ermittlung der Körperzusammensetzung unter anderem der Objektivierung von Körperformungseffekten und wird daher z.B. in vielen Fitnessanlagen als Dienstleistung angeboten. Im Spitzensport ist die Körperzusammensetzung ein Teil der Leistungsdiagnostik bei der Bestimmung des Trainingszustands.

Je nach Betrachtungsweise (chemisch, metabolisch, anatomisch) bestimmen unterschiedliche Komponenten die Körperzusammensetzung, z.B. Wasser, Protein (vorwiegend Muskulatur), Fett und Mineralien (vorwiegend Knochen). Aufgrund der praktischen Relevanz ist das meistgenutzte Modell zur Beschreibung der menschlichen Körperzusammensetzung ein einfaches Zwei-Komponenten-Modell, das zwischen **Fettmasse** und der **fettfreien Körpermasse** unterscheidet. Die fettfreie Komponente repräsentiert vor allem die funktionellen Systeme des Körpers, die Muskulatur, die Knochen und das Herz-Kreislaufsystem. Das Fettgewebe dient dagegen im Wesentlichen als Energiespeicher.

Die Muskulatur und das Fettgewebe sind die variabelsten Anteile der Körperzusammensetzung. Durch körperliches Training kann der Anteil der Muskulatur erhöht und gleichzeitig der Fettanteil verringert werden. Bewegungsmangel und überkalorische Ernährung hingegen lassen die Muskelmasse verschwinden und vergrößern die Fettmasse. Das Fettgewebe hat dabei den größten Spielraum. Es kann von einer minimalen Menge bis zu 70 % der Körpermasse bei stark übergewichtigen Menschen ausmachen (vgl. Ward et al. 1984). Mittlerweile gibt es schon Personenwaagen mit eingebauter Körperfettanalyse.

Es gibt verschiedene Methoden zur Ermittlung des Körperfettanteils. Wenn Sie die Ergebnisse von unterschiedlichen Messmethoden vergleichen, können sich Abweichungen ergeben.

Elektrische Leitfähigkeitsmethode

Die Methode der *bioelektrischen Impedanz-Messung* wird am häufigsten vor allem in Fitnessstudios eingesetzt. Sie basiert auf der natürlichen Leitfähigkeit von elektrischem Strom im Organismus. Während ein schmerzloses elektrisches Signal durch den Körper läuft, wird der Widerstand (elektrische Impedanz) gemessen, den das Körpergewebe dem Strom entgegensetzt. Wasser und Muskeln, die einen größeren Wasseranteil besitzen, haben eine gute Stromleitfähigkeit und setzen dem Strom nur einen geringen Widerstand entgegen. Fettgewebe dagegen bewirkt einen großen Stromwiderstand. Weniger Stromwiderstand bedeutet weniger Körperfett, mehr Stromwiderstand einen größeren Fettanteil. Ungenauigkeiten ergeben sich vor allem durch die Menge des Körperwassers. Daher sollte darauf geachtet werden, dass man bei dem Vergleich mehrerer Messungen vor der Untersuchung jeweils die gleiche Menge Flüssigkeit zu sich nimmt. Auch während des 28-tägigen Zyklus der Frau können sich die Werte verändern, weil die Wassereinlagerung im Körper hormonbedingt variiert. Je mehr Flüssigkeit im Körper vorhanden ist, desto geringer wird der Körperfettgehalt. Entsprechende Waagen sind mittlerweile recht preisgünstig zu erwerben.

Probleme ergeben sich durch die zusätzlich eingerechneten Parameter wie Körpergröße, Körpergewicht, Alter oder Grad der sportlichen Betätigung, die die Aussagekraft der Ergebnisse z. T. erheblich beeinflussen und die Validität des Messverfahrens mindern.

Weitere Messmethoden

Weitere Möglichkeiten der Fettbestimmung stellen die Messung der Hautfaltendicke sowie die Infrarotmessung dar. Bei der Messung der Hautfaltendicke werden mit den Fingern an vier standardisierten Stellen des Körpers (Mitte Bizeps, Mitte Trizeps, unter der Schulterecke, über der Darmbeinkante) die Hautfalten mit dem darunterliegenden, subkutanen Fettgewebe vom tiefer liegenden Muskel abgehoben und deren Dicke mit Hilfe einer Speckzange (Caliper) gemessen. Ausgangspunkt der Methode ist das nahezu proportionale Verhältnis vom Unterhautfettgewebe zum Gesamtkörperfett des Menschen (vgl. S. 315–321).

Die *Infrarotspektrophotometrie* nutzt die unterschiedliche Absorption und Reflexion bestimmter Wellenlängen durch Fett bzw. fettfreies Körpergewebe aus. Die schmerzlose Messung erfolgt in der Regel am Bizeps.

Ermittlung des Körperfettanteils durch Messung der Hautfaltendicke an 4 Körperstellen	
Messposition:	Die Messung wird stehend und möglichst mit freiem Oberkörper an der nicht dominanten Körperseite vorgenommen (bei Rechtshändern links)
Messgerät:	Caliper
Hilfsmittel:	Evtl. ein Lineal zur Messpunktbestimmung am Oberarm
Messpunkte:	1. Die Bizeps-Mitte (M. biceps brachii) 2. Die Trizeps-Mitte (M. triceps brachii) 3. Unter der Schulterblattecke (subscapularis) 4. Über der Darmbeinkante (suprailiacus)
Messinstruktion:	Eine Eigenmessung ist an diesen Messpunkten nicht möglich. Der Messleiter nimmt den Caliper in die eine Hand und die zu messende Hautfalte etwa 1 cm oberhalb der zu messenden Stelle mit dem Daumen und dem Zeigefinger der anderen Hand. Die Hautfalte soll möglichst senkrecht abgezogen werden, wobei Daumen und Zeigefinger ein «O» bilden. • Während des Messvorgangs wird die Hautfalte mit Daumen und Zeigefinger weiterhin festgehalten • Der Caliper wird rechtwinklig zur Hautfalte am Messpunkt angesetzt und der Messwert der Hautfaltendicke am Caliper abgelesen • Es empfiehlt sich, jede Messung dreimal vorzunehmen und den Mittelwert der drei Messungen für die weitere Berechnung anzusetzen.
Ergebnisermittlung:	• Addition der an den 4 Körperstellen erhaltenen Messwerte und Ablesen des Körperfettanteils in der Tabelle von Durnin/Wormersley (1974, vgl. S. 318 ff.)
Beispiel:	Mann, 35 Jahre, Gesamtergebnis = 33. Dies entspricht in der Tabelle auf S. 318 einem Fettwert von 17,1 %.

Messpunkte:

1. Bizeps-Mitte

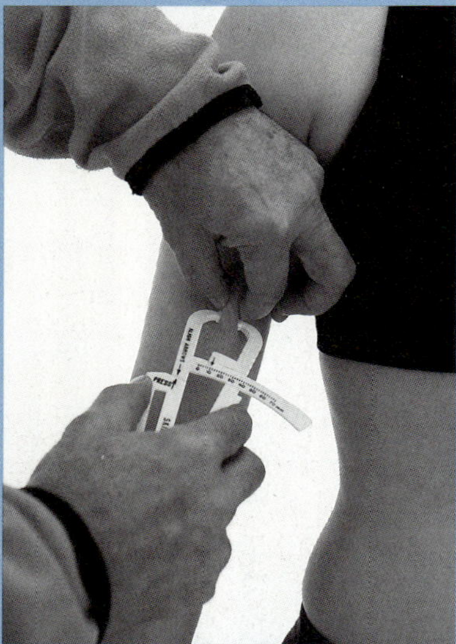

Lassen Sie den Arm entspannt hängen. Der Partner misst in der Mitte des Oberarms vorne am Bizeps.

2. Trizeps-Mitte

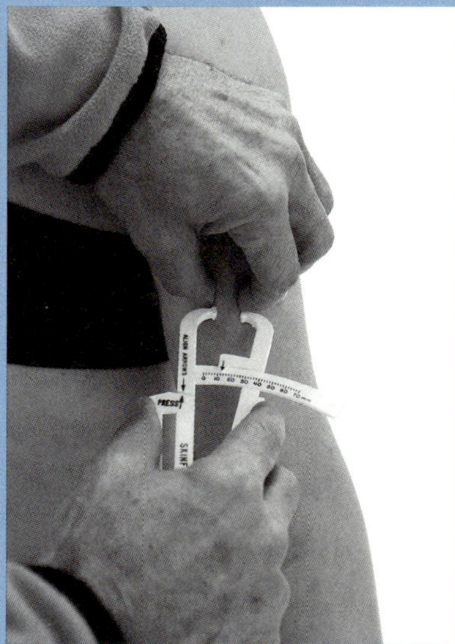

Lassen Sie den Arm entspannt hängen. Der Partner misst in der Mitte des Oberarms hinten am Trizeps. Messpunkt ist die Mitte zwischen Schulteroberkante (Akromion) und Ellbogen.

3. Unter der Schulterblattecke (subscapularis)

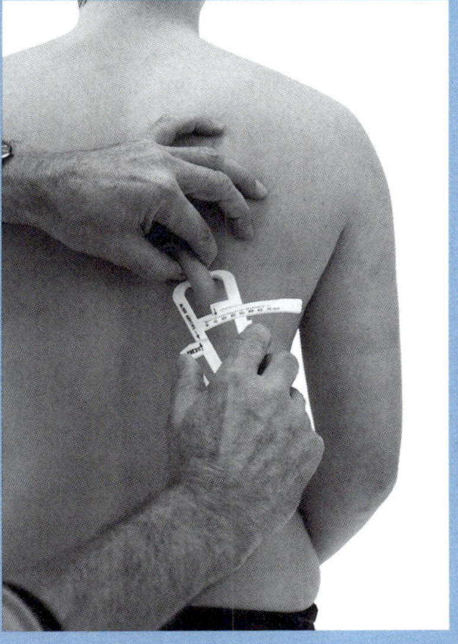

Der Partner ertastet die untere Ecke des Schulterblatts. Greifen Sie die Hautfalte direkt leicht schräg unter der Ecke des Schulterblatts.

4. Über der Darmbeinkante (suprailiacus)

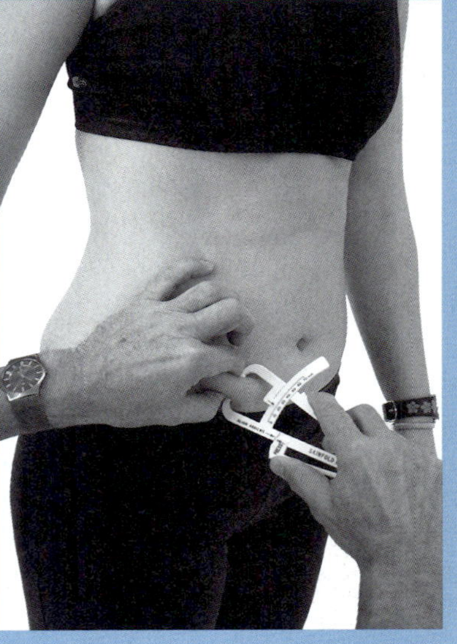

Der Partner ertastet die vordere Darmbeinkante. Der Messpunkt liegt zwei Fingerbreit über der Darmbeinkante.

Hautfaltendicke und Fettanteil des Körpers in % (Trimmeter)

Summe der 4 Hautfalten in mm	Männer				Frauen			
	Alter				Alter			
	17–29	30–39	40–49	50+	17–29	30–39	40–49	50+
	Fettmasse % des Körpergewichts				Fettmasse % des Körpergewichts			
15	4,8				10,5			
16	5,5				11,3			
17	6,2				12,0			
18	6,9				12,7			
19	7,5				13,4			
20	8,1	12,2	12,2	12,6	14,1	17,0	19,8	21,4
21	8,6	12,6	12,8	13,2	14,7	17,5	20,3	22,0
22	9,1	13,0	13,4	13,8	15,3	18,0	20,8	22,5
23	9,6	13,4	14,0	14,4	15,8	18,5	21,3	23,0
24	10,1	13,8	14,5	15,5	16,3	19,0	21,8	23,5
25	10,5	14,2	15,0	15,6	16,8	19,4	22,2	24,0
26	11,0	14,6	15,6	16,2	17,4	19,9	22,7	24,6
27	11,5	15,0	16,2	16,8	18,0	20,4	23,2	25,1
28	12,0	15,4	16,7	17,4	18,5	20,9	23,7	25,6
29	12,5	15,8	17,2	18,0	19,0	21,4	24,1	26,1
30	12,9	16,2	17,7	18,6	19,5	21,8	24,5	26,6
31	13,3	16,5	18,1	19,1	19,9	22,2	24,9	27,0
32	13,7	16,8	18,5	19,6	20,3	22,6	25,3	27,4
33	14,1	17,1	18,9	20,0	20,7	23,0	25,7	27,8
34	14,4	17,4	19,3	20,4	21,1	23,4	26,1	28,2
35	14,7	17,7	19,6	20,8	21,5	23,7	26,4	28,5
36	15,1	18,0	20,0	21,3	21,9	24,1	26,8	28,9
37	15,5	18,3	20,4	21,7	22,3	24,5	27,2	29,3
38	15,8	18,6	20,8	22,1	22,7	24,9	27,6	29,7
39	16,1	18,9	21,1	22,5	23,1	25,2	27,9	30,0
40	16,4	19,2	21,4	22,9	23,4	25,5	28,2	30,3
41	16,7	19,5	21,8	23,3	23,8	25,8	28,5	30,7
42	17,0	19,8	22,1	23,7	24,1	26,1	28,8	31,0
43	17,3	20,0	22,4	24,1	24,4	26,4	29,1	31,3
44	17,5	20,2	22,7	24,4	24,7	26,7	29,4	31,6

Summe der 4 Hautfalten in mm	Männer				Frauen			
	Alter				Alter			
	17–29	30–39	40–49	50+	17–29	30–39	40–49	50+
	Fettmasse % des Körpergewichts				Fettmasse % des Körpergewichts			
45	17,7	20,4	23,0	24,7	25,0	26,9	29,6	31,9
46	18,0	20,7	23,4	25,1	25,3	27,2	29,9	32,2
47	18,3	20,9	23,7	25,5	25,6	27,5	30,2	32,5
48	18,6	21,1	24,0	25,9	25,9	27,8	30,5	32,8
49	18,8	21,3	24,3	26,2	26,2	28,0	30,8	33,1
50	19,0	21,5	24,6	26,5	26,5	28,2	31,0	33,4
51	19,3	21,7	24,9	26,8	26,8	28,5	31,3	33,7
52	19,5	21,9	25,2	27,1	27,1	28,8	31,5	34,0
53	19,7	22,1	25,5	27,4	27,4	29,0	31,2	34,2
54	19,9	22,3	25,7	27,7	27,6	29,2	31,9	34,4
55	20,1	22,5	25,9	27,9	27,8	29,4	32,1	34,6
56	20,4	22,7	26,2	28,2	28,1	29,7	32,4	34,9
57	20,6	22,9	26,5	28,5	28,4	30,0	32,6	35,1
58	20,8	23,1	26,7	28,8	28,7	30,2	32,8	35,3
59	21,0	23,3	26,9	29,0	28,9	30,4	33,0	35,5
60	21,2	23,5	27,1	29,2	29,1	30,6	33,2	35,7
61	21,4	23,7	27,4	29,5	29,4	30,8	33,4	35,9
62	21,6	22,9	27,6	29,8	29,6	31,0	33,6	36,1
63	21,8	24,1	27,8	30,0	29,8	31,2	33,8	36,3
64	22,0	24,2	28,0	30,2	30,2	31,4	34,0	36,5
65	22,2	24,3	28,2	30,4	30,3	31,6	34,1	36,7
66	22,4	24,5	28,5	30,7	30,4	31,8	34,3	36,9
67	22,6	24,7	28,7	31,0	30,6	32,0	34,5	37,1
68	22,8	24,9	28,9	31,2	30,8	32,2	34,7	37,3
69	23,0	25,0	29,1	31,4	31,0	32,5	35,0	37,5
70	23,1	25,1	29,3	31,6	31,2	32,5	35,0	37,7
71	23,3	25,3	29,5	31,9	31,4	32,7	35,2	37,9
72	23,5	25,5	29,7	32,1	31,6	32,9	35,4	38,1
73	23,7	25,7	29,9	32,3	31,8	33,1	35,6	38,3
74	23,9	25,8	30,1	32,5	32,0	33,3	35,8	38,5
75	24,0	25,9	30,3	32,7	32,2	33,4	35,9	38,7
76	24,2	26,1	30,5	33,0	32,4	33,6	36,1	38,9
77	24,4	26,3	30,7	33,2	32,6	33,8	36,3	39,1

Summe der 4 Hautfalten in mm	Männer				Frauen			
	Alter				Alter			
	17–29	30–39	40–49	50+	17–29	30–39	40–49	50+
	Fettmasse % des Körpergewichts				Fettmasse % des Körpergewichts			
78	24,6	26,4	30,9	33,4	32,8	34,0	36,5	39,3
79	24,7	26,5	31,1	33,6	33,0	34,2	36,6	39,5
80	24,8	26,6	31,2	33,8	33,1	34,3	36,7	39,6
81	25,0	26,8	31,4	34,0	33,3	34,5	36,9	39,8
82	25,2	26,9	31,6	34,2	33,5	34,7	37,1	40,0
83	25,3	27,0	31,8	34,3	33,7	34,9	37,3	40,2
84	25,4	27,1	32,0	34,6	33,9	35,0	37,4	40,3
85	25,5	27,2	32,1	34,8	34,0	35,1	37,5	40,4
90	26,2	27,8	33,0	35,8	34,8	35,8	38,3	41,2
95	26,9	28,4	33,7	36,6	35,6	36,5	39,0	41,9
100	27,6	29,0	34,4	37,4	36,4	37,2	39,7	42,6
105	28,2	29,6	35,1	38,2	37,1	37,9	40,4	43,3
110	28,8	30,1	35,8	39,0	37,8	38,6	41,0	43,9
115	29,4	30,6	36,4	39,7	38,4	39,1	41,5	44,5
120	30,0	31,1	37,0	40,4	39,0	39,6	42,0	45,1
125	30,5	31,5	37,6	41,1	39,6	40,1	42,5	45,7
130	31,0	31,9	38,2	41,8	40,2	40,6	43,0	46,2
135	31,5	32,3	38,7	42,4	40,8	41,1	43,5	46,7
140	32,0	32,7	39,2	43,0	41,3	41,6	44,0	47,2
145	32,5	33,1	39,7	43,6	41,8	42,1	44,5	47,7
150	32,9	33,5	40,2	44,1	42,3	42,6	45,0	48,2
155	33,3	33,9	40,7	44,6	42,8	43,1	45,4	48,7
160	33,7	34,3	41,2	45,1	43,3	43,6	45,8	49,2
165	34,1	34,6	41,6	45,6	43,7	44,0	46,2	49,6
170	34,5	34,8	42,0	46,1	44,1	44,4	46,6	50,0
175	34,9					44,8	47,0	50,4
180	35,3					45,2	47,4	50,8
185	35,6					45,6	47,8	51,2
190	35,9					45,9	48,2	51,6
195						46,2	48,5	52,0
200						46,5	48,8	52,4
205							49,1	52,7
210							49,4	53,0

Messung des Körperfettanteils mittels Caliper			
Messstellen	Datum:	Datum:	Datum:
• Trizeps (mm)			
• Bizeps (mm)			
• Subscapularis (mm)			
• Suprailiacus (mm)			
• Summe (mm)			
→ Fettanteil aus Tabelle			

Bewertung	Frauen	Männer
Zu geringer Fettanteil	weniger als 10%	weniger als 5%
Bereich des Leistungssports (spezielle Sportarten)	10–19 %	5–9 %
Normaler (guter) Fettanteil	20–28 %	10–18%
Grenzwertige Übergangszone	29–36 %	19–26%
Zu hoher Fettanteil	mehr als 36 %	mehr als 26%

Bewertung des Körperfettanteils

Interpretation der Ergebnisse der Fettmessung

Es liegen keine gesicherten Normwerte für den idealen, prozentualen Körperfettanteil vor. Die Vorschläge weichen je nach Sichtweise erheblich voneinander ab. Die folgenden Angaben sollen Ihnen die Interpretation Ihres persönlichen Ergebnisses erleichtern:

Bei Bodybuilding-Athleten wurden vereinzelt vor dem Wettkampf Minimalwerte von ca. 2 % gemessen. Zu diesem Zeitpunkt ist das Unterhautfettgewebe fast vollständig eingeschmolzen, wodurch eine maximale «Definition» der Muskulatur erreicht werden soll. Gut trainierte Ausdauersportler weisen häufig Werte von deutlich unter 10 % Körperfett auf. Werte von unter 5 % bei Männern und unter 10 % bei Frauen können aus gesundheitlicher Sicht bedenklich sein. Bei Frauen können sehr geringe Fettwerte Störungen oder das Ausbleiben der Menstruation und eine Abnahme der Knochendichte zur Folge haben. Der Grund dafür liegt darin, dass die Östrogene im Fettgewebe gespeichert sind und mit dem Einschmelzen des Fettes ebenfalls abgebaut werden. Dies bedeutet einen massiven Eingriff in den Hormonhaushalt. Männliche Sportstudierende erreichen durchschnittlich einen Fettanteil von ca. 13 %, Sportstudentinnen einen Anteil von ca. 23 %. Fettanteile von 26 % für Männer und 36 % für Frauen können als gesundheitliche Grenzwerte angesehen werden. Stark adipöse und übergewichtige Personen können Extremwerte bis 70 % erreichen. Frauen weisen durchschnittlich einen ca. 10 % höheren absoluten Fettanteil als Männer auf, und mit zunehmendem Alter erhöht sich der durchschnittliche Wert unabhängig vom Geschlecht.

Tipp: Setzen Sie sich nicht dem Fettmessstress aus. Auch beim Abnehmen reicht die Körperfettanalyse in monatlichen Abständen.

Energieaufnahme und Energieverbrauch

Die kontinuierliche Aufnahme, Umwandlung und Abgabe von Stoffen ist ein entscheidendes Merkmal des Lebens. Durch die Ernährung führen wir dem Organismus die Substanzen zu, die für die Aufrechterhaltung der Lebensvorgänge notwendig sind. Die aufgenommenen Nährstoffe werden auf biochemischem Wege in Energie umgewandelt. Die freiwerdende Energiemenge entspricht dem physiologischen Brennwert der Nährstoffe und wird in Kilojoule (kJ) pro Gramm des jeweiligen Nährstoffes angegeben. Früher wurde die Energieeinheit Kilokalorie (kcal) verwendet, die auch heute noch weitläufig in Gebrauch ist. 1 kcal entspricht 4,18 kJ. Die Durchschnittswerte für den physikalischen Energiegehalt der Nährstoffe lauten:

1 g Kohlenhydrate ≙ 17,2 kJ (4,1 kcal)
1 g Eiweiß ≙ 17,2 kJ (4,1 kcal)
1 g Fett ≙ 38,9 kJ (9,3 kcal)

Der Verbrauch der aufgenommenen Energie im Körper hat wesentlichen Einfluss auf das Körpergewicht. Der Energiebedarf des Menschen setzt sich zusammen aus dem Grundumsatz, der körperlichen Aktivität und der Wärmebildung des Körpers. Ein niedriger Wert in einem oder mehreren dieser drei Bereiche kann die Neigung zur Gewichtszunahme verstärken.

So wie manche Menschen leicht an Muskelmasse zunehmen, andere nur sehr schwer, manche «von Natur aus» eine gute Ausdauerleistungsfähigkeit besitzen und andere dafür hart und lange trainieren müssen, so verschieden ist auch der Stoffwechsel der Menschen. Manche können scheinbar essen, so viel sie mögen, und bleiben dennoch lebenslang schlank, andere verwerten jede aufgenommene kcal optimal, nehmen sofort zu und müssen lebenslang «kopfgesteuert» die Nahrungsmenge reglementieren.

Erkennen und beachten Sie Ihre genetischen Grundlagen und vergessen Sie nie: Sie entscheiden durch Ihr Verhalten, wie leistungsfähig, wie gesund und wie dick oder schlank Sie sind. Sie haben es selbst in der Hand.

Grundbestandteile unserer Nahrung

Bei einer ausgewogenen Ernährung sollte man Eiweiße, Kohlenhydrate, Fette, Mineralstoffe und Vitamine in angemessenem Verhältnis zu sich nehmen. Ca. 10 bis 15 % der Gesamtenergiezufuhr sollten aus Eiweiß, ca. 30–35 % aus Fett und ca. 50 bis 55 % aus Kohlenhydraten bestehen. Täglich sollten etwa 2 bis 2,5 Liter Flüssigkeit durch Getränke und Speisen aufgenommen werden. Die jeweilige Grundnährstoffzufuhr ist abhängig vom täglichen Gesamtenergiebedarf, und die Nährstoffrelation kann sich aufgrund bestimmter Abnehmstrategien oder sportlicher Tätigkeiten verschieben.

Die wichtigste Funktion der **Kohlenhydrate** – landläufig auch als Stärke oder Zucker bekannt – ist die Energieversorgung. Muskel-, Gehirn- und Nervenzellen können mit dieser Energiequelle am besten arbeiten.

Kohlenhydrate können in Form des Glykogens in der Muskulatur und der Leber gespeichert werden. Das Muskelglykogen stellt die primäre Kohlenhydratquelle unter körperlicher Belastung dar. Die größte Bedeutung fällt dem Glykogenspeicher in der am stärksten beanspruchten Muskulatur zu. Hinzu kommen Kohlenhydrate, die in Form von Blutzucker aus dem Kreislauf in die aktive Muskulatur transportiert werden. Zusätzlich wird Glukose aus dem Leberglykogen freigesetzt, welches über die Blutbahn der arbeitenden Skelettmuskulatur zur Verfügung gestellt wird.

Je intensiver eine Belastung ist, umso stärker werden Kohlenhydrate zur Energiebereitstellung benötigt. Vor allem Sportler, die täglich mit großem Trainingsumfang und hoher Intensität trainieren und da-

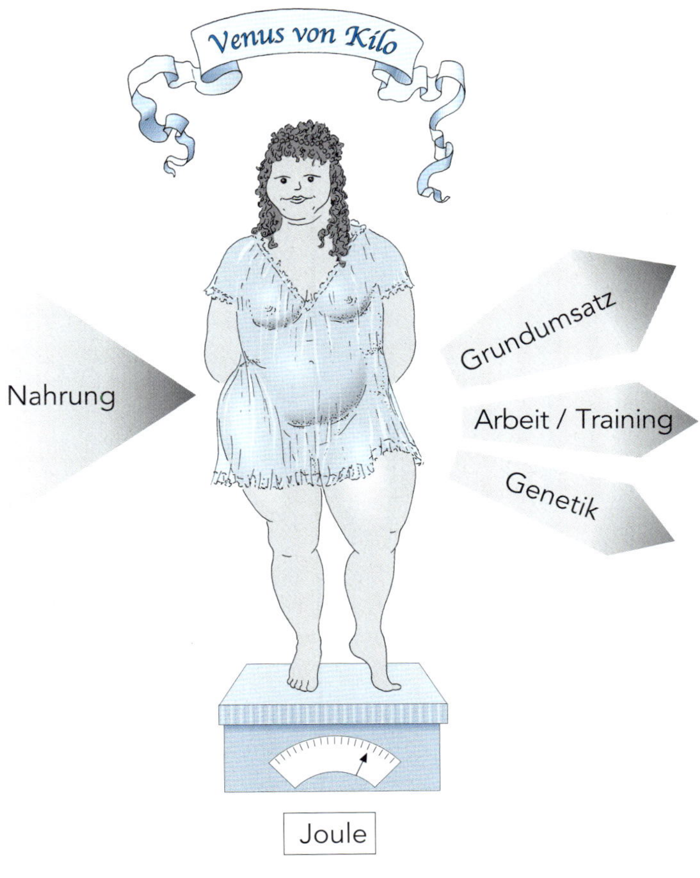

durch einen großen Anteil ihrer Glykogenvorräte verbrauchen, müssen darauf achten, dass durch die Nahrung genügend Kohlenhydrate zugeführt werden.

Beim nicht Sport treibenden Normalbürger verhindert hingegen vor allem bei überkalorischer Ernährung ein hoher Kohlenhydratanteil, insbesondere z.B. von Zucker, die Verbrennung des in der Nahrung gleichzeitig vorhanden Fetts, was dann zu Fettanlagerungen und Gewichtszunahme führen kann.

Die langkettigen Kohlenhydrate aus unseren stärkehaltigen Lebensmitteln wie Reis, Nudeln, Kartoffeln und Brot sollten bevorzugt und die kurzkettigen Kohlenhydrate wie Zucker und Süßigkeiten eher gemieden werden.

Wenn Sie abnehmen wollen, sollten Sie die Menge der Kohlenhydrate reduzieren (low carb). Beachten Sie dabei, dass häufig eine große Menge an Kohlenhydraten über Getränke (Cola, Säfte, Bier, Wein, ...) aufgenommen werden.

Fett stellt für den Menschen eine zentrale Energiequelle dar, da es der Nährstoff mit der höchsten Energiedichte ist und er das größte Energiereservoir im menschlichen Körper bildet. Unter Belastung – also z.B. beim Sport – werden normalerweise sowohl Kohlenhydrate als auch Fette als Brennstoff benötigt. Dabei hängt die verbrauchte Menge der jeweiligen Energiequelle vor allem von der Intensität der Belastung, der Ernährung und dem Trainingszustand ab. Bei wenig intensiven und sehr langen Belastungen wird die Energie bevorzugt über den Fettspeicher bereitgestellt.

Der dritte Hauptnährstoff ist das **Eiweiß**, auch unter dem Namen Protein bekannt. Die wichtigste Funktion des Eiweißes ist der Aufbau und Erhalt der Zellen des menschlichen Körpers. Zusätzlich wird Eiweiß als wichtige Komponente bei der Bildung von Enzymen und Hormonen benötigt. Die Bausteine der Proteine werden als Aminosäuren bezeichnet. Insgesamt gibt es 20 Aminosäuren, welche unterschiedlich miteinander kombiniert werden. Acht von ihnen werden als essenzielle Aminosäuren bezeichnet, da sie vom Körper nicht selbst hergestellt werden können. Bei andauernder Belastung oder mangelhafter Ernährung können Aminosäuren auch zur Energiegewinnung herangezogen werden. Dies ist darauf zurückzuführen, dass der menschliche Körper in der Lage ist, aus manchen Aminosäuren Glukose zu bilden.

Bei jungen Menschen speziell in der Wachstumsphase und bei kraftorientierten Sportlern ist ein erhöhter Proteinbedarf gegeben. Gründe dafür sind die Muskelneubildung bei Wachstum oder beim Muskelaufbautraining im Kraftsportbereich. Aber auch Ausdauersportler haben einen erhöhten Eiweißbedarf, da bei langen Trainingseinheiten aus dem Körpereiweiß vermehrt Energie bereitgestellt wird.

Um dem Eiweißbedarf gerecht zu werden, sollte vor allem pflanzliches Eiweiß über Vollkornprodukte, Gemüse, Kartoffeln und Hülsenfrüchte aufgenommen werden. Auch Milch, Milchprodukte und Seefisch sollten regelmäßig auf dem Speiseplan stehen. Als Faustregel gilt, dass der Eiweißbedarf ca. zu zwei Dritteln aus pflanzlichem und nur zu einem Drittel aus tierischem Eiweiß gedeckt werden sollte.

Obwohl **Vitamine** nur in sehr geringen Mengen vom Körper benötigt werden, ist es wichtig, die ausreichende Menge aller Vitamine über die Nahrung aufzunehmen, da viele nicht selbst vom Körper synthetisiert

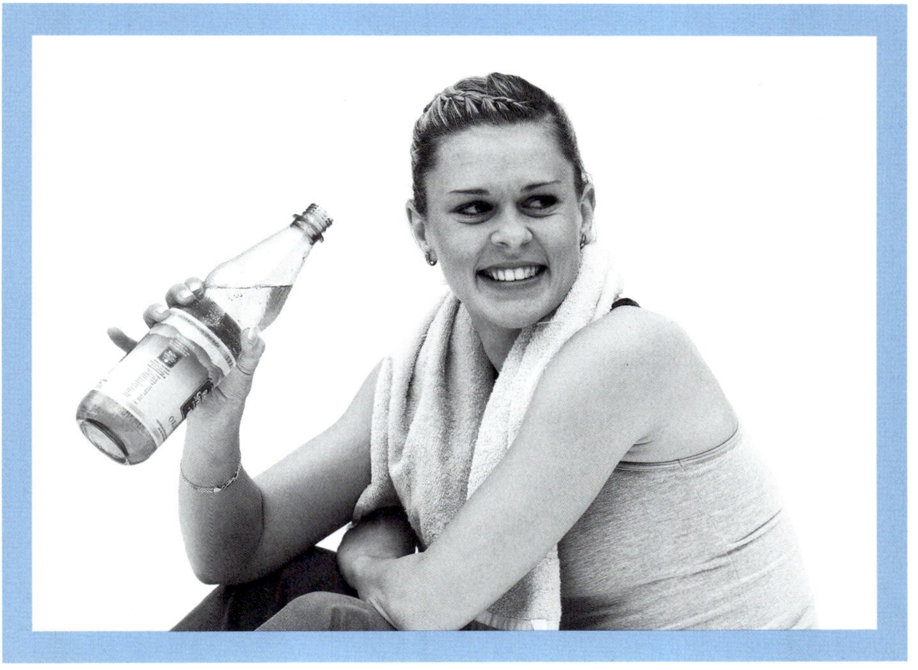

werden können. Die Einteilung der Vitamine erfolgt nach ihrer Fett- oder Wasserlöslichkeit. Wasserlösliche Vitamine wie z.B. Vitamin B oder Vitamin C fördern z.B. den Kohlenhydrat-, Fett- und Proteinstoffwechsel. Sie können nur in geringen Mengen im Körper gespeichert werden, und bei vermehrtem Schwitzen kann ein Großteil von ihnen verlorengehen. Sportlich aktive Menschen gleichen diesen Verlust aber in der Regel durch die generell höhere Kalorienaufnahme wieder aus.

Wasserhaushalt und Trinken

Der Wasseranteil beträgt je nach Lebensalter und Körperzusammensetzung 50–70 Prozent unseres Körpergewichts. Wasser dient im Körper vor allem als Lösungsmittel und macht dadurch den Transport von Substanzen und verschiedenen Stoffwechselreaktionen erst möglich. Durst darf nur in Ausnahmefällen der Auslöser zur Flüssigkeitsaufnahme sein. Die Flüssigkeitszufuhr sollte bereits vor dem Auftreten eines ausgeprägten Durstgefühls erfolgen. Vor allem auch ältere Menschen sollten regelmäßig trinken, da sie ein abgeschwächtes Durstempfinden aufweisen. Ein dunkler Urin zeigt Ihnen an, dass zu wenig getrunken wurde. Auch Personen, die abnehmen wollen, sollten viel trinken, denn während des Abnehmens fallen durch die Stoffwechselvorgänge vermehrt Substanzen an, die durch den Urin ausgeschieden werden müssen. Für eine optimale Nieren- und Herz-Kreislauffunktion sollten Sie auf eine ausreichende Flüssigkeitsaufnahme vor allem in Form von Wasser achten. **Wer weniger isst, muss mehr trinken!**

Das beste Abnehm- und Antifettgetränk ist dabei das kalorienfreie Wasser, wobei es sekundär ist, ob als Leitungswasser, stilles oder kohlensäurehaltiges Wasser. Wer über den Tag verteilt stets Wasser trinkt, füllt zudem seinen Magen bis zu einem gewissen Grad, was wiederum die Esslust ein wenig bremsen kann. Neue Studien zeigen zudem, dass nach dem Wassertrinken der körpereigene Kalorienverbrauch innerhalb einer Stunde um ca. 30 % ansteigt. Das Trinken von Wasser aktiviert also den Verbrauch von Kalorien, wobei ein Liter Wasser einem zusätzlichen Kalorienverbrauch von ca. 100 kcal entspricht. Menschen, die also täglich reichlich Wasser trinken, haben es leichter, schlank zu werden und zu bleiben. Stellen Sie sich Getränke in Sichtweite, damit Sie an das Trinken erinnert werden.

Abnehmwillige Saunagänger sollten wissen, dass saunieren zwar gesund ist, der Gewichtsverlust nach dem Saunagang aber auf Wasserverlust und nicht auf Fettverlust zurückzuführen ist und sich das ursprüngliche Gewicht insofern schnell wieder einstellt.

Wasserhaushalt und Sport

Durch sportliche Belastungen setzen im menschlichen Körper unterschiedliche physiologische Vorgänge ein, die einen erhöhten Flüssigkeits-, Elektrolyt- und Nährstoffverlust nach sich ziehen. Ziel eines jeden Sportlers muss es daher sein, dem Körper die durch sportliche Belastung verbrauchten und über den Schweiß verlorengegangene Nährstoffe rechtzeitig wieder zuzuführen und die entstandenen Flüssigkeitsdefizite möglichst schnell auszugleichen. Nur so ist längerfristig eine optimale Leistung möglich. Die Flüssigkeitszufuhr während einer sportlichen Belastung wird umso entscheidender, je länger und intensiver die Belastung und je höher die Umgebungstemperatur ist. Sie können den Wasserverlust bei sportlichen Aktivitäten sehr einfach ermitteln, indem Sie sich vor und nach dem Training auf die Waage stellen. Der hierbei auftretende Gewichtsverlust ist hauptsächlich auf den Wasserverlust zurückzuführen.

Bei extremer sportlicher Betätigung wie langem Ausdauertraining ist bereits die Flüssigkeitsversorgung vor dem Sport von Bedeutung, um bestehende Flüssigkeitsdefizite aufzufüllen. Da sich der Körper aber vor Überwässerung schützt und zu viel zugeführte Flüssigkeit ausscheidet, ist der Aufbau eines Flüssigkeitsvorrates nicht möglich.

Bei einer Belastung von bis zu 30–60 Minuten ist unter normalen Umgebungsbedingungen kein Flüssigkeitsersatz während des Sports notwendig. Der Ausgleich des Wasserdefizits sollte frühzeitig nach Beendigung der Belastung erfolgen. Bei einer schweißtreibenden Belastung bis zu einer Stunde können die Verluste problemlos durch stilles Wasser, Kräuter- oder Früchtetees, kohlensäurearmes Mineralwasser und verdünnte Fruchtsäfte ausgeglichen werden. Eine zusätzliche Zufuhr an Kohlenhydraten oder Mineralstoffen in flüssiger Form ist nicht nötig.

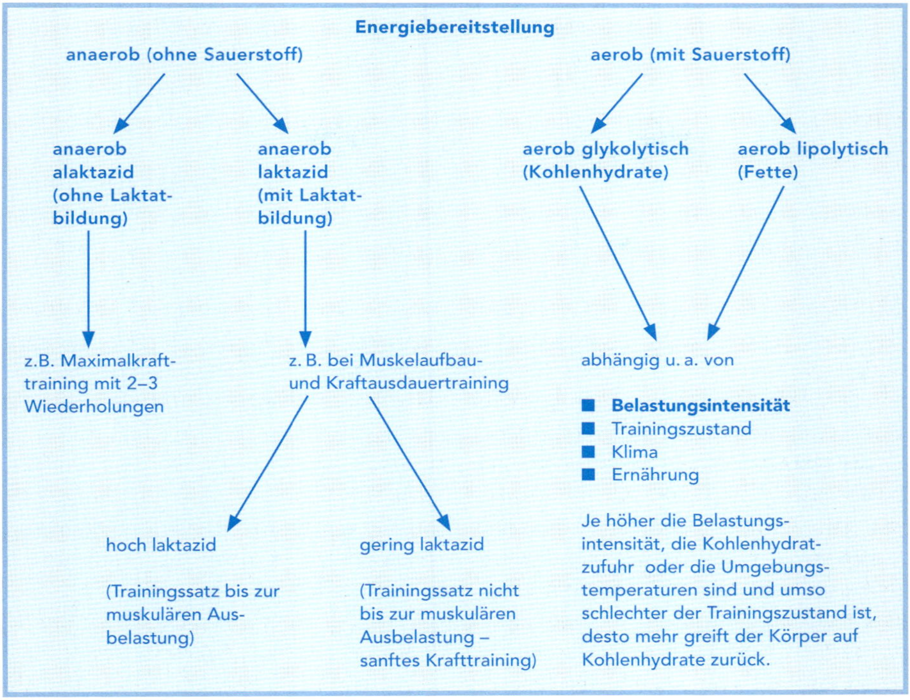

Die vier verschiedenen energieliefernden Systeme im Überblick

Die verschiedenen Systeme der Energiebereitstellung

Ohne Energie geht in unserem Körper nichts. Der Stoffwechsel würde zum Erliegen kommen, eine muskuläre Tätigkeit wäre nicht mehr möglich. Deshalb ist es wichtig, den Körper ständig mit Energie zu versorgen. Die Energie liefernden Substanzen sind Fette, Kohlenhydrate und Eiweiße. Aus ihnen kann der Körper die notwendige Energie gewinnen. Alle drei Substanzen werden mit der Nahrung zugeführt und dienen im Körper als Energiespeicher. Bei der Energiebereitstellung lassen sich zwei Hauptwege differenzieren:

- die **anaerobe** Energiebereitstellung ohne Verwendung von Sauerstoff
- die **aerobe** Energiebereitstellung mit Verwendung von Sauerstoff

Beide Hauptwege lassen sich noch einmal untergliedern:

Die anaerobe Energiebereitstellung in

- **alaktazid** (ohne Milchsäureproduktion) und
- **laktazid** (mit Milchsäureproduktion),

und die aerobe Energiebereitstellung in

- **glykolytisch** (Hauptenergielieferant Kohlenhydrate – Glykogen) und
- **lipolytisch** (Hauptenergielieferant Fette – Lipide).

1. **Die anaerob alaktazide Energiebereitstellung** (ohne Sauerstoff und ohne Laktat)

Im Muskel befinden sich sog. primäre Energiespeicher (Adenosintriphosphat = ATP und Kreatinphosphat = KP), die es dem Menschen erlauben, ohne Anlaufzeit sofort Energie für die Muskelkontraktion bereitzustellen. Sie werden auch als Benzin der Zelle bezeichnet und reichen für ca. 5–8 Sekunden hochintensiver Belastung. Dies reicht z.B. für ein Maximalkrafttraining mit 2–3 Wiederholungen, aber auch für leichtathletische Disziplinen wie Hochsprung, Weitsprung, Diskuswurf oder Kugelstoßen.

2. **Die anaerob laktazide Energiebereitstellung** (ohne Sauerstoff mit starker Laktat- oder Milchsäurebildung)

Dieses Energiesystem wird vor allem dann angesprochen, wenn kurzfristig ein hoher Energiebedarf bei intensiven Belastungen besteht, der nicht mehr von den primären Energiespeichern abgedeckt werden kann. Diese betrifft also hochintensive Belastungen, die über 5–8 Sekunden andauern wie z.B. beim 100-Meter-, 200-Meter- oder 400-Meter-Lauf oder beim Kraftausdauertraining mit 15–20 Wiederholungen. Die höchsten Laktatwerte ergeben sich bei maximalen Belastungen von ca. 45 Sekunden Dauer. Aber auch bei einem Endspurt am Ende einer Ausdauerbelastung werden hohe Laktatwerte produziert, da der Energiebedarf dann durch die hohe Intensität plötzlich stark ansteigt.

Je höher der individuelle Laktatwert ist, desto stärker ist die Ermüdung im Muskel. Es liegt aber eine große individuelle Streubreite der Laktatwerte bei Belastung zwischen verschiedenen Personen vor (vgl. auch Kapitel Ausdauer). Als Energielieferant dienen bei der anaerob laktaziden Energiebereitstellung nur die Kohlenhydrate.

3. **Die aerob glykolytische Energiebereitstellung** (mit Sauerstoff und Verstoffwechselung von Kohlenhydraten)

Sie wird vor allem bei intensiven Ausdauerbelastungen genutzt. Da die Speicherkapazität von Kohlenhydraten begrenzt ist, liegt der Schwerpunkt normalerweise bei intensiven Beanspruchungen bis ca. 45–90 Minuten Dauer.

4. **Die aerob lipolytische Energiebereitstellung** (mit Sauerstoff und Verstoffwechselung von Fetten)

Diese Form der Energiebereitstellung findet man vorwiegend bei moderaten, wenig intensiven und sehr langen Ausdauerbelastungen. Dabei wird der Fettstoffwechsel von Anfang an herangezogen. Die hierbei entstehenden Stoffwechselprodukte H_2O (Wasser) und CO_2 (Kohlendioxyd) werden unproblematisch über Urin und Schweiß ausgeschieden bzw. über die Lunge abgeatmet.

Die verschiedenen Formen der Energiebereitstellung ergänzen sich gegenseitig. Sie laufen zeitlich nicht nacheinander ab, sondern greifen ineinander. Welches System stärker herangezogen wird, hängt von der Dauer und vor allem von der Intensität der Belastung ab.

Grundumsatz

Der Grundumsatz geht aus der Summe aller Stoffwechselaktivitäten des Körpers in Ruhe hervor, die ihn am Leben erhalten, wie z.B. der Energiebedarf der ständig arbeitenden Organe Herz, Lunge, Leber, Gehirn oder Muskulatur. Der Grundumsatz des Mannes beträgt als grobe Faustregel ca. 4,2 kJ (1 kcal) pro kg Körpergewicht pro Stunde, wobei allerdings hierbei Faktoren wie z.B. das Alter oder die Körperoberfläche unberücksichtigt bleiben. Der Grundumsatz der Frau ist aufgrund der geringeren Muskelmasse, des niedrigeren Anteils an männlichen Sexualhormonen und der besseren Wärmeisolierung (höherer Fettanteil) um 6–10% geringer (Diebschlag 1985).

Der Grundumsatz von Muskulatur ist deutlich höher als der von Fettgewebe, weil Muskeln ein sehr stoffwechselaktives Gewebe sind. Deshalb sollte bei allen Maßnahmen zum Abnehmen die Muskelmasse erhalten werden. Dies gelingt am leichtesten durch ein begleitendes Krafttraining.

> Sport verändert den Grundumsatz nur dauerhaft, wenn er mit einer Zunahme an Muskelmasse verbunden ist.

Des Weiteren wird der Grundumsatz durch Hormone, das Klima sowie weitere individuelle Faktoren wie z.B. Stress, Schwangerschaft oder Krankheiten wie z.B. Fieber beeinflusst. Auch längeres Fasten führt zu einer Verringerung des Grundumsatzes. Daher: Vorsicht vor drastischen Diäten! Der Körper verringert bei einer stark reduzierten Nahrungszufuhr automatisch den Energieverbrauch. Schwerwiegender noch ist die Tatsache, dass der Grundumsatz noch längere Zeit nach dem Ende der Diät bzw. des Fastens verringert bleiben kann. Dies erklärt die häufig übermäßige Gewichtszunahme nach der Beendigung von Diäten.

Leistungsumsatz

Der Leistungsumsatz ergibt sich aus der beruflichen Aktivität (z.B. körperliche oder sitzende Arbeit) und dem Freizeitverhalten (z.B. Sport). Der Leistungsumsatz kann äußerst stark variieren. Ein bewegungsfauler «Bett-, Auto-, Fahrstuhl-, Schreibtisch-Energiesparer» hat einen sehr reduzierten, ein bewegungsfreudiger «gehender, treppensteigender, fahrradfahrender, trainierender Energieverwerter» einen sehr hohen Energieverbrauch. Ausschlaggebend ist die Masse der eingesetzten Muskulatur sowie die Dauer und Intensität der körperlichen Aktivität.

Die Tabelle zeigt Ihnen, wie hoch der Energieverbrauch bei verschiedenen körperlichen Betätigungen in kJ bzw. kcal pro Kilogramm Körpergewicht und Stunde ist.

Berechnung des Energieverbrauchs auf dem Fahrradergometer und beim Laufen

Den Energieverbrauch (Anhaltswerte) beim Fahrradergometer- und Laufausdauertraining kann jeder Fitnesssportler auch leicht über die Sauerstoffaufnahme selbst errechnen. Hierbei wird folgendermaßen vorgegangen:

Fahrrad

1. Die Berechnung der Sauerstoffaufnahme ($\dot{V}O_2$) auf dem Fahrradergometer, geschieht nach der Formel:

> $\dot{V}O_2$ in ml/Minute = 300 (Ruheumsatz) + 12 × Wattbelastung (vgl. Rost/Hollmann 1982)
>
> **Beispiel:** Es wird ein Training auf dem Fahrradergometer bei einer Belastung von 100 Watt durchgeführt.
>
> $\dot{V}O_2$ (ml/Minute) = 300 + 12 × 100 = 1500
>
> Die Sauerstoffaufnahme beträgt bei dem gewählten Beispiel bei 100 Watt ca. 1500 ml/Minute.

2. Da ein Sauerstoffdurchsatz von 200 ml ca. 1 kcal entspricht, werden bei einer Sauerstoffaufnahme von 1500 ml also ca. 7,5 kcal/Minute (1500:200) bzw. 31,5 kj verbraucht. Ein 30-minütiges Radfahren bei 100 Watt (= $\dot{V}O_2$ von 1500 ml/Minute) entspricht demnach einem Energieverbrauch von ca. 7,5 × 30 = 225 kcal oder ca. 945 kj.

Tätigkeit	Intensität	Energieverbrauch kJ/kg/h (kcal/kg/h)
Liegen	–	4,2 kJ (1 kcal)
Sitzen	–	5,5 kJ (1,3 kcal)
Stehen	–	6,4 kJ (1,5 kcal)
Gehen	5,4 km/h 6,0 km/h 7,0 km/h	13,2 kJ (3,1 kcal) 15,5 kJ (3,7 kcal) 23,3 kJ (5,6 kcal)
Laufen	11,9 km/h 15,1 km/h 18,0 km/h	45,2 kJ (10,8 kcal) 50,6 kJ (12,1 kcal) 62,8 kJ (15,0 kcal)
Skilanglauf	7,9 km/h 13,7 km/h 15,1 km/h	50,2 kJ (12,0 kcal) 64,8 kJ (15,5 kcal) 70,3 kJ (16,8 kcal)
Schwimmen	1,19 km/h 3,24 km/h 3,60 km/h	18,4 kJ (4,4 kcal) 52,7 kJ (12,6 kcal) 87,9 kJ (21,0 kcal)
Radfahren	10,0 km/h 15,0 km/h 20,0 km/h 30,0 km/h	14,3 kJ (3,4 kcal) 22,5 kJ (5,4 kcal) 32,3 kJ (7,7 kcal) 50,2 kJ (12,0 kcal)

Anhaltspunkte für den Energieverbrauch bei unterschiedlichen Tätigkeiten (modifiziert nach Diebschlag 1985)

Laufen

1. Für die Berechnung der Sauerstoffaufnahme ($\dot{V}O_2$) beim Laufen liegt folgende Formel zugrunde:

> $\dot{V}O_2$ (in ml/Minute/kg) =
> Laufgeschwindigkeit (Kilometer/Stunde) × 3,656 – 3,99
> oder
> Laufgeschwindigkeit (Meter/Sekunde) × 13,162 – 3,99 (Schürch 1987)
> **Beispiel:** Eine 70 kg schwere Person läuft 30 Minuten mit einer Laufgeschwindigkeit von 10 km pro Stunde (km/Stunde).
> $\dot{V}O_2$ (in ml/Minute/kg) = 10 (km/h) × 3,656 – 3,99 = 32,57
> Die Sauerstoffaufnahme beträgt also bei der Geschwindigkeit von 10 km pro Stunde 32,57 ml pro Minute pro kg Körpergewicht. Da die Person im gewählten Beispiel 70 kg schwer ist, wird der Wert von 32,57 ml mit 70 multipliziert.
> Als Sauerstoffaufnahmewert ergibt sich somit 32,57 × 70 = 2280 ml/Minute.

2. Da auch hier 1 kcal in etwa einem Sauerstoffdurchsatz von 200 ml entspricht, liegt ein Energieverbrauch pro Minute bei der vorgegebenen Geschwindigkeit von ca. 11,4 kcal oder 47 kJ (2280:200) vor. Bei einem Lauf von 30 Minuten Dauer entspricht dies bei der gewählten Geschwindigkeit insgesamt einem Umsatz von 30 × 11,4 = 342 kcal oder 1436 kJ.

Zusätzliche Effekte von Training auf den Energieverbrauch

- Körperliche Arbeit ist gleichzeitig ein wirksames Stoffwechseltraining. Durch regelmäßiges Ausdauertraining wird nicht nur Energie verbraucht, es werden auch Stoffwechselwege entwickelt, die sich gegen einen Masteffekt richten. Dies bedeutet, dass Veränderungen im Stoffwechsel erfolgen, die der Speicherung von Fett entgegenwirken, d. h., die Fettablagerung kann erschwert werden (Israel 1978).
- Ein interessanter physiologischer Aspekt im Zusammenhang mit dem Ausdauertraining ist der oft beobachtete Appetitmangel nach dem Training (vgl. Weineck 2004). Diskutiert werden dabei

Watt	Sauerstoffaufnahme VO_2 (ml/min)	Energieverbrauch pro Minute (kcal/kj)	Energieverbrauch in 10 Minuten (kcal/kj)	Energieverbrauch in 30 Minuten (kcal/kj)
50	900	4,5/19	45/188	135/564
100	1500	7,5/31	75/314	225/941
150	2100	10,5/44	105/439	315/1317
200	2700	13,5/56	135/564	405/1693
250	3300	16,5/69	165/690	495/2069

Anhaltswerte für den Energieverbrauch in kcal/kj auf dem Fahrradergometer bei unterschiedlichen Wattbelastungen pro Minute sowie bei 10 und 30 Minuten.

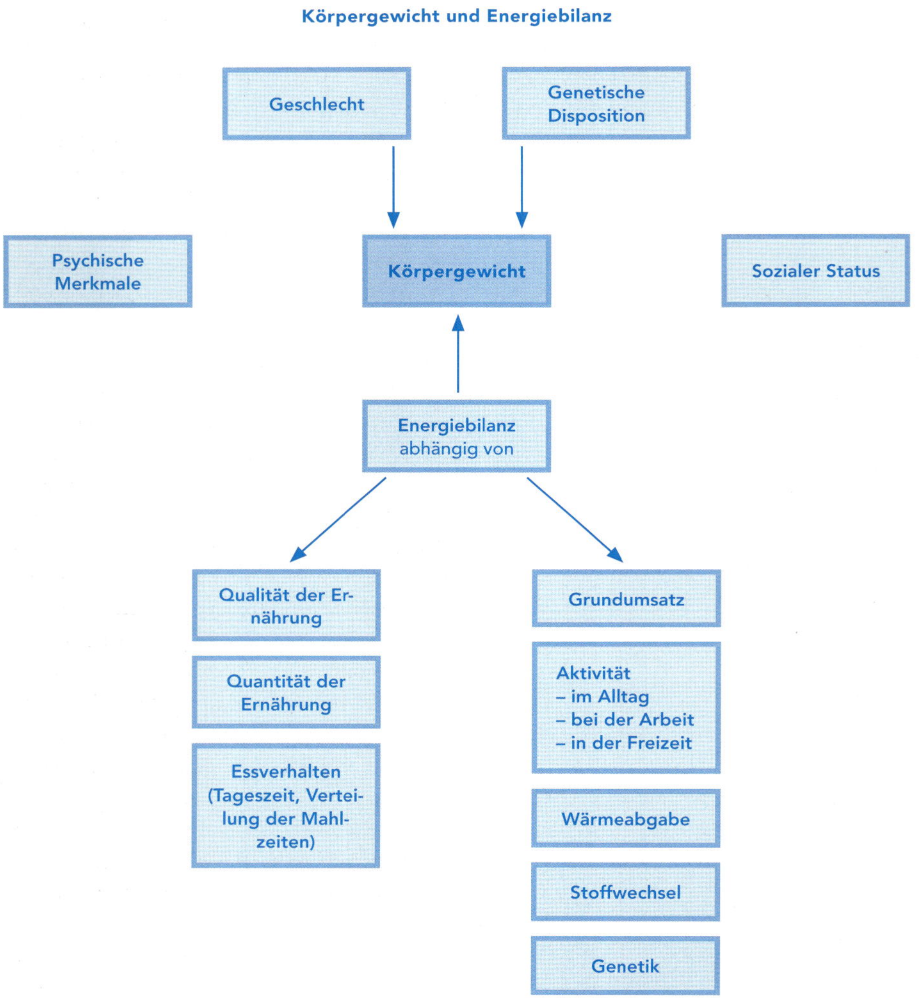

Einflussfaktoren auf das Körpergewicht und die Energiebilanz

als Ursachen u.a. die erhöhte Körpertemperatur sowie die belastungsinduzierte Katecholaminerhöhung und der niedrige Insulinspiegel.

- Es werden auch indirekte Wirkungen des Sports auf das Essverhalten beobachtet. Die beim Sport verbrauchte Zeit steht nicht für die Nahrungsaufnahme zur Verfügung. Da auch unmittelbar vor der sportlichen Aktivität nichts gegessen werden sollte, verlängert sich die «essfreie» Zeitspanne. Dies ist ein wesentlicher Aspekt insbesondere für Dauer- und Gewohnheitsnascher. Eine weitere indirekte Wirkung des Trainings auf das Essverhalten bezieht sich auf die «Langeweile- und Frustesser». Durch die körperliche Aktivität kommt es zu einer Ablenkung auf andere, vom Essen unabhängige Inhalte und zu einer Verbesserung der subjektiven Befindlichkeit.

- Krafttrainierte Personen mit erhöhter Muskelmasse weisen einen höheren Grundumsatz auf, da Muskelgewebe stoffwechselaktiver als Fettgewebe ist und somit mehr Kalorien verbraucht.

Fakten zum Thema Übergewicht

Das Erbgut unserer Vorfahren

Sie ärgern sich, dass andere nach Lust und Laune essen können, ohne dabei an Gewicht zuzulegen, wohingegen Sie schon vom Anschauen der Lebensmittel zunehmen? Das ist ungerecht, aber leider wahr. Der Schlüssel zu diesem Rätsel liegt in unserem genetischen Erbe, denn es gibt tatsächlich gute und schlechte «Futterspeicherer».

Unsere Vorfahren mussten lange wandern, jagen, sammeln und kämpfen, um genug Nahrung zu finden und ihr Überleben zu sichern. Die Überlebensstrategien lauteten: Nimm möglichst viele Kalorien auf, iss so viel Nahrung, wie verfügbar ist, und dies, so oft es geht. Verbrauche möglichst wenige Kalorien und bewege dich möglichst wenig, wenn du nicht dazu gezwungen wirst.

Das Überleben des Menschen hing in der fünf Millionen Jahre andauernden menschlichen Entwicklungsgeschichte vor allem von der Fähigkeit zur Speicherung von Energie ab, um karge Zeiten zu überstehen. Da es häufig nichts oder nur wenig zu essen gab, wäre ein Regulationsmechanismus, der die Kalorienaufnahme nach oben begrenzt hätte, ein Todesurteil gewesen. Bei «Nahrungsengpässen» hatten nur die Menschen eine Überlebenschance, die man heute als gute Fettspeicherer bezeichnen würde. Die regelmäßig wiederkehrenden Hungerzeiten hatten die Menschen zu guten Nahrungsverwertern gemacht, denn die Möglichkeit, viel Fett zu speichern, stellte einen enormen Überlebensvorteil dar. Der Genotyp, dessen Erbmasse das Überleben am besten gewährleistete, bevorzugte konsequenterweise energiedichte Nahrungsmittel: Fettes, Süßes. Das ungesunde und krankmachende Ernährungsverhalten vieler Menschen hat folglich einen in der Evolution begründeten biologischen Ursprung. Der «Vielfraß» und der gute «Futterspeicherer» kämpfen täglich gegen diese genetischen Faktoren und leiden unter der heute unbegrenzten Verfügbarkeit der energiedichten Dick- und Krankmacher, z.B. Schokolade, Kuchen, Süßigkeiten, Soft Drinks, Alkohol. Die Fähigkeit, die dem Menschen zu Urzeiten das Überleben sicherte, indem er gelernt hat, sehr effizient Kalorien in Form von Fett zu speichern und in Hungerzeiten mit sehr wenigen Kalorien zu überleben, wird heute bei der unbegrenzten Verfügbarkeit von energiedichten Nahrungsmitteln zur Schönheits-, Krankheits- und manchmal Todesfalle. Heute müssen wir das Wild nicht mehr selbst erlegen oder Samen, Nüsse und Früchte sammeln. Wir steigen ins Auto und fahren zum nächsten Supermarkt. Im Schlaraffenland, in dem wir leben, wirkt unser geniales Fettspeicherprogramm als Bumerang und Krankmacher, denn Notzeiten, für die unsere Fettdepots angelegt sind, treten so gut wie nie ein. Das fünf Millionen Jahre lang geltende Prinzip «Bewegung garantiert – Essen vielleicht» veränderte sich innerhalb von nur 50–60 Jahren zu dem Prinzip «Essen garantiert – Bewegung vielleicht». Unser genetisch veralterter Stoffwechsel kann mit dem modernen Nahrungsüberangebot nicht mithalten. **Trotzdem liegt es in unserer Hand, ob sich unsere genetischen Voraussetzungen negativ auf das eigene Körpergewicht auswirken oder nicht.**

Mit dem richtigen Lebensstil und dem Beachten einiger wichtiger Aspekte können wir unsere persönliche Idealfigur erreichen und unserer Gesundheit Gutes tun.

Unser Ernährungsverhalten

Unsere Ernährungsgewohnheiten sind das Ergebnis eines jahrelangen Sozialisationsprozesses. Bereits im Kindesalter übernehmen wir Meinungen, entwickeln Vorlieben und Abneigungen, erleben gute und schlechte Vorbilder, hören Kommentare zum Essen und bauen so ein relativ stabiles Ess- und Ernährungsverhalten auf, an dem wir festhalten und das nicht leicht zu verändern ist. Dieser Vorgang erfolgt unbewusst. Teil dieses Sozialisationsprozesses sind Standardaussagen, die sich rund um das Essen ranken und die den meisten von uns gut bekannt sind. So lassen sich einige Aspekte unseres zum Teil gesundheitsgefährdenden Ernährungsverhaltens einfach und einleuchtend erklären.

Typische Kommentare rund um das Essen und das Körpergewicht sind z. B.:

- Iss, damit du groß und stark wirst!
- Unser Kind ist Gott sei Dank ein guter Esser.
- Jetzt in der Schwangerschaft, da musst du für zwei essen.
- Du hast nicht alles aufgegessen – hat es dir nicht geschmeckt?
- Da steht man den ganzen Tag in der Küche, und dann esst ihr so wenig.
- Ich bin nicht dick, ich habe nur schwere Knochen.
- Ich schufte den ganzen langen Tag. Am Abend brauche ich etwas Warmes im Bauch, mein Bier und meine Ruhe.
- Nach dem Sport, da zischen die Bierchen so richtig durch die Kehle.
- Ein Mann ohne Bauch ist wie ein leerer Sack.

Zwei Phasen des Übergewichts

Untersuchungen belegen, dass zwischen übergewichtigen und normalgewichtigen Frauen keine bedeutsamen Unterschiede bezüglich der Anzahl der aufgenommenen Kalorien bestehen. Dies gilt allerdings nur für die Zeit, in der das Körpergewicht annähernd unverändert konstant bleibt, die statische Phase. In der Zeit der ständigen Zunahme des Körpergewichts, der dynamischen Phase, nehmen übergewichtige Frauen jedoch durchschnittlich 2000 kJ (ca. 480 kcal) mehr zu sich als Normalgewichtige. Die Klage von Übergewichtigen «Ich esse ebenso wenig wie die schlanken Frauen und nehme nicht ab!» ist daher verständlich, soweit es sich um die statische Phase handelt. Vergessen wird, dass irgendwann eine dynamische Phase der Gewichtszunahme vorausging, in der Übergewichtige deutlich mehr Kalorien aufgenommen haben als Normalgewichtige. Die Lösung dieses Problems liegt in der Beachtung der kalorischen Gleichung, da der Energiestoffwechsel einen Balanceakt zwischen Energieaufnahme und -verbrauch darstellt. Auch hier gilt, dass Übergewicht kein Schicksal ist.

Wie viele Fettzellen haben Sie?

Ein weiterer Grund, warum manche Menschen einen ständigen Kampf mit dem Essen führen müssen, ist die Menge an Fettzellen im Körper. Die Menge der Fettzellen hängt von mehreren Faktoren ab. Vererbung spielt sowohl bezüglich der Anzahl als auch der Verteilung der Fettzellen im Körper eine Rolle. Sind die Fettzellen leer, empfindet man mehr Hunger, sind sie gefüllt, weniger Appetit. Die Anzahl der Fettzellen kann lebenslang zunehmen. Am leichtesten vermehren sie sich im Kindesalter, in Perioden raschen Wachstums. Während schlanke Menschen ca. 40 Milliarden Fettzellen besitzen, ist bei derzeitigen oder ehemaligen Übergewichtigen die zwei- bis dreifache Menge an Fettzellen im Körper zu finden. Zudem sind die Fettzellen bei Übergewichtigen viel dicker.

Übergewichtige haben mehr Appetit und müssen deshalb ständig um ihr Normalgewicht kämpfen. Neben der Appetitregulierung gibt es noch weitere Aspekte, warum ein zu großes Fettdepot im Körper vermieden werden sollte. Fett ist mehr als eine passive Speichermasse. Als hochaktives Gewebe scheidet Fett mehrere Substanzen, darunter bestimmte Hormone aus, die für den Stoffwechsel negative Folgen haben können. So unterstützt eine hohe Anzahl an Fettzellen die Gefahr von Schlaganfällen, koronaren Herzkrankheiten und erhöhtem Blutdruck sowie die Förderung der Insulinresistenz, mit einer möglichen Folge der Erkrankung an Typ-2-Diabetes.

Übergewicht/Adipositas – eine Krankheit im Schlaraffenland

In Deutschland leiden mittlerweile über 50 % der Gesamtbevölkerung an Übergewicht (vgl. BMI, S. 309), wobei die Zahl der Übergewichtigen mit zunehmendem Alter ansteigt.

> Übergewicht bzw. Adipositas ist in erster Linie die Konsequenz aus falschen Lebens- und Ernährungsgewohnheiten, in zweiter Linie können auch genetische Gründe dazu beitragen.

Der Übergewichtige isst in der Regel zu viel und bewegt sich zu wenig. Es kommt zu einer positiven Kalorienbilanz, da die Kalorienaufnahme größer ist als der Kalorienverbrauch. Dies ist mit einer Zunahme des Körpergewichts verbunden, da die überschüssigen Kalorien in Form von Fett gespeichert werden. Die Arbeitsmuskulatur ist bei den Adopösen in Relation zum Körpergewicht in der Regel unterentwickelt, die körperliche Leistungsfähigkeit ist herabgesetzt. Da die muskuläre Aktivität schwerfällt, wird die körperliche Inaktivität quasi als Rückkopplung gefördert. Auch das Erbgut spielt bei der Entstehung von Adipositas eine Rolle.

Psychische Probleme können ebenfalls ein Grund für Übergewicht sein und sich in Form einer Esssucht ausdrücken. In Fachkreisen spricht man bei einer Esssucht mit

> Die Hauptursache für Übergewicht kann dem übermäßigen Verzehr von fett- und kohlenhydratreichen Lebensmitteln und zu wenig Bewegung zugesprochen werden.

wiederholten Heißhungerattacken, aber ohne späteres Erbrechen oder Ausüben von Extremsport, von Binge-Eating.

Folgen von Übergewicht und Adipositas

Übergewicht, bzw. Adipositas kann als «Mehrfach-Übeltäter» für unsere Gesundheit bezeichnet werden. Neben internistischen und orthopädischen Problemen führt Übergewicht auch zu negativen Auswirkungen auf die Psyche und das soziale Umfeld. Aus internistischer Sicht sind die Herz-Kreislauferkrankungen am gravierendsten, da sie zusammen mit den Tumoren in den Industrienationen an erster Stelle der Todesstatistik stehen. Hierbei wird die Adipositas oft als «Risikofaktor der Risikofaktoren» angesehen, da Auswirkungen auf andere Gesundheitsrisiken (wie z.B. erhöhter Blutfettspiegel) intensiviert werden. Übergewichtige sind für Krankheitsbilder wie Herz-Kreislauferkrankungen, Zuckerkrankheit (Diabetes melliuts), hoher Blutdruck und hoher Blutfettspiegel (Hyperlipoproteinämie) oder metabolisches Syndrom überproportional gefährdet. Auch die Sterblichkeitsrate nimmt mit zunehmendem Übergewicht zu.

Aus orthopädischer Sicht führt die erhöhte Gewichtsbelastung zu einer erheblichen Mehrbelastung des Stütz- und Bewegungsapparates. Dies hat häufig Rückenschmerzen und Gelenkbeschwerden zur Folge, welche die Lebensqualität nachhaltig vermindern können.

Auch im Hinblick auf die Psyche wirkt sich Übergewicht für viele Menschen negativ aus, beispielsweise in einem geringeren Selbstbewusstsein und Selbstwertgefühl. Eine verminderte Attraktivität und kritische negative Rückmeldungen aus dem sozialen Umfeld tragen zu einer zunehmenden Unsicherheit im Bereich der sozialen Kontakte bei.

Die folgende Tabelle macht zusammenfassend deutlich, dass starkes Übergewicht bzw. Adipositas mit erheblichen Risiken für die Gesundheit, einer reduzierten Lebenserwartung und häufig auch verminderter Lebensfreude einhergeht.

Beeinflusste Bereiche und Organsysteme	Mögliche negative Folgen und Gesundheitsrisiken
Herz, Kreislauf, Stoffwechsel, Gefäße	■ Erhöhte Belastung ■ Erhöhter Ruhepuls ■ Erhöhter Blutdruck ■ Erhöhter Triglyceridspiegel (Hypertriglyceridämie) ■ Erhöhter Cholesterinspiegel (Hypercholesterinämie) ■ Erhöhtes Risiko von Gefäßverkalkung (Arteriosklerose) ■ Erhöhtes Infarktrisiko ■ Verringerte Überlebenschance nach Herzinfarkt ■ Erhöhtes Schlaganfallrisiko ■ Erhöhtes Risiko einer Zuckerkrankheit (Diabetes mellitus) ■ Erhöhter Harnsäurespiegel (Hyperurikämie, Gicht) ■ Erhöhtes Risiko von Krampfadern, Venenentzündungen und -thrombosen
Lunge, Atemwege	■ Häufige Kurzatmigkeit ■ Häufige Atemnot ■ Pickwick-Syndrom
Verdauung	■ Vermehrtes Auftreten von Gallensteinen ■ Häufige Verstopfung (Obstipation)
Magen, Leber, Bauchspeicheldrüse, Galle, Darm, Gebärmutter	■ Erhöhtes Risiko von Geschwüren
Gebärmutter und Eierstöcke	■ Vermehrte Menstruationsbeschwerden ■ Erhöhtes Risiko von Problemschwangerschaften
Stütz- und Bewegungsapparat	■ Erhöhte Gewichtsbelastung, dadurch finden sich vermehrt Wirbelsäulenbeschwerden, insbesondere am unteren Rücken ■ Haltungsschäden ■ Gelenkbeschwerden vor allem an Knie- und Hüftgelenken ■ Fußbeschwerden (häufigeres Auftreten von z. B. Senk- und Spreizfüßen) ■ Weniger Bewegung ■ Gesteigerte Unfallhäufigkeit ■ Nachlassende Bewegungsfähigkeit
Sexualität	■ Oftmals Abnahme der sexuellen Aktivität
Aussehen	■ Häufig geringere Attraktivität
Kleidung	■ Eingeschränkte Möglichkeiten
Psyche	■ Geringeres Selbstbewusstsein ■ Geringeres Selbstwertgefühl
Soziales Umfeld	■ Weniger positive, häufiger kritische und negative Rückmeldungen ■ Häufig zunehmende Unsicherheit bei der Aufnahme sozialer Kontakte (Partner, Gruppe, …)

Zusammenfassung möglicher negativen Folgen von Übergewicht und Adipositas

Abnehmen – Märchen und Irrwege

Die kalorische Gleichung

Der Sachverhalt der kalorischen Gleichung ist prinzipiell sehr einfach. Es gilt: Wer zunimmt, isst mehr, als er an Energie verbraucht. Übersteigt die Energieaufnahme langfristig den Energieverbrauch, ist jeder Versuch der Gewichtsregulierung zum Scheitern verurteilt.

In jedem Fall gilt das allgemeingültige Gesetz der kalorischen Gleichung:

- Halten sich Energieaufnahme und -verbrauch die Waage, bleibt das Körpergewicht gleich.
- Übersteigt die Energieaufnahme den -verbrauch, nimmt das Körpergewicht zu.
- Übersteigt der Energieverbrauch die -aufnahme, nimmt das Körpergewicht ab.

Wenn der Vorgang der Gewichtsregulierung so einfach ist, warum haben so viele Menschen damit so große Probleme, warum scheitern sie immer wieder beim Kampf um die Pfunde? Die Gründe liegen in der Vielschichtigkeit des Problems, in der Verwobenheit der Lebensbereiche und in der großen Anzahl von Einflussfaktoren, wie z. B.:

- Genetische Voraussetzungen: Körperbau, Verteilungsschema des Fettanteils am Körper, möglicherweise die Aktivität/Passivität des Stoffwechsels sowie die Thermogenese (Wärmehaushalt).
- Ernährungsverhalten: Ernährungsgewohnheiten sowie Art, Menge und Häufigkeit der Nahrungszufuhr.
- Bewegungsgewohnheiten: «Gewachsene» Bewegungsgewohnheiten oder Bewegungsabstinenzen, mangelnde Bewegungsbedürfnisse, mit dem Sport verbundene positive oder negative Erfahrungen (Erfolg – Misserfolg, Selbstbestätigung – Selbstzweifel, Freude – Frust, Kameradschaft – soziale Ausgrenzung).
- Risikofaktoren, Erkrankungen, körperliche Einschränkungen.
- Soziale Einflussfaktoren: Gesellschaftliche Normen und Wertvorstellungen (Schönheits-, Körperideale), Partner, Familie, Freunde, Ausbildungs- und Bildungsniveau, Kenntnisse, Beruf, zur Verfügung stehende Freizeit, Einkommen.
- Psychische Faktoren: Stressbewältigungsressourcen, Überforderung, Unterforderung, Anerkennung, Suchtverhalten.
- Klimatische, geographische Voraussetzungen.

Genetische Voraussetzungen und der Fett-Vorgabe-Wert

Akzeptieren Sie Ihre Erbanlagen, Ihren Körperbau und Ihre vorgegebenen Fettverteilungsmuster. Möglicherweise sind auch die Fähigkeiten zur Wärmeabgabe oder ein persönlicher Fett-Vorgabe-Wert genetisch bedingt. Der Fett-Vorgabe-Wert (Set-point) könnte ein innerer Kontrollmechanismus sein, der unseren Körperfettanteil konstant hält, wenn wir uns normal, ohne besondere Vorgaben, ernähren. Durch Diäten soll dieser Wert nicht zu beeinflussen sein, was dazu führt, dass nach Beendigung der Diät und dem Übergang zu normaler Ernährung der ursprüngliche Zustand wiederhergestellt wird. Regelmäßiges Training kann den Fett-Vorgabe-Wert möglicherweise senken, wenn das Training beibehalten wird. Ein zuverlässiger wissenschaftlicher Nachweis für die Existenz des Fett-Vorgabe-Wertes steht jedoch noch aus.

Untaugliche Einzelmaßnahmen

Übergewicht ist ein komplexes Syndrom, das den ganzen Menschen umfasst und deshalb auch nicht punktuell, durch Einzelaktionen behoben werden kann. Dennoch versuchen viele Menschen immer wieder, eine Dauerlösung durch gezielte, zeitlich begrenzte Einzelmaßnahmen zu erreichen – leider in den meisten Fällen vergeblich …

Dies sind die bekanntesten Einzelmaßnahmen, die Sie vermutlich nicht zum Ziel führen.

- **FdH («Friss die Hälfte») ist nicht erfolgreich.**

Die Halbierung der Kalorienzahl wird in der Praxis häufig durch das Streichen einer Mahlzeit, meistens das Mittagessen, versucht. Das starke Absinken des Blutzuckerspiegels führt zu starkem Hungergefühl, Leistungsabfall und verstärkter Kalorienaufnahme am Abend. Die Maßnahme ist unausgewogen, kann zu Mangelerscheinungen führen und wird sehr oft nach kurzer Zeit wieder aufgegeben.

- **Alkohol und Rauchen ersetzen das Essen nicht.**

Dies ist das schlimmste Fehlverhalten, denn es bedeutet, den «Teufel mit dem Beelzebub» auszutreiben. Das Gesundheitsrisiko Übergewicht soll mit den schwerwiegenden Risikofaktoren Nikotin und Alkohol bekämpft werden. Die Folgen sind gravierend: Rauchen schädigt u.a. die Lunge (Lungenkrebsrisiko), die Gefäße (Arteriosklerosegefahr) und die Magenschleimhaut (Risiko von Magenschleimhautentzündung), Alkohol liefert sehr viele leere Kalorien und schädigt z.B. Leber und Gehirn.

- **Schlankheitsmittel, Entwässerungstabletten und Abführmittel sind keine Lösung.**

Chemische Appetitzügler, Abführmittel (Laxantien) und Entwässerungstabletten (Diuretika) bergen in vielen Fällen gesundheitliche Risiken und haben z.T. erhebliche Nebenwirkungen. Häufig besteht der kurzfristige Gewichtsverlust lediglich in einem Ausschwemmen von Körperflüssigkeiten, die der Organismus in kurzer Zeit wieder aufnimmt.

- **Diätetische Lebensmittel und Schlankheitsmahlzeiten lösen das Problem auf Dauer nicht.**

Die Einnahme der nach Diätverordnung standardisierten Produkte in Form von Getränken, Pulver oder Fertigmahlzeiten erscheint einfach und bequem. Sie können dazu auch beitragen, Mangelerscheinungen vorzubeugen und Diätfehler zu vermeiden. Dennoch sind sie keine Dauerlösung, weil sie die Menschen vom Produkt abhängig machen, auf Dauer teuer sind und vor allem die notwendigen Verhaltensänderungen nicht bewirken.

- **Sporadisch betriebener Sport taugt nicht als Kalorienfresser.**

Die Energiemenge, die durch sportliche Aktivität selbst verbrannt wird, ist zu gering, um eine nennenswerte Abnahme zu erzielen. Daher muss unterschieden werden zwischen unregelmäßigen sportlichen Aktionen, mit denen keinerlei gewichtsreduzierend wirkende Effekte erreicht werden, und einem regelmäßig betriebenen Training, das eine wichtige Hilfe für eine langfristige Gewichtskontrolle darstellt (z.B. Aufbau einer größeren stoffwechselaktiven Muskelmasse, Stoffwechselumstellung).

Irrwege beim Abnehmen

Irrweg 1: Langfristiges Abnehmen durch Diät?

Der Versuch, eine langfristige, bleibende Gewichtsreduzierung alleine durch Diätkuren zu erreichen, ist nicht erfolgversprechend. Über 90% dieser Versuche scheitern. Dafür sind u.a. folgende Gründe verantwortlich:

■ Eine strenge Diät baut Wasser, Fett und Muskeln ab.

Eine drastische Diät führt anfangs durch Wasser-, Fett- und Muskelmasseverlust zu einer raschen Gewichtsabnahme. Der Notzustand zwingt den Körper, auf seine Reserven zurückzugreifen. Er verbrennt dabei nicht nur Fett, sondern auch körpereigenes Eiweiß. Im Extremfall können bis zu 50% des Gewichtsverlusts aus Muskelgewebe bestehen. Da Muskulatur ein sehr stoffwechselaktives Gewebe ist und auch in Ruhe mehr Kalorien verbrennt als Fettgewebe, sinkt der Grundumsatz. Der Körper benötigt noch weniger Kalorien, mit der Folge, dass sich der Körperfettanteil nicht weiter verringert. Aus diesem Grund ist beim Abnehmen ein begleitendes Krafttraining unbedingt empfehlenswert. Beachten Sie zu diesem Thema auch das Kapitel Krafttraining. Dort findet garantiert jeder für sich die geeigneten Kraftübungen. Vor allem bei drastischen Abnehmkuren werden in den ersten Tagen hauptsächlich Kohlenhydrate und Eiweiße abgebaut. Die hierdurch vermehrte Wasserausscheidung ist daher lediglich der Hauptgrund für den raschen Gewichtsverlust auf der Waage in den ersten Tagen.

■ Das Überlebenssyndrom

Eine plötzliche starke Einschränkung der Nahrungsmittelzufuhr deutet der Körper als Notzeit, wie sie bei unseren Ur-Vorfahren häufig vorkam. Er reagiert darauf mit denselben Maßnahmen zur Überlebenssicherung wie in Urzeiten: Der Organismus schaltet auf einen extremen Sparhaushalt um. Der Stoffwechsel wird verlangsamt, spontane körperliche Aktivität auf ein Minimum reduziert, weniger Wärme produziert und der Kalorienbedarf dadurch erheblich eingeschränkt. Nach dem notwendigen Absetzen der Diät reagiert der Organismus einem biologischen Grundgesetz folgend mit einer Gegenreaktion, der sogenannten Überkompensation. Er ersetzt das eingeschmolzene Fett nicht nur, sondern er baut sogar, als Schutz vor neuen Hungerperioden, mehr Fett auf. Ohne ein Krafttraining wird ein Teil der verlorengegangenen Muskelmasse zusätzlich durch Fett ersetzt, sodass sich trotz aller Bemühungen der Fettanteil und das Übergewicht häufig sogar noch vergrößern.

■ Das Jo-Jo-Phänomen

Diese Bezeichnung steht für das mehrfache Durchlaufen des Überlebenssyndroms und beschreibt bildhaft das Auf und Ab des Körpergewichts bei wiederholten Diätversuchen. Der Stoffwechsel wird dabei auf negative Weise trainiert. Der Körper lernt bei jeder Diät, noch besser mit noch weniger Kalorien zu «überleben» und anschließend noch schneller und effizienter noch mehr Fett abzuspeichern, nach der Devise: «Die nächste Hungersnot (Diät) kommt bestimmt.» Dieses Vorgehen ist nicht nur physiologisch falsch und schädlich, sondern auch psychisch äußerst frustrierend.

■ Spezialdiät – die letzte Rettung?

Das Angebot auf dem großen Markt ist unerschöpflich. Ganz gleich, ob der brandneue, sensationelle Weg zum Erfolg Wasser-, Frucht-, Fett-, Eiweiß-, Reis-, Gemüse- oder Hollywooddiät heißt – den meisten dieser Methoden ist gemeinsam, dass sie durch eine sehr einseitige reduzierte Nahrungszufuhr rasche Anfangserfolge erzielen. Langfristige Änderungen können sie jedoch kaum erreichen. Die unerträgliche Monotonie der Ernährung führt zudem häufig zu einem frühzeitigen Abbruch. Aufgrund des unausgewogenen Nährstoffangebots können diese Spezialdiäten zudem auch gesundheitliche Risiken in sich bergen und Mangelerscheinungen hervorrufen.

Irrweg 2: Kalorienzählen beim Sport und beim Essen

Trotz der entscheidenden Bedeutung der kalorischen Gleichung ist ein tägliches Kalorienzählen der falsche Weg zum erfolgreichen Abnehmen. In der Abnehmphase ist es besser, die Waage für einige Wochen «einzumotten» und in den Keller zu verbannen. Durch tägliches Wiegen und beständiges Zählen messen Sie dem Zeiger der Waage und der Anzahl der Kalorien magische Bedeutung zu. Die Folge sind häufig Stress und Verluste an Motivation und Lebensfreude. Verlassen Sie deshalb diesen Irrweg, lenken Sie Ihre Aufmerksamkeit lieber auf eine gesunde, vollwertige Ernährung und regelmäßiges Training. Genießen Sie Ihr Essen, die motivierende Aerobic-Stunde und das Erfolgserlebnis der Leistungssteigerung beim Krafttraining, dann purzeln die Pfunde mit der Zeit ganz von alleine.

Irrweg 3: Fettabbau nur an bestimmten Körperstellen – Spot-Reducing?

Die meisten Menschen haben ihre Problemzonen. An diesen Stellen des Körpers setzt sich überschüssiges Fett besonders leicht fest, und dort ist es auch am schwierigsten wieder abzubauen. Vier Stellen sind besonders betroffen: Rückseite des Oberarms, Hüften, Bauch und Oberschenkel. In der Hoffnung, diese Problemzonen mit gezielten Methoden isoliert zu beseitigen, werden eine große Anzahl von «Wundermitteln» oder «sicherer» Trainingsmethoden angeboten, gekauft und angewandt. Tatsache ist, dass die Verteilung des Fettgewebes am Körper der individuellen Erbanlage entsprechend programmiert ist, d.h., dass unsere Problemzonen, an denen sich das Übergewicht stärker festsetzt, vorbestimmt sind. Die meisten Fachleute gehen davon aus, dass es nicht – oder wenn dann nur in geringem Ausmaß – möglich ist, Fett gezielt und isoliert ausschließlich an bestimmten «Wunschstellen» am Körper abzubauen.

Die 10 wichtigsten Ernährungstipps

Die Ernährung ist der wichtigste Baustein einer erfolgreichen Strategie zum Abnehmen. Nach der Meinung der Experten macht sie über 50 % der Gesundheit, Attraktivität und Fitness aus. Eine ausgewogene und gesunde Ernährung ist die optimale Voraussetzung für eine schlanke, attraktive Figur, körperliche und geistige Leistungsfähigkeit sowie lebenslange Vitalität. Der Schlüssel zum Erfolg ist eine qualitative und eine quantitative Ernährungsumstellung: Die qualitative Verbesserung betrifft eine gesunde und vollwertige Ernährung mit hoher Nährstoffdichte und guter Lebensmittelqualität durch möglichst viel Frischkost mit naturbelassenen, unverarbeiteten und abwechslungsreichen Produkten. Bei dieser Nahrungszusammensetzung wird die Energiedichte und damit vor allem der Fettanteil reduziert. Die quantitative Umstellung muss dazu führen, dass die aufgrund unserer Überflussernährung ständig überhöhte Energiezufuhr so weit reduziert wird, bis es zu einer Normalisierung der Energiebilanz kommt und die kalorische Gleichung wieder ins Gleichgewicht gebracht wird. Im Einzelnen sollten Sie sich für eine schlankheitsorientierte Ernährungsumstellung an die folgenden Hinweise halten:

1. Essen Sie viel Obst und Gemüse

Obst und Gemüse enthalten viele Vitamine, Mineralstoffe, Spurenelemente und besitzen dadurch eine hohe Nährstoffdichte. Aufgrund ihres hohen Wasser- und Ballaststoffanteils sind sie kalorienarm und besitzen eine niedrige Energiedichte. Sie machen satt und schlank. Zudem reduzieren sie das Risiko für Krebs- und Herz-Kreislauferkrankungen. Die Deutsche Gesellschaft für Ernährung empfiehlt deshalb «Eat 5 a day – keeps the doctor away».

2. Vollkornprodukte, Nudeln, Reis und Kartoffeln sind die perfekten Energiespender

Diese Lebensmittel enthalten bis zu 80 % langkettige Kohlenhydrate und sehr wenig Fett. Sie sollen den Hauptanteil Ihrer Nahrungsmittel darstellen. Vorsicht: Fettreiche Soßen und Brotbeläge erhöhen den Fettanteil drastisch. Pommes frites sollten besser Fettkartoffeln genannt werden, denn ihr Fettanteil steigt auf ca. 45 % – die Gesamtkalorienmenge pro 100 g ist mindestens viermal höher als bei gekochten Kartoffeln.

3. Fisch, mageres Fleisch, Geflügel, fettarme Milch und Milchprodukte, Hülsenfrüchte und Tofu sind Baustoffe des Lebens

Diese hochwertigen Eiweißquellen liefern allen Körperzellen die Baustoffe. Benötigt wird ca. 1 g Eiweiß pro kg Körpergewicht pro Tag. Bei der Vielzahl dieser Eiweißquellen ist es völlig ausreichend nur ca. zweimal pro Woche Fleisch zu essen. Machen Sie Salate, Gemüse, Kartoffeln, Nudeln und Reis zu Hauptspeisen und ein kleines Stück mageres Fleisch zur seltenen Beilage. Leider ist das Verhältnis meistens umgekehrt, wie ein Blick auf heimische Teller und Speisekarten beweist. Auch bei den beliebten belegten Broten ist es oft so, dass sich auf eine dünne Scheibe Brot häufig ein Berg Butter und fettreiche Wurst oder Käse türmt. Da viele Wurst- und einige Käsesorten über 80 % Fett enthalten, wird das belegte Brot zu einer Fett- und Kalorienbombe. Eine dicke Brotscheibe mit einem dünnen, mageren Belag, garniert mit Tomaten oder Gurken – so soll es sein.

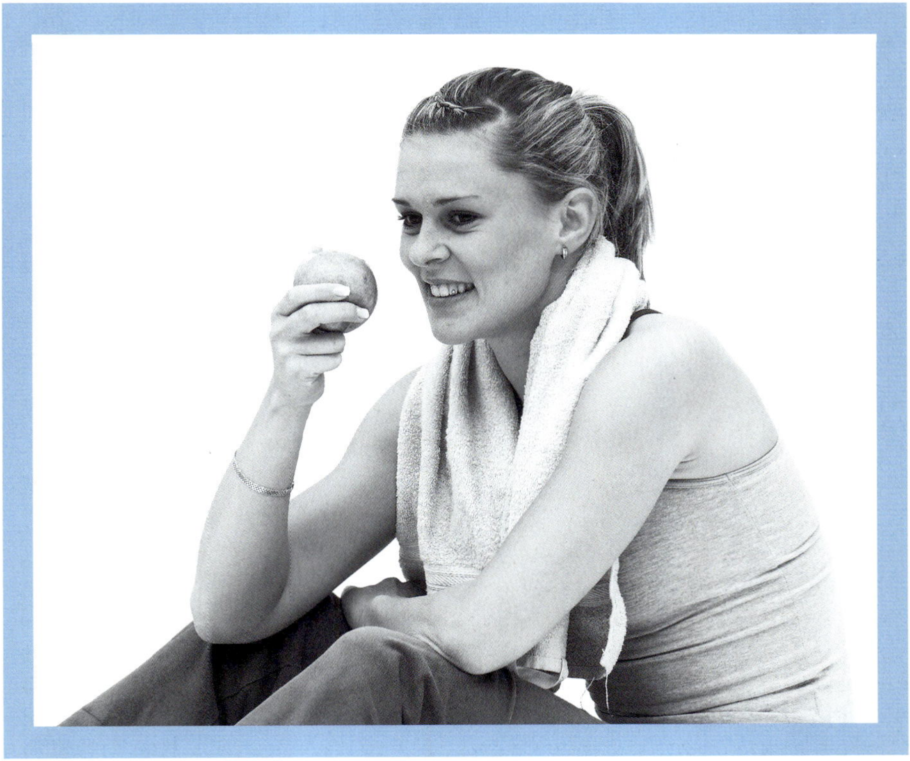

4. Trinken Sie reichlich, aber das Richtige

Die meisten Menschen trinken zu wenig. Lernen Sie, mehr zu trinken, auch wenn Sie kein Durstgefühl verspüren, und haben Sie möglichst immer eine Flasche stilles Mineralwasser dabei. Nichtsportler sollten mindestens ca. 1,5 Liter pro Tag trinken, Sportler noch mehr, um den Schweißverlust auszugleichen. Wasser ist der beste Durstlöscher, und ein Glas vor dem Essen verringert den ersten Heißhunger. Eine Dose Cola enthält ca. 840 kJ bzw. 200 kcal; dies entspricht etwa der Kalorienmenge, die bei einem Ausdauertraining von 20–30 Minuten Dauer verbrannt wird. Auch Alkohol ist eine Kalorienbombe (1 g Alkohol entspricht 29 kJ bzw. 7 kcal). Stellen Sie sich vor, was für eine Menge Kalorien Sie pro Woche einsparen würden, wenn Sie ausschließlich Getränke ohne Kalorien zu sich nehmen würden.

5. Achtung: Fett macht fett

Zwischen dem Fettgehalt der Nahrung und dem Körpergewicht bzw. dem Körperfettanteil besteht ein enger Zusammenhang. Man ist satt, wenn der Magen voll ist und die Menge der aufgenommenen Kohlenhydrate ausreichend ist. Unser Sättigungsgefühl hängt jedoch nicht von der Kalorienzufuhr ab. Fettreiche Nahrungsmittel sind

Kalorienbomben mit hoher Energiedichte (1 g Fett entspricht 38 kJ bzw. 9 kcal). Aufgrund des geringen Volumens tragen sie nur wenig zum Sättigungsgefühl bei. Deshalb werden bei fettreicher Ernährung automatisch mehr Kalorien aufgenommen. Erschwerend kommt hinzu, dass Fett als wohlschmeckend empfunden wird, insbesondere in der Kombination mit «süß». Dem unschlagbaren Dickmacherduo «fett und süß» begegnen wir in unzähligen verlockenden Variationen: Kuchen, Gebäck, Schokolade, Eis, Sahne, fettreiche Fleisch-, Wurst- und Käsesorten, Saucen, Dressings, Süßspeisen, frittierte Speisen ... Gegen diese verlockenden Fettmacher hat der Mensch kaum körpereigene Regulationsmechanismen – und das Körperfett ist beliebig vermehrbar! Deshalb helfen hier nur eine bewusste Kontrolle und eine bewusste Ernährungsumstellung. Die tägliche Zufuhr an Fett sollte nicht mehr als 30 % der Gesamtkalorienzahl betragen. Meiden Sie offene Fettbomben, reduzieren Sie auch die versteckten Fette (Wurst, Käse, Fleisch, Milch, Milchprodukte) und achten Sie auf eine fettarme Zubereitung der Speisen. Die Devise lautet: Sparen Sie Fett!

6. Zucker? Nein danke!

Nicht das eine Stückchen Zucker im Kaffee macht dick, sondern der Zuckerberg, der in einer Flasche Limonade oder Cola gelöst ist, und die Vielzahl an Süßspeisen, Kuchen, Puddings und Schokosnacks. Darüber hinaus sind viele Süßigkeiten eigentlich «Fettigkeiten», da sie einen hohen Fettanteil aufweisen, wie z.B. Schokolade. Hier stößt man wieder auf das Schlankheitskillerduo «fett und süß». Die «leeren Zuckerkalorien» (keine weiteren wichtigen Nährstoffe) führen zu einer erhöhten Insulinausschüttung, die zunächst die Fettverbrennung blockiert und anschließend zu einem raschen Abfall des Blutzuckerspiegels führt, was erneut Heißhunger auf Süßes verursacht. Starten Sie deshalb ein systematisches Zucker-Entwöhnungsprogramm, indem Sie nach und nach immer weniger Süßes essen. Damit sensibilisieren Sie Ihre Geschmacksrezeptoren wieder auf den natürlichen Geschmack naturbelassener Lebensmittel, bis Sie allzu Süßes als unangenehm süß empfinden.

7. Kaufen und kochen Sie mit Verstand

Beginnen Sie bereits beim Einkaufen mit ernährungsbewusstem Handeln. Gehen Sie nicht hungrig aus dem Haus, weil Ihnen dann beim Anblick des reichhaltigen Angebots der Supermärkte das Wasser im Mund zusammenläuft und Sie viel zu viel einkaufen. Planen Sie den Einkauf: Kaufen Sie nicht mit den Augen, sondern mit dem Verstand. Berücksichtigen Sie die aufgedruckten Fett- und Kalorienwerte. Nach dem Einkaufen sind die Nährstoffe durch falsche Lagerung und unüberlegte Zubereitung gefährdet. Obst und Gemüse gehören ebenso in den Kühlschrank wie Fruchtsäfte, weil sie sonst viele Vitamine verlieren. Verwenden Sie die Lebensmittel möglichst frisch und lassen Sie sie nicht lange liegen. Vermeiden Sie langes Kochen, Warmhalten und Aufwärmen. Achten Sie auf fettarme Zubereitung und wasserarmes Garen oder Dünsten – so erhalten Sie wertvolle Vitamine und sparen Fett.

8. Essen Sie mit Verstand

Drei oder fünf Mahlzeiten? Die Experten sind sich uneinig. Fünf Mahlzeiten halten den Blutzuckerspiegel hoch und vermeiden Heißhungerattacken. Wenn keine strikte Kontrolle der Nahrungsmenge erfolgt, besteht jedoch die Gefahr, insgesamt zu viele Kalorien aufzunehmen. Dieselbe Gefahr droht bei allen Zwischensnacks. Wer nicht ganz darauf verzichten kann, sollte Chips, Schokolade und Pralinen durch Paprika-, Gurken- und Karottenstreifen ersetzen. Zum Abnehmen ist eine Beschränkung auf drei Mahlzeiten möglicherweise günstiger, weil in den längeren Esspausen vermehrt die Fettspeicher angezapft werden und weil die Gesamtkalorienzahl pro Tag leichter kontrolliert werden kann. Schaufeln Sie nicht gedankenlos große Mengen in sich hinein. Auch beim Essen können wir abnehmen, indem wir langsam und bewusst jeden Bissen genießen.

9. Bedenken Sie: Nobody is perfect.

Seien Sie nicht allzu perfektionistisch und bleiben Sie tolerant gegenüber sich selbst. Erwarten Sie nicht, dass die Ernährungsumstellung auf Anhieb perfekt gelingt. Eine Umstellung Ihrer Ernährungsweise bedeutet eine Verhaltensumstellung, die Zeit und unermüdlichen Einsatz erfordert. Rückschläge gehören dazu, und in Ausnahmefällen sind auch kleinere oder größere Sünden erlaubt. Behalten Sie dennoch Ihr Ziel im Auge und kehren Sie nach jedem «Ausrutscher» wieder auf Ihre festgelegte Marschroute zurück. Hungern Sie nicht! Erhalten Sie sich die Lust am Essen und genießen Sie es.

10. Nur nicht aufgeben!

Abnehmen braucht Zeit. Die Kilos, die sich in Jahren angehäuft haben, benötigen Zeit, um wieder abgebaut zu werden. Haben Sie Geduld! Es reicht, pro Monat 1–2 kg abzunehmen – das summiert sich innerhalb eines Jahres auf 12–24 kg. Die Zauberworte lauten Konsequenz, Durchhaltevermögen und ein langer Atem. Suchen Sie sich Weggefährten. Der Erfahrungsaustausch mit Gleichgesinnten hilft bei Durchhängern, dem Überwinden toter Punkte – und man kann sich auch besser gemeinsam über Erfolge freuen.

Schlank werden und schlank bleiben – Bausteine für den Erfolg

1. Ändern Sie Ihr Verhalten – machen Sie sich den Gesundheits- und Fitness-Lebensstil zu eigen!

Es ist unmöglich mit Übergewicht, hohem Blutdruck, Kurzatmigkeit und Rückenschmerzen das Leben in vollen Zügen zu genießen. Drastische, kurzzeitige Energieleistungen wie eine strikte Diät oder ein einwöchiger Skiurlaub sind wie Tropfen auf den heißen Stein. Der Schlüssel zu Gesundheit, Attraktivität und Wohlbefinden liegt in einer langfristigen Änderung Ihres Verhaltens.

2. Dauerhafte Ernährungsumstellung kombiniert mit regelmäßigem Training bedeutet Erfolg!

Die Mehrzahl der wissenschaftlichen Studien weltweit belegen, dass erst eine Kombination der beiden Faktoren Ernährungsumstellung und ein regelmäßiges Training die Wahrscheinlichkeit für einen durchschlagenden Erfolg wesentlich erhöht.

3. Setzen Sie sich Ziele, kontrollieren Sie Ihren Fortschritt, feiern Sie Ihre Erfolge!

Gehen Sie systematisch und konsequent vor. Setzen Sie sich erreichbare Nahziele. Versuchen Sie z.B., pro Monat 1,5 kg abzunehmen. Kontrollieren Sie die Effekte Ihrer Bemühungen genau. Nach Erreichen des Zwischenziels setzen Sie sich ein neues realistisches Ziel. Belohnen Sie sich selbst, indem Sie sich z. B. ein neues Kleidungsstück kaufen oder eine Veranstaltung (Kino, Theater, Konzert o. Ä.) besuchen.

4. Vermeiden Sie die typischen Irrwege!

Akzeptieren Sie Ihre genetischen Voraussetzungen. Ersparen Sie sich den Stress des täglichen Wiegens und Kalorienzählens. Vermeiden Sie die Kardinalfehler: Bewegungsmangel und überkalorische Ernährung – dies führt zu Fettleibigkeit und den Risikokrankheiten des metabolischen Syndroms. Diäten allein führen langfristig nicht zum Erfolg. Überfordern Sie sich nicht durch die Vorgaben: alles oder nichts, jetzt oder nie. Verlangen Sie nicht zu viel – zu schnell.

5. Trainieren Sie regelmäßig!

Berücksichtigen Sie sowohl Kraft- als auch Ausdauertraining. Das Krafttraining ist unverzichtbar, um die Muskulatur zu erhalten, einen hohen Grundumsatz zu gewährleisten und die gewünschte Körperformung zu erreichen. Das Ausdauertraining bekämpft die Risikoerkrankungen des metabolischen Syndroms wirkungsvoll, schützt vor Arteriosklerose und kurbelt den Stoffwechsel an. Das Wichtigste ist die Regelmäßigkeit des Trainings. Suchen Sie sich deshalb die Aktivität aus, die Ihnen am meisten Spaß macht (vgl. Kap. Kraft- und Ausdauertraining).

6. Ohne Ernährungsumstellung geht nichts!

Eine Ernährungsumstellung mit dem Ziel der Gewichtsreduzierung muss zwei Faktoren berücksichtigen. Zum einen die Verminderung der Gesamtkalorienmenge (quantitativer Aspekt), um die chronische überkalorische Ernährung zu stoppen, zum anderen eine Verbesserung der Nahrungsqualität durch mehr Obst, Gemüse, Vollkornprodukte, Reis, Nudeln, Kartoffeln und Wasser sowie weniger Fett, Zucker und Alkohol.

7. Mehr kann auch beim Essen weniger sein.

Folgendes kleines Beispiel soll Ihnen zeigen, dass nicht immer die Menge entscheidend ist, sondern vor allem auch das, wofür Sie sich beim Essen entscheiden.

100 g Erdnüsse liefern 2646 kJ (630 kcal). Den gleichen Energiewert enthält folgendes Essen:

Suppe:	1 Tasse	Fleischbrühe	362 kJ
Hauptgericht:	150 g	Rindfleisch	787 kJ
	150 g	Kartoffeln	534 kJ
	100 g	Karotten	147 kJ
	100 g	Blumenkohl	117 kJ
Salat:	100 g	Gurke	42 kJ
	100 g	Kopfsalat	59 kJ
Nachtisch:	100 g	Erdbeeren	163 kJ
	100 g	Magerquark	301 kJ
Fett zur Zubereitung + Dressing			300 kJ
			2559 kJ

8. Auch Geschmack ist wichtig.

Die besten Ernährungspläne nutzen nichts, wenn sie wegen des (schlechten) Geschmacks nicht akzeptiert werden. Es ist also auch eine Kost notwendig, die gerne gegessen und auf Dauer beibehalten wird.

9. Die wichtigsten Zutaten für das Abnehm-Erfolgsrezept sind: Geduld, Hartnäckigkeit, Selbst-Toleranz und eine unterstützende Gruppe.

Haben Sie Geduld und streben Sie Ihre Ziele beharrlich und konsequent an. Seien Sie jedoch nicht zu perfektionistisch und verzeihen Sie sich hin und wieder einen «Fehler». Pflegen Sie auch den Gedankenaustausch mit Gleichgesinnten.

Und nun, packen Sie's an und lassen Sie die Pfunde purzeln!

Abnehmen und Sport

Fitness versus Fatness

Letztendlich entscheidet der Gesamtkalorienverbrauch im Verhältnis zur Energiezufuhr darüber, ob wir abnehmen, zunehmen oder ein konstantes Körpergewicht halten. Ein wesentlicher Faktor für den Gesamtkalorienverbrauch ist die physische Aktivität. Umgekehrt ist es gerade vor allem die muskuläre Trägheit, die ein mit entscheidender Faktor für Schlankheit oder Dicksein ist. Körperliches Training z. B. als Fitnesstraining kann folgende positive Effekte bewirken:

- Es unterstützt nachdrücklich das Abnehmen.
- Es hilft, dass das abgenommene Körpergewicht vorwiegend abgebautes Körperfett ist.
- Es hilft, das neue Gewicht langfristig zu halten.
- Es hilft, die Muskulatur zu erhalten und den Grundumsatz zu erhöhen (z. B. Krafttraining).
- Es hilft, den Stoffwechsel positiv gegen einen Masteffekt zu beeinflussen (z. B. Ausdauertraining).
- Es hilft, durch Umstrukturierung die Körperattraktivität zu verbessern.

Die wichtigsten Prinzipien sind dabei Regelmäßigkeit, Dauerhaftigkeit sowie Spaß und Freude, wobei eine Trainingsgruppe Sie in Ihrem Bemühen sehr positiv unterstützen kann.

Die besten Effekte erzielen Sie durch eine Doppelstrategie mit Cardiotraining (Verbesserung des Herz-Kreislauf- und Stoffwechselsystems) und Krafttraining (Kräftigung des Bewegungsapparates und vor allem der stoffwechselaktiven Muskulatur). Seien Sie sich aber bewusst, dass ein körperliches Training allein nur schwer die gewünschten Abnehmfolgen nach sich zieht. Hierzu müssen Sie an beiden Schrauben drehen – körperliche Aktivität und quantitative bzw. qualitative Nährungsumstellung.

Das sollten Sie auch noch wissen. Dem Körper geht es sowohl aus gesundheitlicher Sicht wie auch aus dem Blickwinkel des Abnehmens um Bewegung. Ihm ist es dabei egal, ob die Kalorien durch Sport oder anstrengende Gartenarbeit abgearbeitet werden. Daher lohnen sich auch kleine «Bewegungshäppchen», denn die Summe «macht's». Aus gesundheitlicher Sicht führt beispielweise ein Mehrverbrauch von 2000 kcal durch körperliche Aktivität (ca. 5 Stunden intensive Aktivität) pro Woche zu einer deutlichen Reduktion des Herzinfarktrisikos. Auch eine Essenspause nach dem Training ist sinnvoll.

Die Motivation entscheidet!

Die Ernährung umzustellen und ein körperliches Training aufzunehmen und dies monatelang, jahrelang, am besten lebenslang durchzuhalten, bedarf einer starken Motivation und eines unerschütterlichen Durchhaltevermögens. Dies gelingt nur, wenn eine gesunde Ernährung und das Training nicht als Fron und lästige Arbeit empfunden werden. Deshalb ist es wichtig, die sportlichen Aktivitäten zu finden, die Ihnen Spaß machen. Es hilft wenig, pflichtgemäß die vermeintlich effektivsten Aktivitäten zu wählen, wenn diese nicht Ihren Neigungen entsprechen. Wer gerne Gewichte stemmt, soll das Krafttraining in den Mittelpunkt seines Trainingsprogramms stellen, und wer gerne lange Zeit mit geringer Intensität auf dem Crosstrainer trainiert, soll in erster Linie diese Art des Ausdauertrainings wählen. Es ist bisher wissenschaftlich keineswegs geklärt, welches Training für das Ziel Gewichtsreduktion und Körperformung am effektivsten ist. Wählen Sie die Trainingsform, die Ihnen am meisten Freude bereitet!

Figurformung durch Krafttraining

«Ich möchte keine Muskelpakete!» – dies ist der häufigste Einwand von untrainierten Frauen gegen ein Krafttraining. Frauen besitzen aber weniger muskelbildende Hormone (z. B. Testosteron) als Männer. Sie bauen deshalb auch bei intensivem Krafttraining viel langsamer und deutlich weniger Muskelmasse auf als Männer. Es geht also nicht um kraftstrotzende Muskelpakete, sondern um mehr aktive Körpersubstanz und damit auch aktiven Stoffwechsel.

Folgende Fakten sind von Bedeutung:

- **Muskeln sind die effektivsten fat burner!**
  Im Gegensatz zu Fettgewebe sind Muskeln sehr stoffwechselaktiv. Sie sorgen für einen hohen Grundumsatz und verbrauchen deshalb 24 Stunden lang Kalorien, auch im Schlaf, im Sitzen und bei der täglichen Arbeit. 500–1000 g Muskelmasse verbrennen pro Tag ca. 50 kcal mehr als Fett (Everson 1996). Der Erhalt der Muskelmasse ist deshalb beim Abnehmen von entscheidender Bedeutung.
- **Beim Abnehmen ist die Furcht vor zu viel Muskulatur unbegründet!**
  Während dieser abbauenden (katabolen) Stoffwechsellage kann der Körper kaum Muskelmasse aufbauen, auch nicht bei einem begleitenden Krafttraining.
- **Ein begleitendes Krafttraining in der Abnehmphase ist wichtig!**
  Beim Abnehmen wird der Körper unterkalorisch versorgt. Bei Abnehmkuren ohne begleitendes Krafttraining werden etwa 50 % Fett und 50 % Muskulatur eingeschmolzen (Guzzo 2001). Aufgrund der Reduzierung der stoffwechselaktiven Muskelmasse sinkt der Grundumsatz, und der Organismus benötigt nach der Diät noch weniger Kalorien. Diese Zusammenhänge werden selten ausreichend beachtet, deshalb nehmen die meisten Menschen nach einer Diät rasch wieder zu und erreichen oder überschreiten ihr Ausgangsgewicht häufig schon innerhalb eines Jahres.

- **Nicht das kurzfristig verlorene Körpergewicht ist für den Abnehmerfolg entscheidend, sondern die Verringerung der Körperfettanteils!**

  Weil Muskelgewebe schwerer ist als Fettgewebe, kommt es bei einem Abnehmprozess, bei dem die Muskelmasse erhalten bleibt und vornehmlich Fett abgebaut wird, zunächst zu einem geringeren Gewichtsverlust als bei einem gleichzeitigen Verlust von Muskelmasse. Der langfristige Vorteil ist aber ein höherer Grundumsatz.

  Auch eine mögliche Gewichtszunahme durch Muskelaufbau kann vorübergehend den Fettabbau oder das Resultat des Abnehmens auf der Waage verstecken. Feste Muskeln wiegen mehr als Fettgewebe. Doch die Umstrukturierung des Körpers mit sichtbarem Muskelrelief zeigt Ihnen, dass es sich lohnt, Muskeln gegen Fett zu tauschen.
- **Der versteckte Waschbrettbauch**

  Die tiefsten Einschnitte in der Bauchmuskulatur, die ausgeprägtesten «Sixpacks» und die schönsten Konturen der schrägen Bauchmuskeln bleiben unsichtbar, wenn sich ein Fettmantel darüber ausbreitet. Wer mit einem deutlich sichtbaren Bauchrelief glänzen möchte, muss seinen Körperfettanteil niedrig halten. Dies ist durch ein perfektes Bauchmuskeltraining alleine nicht zu schaffen.

Fazit: Krafttraining ist ein unverzichtbarer Bestandteil eines jeden erfolgreichen Programms zum Abnehmen. Es führt zum Erhalt der Muskelmasse, zu einem hohen Grundumsatz, zu einer Körperfettreduktion und einer positiven Umstrukturierung des Körpers sowie zu der erwünschten Körperformung. Sie sollten daher nicht nur den Zeiger der Waage beachten, sondern auch ihr Spiegelbild und die Veränderung der Körperzusammensetzung im Auge behalten. Die wichtigsten Trainingstipps und Übungen finden Sie im Kapitel Krafttraining.

Figurformung durch Ausdauertraining – oder das Märchen von der Fettverbrennung

Lange Zeit war der Slogan «Nur wer langsam rennt, der Fett verbrennt» das Maß aller Dinge beim Abnehmen. Diese auch in der Fitnessindustrie mit ihren Fettverbrennungszonen gerne aufgegriffene Formel hält sich so hartnäckig, wie die Fettpolster an Bauch, Beinen und Po …

Tatsache ist, dass der Slogan «Nur wer langsam rennt, der Fett verbrennt» sich nicht mit der wissenschaftlichen Forschung deckt. Denn bei diesem Slogan werden relativer und absoluter Anteil der Fettverbrennung (aerobe Energiegewinnung durch Verbrennung freier Fettsäuren) in einen Topf geworfen. Fettverbrennung und Fettabbau sind aber zwei verschiedene Baustellen im Körper.

Fettverbrennung, «Fat burning», wirkt zwar als Zauberwort für alle, die abnehmen und ihre Figur verbessern wollen. Doch die Vorstellung, dass ein Ausdauertraining mit geringer Intensität die beste und die einzige Methode sei, um effektiv Pfunde zu verlieren und überschüssige Fettpolster abzubauen, basiert auf einem Missverständnis. Fettverbrennung bezeichnet lediglich die Art der Energiebereitstellung. Für das Abnehmen ist jedoch eine negative

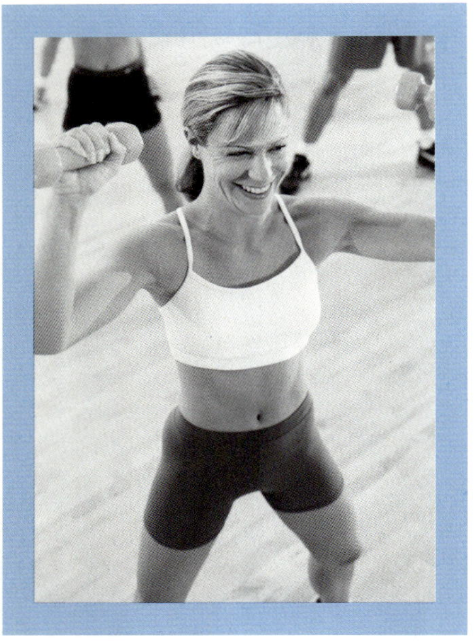

kalorische Energiebilanz über 24 Stunden entscheidend (s. S. 338). Die Art der Energiebereitstellung ist dabei von untergeordneter Bedeutung. Wenn wir dennoch der nachgeordneten Frage nach den beim Sport verbrauchten Kalorien nachgehen, gelten folgende Richtlinien:

- **Ausdauertraining allein ist kein optimales Abnehmkonzept!**

  Allein durch die Kalorien, die bei einem zweimaligen Ausdauertraining pro Woche verbraucht werden (z.B. 2-mal 250 kcal), ist keine wesentliche Fettreduktion zu erreichen. Dazu bedarf es entweder eines sehr großen Trainingsumfanges pro Woche (3 bis 5-mal 300 bis 500 kcal), der nur selten realisierbar ist, oder besser eines komplexen Programms, das eine Ernährungsumstellung mit einem Kraft- und einem Ausdauertraining kombiniert. Lassen Sie sich aber von den physiologischen Tatsachen nicht entmutigen. Es gilt nach wie vor die Lösung: «Jede Bewegung ist besser als keine.»

- **Ein Ausdauertraining mit geringer Intensität ist nicht unbedingt am effektivsten.**

  Die Auffassung, dass Fettverbrennungstraining mit geringer Intensität grundsätzlich einen optimalen Abbau von Körperfett bewirkt, ist falsch. Dies zeigt ein Vergleich von absoluter und relativer Fettverbrennung.

Beispiel 1: Bei geringer Trainingsintensität (langsames Lauftempo, geringer Tretwiderstand auf dem Fahrrad, niedrige Herzfrequenz, subjektives Belastungsempfinden «leicht» oder «leicht bis mittel») schont der Organismus seine begrenzten Glykogenspeicher und nutzt verstärkt den riesigen Fettspeicher als Energielieferanten. Die Gesamtmenge der verbrauchten Kalorien ist jedoch aufgrund der geringen Belastung klein (z.B. 1250 kJ). Der relative Anteil der Fettverbrennung ist zwar hoch (z.B. 70 % Fettverbrennung, 30 % Kohlenhydratverbrennung), die absolute Menge an verbranntem Fett jedoch gering (70 % von 1250 kJ = 875 kJ).

Beispiel 2: Bei hoher Trainingsintensität und gleicher Trainingsdauer (zügiges Lauftempo oder hoher Tretwiderstand auf dem Fahrrad, hohe Herzfrequenz, subjektives Belastungsempfinden «mittel») wird stärker die schneller umsetzbare Glukose zur Energiebereitstellung herangezogen. Der relative Anteil der Fettverbrennung verringert sich im Vergleich zu einem Training mit geringer Intensität deutlich (z.B. 50 % Fettverbrennung, 50 % Glukoseverbrennung). Die Gesamtmenge an verbrannten Kalorien ist aufgrund der höheren Belastung größer (z. B. 2000 kJ). Der relative Anteil der Fettverbrennung hat sich zwar deutlich reduziert (50 %), die absolute Menge an verbrauchtem Fett ist jedoch größer als in Beispiel 1 (50 % von 2000 kJ = 1000 kJ).

Auch mögliche Nachbrenneffekte sind bei intensiver Beanspruchung größer.

Bei gleicher Trainingsdauer werden also bei höherer Intensität einerseits mehr Gesamtkalorien verbraucht – und genau das ist für eine Gewichtsreduktion günstiger –, andererseits ist auch der absolute Anteil an verbrauchtem Fett in der Regel höher. Denn nach wie vor gilt für das Abnehmen die kalorische Gleichung, d. h., dass das Verhältnis zwischen Kalorienaufnahme und Kalorienverbrauch über das Körpergewicht entscheidet. Dies bedeutet: Das Körpergewicht nimmt zu, wenn die Kalorienaufnahme größer ist als der Kalorienverbrauch. Das Körpergewicht nimmt ab, wenn die Kalorienaufnahme kleiner ist als der Kalorienverbrauch. Woher der Energieverbrauch kommt, ist dabei Nebensache.

Eine niedrige Trainingsintensität ist zwar aufgrund der positiven gesundheitlichen Effekte sehr zu begrüßen, gemessen an der Anzahl der verbrannten Gesamt- und «Fettkalorien» im Hinblick auf das Abnehmen jedoch einem intensivem Training gleicher Dauer unterlegen. Wer also wenig Zeit aufwenden möchte, sollte – sofern es sein Trainingszustand und seine Gesundheit zulassen – möglichst intensiv trainieren. Um allerdings zu einer befriedigend langen Belastungssituation vor allem für Einsteiger, aber auch für Übergewichtige zu kommen, wird für viele Gesundheits- oder Abnehmsportler eine moderate Belastung angezeigt sein.

- **Spaß am Training geht immer vor Trainingseffektivität!**
  Ein intensives Ausdauertraining bedeutet für den Organismus einen größeren «Stress». Dabei werden wie beim Krafttraining vermehrt Hormone freigesetzt, die anschließend die Fettverbrennung mobilisieren und auf diese Weise den Abnehmvorgang unterstützen. Lange Trainingseinheiten mit geringer Intensität sind dennoch vor allem aus Gründen der Motivation für Personen sinnvoll, die diese Belastungen einem intensiven Training vorziehen.
- **Fettverbrennung findet immer statt – nicht erst nach 30 Minuten Belastung.**
  Ein weiterer Mythos ist, dass die Fettverbrennung erst nach 30–40 Minuten beginnt. Dies ist falsch. Fettverbrennung beginnt mit der ersten Trainingsminute. Auch unter Ruhebedingungen beträgt der durchschnittliche Fettkalorienverbrauch ca. 50 Prozent. Die Art der Energiebereitstellung hängt im Wesentlichen von der Intensität ab und nicht von der Trainingsdauer. Bei moderater Aktivität kann je nach Trainingszustand der Fettkalorienverbrauch bis auf ca. 80 Prozent anwachsen.
- **Laufen ist die effektivste Ausdauersportart.**
  Jede Ausdaueraktivität fordert den Körper in unterschiedlicher Weise, wobei beim Laufen und Skilanglauf vergleichsweise viele Kalorien verbraucht werden. In der Reihenfolge der üblichen Cardio-Fitness-Geräte folgen der Cross-Trainer, bei dem Oberkörper und Beine arbeiten, der Stepper, das Rudergerät und schließlich das Fahrrad. Laufen verbraucht mehr Kalorien als die übrigen Aktivitätsformen, da bei gleicher Anstrengung

die Herzfrequenz und der Sauerstoffverbrauch größer sind. Eine kurze Laufzeit bringt also ähnlich gute Effekte wie eine deutlich längere Radfahrzeit. Dennoch sollten Sie Ihre Ausdauerdisziplinen danach auswählen, welche Ihnen am meisten Freude macht und bei der keine orthopädischen Beschwerden auftreten. Radfahren oder Schwimmen sind aus orthopädischer Sicht für stark übergewichtige Personen häufig günstiger, weil das Körpergewicht vom Gerät bzw. vom Wasser getragen wird.

- **Regelmäßigkeit des Trainings**
  Allerdings sollten Sie auch wissen, dass der Vergleich zwischen verschiedenen Belastungsformen im Hinblick auf das Ergebnis bei zweimaligem Training pro Woche oft «Erbsenzählerei» ist. Denn ob Sie beim Training 50 Kalorien mehr oder weniger verbrennen, wird sich bei zweimaligem Training pro Woche später nicht nennenswert auf der Waage ausdrücken. Entscheidend ist die Regelmäßigkeit und Dauerhaftigkeit des Trainings. Deshalb sollten Sie die körperliche Aktivität wählen, die Ihnen Spaß und Freude bereitet, und nicht vorrangig nach dem Energieverbrauch schielen.
- **Das doppelte Plus bei Trainierten**
  Ausdauertrainierte erreichen in Ruhe und unter Belastung einen höheren Anteil an der Fettverbrennung. Außerdem kann ein Trainierter viel intensiver trainieren was den Gesamtenergieumsatz und die absolute Fettverbrennung erhöht. Der Trainierte profitiert also doppelt. Es lohnt sich also, seinen Ausdauertrainingszustand zu verbessern.

Fazit: Ausdauertraining ist ebenso wie Krafttraining ein wesentlicher Bestandteil eines effektiven Abnehmprogramms. Regelmäßiges Ausdauertraining verbessert die Leistungsfähigkeit des Herz-Kreislaufsystems, kurbelt den Stoffwechsel an und erhöht den Kalorienverbrauch. Ein intensives Ausdauertraining ist dabei ebenso empfehlenswert wie ein moderates, lang andauerndes Training. Für den Erfolg der Gewichtsreduktion ist primär eine negative Kalorienbilanz und nicht die Art der Energiebereitstellung während des Trainings entscheidend.
Ein Trost für alle Übergewichtigen, die es trotz aller Bemühungen immer noch nicht geschafft haben abzunehmen, sind die Ergebnisse einer großen Studie aus den USA von Blair & Brodney (1999). Diese zeigt, dass schlaffe (unfitte) Schlanke eine deutlich höhere Sterblichkeitsrate aufweisen als «fitte Dicke». Fitte Menschen mit einer guten Ausdauerleistungsfähigkeit leben also statistisch gesehen länger als unfitte, ganz gleich wie viele Fettpölsterchen sie haben. Schlanksein allein reicht eben nicht aus.

Fett verbrennen und erfolgreich abnehmen – 10 Fakten

1. Fettverbrennung ist nicht gleich Fettabbau.
2. Fettverbrennung beginnt mit der ersten Trainingsminute.
3. Es kommt auf den Gesamtkalorienverbrauch pro Tag / Woche an.
4. Bei gleicher Trainingsdauer werden bei höherer Intensität mehr Gesamtkalorien und in der Regel auch mehr Fett verbraucht.
5. Mögliche Nachbrenneffekte sind bei intensiverer Belastung größer.
6. Zweimal Training pro Woche über 30 Minuten reicht zur Gewichtsabnahme allein nicht aus.
7. Eine qualitative und quantitative Ernährungsumstellung ist die zentrale Säule des Abnehmens. Zusätzlich ist zumindest ein mittelintensives und / oder langes Ausdauertraining sowie ein Krafttraining zu empfehlen. Das Krafttraining sollten Sie vor allem bei Diäten nicht vergessen.
8. Nach jedem Kraft- und Ausdauertraining ist der Anteil der Fettverbrennung am Grundumsatz erhöht, bis dem Körper erneut Kohlenhydrate zugeführt werden. Eine längere Essenspause nach dem Training und das Trinken nur von Wasser zum Flüssigkeitsausgleich trägt dazu bei, einige Fettkalorien zusätzlich zu verbrennen.
9. Wählen Sie die Sportart, die Ihnen Freude bereitet und wo die Chance groß ist, dass Sie diese auch lange Zeit betreiben. Entscheidend sind Regelmäßigkeit und Dauerhaftigkeit.
10. Aus gesundheitlicher Sicht kann dick und fit günstiger sein als schlank und schlaff.

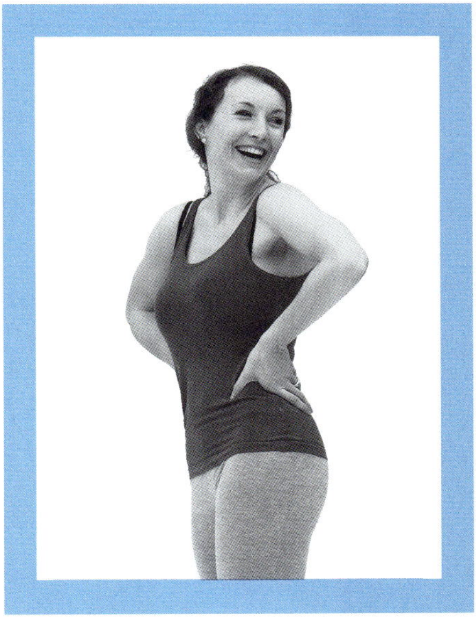

Anhang

Literatur

Abele, A. & Brehm, W. (1994). Welcher Sport für welche Stimmung? In: J. R. Nitsch & R. Seiler (Hg.): Gesundheitssport – Bewertungstherapie (S. 133–143). Sankt Augustin: Academia-Verlag.

Anderson, R. & Anderson, J. (1980). Stretching. Bolinas.

Antonovsky, A. (1987). Unraveling the mystery of health. How people manage stress and stay well. San Francisco: Jossey-Bass.

Berg, A. (1998). Grundlagen von gesundheitsorientierter physischer Belastung und körperlicher Adaptation. In: Bös, K. & Brehm, W. (Hg.): Gesundsheitssport – Ein Handbuch (S. 137–146). Schorndorf.

Bernstein, D. & Borkovec, T. (2002). Entspannungstraining – Handbuch der progressiven Muskelentspannung. München.

Blair, S. N. & Brodney, S. (1999). Effects of physical inactivity and obesity on morbidity and mortality: current evidence and research issues. In: Medicine and science in sports and exercise. Vol. 31, 646–662.

Boeckh-Behrens, W.-U. (2008). maxxF – Das Superkrafttraining.

Boeckh-Behrens, W.-U. & Buskies, W. (2002). Gesundheitsorientiertes Fitnesstraining. Lüneburg: Wehdemeier & Pusch.

Boeckh-Behrens, W.-U. & Buskies, W (2005). Gesundheit und Fitness – eine Erfolgsgeschichte. In: Brehm, W., Heermann, P. W. & Woratscheck, H.: Sportökonomie – Das Bayreuther Konzept in zehn exemplarischen Lexionen (S. 143–163). Bayreuth.

Boeckh-Behrens, W.-U. & Buskies, W. (2006[2]). Kraft, Haltung und Körperform. In: Bös, K. & Brehm, W. (2006). (Hg.): Gesundheitssport – Ein Handbuch (S. 160–166). Schorndorf.

Boeckh-Behrens, W.-U. & Buskies, W. (2008[12]). Fitness-Krafttraining. Reinbek bei Hamburg: Rowohlt.

Boeckh-Behrens, W.-U., Buskies, W. (2007). Krafttraining – ein zentraler Aspekt der Körperkultur. In: Horn, Axel (Hg.): Körperkultur.

Boeckh-Behrens, W.-U. & Buskies, W. (2009[6]). Supertrainer Bauch – Die effektivsten Übungen. Reinbek bei Hamburg: Rowohlt.

Boeckh-Behrens, W.-U. & Buskies, W. (2007[2]). Supertrainer Beine und Po. Reinbek bei Hamburg: Rowohlt.

Boeckh-Behrens, W.-U. & Buskies, W. (2007[3]). Supertrainer Rücken. Reinbek bei Hamburg: Rowohlt.

Boeckh-Behrens, W.-U. & Buskies, W. (2009[3]). Supertrainer Schultern, Arme, Brust. Reinbek bei Hamburg: Rowohlt.

Bös, K., Tiemann, M., Brehm, W. & Mommert-Jauch, P. (2004). Walking und mehr – Schritt für Schritt zur Fitness. Aachen.

Brandi, W. (1982). Die retropatellaren Kniegelenksschäden: Pathogenese, pathologische Anatomie, Klinik, Therapie und Begutachtung.

Buskies, W. (1999[2]). Sanftes Krafttraining – unter besonderer Berücksichtigung des subjektiven Belastungsempfindens. Köln: Sport und Buch Strauß.

Buskies, W. (2001). Zur Bedeutung des sanften Krafttrainings nach dem subjektiven Belastungsempfinden. Sportwissenschaft, 30 (1), 45–60.

Buskies, W. (2001). Praxisorientierte Intensitätssteuerung im Ausdauertraining. In: Altenberger, H., Hecht, S., Oesterhelt, V., Scholz, M. & Weilt, M. (Hg.): Im Sport lernen, im Sport leben (S. 347–352). Augsburg.

Buskies, W. (2007). Sanftes Krafttraining. Medicalsports Network 2, 46–48.

Buskies, W., Benker, A., Boeckh-Behrens, W.-U., Zieschang, K. (1994). Zur Problematik der metabolischen und kardialen Belastung bei zwei verschiedenen Krafttrainingsmethoden. In: Liesen, H., Weiss, M., Baum, M. (Hg.). Regulations- und Repairmechanismen. Köln.

Buskies, W. & Boeckh-Behrens, W.-U. (2004). Fit statt fertig. Richtiges Ausdauertraining Teil 1. Trainermagazin, 3, 42–47.

Buskies, W. & Boeckh-Behrens, W.-U. (2004). Fit statt fertig. Richtiges Ausdauertraining Teil 2. Trainermagazin, 4, 42–45.

Buskies, W., Boeckh-Behrens, Palandt, G. (2008). Einmal versus Mehrfach. Einsatztraining – eine echte Alternative im Krafttraining. Medicalsports.1, 34–36.

Buskies, W. & Demski, N. (2004[2]). Rückenfitness. Grundlagen – Übungen – Spiele. Wiebelsheim: Limpert.

Buskies, W., Tiemann, M. & Brehm, W. (2006). Rückentraining sanft und effektiv. Die besten Programme für zu Hause. Aachen: Meyer & Meyer.

Cooper, K.-H. (1984). Dr. Coopers Gesundheitsprogramm. Bewegung, Ernährung, seelisches Gleichgewicht. München

Corbin, Ch. B. & Lindsey, R. (1997). Concepts of Physical Fitness with Laboratories. Dubuque.

Der Spiegel. (1999). Stresstest 39, 200.

Diebschlag, W. (1985). Die optimale Ernährung für Sportler. In: Leistungssport 15, 15–22/49–54.

Diem, C.-J. (2001). Laufen – Grundlagen des Ausdauersports. Aachen.

Durnin, I. & Wormserley, J. (1974). Body fat assessed from total body density an its estimation from skinfold thickness. In: British J. of Nutrition 3, 77–97.

Ehstand, A. & Prechtl, F. (2009). Veränderung der Aufschlaggeschwindigkeit im Tennis durch Dehntraining und dem daraus resultierenden Kraftzuwachs. Unveröffentlichte Hausarbeit Univ. Bayreuth.

Gerke, T. (1999). Sportanatomie. Reinbek.

Guzzo, P. (2001). Zurück zu echten Werten – dem Training mit der Hantel. In: Fitness Tribune 13, 128–129.

Hoeger, W. & Hopkins, D. (1992). A Comparison of the sit and reach and the modified sit and reach in the measurement of flexibility in women. In: Research quarterly for exercise and sport 63 (2), 191–195.

Hölling, W. & Buskies, W. (2007). Yoga – Bewegung – Atmung – Entspannung. Wiebelsheim: Limpert.

Hollmann, W., Rost, R., Dufaux, B. & Liesen, H. (1983). Prävention und Rehabilitation von Herz-Kreislaufkrankheiten durch körperliches Training. Stuttgart.

Israel, S. (1978). Körperliche Aktivität und Adipositas. In: Medizin und Sport 18, 213–216.

Janda, V. (1979). Muskelfunktionsdiagnostik.

Junker, A. (2005). Ist Dehnen kraftwirksam? Eine geschlechtsspezifische vergleichende Untersuchung zu Krafteffekten und zum Trainingsumfang eines Dehntrainings. Diplomarbeit Universität Bayreuth.

Kendall, F. & Kendall, E. (1988). Muskeln – Funktionen und Tests.

Klee, A. & Wiemann, K. (2002). Zur Problematik des Dehnens in der Gymnastik – theoretische und experimentelle Überlegungen, 1–12. Quelle Internet.

Lewit, K. (1999[6]). Manuelle Medizin im Rahmen der medizinischen Rehabilitation. München.

Lindemann, H. (1995). Einfach Entspannen. München.

Linneweh, K. (1998[4]). Stressmanagement. Stuttgart.

Lodes, H. (1990). Atmen richtig – der Schlüssel zu Gesundheit und Ausgeglichenheit.

Maier-Wenzl, E. (2008). Persönliche Mitteilungen. München.

Miller, E. J. (2001). Der männliche Blick auf weibliche Körper. In: Psychologie heute 8, 11.

Müller, E. (2004). Du spürst unter deinen Füßen das Gras. Frankfurt a. M.

Müller, W. (1982). Das Knie: Form, Funktion und ligamentäre Wiederherstellungschirurgie.

Nisell, R., Ekholm, J. (1986). Joint load during the parrallel squat in powerlifting and force analysis of in vivo bilateral quadriceps tenden rapture. In: Scand. Journal of Sport Science, (8), 2, 63–70.

Pate, R. R., Pratt, M., Blair, S. N., Haskell, W. L., Macera, C. A., Bouchard, C., Buchner, D., Ettinger, W., Heath, G. W., King, A. C., Kriska, A., Leon, A. S., Marcus, B. H., Morris, J., Pfaffenbarger, R. S., Patrick, K., Pollock, M. L., Rippe, J. M., Sallis, J. & Wilmore, J. H. (1995). Physical activity and health. Journal of the American Medical Association, 273, 402–407.

Rohen, J. W. (1998). Funktionelle Anatomie des Menschen.

Rost, R. & Hollmann, W. (1982). Belastungsuntersuchung in der Praxis. Stuttgart.

Sallis, J. F. & Owen, N. (1998). Physical activity and behavioural medicine. Thousands Oaks: Sage.

Schmidt, H., Frauendorf, V., Asmussen, U. & Kraft, W. (1983). Der Muskelfunktionstest nach Janda für die sportmedizinische Praxis. In: Medizin und Sport 23 (9), 271–278.

Schönthaler, S. & Ott, H. (1994). Auswirkungen verschiedener Dehnmethoden auf die maximale Bewegungsreichweite und die Dehnspannung. Diplomarbeit Universität Saarland.

Schürch, P. (1987). Leistungsdiagnostik. Erlangen.

Thielicke, R. (2008). Starkes Stück. In: Focus, 17, 84–94.

Ullrich, K. & Gollhofer, A. (1994). Physiologische Aspekte und Effektivität unterschiedlicher Dehnmethoden. Deutsche Zeitschrift für Sportmedizin 45 (9), 336–345.

Vobejda, C. & Zimmermann, E. (2003). Die Maximale Konstante Herzfrequenz – ein neues herzfrequenzbasiertes Verfahren zur Abschätzung der Ausdauerleistungsgrenze beim Radfahren. In: Leistungssport, 2, 4–9.

Wagner, P. & Brehm, W. (2008). Körperlich-sportliche Aktivität und Gesundheit. In: Beckman, J. & Kellman, M.: Sonderdruck aus Enzyklopädie der Psychologie 543–608.

Ward, G. M., Johnson, J. E. & Stager, J. (1984). Body Composition: methods of estimation and effect on performance. In: Clinics in Sport Med. 3, 705–722.

Weineck, J. (2004). Sportbiologie. Erlangen.

Wiemann, K., Klee, A. & Stratmann, M. (1998). Filamentäre Quellen der Muskelspannung und die Behandlung muskulärer Dysbalancen. Deutsche Zeitschrift für Sportmedizin 49 (4), 111–118.

Woll, A. (2002). Sportliche Aktivität im Lebenslauf und deren Wirkungen auf die Entwicklung von Fitness und Gesundheit – eine internationale Längsschnittstudie. Universität Karlsruhe: Unveröffentlichte Habitilationsschrift.

Wydra, G., Glück, S. & Roemer, K. (1999). Kurzfristige Effekte verschiedener singulärer Muskeldehnungen. Deutsche Zeitschrift für Sportmedizin 50 (1), 10–16.

Die Autoren

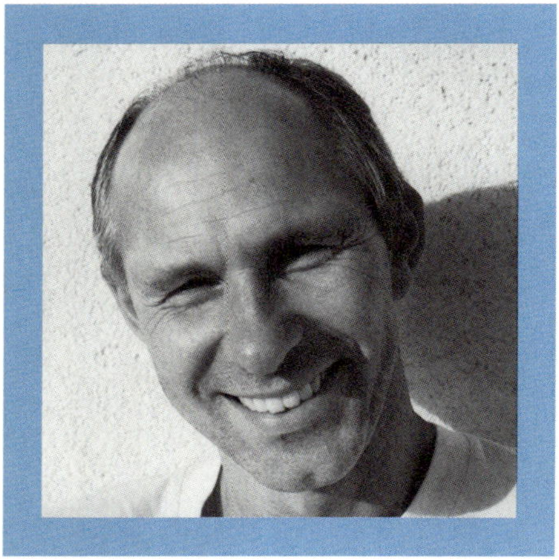

Wolfgang Buskies, Prof., Dr. Sportwiss., Dr. phil. habil., Jahrgang 1956, studierte Sportwissenschaft an der Deutschen Sporthochschule Köln und Biologie an der Universität Köln. Im Anschluss an sein Studium und eine krankengymnastische Ausbildung promovierte er 1987 an der Deutschen Sporthochschule Köln mit den Fächern Trainings- und Bewegungslehre sowie Sportmedizin zum Dr. Sportwiss., 1998 erfolgte die Habilitation zum Dr. phil. habil. in Sportwissenschaft an der Universität Bayreuth. Seit 1987 ist er Dozent/Professor am Institut für Sportwissenschaft der Universität Bayreuth mit den Ausbildungs- und Forschungsschwerpunkten Gesundheit und Fitness, Trainingslehre sowie Sportmedizin. Zusätzlich ist er seit vielen Jahren Referent in der Fitnesstrainer- und Rückenschulleiterausbildung. Als ehemaliger Leistungssportler in der Leichtathletik und aufgrund langjähriger Trainertätigkeit ist er auch Fachmann in Fragen des leistungssportlichen Trainings. Er ist Verfasser zahlreicher Bücher und Publikationen zu sportwissenschaftlichen sowie gesundheits- und fitnessbezogenen Fragestellungen.

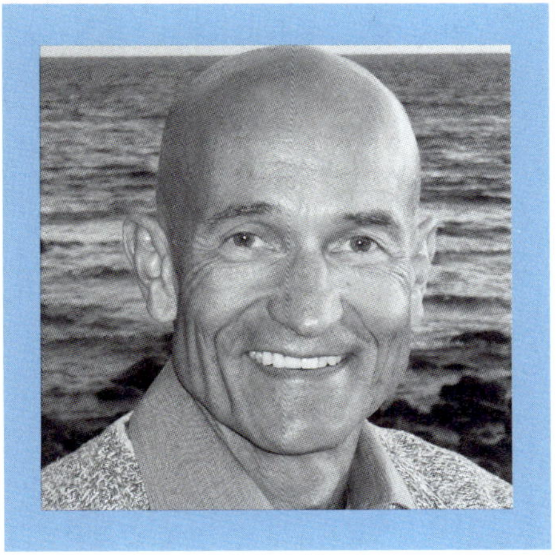

Wend-Uwe Boeckh-Behrens, Jg. 1943, war bis 2008 Akademischer Direktor am Institut für Sportwissenschaft der Universität Bayreuth.

Seit 1995 ist er Referent, Konzeptionsentwickler und Ausbildungsleiter Fitness an der Inline-Akademie (Unternehmensberatung für Fitness- und Freizeitanlagen).

Sein Interesse gilt vor allem dem Bereich Gesundheit und Fitness, der Trainingswissenschaft und der Sportart Badminton. Mit Weitblick baute er bereits 1983 eine Ausbildung in Gesundheit und Fitness an der Universität Bayreuth auf, die heute bis zum European Degree in Health and Fitness führt.

Den Schwerpunkt seiner Forschungstätigkeit bildet seit zwei Jahrzehnten die angewandte Fitnessforschung. Die innovativen Ergebnisse seiner zahlreichen empirischen Studien haben das Fitnesstraining nachhaltig beeinflusst und große Aufmerksamkeit gefunden.

Boeckh-Behrens ist zudem erfolgreicher Autor zahlreicher Bücher und Artikel.

Sehr herzlich bedanken wir uns bei den zahlreichen Probanden der Untersuchungen, den Models Julia Autenried, Jan Scherzer, Anja Wenk, Timo Lemke, Markus Walter, Volker Hummel, Monique von dem Berge, Silvia von dem Berge, Markus Weber, Carsten Paetzold, Ingeborg Wagner, Katrin Nissl, Christian Baunach, Martina Höfler, Mathias Götz, Arne Schuster sowie den zahlreichen Studenten/innen, die durch ihre Mitarbeit dieses Buch erst möglich gemacht haben. Besonderer Dank gilt auch Christoph Brütting und Jan Kottke.

Bildquellen

Polar Electro S. 17, 24

Rowohlt Verlag S. 21, 87

Gerda Raichle S. 86, 141, 261, 311, 323

Stefanie Kleinschmidt S. 122, 157, 263, 264

Photodisc S. 350

Sachwortverzeichnis

MIX
Papier aus verantwortungsvollen Quellen
FSC® C083411

Das für dieses Buch verwendete Papier ist FSC®-zertifiziert.